婴幼儿期脑性瘫痪

目标性活动优化早期生长和发育

Cerebral Palsy in Infancy

Targeted Activity to Optimize Early Growth and Development

U0196946

婴幼儿期脑性瘫痪

目标性活动优化早期生长和发育

Cerebral Palsy in Infancy

Targeted Activity to Optimize Early Growth and Development

原　著　Roberta B. Shepherd

主　译　黄　真

北京大学医学出版社

图书在版编目（CIP）数据

婴幼儿期脑性瘫痪：目标性活动优化早期生长和发育 /（澳）谢泼德（Shepherd,R.B.）原著；黄真主译 . —北京：北京大学医学出版社，2016.5
书名原文：Cerebral Palsy in Infancy: Targeted Activity to Optimize Early Growth and Development
ISBN 978-7-5659-1335-8

Ⅰ.①婴… Ⅱ.①谢…②黄… Ⅲ.①小儿疾病—脑病—偏瘫—治疗 Ⅳ.①R748.05

中国版本图书馆 CIP 数据核字 (2016) 第 033067 号

北京市版权局著作权合同登记号：图字：01-2016-1362
ELSEVIER
Elsevier(Singapore) Pte Ltd.
3 Killiney Road, #08-01 Winsland House I, Singapore 239519
Tel: (65) 6349-0200; Fax: (65) 6733-1817

Cerebral Palsy in Infancy: Targeted Activity to Optimize Early Growth and Development, 1/E
Roberta B. Shepherd

© 2014 Roberta Shepherd. Published by Elsevier Ltd. All rights reserved.
Chapter 9: "Effects of motor activity on brain and muscle development in cerebral palsy" by Diane L. Damiano is in the public domain
ISBN 978-0-7020-5099-2

This translation of Cerebral Palsy in Infancy:Targeted Activity to Optimize Early Growth and Development by Roberta B. Shepherd was undertaken by Peking University Medical Press and is published by arrangement with Elsevier (Singapore) Pte Ltd.
Cerebral Palsy in Infancy:Targeted Activity to Optimize Early Growth and Development by Roberta B. Shepherd 由北京大学医学出版社进行翻译，并根据北京大学医学出版社与爱思唯尔（新加坡）私人有限公司的协议约定出版。
《婴幼儿期脑性瘫痪：目标性活动优化早期生长和发育》（黄真　主译）
ISBN:978-7-5659-1335-8
Copyright © 2016 by Elsevier (Singapore) Pte Ltd. and Peking University Medical Press.

Notice
This publication has been carefully reviewed and checked to ensure that the content is as accurate and current as possible at time of publication. We would recommend, however, that the reader verify any procedures, treatments, drug dosages or legal content described in this book. Neither the author, the contributors, the copyright holder nor the publisher assume any liability for injury and/or damage to persons or property arising from any error in or omission from this publication.

婴幼儿期脑性瘫痪：目标性活动优化早期生长和发育

主　　译：黄　真
出版发行：北京大学医学出版社
地　　址：（100191）北京市海淀区学院路 38 号　北京大学医学部院内
电　　话：发行部 010-82802230；图书邮购 010-82802495
网　　址：http://www.pumpress.com.cn
E－mail：booksale@bjmu.edu.cn
印　　刷：北京信彩瑞禾印刷厂
经　　销：新华书店
责任编辑：马联华 袁帅军　　责任校对：金彤文　　责任印制：李　啸
开　　本：787 mm×1092mm　1/16　　印张：23.25　　插页：2　　字数：580 千字
版　　次：2016 年 5 月第 1 版　2016 年 5 月第 1 次印刷
书　　号：ISBN 978-7-5659-1335-8
定　　价：118.00 元
版权所有，违者必究
（凡属质量问题请与本社发行部联系退换）

本书由
北京大学医学科学出版基金
资助出版

译者名单

主译 黄 真

审校 黄 真

译者 （按姓名汉语拼音排序）

杜 青 上海交通大学医学院附属新华医院

龚春丹 上海交通大学医学院附属新华医院

黄 真 北京大学第一医院

黄卫平 香港复康会

李 明 北京大学第一医院

宋小燕 北京和睦家康复医院

王 翠 北京大学第一医院

王荣丽 北京大学第一医院

魏国荣 香港复康会

武 元 北京大学第一医院

徐开寿 广州市妇女儿童医疗中心

杨 红 复旦大学附属儿科医院

Adel Abdullah Alhusaini PhD, MSc, PT
Assistant Professor, Department of Rehabilitation
Sciences, CAMS, King Saud University, Riyadh,
Saudi Arabia; Department Chair, Medical Rehabilitation
Department, King Abdulaziz University Hospital,
Riyadh, Saudi Arabia

David I. Anderson PhD
Professor, Department of Kinesiology,
San Francisco State University, San Francisco, California,
USA

Marianne Barbu-Roth PhD
Researcher, The Centre National de la Recherche
(CNRS), Université Paris Descartes, Paris, France

Nicolas Bayle MD
Arts et Métiers ParisTech, Laboratoire de Biomécanique,
Paris; Université Paris Est Créteil (UPEC); AP-HP, Service
de Médecine Physique et de Réadaptation, Unité de
Neuroréducation, Groupe Hôspitalier Henri Mondor,
Créteil, France

Vittorio Belmonti PhD, MD
Post-doc researcher, Stella Maris Scientific Institute,
University of Pisa, Pisa, Italy

Roslyn Boyd PhD, MSc (PT)
Professor of Cerebral Palsy Research, Queensland
Cerebral Palsy and Rehabilitation Research Centre,
School of Medicine, The University of Queensland,
Herston, Queensland, Australia

Joseph J. Campos PhD
Professor, Department of Psychology, University of
California, Berkeley, California, USA

Giovanni Cioni MD
Chair, Department of Developmental Neuroscience, Stella
Maris Scientific Institute and Professor of Child Neurology
and Psychiatry, University of Pisa, Pisa, Italy

Audun Dahl MPhil
Graduate Student Researcher, Department of
Psychology, University of California, Berkeley, California,
USA

Diane L. Damiano PhD, PT
Chief, Functional and Applied Biomechanics Section,
National Institutes of Health, Bethesda, Maryland, USA

Christa Einspieler PhD
Institute of Physiology, Center for Physiological Medicine,
Medical University of Graz, Graz, Austria

Janet Eyre BSc, MB, ChB, DPhil, FRCPCH
Professor of Paediatric Neuroscience, Institute of
Neuroscience, Newcastle University, Newcastle upon
Tyne, UK

Linda Fetters PhD, PT, FAPTA
Professor and Sykes Family Chair in Pediatric
Physical Therapy, Health and Development, Division
of Biokinesiology and Physical Therapy, The Herman
Ostrow School of Dentistry, University of Southern
California, Los Angeles, California, USA

Mary P. Galea BAppSci (Physio), BA, PhD
Professorial Fellow, Department of Medicine (Royal
Melbourne Hospital), The University of Melbourne,
Parkville, Victoria, Australia

Andrew M. Gordon PhD
Department of Biobehavioral Sciences, Teachers
College, Columbia University, New York, USA

Martin Gough MCh, FRCSI (Orth)
Paediatric Orthopaedic Surgeon,
Guy's & St Thomas' NHS Foundation Trust, London, UK

Jean-Michel Gracies MD, PhD
Université Paris Est Créteil (UPEC); AP-HP, Service
de Rééducation Neurolocomotrice, Unité de
Neuroréducation, Hôpitaux Universitaires Henri Mondor,
Créteil, France

Andrea Guzzetta PhD, MD
Senior Research Fellow, Stella Maris Scientific Institute,
University of Pisa, Pisa, Italy

Richard L. Lieber PhD
Professor and Vice Chair, Departments of Orthopedic
Surgery and Bioengineering, San Diego, La Jolla,
California

Jens Bo Nielsen MD, PhD, M.Sci.
Department of Exercise and Sports Science and
Department of Neuroscience and Pharmacology, Panum
Institute, University of Copenhagen, Denmark

Micah Perez MOTSt, BSc (Biomed)
PhD Scholar, Queensland Cerebral Palsy and
Rehabilitation Research Centre, School of Medicine, The
University of Queensland, Herston, Queensland, Australia

Monica Rivera MS, DPTSc(C)
Adjunct Assistant Professor, Physical Therapy
Department, Samuel Merritt University, Oakland,
California

Roberta B. Shepherd EdD, MA, Dip Phty, FACP
Foundation Chair of Physiotherapy, Honorary Professor,
Faculty of Health Sciences, The University of Sydney,
Sydney, New South Wales, Australia

Adam P. Shortland PhD
Honorary Senior Lecturer, Imaging Science and
Biomedical Engineering, King's College London, UK;
Member of the Institute of Physics and Engineering and
Medicine

Lucas R. Smith PhD
Department of Anatomy and Cell Biology, University of
Pennsylvania, Philadelphia, Pennsylvania

Caroline Teulier PhD
Assistant Professor, Complexity Innovation and Motor
and Sport Activities Laboratory (CIAMS) , University of
Paris-Sud, France

Ichiro Uchiyama PhD
Professor, Faculty of Psychology, Doshisha University,
Kyoto, Japan

　　由 Roberta B. Shepherd 主编的这部著作，通过独特的内容设计及版面编排，将有关脑性瘫痪儿童早期生长发育和治疗方面的最新认识和理解完美地呈现给读者。它汇集了全世界相关领域专家研究的最新证据，结合临床实践进行分析和阐述，使之成为一线儿童专业工作人员和照顾者通俗易懂、取之可用的参考。本书的内容和焦点非常符合所有父母及治疗师（包括中国的父母和治疗师）所关注的运动和功能问题，强调早期干预，强调通过足够的重复次数和训练强度，达到训练目标。同时，它也很清楚地告诉读者，脑性瘫痪儿童和普通儿童一样，需要主动地运动和体验，积极与周围环境互动，在运动中整合并发展其感觉、知觉和认知能力。专业人员的角色是评估每个孩子能力与需求之间的差距，设计适当的活动，激发包括非常年幼的婴儿在内的每个孩子，实现他们的运动及功能发育目标，如坐、立、行走和使用上肢；通过以证据为导向的方法，帮助每个婴儿发挥最大的潜能。

　　我非常钦佩黄真教授和来自中国各地的翻译团队所付出的努力，将这部精美的中文译作带给广大读者，可喜可贺。这本书包含了大量的信息，我诚心建议，所有从事脑性瘫痪儿童康复工作的医生和治疗师都仔细阅读此书，并与团队同事深入讨论如何将新的证据和理念与日常工作相结合，以改进脑瘫儿童及家长服务的质量。此外，本书带给我们的另外一个重要启迪是：收集日常工作经验和数据，为改善实践模式和提高服务质量提供证据，这很有必要。

贝维斯 社会科学博士，公共卫生硕士
香港复康会国际及中国部前任总监
香港复康会世界卫生组织复康协助中心顾问

（黄卫平　译）

中文版序

This latest contribution by Roberta Shepherd to our understanding of the early growth and development and treatment of children with cerebral palsy is remarkably well designed and edited. It brings together the latest evidence from experts around the world and makes it readable, relevant and useable to front line professionals and child care staff. The book focuses on the priorities of parents and therapists, including those in China: movement and function. It emphasizes, as in China, early intervention, repetition and the intensity of exercise and activities. However, it also forcefully reminds us of the clear evidence that children with cerebral palsy no less than other children should be active—moving, experiencing and reacting to their immediate environments, and this requires the interaction of sensation, perception and cognition with movement. Clinical expertise is demonstrated by our ability to assess the gaps and needs of each child and design specific activities to motivate and stimulate even the youngest of them to achieve mobility goals—sitting, walking and using the upper extremities. Through these evidence-driven approaches we are helping each infant in our care achieve his or her potential.

I highly commend and congratulate Professor Huang Zhen and her team of experts from around China for bringing this book to a Chinese audience in this excellent and thorough translation. This remarkable book should be required reading for all therapists and doctors working with children with cerebral palsy. It is so full of information and recommendations, it requires that we study it deeply and discuss with our colleagues how we can incorporate and change our daily work with children and parents. It will also inspire us to collect data and strengthen our practice with evidence from our own work.

Sheila Purves, DSocSci, MPH
International & China Division (Director, retired)
Advisor, WHO Collaborating Centre for Rehabilitation
The Hong Kong Society for Rehabilitation

译者前言

结识 Shepherd 教授是从参与翻译她的专著开始的，迄今已有近 20 年了。期间，参与翻译了她的 4 本专著，并有幸接受了她的另外 3 本原著的赠送。在拜读过程中，渐渐地被她的睿智所折服。她所著的一部基于运动学习原理的儿童康复治疗书籍，读后颇受启发。在她受邀来京访问期间，曾与她探讨儿童康复的理念和现状，我们产生了很多共鸣。前两年，她告诉我她的一本关于脑性瘫痪早期康复治疗的专著马上要出版了。2014 年初，终于见到了由悉尼大学 Roberta B. Shepherd 教授为主编，多国儿童康复领域知名专家参与编写的《婴幼儿期脑性瘫痪：目标性活动优化早期生长和发育》（*Cerebral Palsy in Infancy: Targeted Activity to Optimize Early Growth and Development*）一书。单看这本书的书名，就已心生赞叹，便立即向北京大学医学出版社推荐此书。在此书正式出版之际，北京大学医学出版社将它送到了我手中。经初步翻阅，发现书中的惊喜更是超出了预期。因此，立即向北京大学医学出版社提交了翻译图书申报表，出版社很快购买了版权。本书还获得北京大学医学科学出版资金的资助。

这是一本真正以理服人、建立在循证医学基础上的好书！二十多年来，人类生物力学、脑的可塑性、损伤与适应、运动控制和运动学习机制、结构与功能之间关系等研究的快速进展，挑战甚至颠覆了儿童运动康复领域的传统观念。但是，科研成果向临床应用的转化一直滞后于成人康复领域，缺少从理念到方法具有指导价值的实用性书籍。本书恰恰弥补了这方面的不足。它引用大量文献，以研究成果为依据，结合儿童发育的特点，从不同角度、不同层面，阐述了脑性瘫痪儿童的异常特征及其形成原因，提出了以终为始的早期有效干预的策略和技术，剖析了有针对性设计的目标性活动训练对优化患儿发育的重要性。正如 Shepherd 教授在本书中指出的那样，对于从事相关治疗的专业人员而言，只有清晰地认识到如果不给予早期干预，患儿将会在多个系统、多个水平出现哪些影响发育或技能学习的问题，并具备了如何避免这些问题出现的科学知识，才能降低早期康复治疗的盲目性。本书以纵深的远识、有力的证据、挑战的思维全面系统地诠释了脑性瘫痪婴幼儿早期干预的科学道理，对脑性瘫痪儿童的早期康复将起到引领性的作用，早期的科学管理也必将有效地控制脑性瘫痪功能障碍的发生和严重程度。相信无论是康复医师还是治疗师，甚至儿科医师，在阅读本书之后都会有各自的收获和领悟。冒昧地建议读者在阅读此书之前先品味 Shepherd 教授的前言，可能会对领悟本书的总体思想有很大帮助。

感谢在百忙之中认真完成翻译工作的译者团队！他们是：北京大学第一医院的王荣丽、王翠、李明、武元和黄真，香港复康会的黄卫平和魏国荣，上海交通大学医学院附属新华医院的杜青和龚春丹，复旦大学附属儿科医院的杨红，广州市妇女儿童医疗中心的徐开寿，北京和睦家康复医院的宋小燕。感谢北京大学医学科学出版基金的支持！

翻译中难免有不准确之处，敬请同仁们指正，以利于我们再次印刷时纠正。

黄真

2015 岁末，于北京

这本书的总目的在于探讨早期的目标性活动是否能够帮助脑性瘫痪（简称脑瘫）婴幼儿提高肌肉活性、通过基础动作训练促进学习，以及最大限度地减少或预防因肌肉形态和功能异常引发的适应性改变等。作者们在书中提供了大量近期的科研成果，包括脑科学领域、运动科学领域（如发育生物力学、运动控制机制、运动学习和锻炼科学等）以及肌肉生物学领域。这些知识为主动干预提供了依据，为早期适宜服务的介入提供了支持，也为未来的研究提供了方向。

我们的脑和身体各系统在生命的全程中一直具有很强的适应能力，这一点对生存而言具有重要意义。这种适应能力大部分是活动依赖性的，它可以是正面的，也可以是负面的。加强目标性的躯体活动有助于学习新的技能或在损伤后的恢复中重获丢失的技能，而活动的减少会导致肌肉力弱、软组织挛缩、体能减退和技能丧失。

对于刚出生的婴儿来说，同样如此。新生儿的出生预示着紧张适应期的开始，因为他们开始挑战学习如何移动，如何适应存在着地心引力的复杂环境。他们在强烈的自我驱使的意识下实践。这种实践促进了以四肢控制调节和将一个不断生长的身体在逐渐缩小的支撑面上平衡为基本特征的发育。正常情况下，这些基本技能可在生命的前 18 个月内学会或获得。我们现在已经越来越清楚地认识到：婴幼儿的自主性活动驱使着脑和神经肌肉系统的控制程序在学习的过程中逐渐形成，这也就是通常所说的成熟或发育。随着婴幼儿躯体活动的快速增加，其运动控制程序和肌肉特性逐渐形成和巩固。这种躯体活动，尤其是负重下的活动，也刺激着骨骼的生长。但是，当脑在围生期出现损伤后，肌肉活性降低、肌肉无力和肌肉控制不良使婴幼儿的运动尝试受限，因而重复这种运动尝试就会使婴幼儿学会一些无效的、低效率的、僵化的简单运动，并出现肌肉结构和功能方面误用等相关性改变。异常的适应性运动和肌肉特性改变的出现时间可能比我们预想的更早，它对训练效果会造成很多负面影响，尤其是在训练强度不够和肌肉已经失去延展性的时候。

在本书中，我们假设婴幼儿尚未出现导致不良后果的肌肉结构、肌肉延展性、肌肉 - 肌腱关系、肌梭感觉、躯体节段间和肢体间协调性等方面的异常改变可能是因较早开始的训练或练习而被限制了或在一些案例中被预防了。这些早期的干预方案促进学习、优化任务相关性运动控制的发育，并强调主动地确保柔韧性和肌肉全范围的收缩能力的重要性。

这样的干预如果开始得很早，如出生后几个月内，可能会有很好的效果。近年来，由于诊断技术的发展，如磁共振成像技术和全身运动评测方法，使得早期转诊成为可能。为了使婴幼儿的活动训练方案有效，治疗师和其他训练专业人员必须具备运动科学知识和利用环境来诱导婴幼儿做某些动作的技能。为了让训练方案具有足够的强度来模仿正常发育婴幼儿的反复活动，这就需要来自父母和孩子之间互动技术的辅助，以及电子设备和运动器材的帮助（例如活动平板、肢体机器人训练仪），这些辅助可以带给婴幼儿有趣的反馈信息，促进上下肢基本动作的练习。

临床医疗通常关注痉挛的治疗和挛缩的矫治。然而，对于需要有良好运动控制力和技能的发育而言，主要的障碍来自于结构、力学和功能等方面的异常适应性改变，而这种改变在婴儿早期出现肌力低下、采用异常的运动控制机制试图移动的时候就发生了。对十分幼小的婴儿进行有目的的运动训练可以促进并诱导出生后脑和皮质脊髓的重组，从而可能改善肌肉活性和运动控制，使运动发育在达标和耗能方面取得效果更好、效率更高的结果，这可能在某一时期是非常重要的，这样的训练方案为婴幼儿的实践和学习提供了机会，并有可能以后不会发生脑瘫。在有趣的环境中进行有设计的、重复性的、任务驱动性的活动，实际上是具有补救性治疗价值的。

本书在一些章节和附录中提供了有关训练和练习的指导。第1篇概述了干预的基本原理，接下来的章节由一些在不同领域因重要研究而知名的作者精心地完成书写，他们将各自的研究成果与脑瘫及其干预治疗联系了起来，在每章后还为读者的进一步学习提供了扩展性的参考文献。在第2篇中，Janet Eyre 和 Mary Galea 针对神经运动可塑性和发育的基本原理进行了探讨，内容包括活动受限对脑功能重组及皮质脊髓束发育的负面影响。第3篇中，由 Adel Alhusaini 书写的一章强调了神经受损和适应性改变对运动功能的影响，其中涉及了肌肉僵硬度增高与牵张反射敏感之间的关系。接下来，Nicolas Bayle 和 Jean-Michel Gracies 从生理学、评估和干预三方面进行了探讨。Richard Lieber 和 Lucas Smith，以及 Martin Gough 和 Adam Shortland 分别在不同章节中针对功能性机制和肌肉适应性进行了描述。在第4篇中，Giovanni Cioni 和同事们认为全身运动评估（general movement assessment）能提供早期诊断和预后判断，有助于儿科专业人员及时将婴幼儿转诊并接受训练方案。Diane Damiano 描述了运动活动对脑和肌肉的影响，强调了目标特异性运动活动的重要性。David Anderson 和同事们还为自主移动对脑和心理发育的重要性提供了令人信服的论据。

上述探讨引出了本书的最后一篇，即不同训练方法的介绍。本人负责的章节主要介绍了下肢功能的基本训练，着重强调了尽可能减小肌肉的负性改变的方法和关键的任务特异性肌肉活动和关节运动的方法。Linda Fetter 在附录中论述了发育以及利用一种训练踢腿动作的设备来促进下肢的特殊技能，从而使婴儿可以独立地适应他们的动作，实现在不同条件下完成特定的目标。接下来，Caroline Teulier 和同事们探讨了活动平板训练对感觉和运动功能的作用。Roslyn Boyd 和同事们以及 Andrew Gordon 提出了有关上肢的适龄任务相关性训练干预的有趣话题。最后，Jens Bo Nielsen 针对由婴幼儿家长实施的强化家庭训练新型互动式技术的讨论，为本书做了一个很好的收尾。

Roberta B. Shepherd

黄真 译

原著致谢

在构建此书框架的初期，我与一些同事和朋友商量，希望他们帮助我来解析脑损伤婴幼儿早期干预的近况。感谢 Dr. Roslyn Boyd（昆士兰大学脑性瘫痪研究中心）、Ann Lancaster（位于兰德威克的悉尼儿童医院网络部）、Bronwyn Thomas（位于韦斯特米德的儿童医院儿童康复科脑损伤服务部）和 Cathy Morgan（悉尼脑性瘫痪联盟）等的帮助。Dr. Phu Hoang（澳大利亚神经科学研究所）分享了他关于肌肉功能的看法和肌肉适应性的研究成果。悉尼儿童康复治疗中心的 Debbie Evans 提供了书中图片的拍摄机会，而且家长和孩子们同意了我在第1和11章中使用他们的照片，我非常感谢他们的帮助。我还有两位已成年的朋友，Helen 和 Jason，与他们刚结识时，其中一位是个婴儿，而另一位还是个少女，他们让我了解到从出生后伴着残疾却以积极、乐观的生活方式成功地走到现在的经历，他们教会我的东西远远超出了他们的想象。

作为主编，我非常感激每一位参编人员。他们承接了诠释极早期干预的科学机制的挑战，描述了新的干预方法，并提供了他们自己或他人研究的相关依据。他们在自己所撰写的章节中，以一种易懂和有趣的方式表述了他们最新的研究成果和观点。

在我编写的章节中，所阐述的内容是基于日常主要活动的生物力学机制和运动学习理念（即优化运动控制发育和功能性技巧）而形成的训练和练习原则以及具体的训练方法，来源于与 Dr. Janet Carr（悉尼大学健康科学院）的合作和我数十年在成人神经康复的工作经验，以及已发表的论文和专著。特别感谢 Dr. Carr 数年来极具启发性和帮助性的讨论，以及对此书多个章节的仔细审阅，她对本书第1和11章提出的点评和建议的价值是不可估量的。

最后要感谢 Elsevier 的工作人员：Catherine Jackson、Caroline Jones 和美编部的员工，感谢他们为此书的成功出版所做的所有准备工作，感谢总策划 Rita Demetriou-Swanwick 在本书文字方面所给予的源源不断的帮助。

Roberta B. Shepherd

黄真　译

目 录

第 1 篇

概　述

第1章

脑性瘫痪婴幼儿干预观念的变迁

Roberta B. Shepherd

本章内容

本书提出了支持对脑性瘫痪（cerebral palsy，CP，简称脑瘫）的婴幼儿（从刚出生到18个月）进行早期特异性的目标活动性训练的观点，本章针对该观点的一些关键问题进行了阐述。刺激肌肉激活、感觉和运动控制程序以及运动学习的早期任务导向性训练能够促进优化生长发育，并且最大限度地减少神经肌肉骨骼系统的不良适应和畸形改变，因此，功能性的运动表现可能会变得更高效且节能。在婴儿早期增加特定的目标性活动训练是否有可能减轻或克服神经损伤所造成的影响目前尚不清楚，但基于此假说，这种干预在目前现有科学知识背景下似乎是合理的。目前有证据显示目标性训练能够带来运动行为方面的正性改变，因此它同时还具有治疗和预防作用（见 Garvey et al., 2007）。然而，开发和检验婴幼儿的训练方案需要将高危婴幼儿在早期转诊，以便进行干预。本章中所提出的这些问题将在全书中进行更详细的讨论。

历史观点

回顾脑瘫干预方法的发展历史，我们可以清晰地看到，近半个世纪脑瘫干预已经取得了显著的进步，至少在医疗条件较好的国家是这样。然而，目前干预治疗一般在婴儿出生后数月甚至更晚的时间才开始，而且治疗仍集中在应用药物、手术、夹板和矫形器来降低痉挛、牵拉挛缩组织以及纠正已经发育形成的畸形等方面。当脑瘫婴儿被转诊进行物理治疗时，通常强调的是通过治疗师促进婴儿运动和利用被动牵伸技术来降低痉挛。有一种已被许多治疗中心采用的干预方法是50年前所提出的神经发育疗法或Bobath疗法，目前这种疗法强调的是运动模式的"正常化"和改善运动"质量"，通过治疗师来促进和控制患儿的运动。但在这种情况下，患儿几乎没有机会体验通过其自身的努力来达到目标，那么一个负责自身运动的人几乎没有机会体验或学习自主运动，又如何去控制自发且独立的肢体或躯体运动呢？当由治疗师控制婴儿的运动时，婴儿从尝试和错误中学习不会成为该干预方法的一个特点。目前几乎没有证据显示这种形式的治疗是有效的——这不是建立在以对现代生物力学、神经运动控制或运动学习的理解为基础的疗法。

新的大脑成像方法支持这样一种的观点：婴儿早期干预应强调婴儿本身的自主活动，并在一个允许强化训练且充满鼓励和挑战的环境中，逐渐形成探索性驱动的、自主发起的、目标或任务导向性的运动的方法。该观点在成人神经康复中也越来越被认可。这些干预方案的研究结果显示其具有令人满意的疗效（见第11~14章；Andersen et al.，2011；Jorgensen et al.，2010），说明这些干预方法确实具有治疗作用。

从20世纪80年代开始，随着对运动相关的现代科学及优化运动技能方法的理解不断更新，急性脑损伤（如脑卒中）的康复迎来了新的发展，这在教科书和期刊中已有详细的描述（Carr and Shepherd，2000，2010；Magill，2010；Shumway-Cook and Woollacott，2011）。这样的理解同样为儿童的临床实践提供了理论依据，儿童康复专业人员目前特别感兴趣的领域包括：神经科学和肌肉生物学、功能解剖学、运动表现相关的生物力学、随儿童成长发育过程中的改变、认知和视觉触觉感受器（如足底负荷感受器）与自主活动之间的关系、促进结构和功能发育的环境（包括重力）效应，以及运动学习和技能获取的方法等。神经科学为理解神经损伤、适应能力和学习能力的机制提供了理论基础，适应和学习是生命中具有正性或负性效应的两种过程（Kandel et al.，2000）。最近，关于应用新的影像学和其他技术观察损伤后影响大脑重组的因素的研究，以及观察运动发育过程中的生物力学改变和随时间发生的肌肉改变的研究，均促进了新的干预方法的发展并得到了验证。

理解损伤和适应及其对运动学习和运动表现的影响

运动系统损伤的结局最初取决于损伤的部位和程度。对于本书主要针对的脑瘫婴儿，尤其是双瘫（双侧瘫痪）或偏瘫的患儿，阻碍其早期有效运动发育的主要因素可能是肌肉激活缺陷所致的**肌肉力弱**和**运动控制缺乏**（见第5章）。这两个因素均能阻碍随后的发育和学习，并随着婴儿的成长和体重的增加而更加严重。此外，缺乏活动、重复的刻板性活动和继发的不良适应性重组过程也会导致肌肉力弱和运动控制缺乏。

痉挛（牵张感受器的灵敏性增加）可能不是脑瘫婴儿躯体功能障碍的主要因素。痉挛随时间而逐步发展，这可能与肌肉的改变有关，尤其是肌肉长度的变化，而和脑损伤的相关性较小。尽管目前这方面的观察很少，尚没有证据显示牵张反射活动过度是功能障碍的主要原因，或者抑制牵张反射活动过度可以改善功能表现（Rameckers et al.，2008）。痉挛的存在常常是想当然的，通常没有充足的方法来验证它，因此痉挛的本质尚不清楚。

协同收缩通常来源于脑瘫患儿活动（如行走）时的肌电图（electromyography，EMG）研究的报告。它是运动控制障碍的一个常见表现，也是正常人学习一项新的有难度的技能时早期出现的一种自然现象，会随着技能的熟练而逐渐减少（Enoka，1997）。这种协同收缩是出生后早期发育的一种自然特征（O'Sullivan et al.，1998）。有研究发现肌肉力弱和协同收缩以及运动功能障碍的程度具有显著的相关性（Chae et al.，2002a，2002b）。运动单位放电频率的减少导致肌肉紧张度下降，因此，要产生更大的力就需要募集更多的运动单位。站立位固定下肢可预防下肢突然打软，但也会限制运动（图 A.2 B）。协同收缩也会因肌肉激活延长而出现过度的情况，如在肘关节屈伸这样的交替性运动中进行从主动肌向拮抗肌的时相转换（Kamper and Rymer，2001）。协同收缩不良有可能通过设计训练基本动作的运动和训练方案（见第 11 章）而尽可能改善，这些运动和训练方案强调的是运动控制，并且以保持肌肉自然长度为目标（Gracies，2005）。

脑瘫的主要影响因素是随时间逐渐生长的软组织的继发性（适应性）**形态学和力学适应性改变**，尤其是肌肉的改变，如一定程度上由于肌肉活动减少和（或）刻板性肌肉活动所导致的延展性下降和僵硬度增加。这些改变反映了生长的特点和婴幼儿活动的水平和类型。肌肉长度可以反映肌肉的运动"历史"，肌肉的生长和发育，包括肌肉的结构，受到肌肉活动减少和收缩模式障碍的很大影响。肌肉肌梭感受器所发生的改变是发生牵张反射高反应性的基础。关于脑瘫患儿和成人的肌肉改变的近期研究进展将在第 4、6 和 7 章中做具体介绍。肌肉是经结构与功能之间关系的生物学典型代表。肌肉的长度反映了受日常活动限制的长度范围，而且会随我们活动习惯的改变而改变。一组肌群的收缩，如屈髋肌群，也可影响另一组肌群，如髋内旋肌群（Delp et al.，1999）。

在婴儿出生后第 1 年，这些继发现象的发生过程尚不清楚，但这些现象很可能早期就开始出现，与婴幼儿随时间的躯体活动减少、运动时重复的刻板性动作和骨骼的生长有关。这些继发性和不良适应性改变加重了由于肌肉激活和运动控制障碍所致的功能性障碍，并对运动训练产生不利影响，特别是当运动训练开始得较晚时。

目前，来自两个不同的科学领域（一个是研究损伤后脑的功能，另一个是肌肉的适应性）的研究结果支持个体在脑损伤后真正做了什么是非常重要的这个观点，包括损伤发生后早期，进行躯体和脑力活动的数量和相关性。因此，我们可以假设对刚出生的婴儿进行目标性的躯体和脑力活动可能直接促进神经重组和运动发育。为了让刚出生的婴儿形成一个学习的过程以强化其运动控制的发育，需要有目的的训练和有效的运动。在脑瘫婴幼儿早期，让他们感受主动运动和上下肢的有意义的使用以及站立和足部负重，这些动作可使易于挛缩的肌肉主动延长，这对于促进在重力环境下平衡运动的发育和尽可能减少废用所造成的肌肉不良适应性改变是很重要的（见第 11 章）。婴幼儿练习够取、抓握和操作，以及手部的负重和推物，不仅可以预防一侧上肢取代另一侧，还可以预防出现肌肉挛缩。然而，这种兼具治疗和预防作用的早期干预机会仅存在于那些在出生后数月内得到转诊，并在能够提供相应服务的机构接受适当服务的脑瘫婴幼儿。

目前新的脑瘫婴幼儿的干预方法正在研发，这些方法是基于坚实的现代科学基础以及一些对于运动表现和活动水平有正性作用的研究依据。然而，似乎尚缺乏足够证据明确通过对脑瘫婴幼儿早期转诊并进行主动训练是否能够预防脑瘫或至少是最大限度地减小最初损伤的效应和运动发育的不良适应性改变。目前脑瘫相关文献所关注的是对已经形成的问题的观察和治疗，例如：痉挛的药物治疗作用。很少或几乎没有文献关注最基本的损伤，如力弱和运动控制缺乏，或研发并验证以强化为目的、以活动为基础的训练方案，也很少有人观察在婴幼儿早期即出现并随骨骼生长而逐渐发展的肌肉骨骼系统的不良适应性改变的早期病程。近期一项来自瑞典的研究报告指出，高危脑瘫婴幼儿很早期就开始出现腓肠肌挛缩，5~6岁前进展最快（Hagglund and Wagner，2011）。我们现阶段对脑的可塑性和神经系统的理解促使我们将儿童康复的关注点转移到研发能够刺激神经冲动、肌肉激活、学习进程和最大限度地减少或预防不良适应证的方法（见第2章，Eyre，2003；Garvey et al.，2007）。

婴幼儿干预的新方法：任务导向性和基于活动的训练和运动

健康婴儿的运动发育及骨骼和软组织的生长，是受其主动试图"掌控"自己肢体运动的动机所驱动，即学习如何使用它们以达成自己的目标。随着各种运动的逐渐增多，婴儿"锻炼"他们的肢体，通过这种方式维持一种优化的或有一定功能性的肌肉长度，并且随着身高和体重的增加，以及在这个过程中所完成的动作需要更用力的肌肉收缩，他们的肌力逐渐增加。

目前，随着对婴幼儿发育的理解逐渐深入，有观点认为婴幼儿是学习者，治疗应被视为是一种训练。这就需要研发新的训练方法，治疗师和家长应用这种已被儿童和成人证实为有效的运动学习方法，像老师一样开发婴幼儿的潜能。本书的第3篇涉及如何构建一个适用于婴幼儿的学习环境并创造学习有效运动所需的控制肌肉力量和肢体运动的练习机会。由于这些方法具有潜在的治疗和预防作用，因此利用有力度、有挑战性的活动的正性作用可进行有组织的目标性训练和活动，以辅助运动学习和技能获取，这应该是目前主要选择的治疗方法。活动特异性的训练和运动具有促进肌肉激活、增加肌力和改善运动控制的潜在作用。

目前只是假设或尚未被验证的是：肌肉的形态结构、僵硬度（黏度和弹性）、长度、肌肉-肌腱关系、肌梭敏感性的不良适应性改变、肢体节段间及肢体间协同运动力学的改变等，有可能通过目标性的训练而最大限度地减轻或预防。这些训练方案不仅可以推动运动学习进程和优化活动特异性运动控制的发育，还注重保持肌肉的主动活动长度和全范围收缩性。然而，脑瘫婴幼儿所发生的肌肉改变很复杂，需要进一步研究才能够确定有效的干预方法（Delp，2003）。同时，如果从婴儿期开始并给予足够强度的目标性活动训练还有可能对肌肉的发育有益。

早期通过各种躯体活动感受足部负重，强调肌肉全范围的活动，这对于建立平衡和促进肌肉骨骼的生长很重要。负重压力（负荷）和机械张力是骨的形成、生长和躯体活动的有力刺激，尤其是负重时会增加成人（Slemender et al.，1991）和儿童的骨密度（Chad et al.，1999；LeVeau and Bernhardt，1984；Moyer-Mileur et al.，2000；Specker and Binkley，2003）。反之，不运动会导致骨的再吸收和骨密度下降（Kuperminc and Stevenson，2008）。

脑瘫小婴儿的训练方案应该以模仿正常发育婴幼儿，灵活的、反复强化的活动为目标，从而最大限度地减少负性的或无效的适应性改变，以驱动大脑重组和运动学习。家长可以学习融入游戏中的简单活动和任务特异性训练；社区婴幼儿的"训练"课程可以鼓励探索和活动，并促进学习。"驱动"上下肢活动的设备正在设计研发中，一旦研制成功，该设备就可以让婴幼儿独立活动以探索周围环境，如互动设备可以鼓励并奖励踢腿动作（Chen et al.，2002；Thelen，1994；见第15章和附录C）。通常用于成人神经康复训练且有确切疗效的活动平板训练，可以鼓励婴幼儿迈步和增加肌力（Bodkin et al.，2003；Ulrich et al.，

2001；见第 10~12 章），还可以诱发脑瘫婴幼儿行走时短潜伏期反射调节的改善（Hodapp et al.，2009）。有研究显示活动平板训练和功能性电刺激踏车训练可用于婴幼儿（Trevisi et al.，2012）。对于年长一些的儿童，活动平板迈步和行走训练还有可能增加其耐力和心肺适能。肢体强制性使用可对成人及儿童均有效，而且可用于婴幼儿双手同时操作的训练（见第 14 章）。对成人脑卒中患者有效的悬吊背带可以在婴幼儿练习平衡性活动时提供支撑并预防跌倒（图 1.1 A，B）。一个小背带可以使脑瘫婴幼儿体验足部支撑站立，并在身体运动的同时促进平衡功能的发育。机器人和非机器人式肢体训练器（图 1.1 C）以及虚拟现实系统目前正

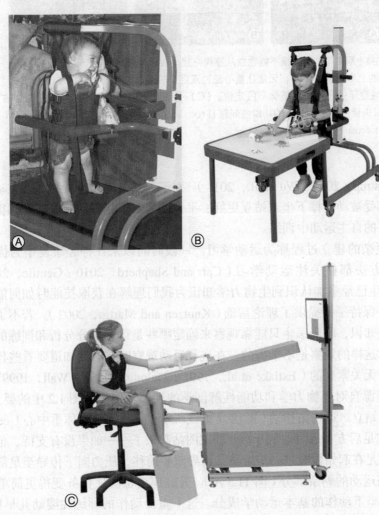

图 1.1　通过家长、治疗师或从天花板（或其他设备）上的悬吊装置所支撑的吊带的优势是给予婴幼儿练习站立时足部负重和平衡控制的机会。吊带可以防止跌倒，但却不会妨碍运动，因此婴幼儿需要在玩耍时进行姿势调整以完成自主运动。吊带还可以用于练习行走。对于不能负重的婴幼儿，吊带可以帮助支撑一部分重量，但足部必须能平放在地面上。（A）配有悬吊背带的 LiteGait ® 活动平板（获得 LiteGait ® 公司许可，Mobility research, Tempe, AZ, USA）；（B）可行走式 LiteGait ®，（获得 LiteGait ® 公司许可，Mobility research, Tempe, AZ, USA）；（C）非机器人式训练设备（感觉运动主动康复训练 – 上肢神经系统 5，Verity 医疗公司）[Courtesy of Dr Ruth Barker, James Cook University, Townsville, Australia.]

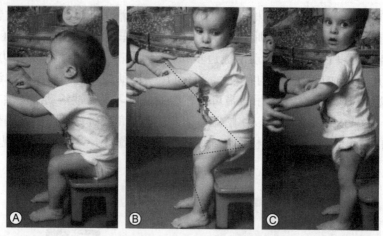

图 1.2　这个患有脑瘫（双瘫）的小男孩不能独立从座椅站起。（A）他的双足应该后置于座椅下，使小腿和足背部呈 75° 角。（B）他的上半身前倾不够，无法让重心超过双足（下一个支撑面），如：屈髋不充分。如果没有支撑，他将向后跌倒。虚线显示的是最佳的躯体节段定位。（C）他的重心仍然太靠后了，不能独立站立。这主要是由于缺乏训练和小腿肌肉延展性下降所致的功能性问题 [From Shepherd RB 1995 Physiotherapy in Paediatrics 3rd ed. with permission from Elsevier.]

在研发中（Sveistrup，2004；Wu et al.，2011）。对于婴幼儿来说，让他们在主动活动中感受平衡控制要比感受被动支撑下坐或站立更好；平衡能力对于我们所有的活动都很重要，需要在无支撑情况下的自主运动中训练。

内部程序复杂的建立过程称为运动学习。一段时间以来在神经康复中为优化运动表现而设计的干预方法都在关注运动学习（Carr and Shepherd，2010；Gentile，2000；Magill，2010）。临床医生已经愈加认识到生物力学知识为我们理解在获取技能时如何能够进行节段性的躯体运动并保持平衡提供了理论基础（Knutzen and Martin，2002）。若不了解相连节段动态运动的相关知识，临床医生只能靠观察来确定哪些是运动成分分析和训练的基础，一些临床研究已显示这样的观察是不准确的。在进行运动观察时有必要知道要看些什么，哪些是重要的，哪些是无关紧要的（Estlake et al.，1991；Malouin，1995；Wall，1999），而能够知道要观察什么是源自对生物力学和功能性解剖学的理解。例如，图 1.2 中的婴儿可以站立，但只能在扶助下站立。运动拓扑学（形状）（虚线所示）显示当他的体重中心（central of body mass，COM）在足后方很远时他就开始伸膝试图站起来了——如果没有支持，他将会向后跌倒。如果他的双足在起始位时进一步后移，引导双膝前移，压力向下传导至足部，可能会帮助他独立完成该运动的剩余部分（图 11.3 A）。升高座椅也会使任务变得更简单，并能让他反复练习站起 / 坐下动作的基本运动学成分。这一重要动作的训练在婴幼儿早期即可开始，方法可以遵循第 11 章。

效益和效率

训练和验证疗效应关注改善功能性运动表现的效益（effectiveness），而非运动的"质量"。目前物理治疗师们已经逐渐认识到运动"质量"和"正常"运动的概念是没有具体意义的，而且无法通过任何有意义的方式来验证。优化（optimization）是一个有用的术语，指的是尽可能有效（成功达成目标）和高效（耗费最少能量）地完成运动。效益、效率（efficiency）和生物力学参数是可以被检验的，例如，运动学和动力学可提供一段时期的训练 / 运动前后角位移、速度和力的变化参数。要想优化一个动作，必须遵循力学定律。特定的、关键的动力学和运动学特征必须出现，而且这些生物力学特征就是训练时要达到的目标。

　　临床所关注的是运动学习的过程和节段间运动的力学特征，干预同样也需要考虑损伤（主要是力弱和运动控制障碍）所导致的功能障碍和由于肌肉失活或肌肉活动失控所发生的适应性改变。目前关于力学潜在损伤和适应性肌肉改变的新发现越来越多。例如，成人在脑卒中后对干预的关注点已经从将痉挛（或反射高反应性）作为导致残疾的主要问题转移到受损的肌肉活性、运动控制以及与活动减少相关的继发性软组织适应性改变等问题（Carr and Shepherd，2010）。对于脑瘫的婴幼儿和儿童，干预也应该关注以上问题。尽管痉挛似乎吸引了绝大多数的注意力，但临床上也可能会将其与软组织延展性下降（僵硬度增加，长度短缩）相混淆。而且，痉挛在临床和实验室里都是通过被动运动来检测的，因此其对于主动运动的影响尚不清楚。在一些儿童中，牵伸反射的改变可能是一种与肌纤维改变相关的适应现象。痉挛的治疗包括药物治疗可以加重已经存在的肌肉力弱，而且可能不像功能性训练那样有效（Rameckers et al.，2008；见第 4 章）。

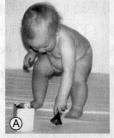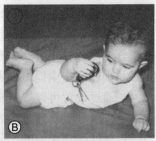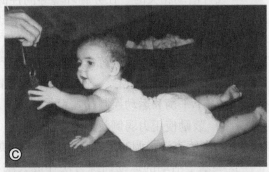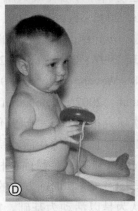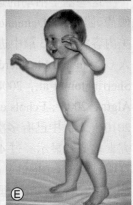

图 1.3　婴儿在出生后第 1 年所学的基本动作是功能性运动技能的重要基础，这些基本动作应该作为早期干预的重点（见第 11 章）。包括：（A）站立位的下肢屈伸；（B）上肢支撑并在俯卧位抬头及脊柱伸展；（C）推物及用手支撑；（D）屈髋坐位下的平衡；（E）站立位下通过双脚平衡体重分布 [From Shepherd RB 1995 Physiotherapy in Paediatrics 3rd ed. with permission from Elsevier.]

　　我们对于直接针对肌肉力弱和缺乏运动控制进行早期和主动干预的重要性的理解已经日益增加，而且对于活动减少对一个未发育成熟的神经肌肉系统（Clowry，2007；Eyre，2003；Martin et al.，2007）和发育中的知觉 - 认知功能的潜在作用也有了更好的理解（见第 10 章）。

运动训练的目标和方法

　　脑瘫婴幼儿和儿童的训练目标是优化运动技能的发育（Shepherd，1995）。实现这些目标的方法包括以正常 18 个月婴幼儿所掌握的基本动作为目标的躯体活动作为婴幼儿功能性技巧获得的一部分，如：负重位下髋、膝、踝的屈伸，上肢支撑并进行推、拉动作，手的够物和操作，平衡体重分布（图 1.3）。俯卧位下躯干和髋部的主动伸展对于小婴儿来说尤其重要，虽然目前已有指南提出小婴儿应避免俯卧位睡觉以预防床上窒息死亡。总的来说方法如下：

- 通过设置可以提供机会及挑战的活动环境来培养婴幼儿特定的动作，并使用环境限制来引导、诱发运动的出现
- 设计活动相关的、任务和环境导向性的训练来促进特定技巧的获得，以及在挑战性的环境中优化其运动表现（提高效率），训练关注以下几个方面：
  ○ 刺激肌肉收缩和主动牵伸的训练以保持最佳的软组织长度
  ○ 反复、多样的训练以增加肌肉力量及耐力，并促进运动学习
  ○ 特别是在站立位、坐位、四点跪和半跪体位下进行活动训练，以促进在这些情况下平衡和运动控制的发育
  ○ 鼓励使用力弱侧肢体的方法

这种训练方法强调的是将婴幼儿或儿童真正"实践"——在"任务"中练习的时间最大化。

这些基于活动的运动训练方法在成人脑卒中康复（如：Carr and Shepherd，2010）和脑瘫患儿康复（Damiano，2006；Fetters，1991；Shepherd，1995）中已经应用了数十年，相关内容将在第 3 篇中进一步介绍。基于活动的训练方法对于功能性运动表现的正性作用在成人（Dean and Shepherd，1997；Dean et al.，2000；Eng et al.，2003；Marigold et al.，2005；Sherrington et al.，2008；Wevers et al.，2009）和脑瘫患儿（如：Blauw-Hospers and Hadders-Algra，2005；Echols et al.，2002；Ketelaar et al.，2001；Liao et al.，2007；Schneiberg et al.，2010）人群中已有多次研究报道。这些研究包括一篇以 3 ~ 6 岁儿童为研究对象的预试验研究，该研究显示经过 4 周的下肢训练和活动特异性训练后其肌力及由坐到站和行走的功能表现明显改善（Blundell et al.，2003）。目前在相似的理论背景下已经研发出几种训练和练习方法。尽管名称各异（框 1.1），这些训练方法的本质都是为了满足让婴幼儿尽可能的进行主动活动的需求，都可以认为是以活动为基础。18 个月龄以下的脑瘫婴幼儿并不是常规转诊进行物理治疗干预的人群，因此这种干预疗法针对婴幼儿有效性的研究几乎没有。

框 1.1

训练和练习方面举例

- 手 - 上肢双手强化操作训练（hand-arm bimanual intensive therapy，HABIT）（Charles and Gordon，2006）
- 对有特殊需要的婴幼儿进行治疗和护理（coping with and caring for infants with special needs，COPCA）（Blauw-Hospers et al.，2011）
- 动作观察训练（action observation training，AOT）或基于示范的动作观察训练（AOT based on modeling）（Ertelt et al.，2007）
- AOT 的婴幼儿改良版——用于婴幼儿早期干预的上肢版本，称为 UP-BEAT（见第 14 章）
- AOT 的儿童改良版或 UP-CAT（Sgandurra et al.，2011）
- 限制 - 诱导运动训练（constraint-induced movement training，CIMT）（见第 13 章）

总之，对于治疗师来说，目标性的活动训练发展的科学背景是由至少 6 个主要领域的科

学研究所提供的，这些领域的研究结果间接支持怀疑脑瘫的婴幼儿应该更早的转介进行早期干预。在物理治疗师和训练执业者的大学和研究生教育课程中必须要包含这些科学领域：

- 脑、神经运动、心血管系统和肌肉对活动和使用模式的反应性适应；脑部重组和技能获取的过程
- 神经缺损所引起的主要残损及其功能性影响的机制
- 运动生物力学和神经肌肉控制机制；运动、活动和技能的经验性发展
- 神经肌肉控制和训练的特异性
- 运动学习的机制，如：技能获取和反复、多样、强化训练的重要性
- 运动科学：建立肌肉延展性和关节灵活性，肌肉力量和耐力，心肺功能

许多新技术的发展，如交互式技术包括机器人和其他交互式设备（图 1.1 C）、虚拟现实、矫形和假肢技术以及使用脑扫描定位技术引导治疗选择（Clowry，2007），对于物理治疗和运动科学的当今和未来有着越来越多的潜在影响（见第 15 章和附录 C）。

诊断和预测的新方法

中枢神经损伤可以发生于早产或围生期。它可能与早产、缺氧性脑损伤、脑室旁白质（periventricular white matter，PWM）病变或脑室内出血有关。其后遗症多为脑瘫。欧洲脑瘫研究（Flodmark et al.，2003）发现入组的脑瘫婴幼儿中约有 50% 损伤发生在围生期。中枢神经损伤也发生于出生后，与创伤性脑损伤或脑卒中相关。

临床医生、治疗师和家长面临的一个主要问题是难以预测哪些婴幼儿可能出现会影响其发育的明显损伤。因此，我们可以理解在经神经系统检查确认康复治疗的必要性之前，临床医生不愿意将婴幼儿转诊进行基于活动的物理治疗训练。但是传统的神经系统检查可能不够敏感或特异，不足以得到一个可信的判断或预后。没有研究发现任何体征和其后残损的严重程度有相关性（Ferrari et al.，2003）。

然而，这样很有可能直到软组织出现适应性改变和无效的运动行为模式已经牢固建立并成为优化婴幼儿发育的一个主要阻碍之前都没能进行干预。早期、可信的预测有助于早期干预，而且目前技术和理论上所取得的进步使之可以更准确和更早期地进行预测（Ferrari et al.，2003）。两个正在发展中的、可以促进早期转诊的领域是新生儿神经影像学和婴幼儿运动评估学。

新生儿神经影像学的发展，特别是功能性磁共振成像（functional magnetic resonance imaging，fMRI）和经颅磁刺激（transcranial magnetic stimulation，TMS）的应用，可以证实脑损伤的原因和性质，并提高残损和残疾的可预测性（见第 2、3 章）。新生儿神经影像学显示特定的脑损伤模式取决于脑部在发育和成熟过程中不同部位的选择易感性（Flodmark et al.，2003）。例如，脑室旁白质的损伤对应着妊娠第 24 ~ 34 周发生的损伤。作为欧洲脑瘫研究的一部分，180 个 MRI 扫描的分析显示脑室旁白质损伤是脑瘫最常见的病因，常会引起双侧瘫，但也不是绝对。部分缺氧与广泛性皮质损伤相关。偏瘫通常由于皮质 / 皮质下损伤引起。四肢瘫和不随意运动是由于基底节损伤所引起。

临床诊断的发展包括 10 多年前由 Prechtl（2001）在自发性运动活动基础上研发的被称为全身运动（general movements，GMs）的婴幼儿运动评估的预测性方法，提示与主要基于感觉性刺激反应的神经系统检查相比，自身内在产生运动活动的特征可能是一个更好的、反

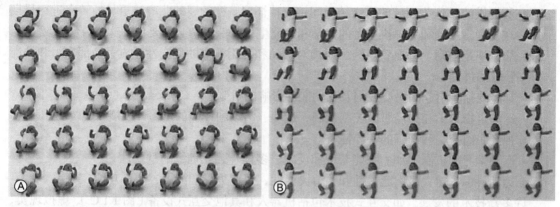

图 1.4　全身运动评估：依据复杂性和多样性的程度分析运动。视频组图是两个处于不安宁全身运动月龄的婴幼儿。请从右到左来观察两组图。（A）中的婴儿表现为正常的"不安宁"全身运动，运动具有丰富的时间和空间多样性。（B）中的婴儿表现为缺乏多样性的异常全身运动 [From Hadders-Algra M 2004 General movements: a window for early identification of children at high risk for developmental disorders. J Pediatr 145 (Suppl 2):12–18, with permission from Elsevier.]

映运动功能整合的指标（Ferrari et al., 2003；见第 8 章）。

　　正常健康婴幼儿全身运动的典型特征是复杂、流畅和多样的（Hadders-Algra, 2004；Hadders-Algra et al., 2004）。脑损伤的新生儿所表现出来的自发活动数量与正常婴儿并没有什么不同，但其运动缺乏美观、流畅和复杂性。该评估的标准化方法具有较好的组间信度，以及对脑瘫及其他发育障碍如轻微神经功能障碍的可信预测价值。全身运动中所能观察的异常内容包括运动缺乏（运动减少）、运动形式贫乏、异常或缺少不安宁运动，以及无序的同步痉挛性全身运动。

　　一项研究对 84 例高危早产儿从出生到受孕后 60 周龄进行了 5～10 次随访检查（Ferrari et al., 2003）。并在这些儿童 2 岁时接受 Griffith 发育量表的评测。那些持续或显著表现为同步痉挛性全身运动的婴幼儿发展成了脑瘫（33 例婴幼儿），而且他们越早表现出的这种异常运动模式，其损伤程度越严重。在受孕后 47～60 周龄缺少或异常不安宁运动是之后发生神经系统残损的可靠预测指征。缺乏不安宁运动且全身运动形式贫乏预示着轻度残损。图 1.4 摘自一项关于比较低危婴幼儿和高危婴幼儿所发生的运动变化的研究（Hadders-Algra et al., 2004）。婴儿在出生后 2～4 个月缺乏复杂性和多样性运动（如踢腿）高度提示脑瘫，这是需要早期干预的指征之一。

　　直到近期，由于缺乏有力的研究证据和对相关知识的了解，如神经运动系统发育的方式、诱导发育的机制、运动学习过程以及驱动损伤后修复过程的高强度躯体和脑力活动的潜力等，对于很小的婴幼儿进行运动训练和练习的态度仍不是特别积极。目前我们已经认识到躯体和脑力活动通过主动的、自发的和有意义的躯体和感觉知觉活动影响着大脑的重组，而且主动活动的缺乏和学习机会的减少也可以影响脑的重组。我们理解运动发育可能不是由于先天决定或自然成熟过程，而很大程度上是婴幼儿经验积累的结果。躯体活动还可以刺激发育和肌肉生长，而且当活动减少时肌肉会出现适应性改变并丧失有效生成力量的能力（见第 6、7 章）。

总体来说，若想让儿童的康复训练能够有效，婴幼儿需要尽早被转诊到康复科以便能够尽早开始目标性训练。目的是通过各种能够刺激运动学习、促进肌肉发育、保持肌肉收缩力和长度的方法来增加肌肉激活水平和肌力，改善运动控制、功能效益和运动多样性。转诊后进行早期干预的一个主要阻碍是缺乏可靠的方法来识别脑损伤的早期征象以及评估婴幼儿。然而，这种情况正在发生转变。对婴幼儿大脑和皮质脊髓束整合机制更深入的理解为转诊后进行早期特异性的目标导向性训练提供了支持。研究和技术发展相结合推动了为婴幼儿设计的交互式设备的发展，这些设备可促进婴幼儿主动地自发运动（图 10.3，图 10.4）。另一个需要被克服的障碍是在教育方面——针对本科生和研究生教育以及儿科医生、物理治疗师、作业治疗师和其他从事婴幼儿发育工作的专业人士的继续教育在基础知识和临床技能方面需要不断地更新。

背景

脑的可塑性

本书第 2、3 章阐述了与健康及脑损伤的婴幼儿和儿童均相关的脑的可塑性的现有认知情况。在此仅简单介绍一下这一主题及数十年来的相关研究。

适应和重组能力是神经系统的固有特性。适应能力是迅速、广泛分布且可逆的。脑内细胞群是根据行为需要具有多种结构和功能分化潜能的动态组织过程（Edelman，1987）。突触分化和长期效应的调节在整个生命过程中每天都发生，它取决于个体的经验和其对个体的作用。突触传递会根据使用情况而变强或变弱。我们应尽可能理解适应的机制，这些机制很重要，而且被更普遍地用于运动学习和运动技巧的发育。当脑的某部分发生损伤后，其他部分的内部连接结构的功能必然受到影响。因此，一部分适应过程不依赖于损伤组织的功能，而是通过这些未损伤的结构以新方式获得功能。适应性改变还包括新环路的形成，以及一些解剖结构上的变化，如与使用显著相关的树突分枝的生成（Kolb，2003）。

关于脑的环境效应的研究发现中枢神经系统（central nervous system, CNS）的连通性与功能性活动密切相关。大鼠在促进运动技能获取条件的丰富环境下饲养会发生大脑皮质运动区域的扩大（Kleim et al.，1997）。研究显示在智力上处于丰富环境的人与缺乏智力活动背景的人相比，他们参与听理解的皮质区域的树突和突触的形成明显增加（Scheibel et al.，1990）。

新的脑成像技术证实神经系统在人的一生中是不断重塑的，即使在损伤后，神经系统仍受个体经验、活动和学习的影响（Jenkins et al.，1990；Johansson，2000；Johnston，2009；Martin et al.，2007）。Nudo 等（2001）对初级运动皮层的复杂组成进行了总结，包括肌肉代表区的广泛重叠，个体皮质脊髓神经元分化为多运动神经元池，以及横向纤维相互连接分散式的表达。他们指出这种复杂构成可能为运动皮质的功能可塑性提供了基础。Merzenich 等（1991）描述了神经细胞群之间存在持续不断的竞争，以求在其共同边界中占据主导神经元的位置。这种竞争表现为使用依赖性，即那些最有效地达成目标的运动成为最成功的。例如，在动物实验中，有人发现使用中间三个手指来获取食物与支配这三个手指的皮质区域的扩大密切相关（Jenkins et al.，1990）。

针对有特殊技能的人群的研究帮助我们理解大脑根据使用模式所发生的变化。例如，盲文阅读者用于阅读的手指在感觉运动皮质的表达区域（分布图）有扩大（Pascuol-Leone and Torres，1993），而且该表达区域随阅读活动而变化（Pascuol-Leone et al.，1995）。右利手的弦乐表演者表现出左手（而非右手）手指屈伸肌群皮质表达区域的扩大，而且该区域随着定期的演出活动而持续增大（Elbert et al，1995）。这些改变似乎是由主动的重复性训练、持续的练习活动，以及（对于音乐家来说）声音的产生等因素所诱发的。反之，限制活动可导致皮质运动表达区域缩小。仅经过 4~6 周的踝关节固定，即可发生这样的改变（Liepert et al.，1995）。经过一项关于在婴儿期视觉剥夺的脑可塑性研究的观察，Noppeney（2007）认为经验依赖性的可塑性，包括视觉剥夺，不仅可以导致视觉系统的改变，还会造成感觉运动系统的改变。感觉经验在发育过程中塑造着脑的功能和结构组成（见第 10 章）。

以动物和人为研究对象的康复研究也有类似发现。以缺血性脑梗死的猴子为模型，对其不进行干预，导致损伤周围区域中的手部代表区功能进一步丧失（Nudo and Milliken，1996），提示病灶周围组织的可塑性是其功能恢复过程中的重要因素。一项随访研究显示，当猴子每天在限制健康手的情况下反复进行患侧手技巧性使用训练时，可以预防组织的丧失（Nudo et al.，1996），而且损伤周围的手部表达区有 10% 的增大。脑卒中后的人体试验显示任务导向性训练（即有意义的肢体使用）具有类似的效果（Liepert et al.，2000；Nelles et al.，2001）。以上这些和其他研究提示肢体的主动使用是未损伤神经元存活的关键，而且这些实践和训练需要强化。这些研究显示成人脑部急性损伤（如脑卒中）之后使用依赖性的功能重组具有相当重要的作用，而且近期也在脑瘫婴幼儿中进行了观察研究（Eyre，2003、2007；Eyre et al.，2000、2001；Jang et al.，2005）。

在围生期运动神经系统是特别容易受损的（Johnston，1998）。围生期十分关键，因为皮质脊髓通路的异常输入或输入减少都会继发性破坏脊髓运动中枢的发育（Berger，1998）。以双下肢受累为主的双瘫是脑瘫最常见的类型，其患病率不断增加，在一定程度上是由于早产儿的存活率增加。双瘫是由脑室旁白质的损伤导致的，其典型特征是皮质脊髓轴突的破坏。但皮质锥体束神经元依然完整，并随之产生异常的皮质内轴突投射，而且在这一时期此神经元可能表现为高度的可塑性（Eyre et al.，2000）。

皮质脊髓系统对于控制技巧性运动非常关键，其发育主要在孕晚期及产后早期。由于它的发育主要发生于产后，因此这是研究的一个焦点。在猫的实验研究中发现，活动的减少和限制肢体使用阻碍了皮质脊髓轴突末端和突触前区域的后期生长发育，并导致运动控制障碍，且如果不进行干预，这些运动控制障碍就不会改善。从猫的身上发现的活动和使用依赖性过程可用于皮质脊髓连接和功能的重建，提示这可能同样适用于早期的脑瘫婴幼儿（Martin et al.，2007）。正如 Clowry（2007）所假设的那样，刺激目标性肢体使用的物理治疗和任务导向性训练，再加上 TMS 或药物所给予的额外刺激，可能会促进剩余皮质脊髓神经支配的活性，从而加强恰当的突触连接。一项近期研究（Acerra et al.，2011）表明，通过对一组成年脑卒中患者进行一段时期的任务特异性训练后发现，与进行非特异性的增加上肢使用的训练的对照组相比，其损伤对侧的感觉运动皮质、运动前皮质和前扣带皮质的活性下降，同时同侧小脑的活性增加。作者认为该结论提示任务特异性训练（强度为每天 400 次运动，持续 3 天）与非特异性地增加上肢使用的训练相比更能促进运动学习和改变神经可塑性。

技术的发展，特别是神经影像学中功能性磁共振成像（fMRI）和经颅磁刺激（TMS）的使用，有助于深入理解儿童脑损伤后的重组和适应。一项针对偏瘫型脑瘫患儿的研究中，应用运动皮质的局部磁刺激和多单元肌电图观察到了中枢运动的重组（Carr et al., 2003）。研究发现偏瘫手同侧的健侧运动皮质出现新的同侧运动通路，而患侧皮质则无同侧投射。在一组进行镜像运动的受试者中，皮质脊髓轴突向脊髓两侧的同源运动神经元池中生成异常分支。而不进行镜像运动的受试者则未发现类似分支。在其他研究中，通过使用 TMS 来测试运动诱发电位，发现在脑瘫成人中有异常强的皮质投射至比目鱼肌和腓肠肌内侧头（Brouwer and Ashby, 1991）。而且，在胫前肌和比目鱼肌之间可观察到一种联合的神经传导。这些结果在一定程度上揭示了肌肉高反应性和肌肉激活的异常模式的潜在机制。它们解释了神经损伤如何通过运动皮质投射的正常模式出现紊乱而导致皮质脊髓连接的特异性缺失（见第 2 章）。

在婴儿期，我们通过观察了解其运动表现是适应于系统状态，受环境的影响，并取决于那些能让婴幼儿达到功能最优化所采用的方法。也就是说，一个婴幼儿运动模式的变化反映了婴幼儿的探索能力、解决问题的行为和在新的具有挑战性的环境下的反复实践（图 1.5）。随着婴幼儿发现一些运动比其他运动更高效，其运动模式会逐渐发生改变。这些有效的运动会随着实践活动变得更为完善，其灵活性和复杂性也不断增加，技能就是通过这种方式而获得的。

对于脑损伤的婴幼儿来说，运动模式反映了婴幼儿试图在运动控制障碍的情况下完成目标性任务。随时间逐渐增加的肌肉力弱和肌肉不平衡会导致适应性长度相关性的改变（图 1.2，图 1.6）。缺乏有组织、有目标的训练方案，这些不充分运动有可能通过不断反复地实践演变成更为固化的模式及习惯，即能很好地掌握完成，但不具备技巧性。当这种情况出现时，如图所示，其训练将变得非常困难。早期干预的一个主要目标一定是通过早期开始的目标特异性的肌肉激活和肢体控制以及充分利用神经可塑性，找到一些方法来预防这一恶性循环。Eyre（2003）指出"功能性和解剖学证据支持自然存在的可塑性可以在丰富环境中通过

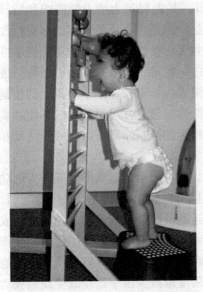

图 1.5 游戏设备可以给婴幼儿提供探索性运动的机会和挑战。这个梯子可以为婴幼儿提供支撑下站立、由坐到站训练、上下台阶练习、够物抓握并维持，以及攀爬的机会

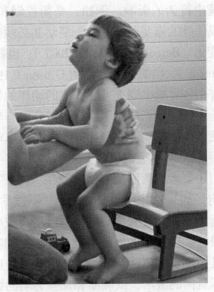

图 1.6 这个双瘫的男孩试图站起时不能伸展下肢。他不能通过全脚掌负重，或通过双足向下推地站起。他的下肢伸展肌群力弱、腓肠肌延展性差，同时伴有屈膝肌和屈髋肌挛缩。他不能协调髋、膝、踝的运动。他应该进行双足落地的下肢屈曲和伸展训练，从髋、膝、踝关节屈曲开始，逐渐增加主动的运动范围

活动等方式得到加强和塑造的观点"（p.102）。

肌肉骨骼适应性改变（尤其是低延展性）很大程度上是由于缺乏多样的躯体活动，有限的、一成不变的固定模式化动作的不断重复，以及缺乏在整个所需关节范围内的向心和离心性肌肉活动。这些肌肉骨骼方面的适应性改变可能发生于很早期，并且对运动发育、神经重组和将来的残疾程度有着远比现有认识更为重要的意义。然而，令人惊讶的是几乎没有针对刚出生到 12~18 月龄的发育期脑瘫婴幼儿这些现象的研究。例如，目前尚不清楚双瘫的婴幼儿何时会由早期的踝背屈为主导模式转变为踝跖屈为主导模式、且用足尖行走，或者偏瘫或双瘫的婴幼儿何时会出现腓肠肌延展性的降低。

发展新的干预方法的一项重要驱动力是我们对于神经运动系统的灵活性和适应性、该系统与生俱来的可塑性，以及在脑损伤后哪些干预措施可能驱动重组和运动发育的理解的逐渐深入（见第 2、3 章）。

运动发育

对于运动发育的理解包括认识到婴幼儿所积累的经验和主动完成的活动，以及他 / 她所处的环境对脑的重组和肌肉骨骼生长的影响。这包括婴幼儿抚养方式的影响（Adolph et al. 2010）和治疗干预的影响。但是这些经验在生命早期有什么作用呢？按 Martin 等（2007）所言，在出生后早期"运动通路和回路发育的基因决定性序列为控制性运动的**经验独立性**形成做好准备"（p.1126）。当学习开始出现时，后期发育的皮质脊髓束能够调节更复杂的运动，运动系统的早期发育可能要依靠主动学习和实践经验来发生结构性改变。

在过去数十年，我们对于运动发育的理解发生了一个很大的转变，即不再认为运动发育仅仅取决于先天的成熟水平，它同样取决于婴幼儿在一个新的重力环境下的探索和婴幼儿在该环境中行为的影响。例如，平衡控制和稳定性的获得，是由对重力的力学需求和特异性动作或任务的需要所驱动的。婴幼儿必须要调整他们的运动以适应其所处环境的多样性和躯体的变化（Berger and Adolf, 2007）；也就是说要适应由活动和背景所提供的功能提示性（Affordances）。功能提示性是由 Gibson（1979）所使用的一个词汇，用来表示一个物品或环境允许个体完成生理上可能完成的动作的特性；如一条绳索提示牵拉，一个键盘上的按键提示按压。这一观点提供了目标性治疗具有显著作用的可能性，通过操纵婴幼儿的环境和实践经验使其能够或"驱动"其完成那些原本对于肌肉力弱和运动控制障碍难以完成的活动和相互作用。

我们还要考虑到低龄婴儿实践和"学习"一些受限的、相对无用的运动所可能产生的功能性影响，如果这些运动又将很难"不被学会"，那么一旦出现软组织改变所造成的问题，可能永远无法被有效的、高效率的运动表现所取代。这些运动可能能够满足婴幼儿早期完成有限的目标，但并不能满足当目标变得更加复杂时，物品和人际（环境）之间优化的相互作用。而且，随着对躯体系统快速产生的那些适应性变化理解的深入，我们可以更积极主动地改善目标肌肉的激活，既刺激和加强力弱的肌肉，又最大限度地减少由于运动减少或刻板动作所引发的肌肉僵硬和其他软组织改变。

临床实践的理念在一定程度上仍然受一些"老"观念的影响。例如，运动发育的早期观点认为脑功能是分层级构成的。这一观点与固定不变的、按顺序发育的理论有关，如发育顺序有：

- 从反射性动作到随意控制，如从反射性踏步到行走
- 运动控制从头到尾的发育
- 运动控制从近端到远端的发育
- 从卧到坐到爬再到行走
- 从静态稳定到转移
- 从粗大运动技能到精细运动技能

这种固定性的发育进程的理论在过去一直指导着临床实践。然而，随着目前逐渐认识到脑和神经系统是一个高度复杂的、相互作用的、功能化的系统，它以分配的方式实现功能（系统间动态相互作用），旧的观点已经不能再站得住脚了。我们要考虑环境和文化体验的影响，以及由多个亚系统之间动态活动特异性的相互作用而达到系统功能化的影响（Thelen and Smith，1994）。因此，之前过度简单化的观点已经被对发育的新认识所取代，即可能有些运动行为（如踏步）的出现是"与生俱来的"或"反射性的"，但运动的出现是环境和内在因素共同作用的结果，中枢神经系统利用自然出现的多节段肌肉骨骼系统的力学特性与重力和任务需求之间产生相互作用。在子宫里，婴儿通过用脚踢子宫壁的方式对环境做出反应，这一动作与踏步具有相似的运动模式。

抓握技能（够物，抓握，操作，单手操作和双手操作，以及控制握力大小的能力）的发育通常在出生后 1 年内，其发育速度受到该婴儿所获得的机会的影响（Forssberg et al.，1991、1992）。抓握能力使得婴儿可以去探索和学习所处的环境。有意义的抓握在 4~5 月龄出现（von Hofsten，1984），而且似乎物品本身的特征，如大小、形状，可以让婴幼儿判断所使用的抓握方式。这说明能够判断一个物品的功能提示性和一个人所具备的能力之间的关系是很重要的（Olmos et al.，2000）。Sgandurra 等（2012）对目前可以查到的抓握发育方面的研究结果进行了总结。他们自己的研究显示了在以活动或任务为基础的训练中，玩具选择和婴幼儿体位的重要性。例如，平衡能力差的婴幼儿在进行上肢训练时应采取支撑下坐位，以将注意力集中在够物和抓握游戏中。一项近期关于 6~11 岁儿童的研究显示，在训练够物时固定躯干/上半身是有好处的（Schneiberg et al.，2010）。坐位下的活动练习旨在改善平衡控制，可以和够物抓握训练相结合，并包括游戏中的各种动作和与家人之间的互动。

出生前，婴幼儿已经在子宫里发育出强有力的腿部运动（Milani Comparretti，1980）；出生后，他们很快就能在新的重力环境下重新获得踢的能力。针对新的任务需求探索发现解决方法，以及对环境变化的适应，被认为是运动学习和运动发育的关键部分。Prechtl（2001）指出，从神经发育学研究中所获得的最基本的新观点之一是"个体发育性适应"的概念。根据这一概念，"在个体的发育过程中，发育中的神经结构的功能性活动必须要满足机体和其环境的需要"。

这一理论观点上的转变促使现阶段对将检查反射作为一种确定婴幼儿神经系统完整性或功能障碍的方法的相关性进行重新评价。就像 Prechtl（2001）所指出的，反射和刺激-反应机制的概念长时间主导着婴幼儿神经系统功能的解释。该概念传承于经典的神经生理学，而且目前仍被医师和治疗师所固守。然而，新的理论观点的出现，通过为我们提供更为清晰的发展治疗性干预技术的指引，如今正在促使临床治疗实践缓慢产生巨大的转变。关于运动发育的现代概述可以在许多文献中找到（Berger and Adolf，2007；Piek，2006；Shepherd，1995；Thelen and Smith，1994）。日常活动的成熟运动技能（如行走、够物、抓握和站起）

以及发育中的和所使用的生物力学特征的生物力学分析，可以在许多教科书和期刊文章中找 到（Carr and Shepherd，2000，2003，2010；Forssberg，1985；Olney and Wright，2006；Sutherland et al.，1980；Winter，1987）。

儿童抚养策略

由于运动发育在过去很长时间一直被认为是不受环境影响的自然成熟现象（Hopkins and Westra，1988），西方的儿童抚养方式大多基于此观点，受到了数十年前针对欧洲 - 美国文化背景下有限数量的婴幼儿所进行的运动发育方面的研究指导（如 McGraw，1945）。如今，通过不同儿童抚养环境下成长的婴幼儿抚育的研究，我们对于神经发育学的理解已经明显加强（Adolph et al.，2010）。运动发育的一些方面已经被发现是因文化（即婴幼儿所经历的内容）差异而不同。环境效应和经验对于运动发育的重要性，尤其是在出生后 18 个月内，已经被不同文化背景下的发育比较研究所验证（Bril，1986）。这些研究显示那些先天的"父母遗传的"影响和"环境特异性"训练和实践可以共同造就婴幼儿。

研究显示非洲裔的婴幼儿的运动发育在坐、独自站立和行走方面领先于高加索的婴幼儿（Hopkins and Westra，1988；Konner 1977）。关于操作也有类似的研究发现。墨西哥尤卡坦州的婴幼儿手功能发育早，包括早期发育出现的钳状抓握，但行走功能发育相对延迟。当周围没有什么东西让他们扶持时，这些参与研究的婴幼儿极少被放在地上（Solomons and Solomons，1975）。肯尼亚的一位母亲 Kipsigis 相信"训练"坐位很重要，并且通过在土地上挖出一个坑将婴儿坐在里面的方式来创造条件（Super，1976）。在巴布亚新几内亚的某些部落，婴儿没有经历爬行阶段（Wong，2009），他们在能够行走之前一直被抱着，必要情况下母亲会将婴幼儿置于坐位，而且他们偏爱的出行方式是摩托车。其他文化背景据说也有类似的儿童抚育方式，为了保护婴幼儿很少将他们放在地上。在英格兰出生的、妈妈是牙买加人的婴儿能够独立坐的时间要早于那些妈妈是英国人的婴儿。牙买加妈妈在婴儿 3～4 个月就开始训练其坐位。父母的期望似乎是重要的考虑因素。牙买加妈妈们从他们的母亲那里学习如何抚养孩子，而英国的妈妈们是从儿童照料书本中学习。无论预期的还是实际的坐、站月龄，牙买加人都显著早于英国人（Hopkins and Westra，1988）。

在一项不同文化背景的研究中，Zelazo 和同事（1972，1983）发现新生儿踏步是可以被训练的，而且该能力一直保持到独立行走；即训练后的婴儿不会出现所报道的、西方抚养方式抚育的婴儿移动缺乏期。研究显示新生儿踏步与成熟的行走功能具有类似的特征，而且是独立行走的前兆，并非反射（图 1.7）。Thelen 和 Cooke（1987）指出从婴幼儿踏步到行走这一转变的出现是由于肌肉发育训练的作用，也就是说，训练后的婴幼儿更为强壮是由于练习能够增加肌肉容积。

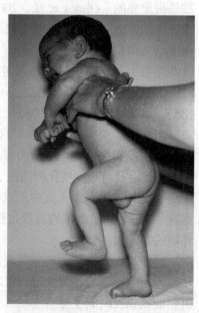

图 1.7 很多新生儿在扶持下可以伸直双腿，蹬踏试图站立，如果重心前倾时，还能交替踏几步

运动学习和技能的获取

我们认为运动技能的获取，包括实践和练习，是一种被称为"运动学习"的内在过程所产生的结果。运动学习本身并不能被直接观察，但可以通过观察一个活动经过反复实践后完成情况所取得的相对稳定的进步来间接反映。这就是为什么我们要在训练开始前、训练中的不同阶段和训练后多次评价运动表现的特定征象（Magill，2010）。

我们可以假设婴幼儿期所发生的运动发育与技巧获得一样，是经过一个学习的过程。例如，学习如何与环境进行最佳互动来达成某个特定目标。婴幼儿探索如何使用和控制重力及运动本身所产生的相互作用力。肢体运动对于小婴儿来说似乎是有魔力的。最初是手臂和腿部的摆动，然后他们开始变得将注意力集中在可及范围内的且感兴趣的东西上，用手去够取或用脚去触碰。精力充沛且看上去随意的手臂运动逐渐变得更有组织性，使其能够取物品、抓握双脚等。对于新生儿，早期运动（如踢腿）代表了相连接的下肢节段和重力所提供的活动可能性的探索。这一探索性的行为从看上去随意的踢腿转变为有目的的双脚使用，如触碰一个玩具和操控其运动（图 C.l）（Chen et al.，2002；Thelen，1994）。

在婴幼儿身上可以见到类似的行为，如在发育过程中出现更有效的上肢使用。Thelen 于 1994 年进行的一项关于 3 月龄婴儿的研究表明，小婴儿具有显著的能力以组织和控制肢体运动来学习一项新任务（如移动一个可活动的物体）。她认为婴幼儿会主动参与其自身技巧的获取，通过婴幼儿每天的问题解决性活动来产生发育上的改变（p.284）。在临床实践中，治疗时应该牢记这一点，并避免过度帮助。对儿童给予太多扶持和支撑会阻碍婴幼儿通过尝试不同的运动组合来实现目标。运动并不一定要符合一个理想的"正常"运动模式 / 活动，但一定要遵循力学规律，而且婴幼儿需要知道该次尝试是否成功。训练小婴儿时不给予扶持是很困难的。然而，与牢固的扶持相比，更好的方法是使用一条坚固的带子防止婴幼儿跌倒，用指尖控制引导婴幼儿自主运动和调整环境（图 A.10 B），包括悬吊带的使用，因为这些方法对婴幼儿自发运动的干扰更少。

小婴儿不仅需要学习如何启动一个恰当的运动，还要学习一旦运动开始如何控制相互作用力，而且这一学习过程的主要驱动力是对达到某个特异性目标的需求。一旦成功完成了该运动，婴幼儿将不断重复和调整这一动作，以求能够完成得更漂亮。运动技能表现随着生长过程中技巧的进步、适应性改变、形态学上的改变和新目标的出现而变得更有效率。

技巧可以定义为任何一项活动通过不断实践练习而变得更有组织性和更有效率（Annett，1971）；也可以认为是更省力地达到某个目标的能力（Gentile，2000）。数十年来，科学家们一直在研究这些技巧获得的过程，其中最具代表性的是关于年轻健康人群学习一项新任务或经过训练改善某种特定技巧方面的研究。对于运动功能障碍人群的研究日益增加。日常生活活动（如站起和坐下）属于技巧性活动，即由多个节段性运动以恰当的空间和时间顺序连接起来以达成某个特定目标的复合性动作（见第 11 章）。

在获得技巧的过程中，学习被认为发生于几个相互重叠的阶段——早期的认知期、中间的联想期和最终的自发期（Fitts and Posner，1967）。Gentile（2000）将这几个阶段描述为一开始先了解这个运动的要点，随后获得适应调整运动模式以满足环境需求的能力。值得注意的是两种描述方式的起始阶段都是认知期；正是在这一阶段婴幼儿了解动作的要点，学习将注意力放在关键点上，并主动参与实践。观察和模仿在这一阶段起着重要作用。婴幼儿会模仿父母或兄弟姐妹的行为，之后还会观察和模仿其他小朋友的行为。

认识到学习过程每个阶段的特征可以使治疗师为患者提供恰当的实践方法来优化技能（Carr and Shepherd，2003）。在临床实践中，婴幼儿学习者的注意力焦点在肌肉力量、运动控制和技巧提高之间转移。以行走为例，关注的焦点可能从如何平衡双腿转变为周围环境可提供哪些可能性；学习由坐到站的关注点可能从在不摔倒的情况下站起来转变为在站起来行走的同时拿着一个喜欢的物品。

随着技巧的进步，所需要付出的努力逐渐减少。一项活动的运动表现能够在更省力的情况下有效、持续地达到某个特定目标的过程被称为技巧化。然而，一个双瘫的脑瘫患儿可能会不断练习，并有一定的改善，但该活动最终将是无效的，如用足尖行走几小步。这一行走方式可能在短期内是有效可行的，但随着患儿的生长、体重的增加，以及腓肠肌和髋部屈曲、内收及内旋肌群挛缩的加重，维持平衡和行走所需的能量将变得非常大。患儿可能需要轮椅的帮助，为纠正挛缩肌群可能需要手术治疗。描写操作性技巧的发育时，Seashore（1940）假设技巧的获得是一个非常随机的尝试和错误的过程，第一次成功尝试完成一个复合性动作（如扣纽扣）的方式将会储存建立在学习者的技能程序中。可能还会存在更快、更可靠或更省力的其他方式，但第一次学会的方式会保留。

正如 Damiano 在第 9 章里所指出的："很多脑瘫患儿的困境是他们无法启动一个特定运动来进行实践或无法有效实践。因此，这些患儿常常会找到代偿方法，来在短期内完成某个特定的功能性目标，但从长期效应看，这些代偿方法最终会限制其运动效率和灵活性。在缺少干预（或不恰当干预）的情况下，这些不够优化的方法会通过不断重复而得到强化。"目前需要针对本章和第 9 章中所提出的问题，研发出鉴别肌肉激活缺乏的婴幼儿和能够在婴幼儿期促进肌肉激活、训练有效的肢体控制的新方法。

如果婴幼儿想要学习足够有效和高效的行走以使其在整个童年和成年期维持这一行走模式，那么理解行走的关键生物力学特征，并将其运用于婴幼儿训练中可能是很重要的。这一认识将使未来的练习和训练方案能够将双瘫的典型行走模式转变为更有效的方式，或通过婴儿期的早期干预来预防其进展。例如，理解行走时站立相和摆动相肌肉长度和角度位移的关系，可以使治疗师开始对双瘫的婴幼儿开展以必要的延展性和肌肉力量为目标的训练方案。Delp 等（1999）证实了持续屈髋对髋部内收和旋转的广泛影响。然而，目前在治疗过程中，髋部充分的伸展可能还没有成为婴幼儿早期或双瘫/偏瘫患儿独自站立和行走早期的训练重点。当婴幼儿在平地或活动平板上行走时，力弱和伸髋受限可能会被屈髋肌挛缩所导致的骨盆前倾所掩盖。

为了学习更有效、节能的行走方式，有必要确保在婴幼儿期和儿童早期进行的实践练习是双足在支撑面上恰当分散负重的情况下进行的。一项近期关于偏瘫和双瘫患儿的研究报告，其行走时足底与地面接触的区域与年龄匹配的健康儿童相比有显著差异（A. Nsenga，pers. comm.，2012）。

Schmidt（1988）将运动学习定义为"通过实践和练习导致运动行为上相对稳定变化的一系列过程"。干预的目的是实现稳定性的同时保持技能的灵活性，也就是说运动技能的优化，即个体所能达到的日常生活运动行为最高效的技能状态。一个训练方案可以辅助婴幼儿和儿童足够密集地练习某项活动，以确保其在诊所进行 1 次或 2 次以上。行为上的稳定改变指的是该活动（如站起和坐下）能够在每次相似的情况下切实有效地完成。这意味着学习过程已经发生了。通过对环境需求进行小的改变，如通过升高或降低座椅高度，使婴幼儿的学习具有灵活性，以根据外在需求和内在目标调整动作。尽管站起和坐下可能具有相似的生物力学特征，但两种活动对控制系统和肌肉的需求是不同的，例如伸肌以离心收缩（坐下）的形式工作和以向心收缩（站起）的形式工作是不同的。

脑测绘技术结合运动技能表现的生物力学和时空测量，可能能够在一定程度上阐明运动学习本身的过程。这些研究显示使用依赖性脑重组发生于整个生命周期和损伤后，与活动和学习密切相关。一些研究显示干预方法可以影响（包括正性的和负性的）脑重组（见第 2、3章）。正性作用似乎与任务导向性、密集（反复性）的训练中的有意义的活动（目标引导性的）实践相关。总体来说，这些研究结果支持了 Lemon 的观点，即适应的潜在机制同时也是运动学习和运动发育的机制。这有助于我们记住以下内容：

支配我们日常生活的行为是直接指向目标的实现。它以一个特定的目的为目标，或以我们试图达到的目标为结果。它是有意而为的，与我们所试图产生的结果紧密相关。它具有坚持不懈的特性。目标引导性的行为是由它所产生的结果来指引——通过反馈来了解我们离所要达到的目标有多近或多远。

Gentile，2000，p.112.

内隐性学习和外显性学习

1998 年 Gentile 提出了两种相互依赖的学习过程能共同调节功能性技巧的获取。他们"并列平行进行，作为练习的结果以不同速率变化，而且在不同程度上受意识认知的影响"。（p.7）（Gentile，1998）。

外显性学习主要负责在一开始练习时快速改进并成功达成活动的目标。随着不断练习，学习者的行为模式和调整的环境条件之间形成一种对应关系（运动拓扑学；图 11.8 B，C），而且恰当的运动参数与任务限制条件相匹配。运动可以"足够好"以满足完成任务和目标的需求，但是不具备效率——运动可能不够平滑流畅或不节能。

内隐性学习负责运动组织的变化以形成有效率的技能。随着不断练习，运动组织至少按以下三种方式发生改变：

- 调整节段间动态力量
- 整合依次出现的运动成分
- 联合同时发生的运动成分

换言之，练习（通常需要一段较长时间）会导致这些运动控制过程发生微调。有学者指出运动控制和学习不应被看做是各自孤立的事件（Willingham，1992）。只有持续不断的练习才能让学习者将运动模式改进得流畅、高效，且具备技巧化运动表现的特点。这些改变是在意识控制范围之外发生的。它们似乎是"自动"发生的。当消耗（如能量）处于最小化时，重组的过程得到强化。

关于儿童和年轻成年人学习和获得技巧的研究发现，学习者的注意力关注在以下几个方面：模仿其他人或某人的技能表现，影响运动技能的背景信息的作用，学习者所领会的控制点，以及互动式练习的作用（Shea and Wulf, 1999）。目前关于儿童的相关研究逐渐增多，但极少有关于婴幼儿的研究。如果我们将婴幼儿看作一个学习者，我们可以将治疗重点放在更加主动的训练模式上，而且要在促进学习的方法上保持与时俱进。关于人们如何获得技巧的研究，大部分是针对大一些的儿童和成年人，很少是针对婴幼儿的。其原因部分是由于相信婴幼儿的运动发育很大程度上是先天自然成熟的过程。然而，我们对于发育、运动学习过程，以及经验与机会对于婴幼儿发育所起作用的理解的变化起源于对运动行为和其引导因素的研究。在接下来的内容里会举例介绍一些用于训练运动技能和促进学习过程的方法，适用于学习一项活动的早期阶段的"初学者"和那些活动需要微调以优化技能的人群。许多日常生活中的常见任务，即使是健康儿童，在成长至足够大之前可能也不会发生"微调"。

具体与抽象

具体任务不同于抽象任务，它所引发的行为直接控制躯体与环境间的相互作用，为达到目的，将自身作为对应方产生运动。一般来说，任务越具体，指导任务的感知觉信息越丰富（图 1.8 A, B）。目前有一些针对成年人的研究（Leont'ev and Zaporozhets, 1960；Sietsma et al., 1993；van Vliet et al., 1995；Wu et al., 2000），但几乎没有针对儿童或婴幼儿的相关研究。不过，有一项关于 9 个平均年龄 5 岁的偏瘫儿童的研究（van der Weel and van der Meer, 1991）显示，和抽象任务（前臂旋前 / 旋后）相比，具体的"击鼓"任务（将胳膊和鼓槌旋前 / 旋后翻转）可使得上肢的旋前 - 旋后范围显著增加。

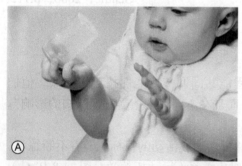
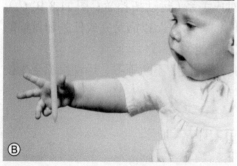

图 1.8　学习用手握物体，探索物体的特征和其提供的可能性。（A）探索旋前和旋后的可能范围。（B）垂直给予一个长棒，需要够物与前臂旋后相结合。在学习够物和抓握的早期，张开手指去抓握会伴随着另外一只手的类似动作或张口动作 [From Shepherd RB 1995 Physiotherapy in Paediatrics 3rd ed. with permission from Elsevier.]

观察性学习：模仿和示范

人类绝大多数的行为是通过观察他人、进行模仿和示范而学习的。很多研究针对这一问题在成年人和儿童人群中进行观察。纵观婴幼儿期模仿的现有研究数据，发现在不同年龄出现不同种类的行为模仿（Jones, 2009），但几乎没有证据显示婴幼儿在 1 岁以前使用模仿。一些关于自我示范的研究（Dowrick, 1999）所使用的方法是让学习者反复观看录像带，录像中只保留想要的目标行为并删除其余的。一项研究观察在校儿童（平均年龄 12 岁）学习排球发球和扣球（Zetou et al., 1999），观看专业人员示范录像的一组儿童在排球发球和扣球方面的技能进步要比那些观看他们自身运动（自我示范）的组更大。这些结果提示技巧性高的示范可能要比技巧性低的示范吸引更多的关注，导致更好地学习。因此，对于婴幼儿来说，一个大一些的儿童或成人，或者婴幼儿自身"最好"的技能表现，都可以成为高技巧性榜样。

关于儿童学习一项新技能的研究显示年幼的儿童在伴随自我指令或自我复述的情况下可以执行得更好，而且复述指令的方式有助于儿童有选择性地关注相关任务成分并记住该技能的特定执行顺序（Weiss and Klint，1987）。将指令提示和示范结合起来可能也是有效的。示范可能对小婴儿来说格外有效，通过提供视觉提示来训练动作的"有效"完成。动作观察训练（action observation training，AOT）的训练方案强调将示范作为一种促进学习和改善功能性技能表现的方法。当任务需要位置性或空间组成部分时，视觉信息（来自示范的）可能要优于听觉信息。

集中注意力

目前有越来越多的关于儿童和成年人的研究证据显示，将注意力引向运动的结果，无论能否达成目标，都可能会比仅关注运动本身更有效（Wulf et al.，1999a，1999b）。对于婴幼儿来说，也很有可能是这样，婴幼儿玩具的设计师深知这一点，他们设计的玩具会在触摸或抓握时给予愉悦的反馈，且需要或吸引婴幼儿的视觉注意力。根据玩具所提供的可能性进行选择以用于探索和实践，但它们也可以被选择用于诱发某个特定的抓握动作或运动。如何呈递玩具可以诱发某个特定动作（图 1.8 B）。除非这个婴幼儿有机会用双手拿玩具，否则不应该选择比婴幼儿的手过大的玩具（图 1.9）。Greaves 等（2011）在文献综述中讨论了如何选择玩具来进行特异性的功能训练。

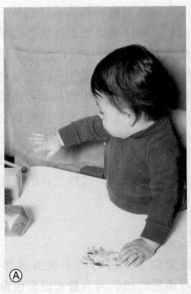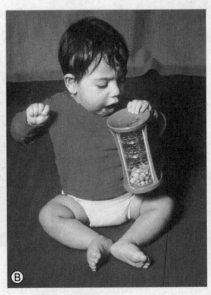

图 1.9　物品和其摆放方式可促进运动技能。训练上肢动作需要将环境进行整合，以优化学习者尝试完成任务。（A）中可触及的玩具没有需要旋后的，所以他可以按他习惯的方式前臂旋前够到物品（图 1.8B 显示如何促进前臂旋后）。（B）中由于需要努力去用单手握住一个太大的物体，他的右胳膊出现屈曲。当一个任务很难时就会出现联合运动，但这个男孩的上肢运动是一种刻板的、习惯性的行为。玩具和日常物品一定要根据其吸引力和抓握特征小心选择，仔细选择玩具进行限制 - 诱导性运动治疗课程，可能有助于他克服刻板动作并学习使用他的手 [From Shepherd RB 1995 Physiotherapy in Paediatrics 3rd ed. with permission from Elsevier.]

交互式的技术设备，如带有控制踏板的踏车，可以使婴幼儿通过用脚接触踏板来控制踏车（Chen et al., 2002），将作为训练辅助设备越来越多地被使用，并针对有效行走和其他动作（如下肢屈／伸）的发育，从生物力学水平促进关键性动作的出现（见第 10~12 章和附录 C）。交互式运动设备的进一步发展可能也会促进婴幼儿上肢的使用。近期有一个新研发的交互式计算机辅助下的训练系统：*Move It To Improve It*（*MiTii*），可以通过网络快递到儿童家中，旨在鼓励在家中进行密集训练。该系统已经在脑瘫患儿中进行了验证，脑瘫患儿进行每天 30 分钟，持续 20 周的训练。训练结果显示所训练的运动和认知功能均有明显改善（Bilde et al., 2011，第 15 章）。可以开发类似的适合婴幼儿的训练方案。

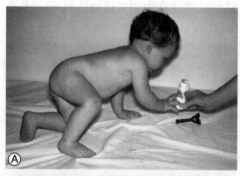

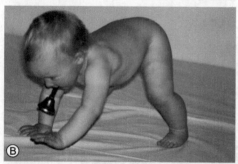

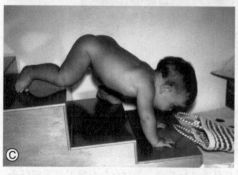

图 1.10　处于准备开始独立行走月龄的婴幼儿，来回移动的内在驱动力很强。婴幼儿会在地板上挪来挪去，探索俯卧位下移动的可能性（和局限性）

练习

某个特定动作的进步需要不断练习这个动作，即婴幼儿需要通过练习来让技能变得有效。随着婴幼儿不断长大，提高力量生成能力以加速一个动作的产生和跳跃将成为主要的技能目标。然而，对于那些肌肉力量和运动控制低于一定阈值的婴幼儿来说，可能难以进行这样的练习。婴幼儿和儿童一般会找到他们自己的方式来挑战肌力和平衡。对于在诊所和家中的婴幼儿来说，老师或教练的作用是设计找到能够练习的方式，通过向心性和离心性练习来增加肌力和控制，并结合在改良条件下的动作练习，如从一个高一些的座椅站起，高座椅要比低座椅需要更少的伸肌力量（见第 11 章）。增加日常练习机会的责任一定要落实到家庭。健康婴幼儿的父母自然会通过玩耍、特别的玩具、家居物品和可供婴幼儿自由安全移动和探索的空间来提供这些机会。对于一个有运动功能障碍的婴幼儿来说要更加困难，需要研发可以驱动或加强婴幼儿自身尝试的交互式设备来克服这一问题。这些设备的应用实例将在附录 C 中举例介绍。

反复

反复似乎是练习的关键组成部分，无论对于学习还是增加肌肉力量来说都很重要，而且在一个人学会以优化的方式完成某个动作之前可能要反复做上千次这一动作。不过，正如 Whiting（1980）所指出，技巧的获取并不仅仅意味着重复和巩固，还需要创造和发展，也就是 Bernstein（1967）所提出的"非重复的反复"。当一个健康的婴幼儿处于由父母、兄弟姐妹和家庭所组成的丰富环境中，他们的每一个新技能都可以以各种方式反复多次练习（图 1.10）。对于所有年龄段的运动学习来说，重要的是尝试性的活动可以带来明显的、有意义的获益。

儿童物理治疗师开始越来越多地认识到婴幼儿和年幼儿童是主动的学习者，而不是治疗措施的被动接受者，而且训练正在发生显著的改变。产生这些改变的原因是我们对于人们如何学习和再学习运动技能、导致有效技能的生物力学和肌肉激活知识、肌力训练方法及导致难以成功获得技能的主要功能障碍和适应性变化的认识正在不断增加。

总而言之，将科学知识和训练技巧应用于提升脑瘫婴幼儿和儿童的临床物理治疗实践中是可行的。我们对于婴幼儿的行为和经验对脑重组和运动发育所产生的作用有了更深的理解。通过对于神经控制机制、运动生物力学、损伤的性质、促进运动学习的具有挑战性的强化训练，以及可获得的辅助性技术等认识的增加，推动了适合婴幼儿训练方法的发展。儿科医生和新生儿学专家的态度对于建立早期转诊以使得那些脑部扫描和（或）运动贫乏提示有脑瘫可能的婴幼儿获得特异性的干预是很关键的。

目标性的、强化的运动训练和练习可以是治疗性的，也可以是预防性的，它有助于促进发育中的婴幼儿脑损伤后必要的、有组织的发展进程。对于脑瘫婴幼儿来说，出生后第 1 年可能是为将来运动发育建立基础的重要时期。我们需要认识到促进和训练运动活动的重要性和可能性，重新将我们的干预措施聚焦在肌肉活性差和力弱、运动控制差以及受限的躯体活动对肌肉生长和发育的作用上。我们应该更加积极主动地对低龄婴幼儿进行干预，找到既可以将可能会加重残疾的负性适应性改变降低至最小，又可以优化婴幼儿有效、灵活的运动功能发育机会的方法。

（王荣丽　译）

参考文献

Acerra, N., Vidoni, E., Wessell, B., et al., 2011. Does task-specificity matter for motor sequence learning after stroke? Insights from fMRI. Physiotherapy Suppl. S1, 97.

Adolph, K.E., Karasik, L.B., Tamis- LeMonda, C.S., 2010. Motor skill. In: Bornstein, M.H. (Ed.), Handbook of Cultural Developmental Science Taylor & Francis, New York, pp. 61–88.

Andersen, L.L., Zeeman, P., Jorgensen, J.R., et al., 2011. Effects of intensive physical rehabilitation on neuromuscular adaptations in adults with poststroke hemiparesis. J. Strength Cond. Res. 25, 2808–2817.

Annett, J., 1971. Acquisition of skill. Br. Med. Bull. 27, 266–271.

Berger, S., Adolph, K.E., 2007. Learning and development in infant locomotion. In: von Hofsten, C., Rosander, K. (Eds.), From Action to Cognition Elsevier, Amsterdam, pp. 237–255.

Berger, W., 1998. Characteristics of locomotor control in children with cerebral palsy. Neurosci. Biobehav. Res. 22, 579–582.

Bernstein, N., 1967. The Coordination and Regulation of Movement. Pergamon Press, London.

Bilde, P.E., Klim-Due, M., Rasmussen, B., et al., 2011. Individualized, home-based interactive training of cerebral palsy children with cerebral palsy delivered through the Internet. BMC Neurol. 11, 32. doi: 10.1186/1471-2377-11-32.

Blauw-Hospers, C.H., Dirks, T., Hulshof, L.J., et al., 2011. Pediatric physical therapy in infancy: from nightmare to dream? A two-arm randomized trial. Phys. Ther. 91, 1323–1338.

Blauw-Hospers, C.H., Hadders-Algra, M., 2005. A systematic review of the effects of early intervention on motor development. Dev. Med. Child Neurol. 47, 421–432.

Blundell, S.W., Shepherd, R.B., Dean, C.M., et al., 2003. Functional strength training in cerebral palsy: a pilot study of a group circuit training class for children aged 4–8 years. Clin. Rehabil. 17, 48–57.

Bodkin, A.W., Baxter, R.S., Heriza, C.B., 2003. Treadmill training for an infant born preterm with a grade III intraventricular haemorrhage. Phys. Ther. 83, 1107–1118.

Bril, B., 1986. Motor development and cultural attitudes. In: Whiting, H.T.A., Wade, M.G. (Eds.), Themes in Motor Development. Martinus Nijhoff, Dordrecht.

Brouwer, B., Ashby, P., 1991. Altered corticospinal projections to lower limb motoneurons in subjects with cerebral palsy. Brain 114, 1395–1407.

Carr, J.H., Shepherd, R.B. (Eds.), 2000. Foundations for Physical Therapy in Rehabilitation, second ed. Aspen, Rockville, MD.

Carr, J.H., Shepherd, R.B., 2003. Stroke Rehabilitation Guidelines for Exercise and Training to Optimize Motor Skill. Butterworth- Heinemann, Oxford.

Carr, J.H., Shepherd, R.B., 2010. Neurological Rehabilitation: Optimizing Motor Performance, second ed. Butterworth-Heinemann, Oxford.

Carr, L.J., Harrison, L.M., Evans, A.I., et al., 2003. Patterns of central motor organization in hemiplegic cerebral palsy. Brain 116, 1223–1247.

Chad, K.E., Bailey, D.A., McKay, H.A., et al., 1999. The effect of a weightbearing physical activity programme on bone mineral content and estimated volumetric density in children with spastic cerebral palsy. J. Pediatr. 135, 115–117.

Chae, J., Yang, G., Park, B.K., et al., 2002a. Delay in initiation and termination of muscle contraction, motor impairment, and physical disability in upper limb paresis. Muscle Nerve 25, 568–575.

Chae, J., Yang, G., Park, B.K., et al., 2002b. Muscle weakness and contraction in upper limb paresis: relationship to motor impairment and physical disability. Neurorehabil. Neural Repair 16, 241–248.

Charles, J., Gordon, A.M., 2006. Development of hand-arm bimanual intensive training (HABIT) for improving bimanual coodination in children with hemiplegic cerebral palsy. Dev. Med. Child Neurol. 48, 931–936.

Chen, Y.-P., Fetters, L., Holt, K.G., et al., 2002. Making the mobile move: constraining task and environment. Infant. Behav. Dev. 25, 195–220.

Clowry, G.J., 2007. The dependence of spinal cord development on corticospinal input and its significance in understanding and treating spastic cerebral palsy. Neurosci. Biobehav. Rev. 31, 1114–1124.

Damiano, D.L., 2006. Activity, activity, activity: rethinking our physical therapy approach to cerebral palsy. Phys. Ther. 86, 1534–1540.

Dean, C.M., Shepherd, R.B., 1997. Task-related training improves performance of a seated reaching tasks after stroke: a randomised controlled trial. Stroke 28, 722–728.

Dean, C.M., Richards, C.L., Malouin, F., 2000. Task-related training improves performance of locomotor tasks in chronic stroke. A randomised controlled pilot trial. Arch. Phys. Med. Rehabil. 81, 409–417.

Delp, S.L., 2003. What causes increased muscle stiffness in cerebral palsy? Muscle Nerve 27, 131–132.

Delp, S.L., Hess, W.E., Hungerford, D.S., et al., 1999. Variation of rotational arms with hip flexion. J. Biomech. 23, 493–501.

Dowrick, P.W., 1999. A review of selfmodeling and related interventions. Appl. Prevent. Psychol. 8, 23–39.

Eastlake, M.E., Arvidson, J., Snyder- Macklin, L., et al., 1991. Interrater reliability of videotaped observational gait—analysis assessments. Phys. Ther. 71, 465–472.

Echols, K., DeLuca, S.C., Ramey, S.L., et al., 2002. Constraintinduced movement therapy versus traditional therapeutic services for young children with cerebral palsy: a randomised controlled trial. Dev. Med. Child Neurol. 91 (Suppl. 9).

Edelman, G.M., 1987. Neuronal Darwinism: The Theory of Neuronal Group Selection. Basic Books, New York.

Elbert, T., Pantev, C., Wienbruch, C., et al., 1995. Increased cortical representation of the fingers of the left hand in string players. Science 270, 305–307.

Eng, J.J., Chu, K.S., Kin, C.M., 2003. A community-based group exercise programme for persons with chronic stroke. Med. Sci. Sports Exerc. 35, 1271–1278.

Enoka, R.M., 1997. Neural strategies in the control of muscle force. Muscle Nerve 5 (Suppl.), S666– S669.

Ertelt, D., Small, S., Solodkin, A., et al., 2007. Action observation has a positive impact on rehabilitation of motor deficits after stroke. NeuroImage 36, T164–T173.

Eyre, J.A., 2003. Development and plasticity of the corticospinal system in man. Neur. Plast. 10, 93–106.

Eyre, J.A., 2007. Corticospinal tract development and its plasticity after perinatal injury. Neurosci. Biobehav. Rev. 31, 1136–1149.

Eyre, J.A., Miller, S., Clowry, G.J., et al., 2000. Functional corticospinal projections are established prenatally in the human fetus permitting involvement in the development of spinal motor centres. Brain 123, 51–64.

Eyre, J.A., Taylor, J.P., Villagra, F., et al., 2001. Evidence of activity-dependent withdrawal of corticospinal projections during human development. Neurology 57, 1543–1554.

Ferrari, F., Cioni, G., Einspieler, C., et al., 2003. General movements in preterm infants as a marker for later cerebral palsy. Dev. Med. Child Neurol. Suppl. 94 (45), 32–33.

Fetters, L., 1991. Measurement and treatment in cerebral palsy: an argument for a new approach. Phys. Ther. 71, 244.

Fitts, P.M., Posner, M.I., 1967. Human Performance. Brook/Cole, Belmont, CA.

Flodmark, O., Krageloh-Mann, I., Bax, M., et al., 2003. Brain imaging studies of individuals with cerebral palsy. Dev. Med. Child Neurol. Suppl. 94 (45), 33–34.

Forssberg, H., 1985. Ontogeny of human locomotor control I: infant stepping, supported locomotion and transition to independent locomotion. Exp. Brain Res. 57, 480–493.

Forssberg, H., Eliasson, A.C., Kinoshita, H., et al., 1991. Development of human precision grip.I: basic coordination of force. Exp. Brain Res. 85, 451–457.

Forssberg, H., Kinoshita, H., Eliasson, A.C., et al., 1992. Development of human precision grip.II: anticipatory control of isometric forces targeted for object's weight. Exp. Brain Res. 90, 393–398.

Garvey, M.A., Giannetti, M.L., Alter, K.E., et al., 2007. Cerebral palsy: new approaches to therapy. Curr. Neurol. Neurosci. Rep. 7, 147–155.

Gentile, A.M., 1998. Implicit and explicit processes during acquisition of functional skills. Scand. J. Occup. Ther. 5, 7–16.

Gentile, A.M., 2000. Skill acquisition. Action, movement and neuromotor processes. In: Carr, J.H., Shepherd, R.B. (Eds.), Movement Science. Foundations for Physical Therapy in Rehabilitation, second ed. Aspen, Rockville, MD, pp. 111–180.

Gibson, J.J., 1979. The Ecological Approach to Visual Perception. Houghton Mifflin, Boston, MA.

Gracies, J.M., 2005. Pathophysiology of spastic paresis 1: emergence of muscle overactivity. Muscle Nerve 31, 552–571.

Greaves, S., Imms, C., Krumlinde- Sundholm, L., et al., 2011. Bimanual behaviours in children aged 8–18 months: a literature review to select toys that elicit the use of two hands. Res. Dev. Disabil. 33, 240–250.

Hadders-Algra, M., 2004. General movements: a window for early identification of children at high risk for developmental disorders. J. Pediatr. 145 (Suppl 2), 12–18.

Hadders-Algra, M., Mavinkurve- Groothuis, A.M.C., Groen, S.E., et al., 2004. Quality of general movements and the development of minor neurological dysfunction at toddler and school age. Clin. Rehabil. 18, 287–299.

Hodapp, M., Vry, J., Mall, V., et al., 2009. Changes in soleus H-reflex modulation after treadmill training in children with cerebral palsy. Brain 132, 37–44.

Hagglund, G., Wagner, P., 2011. Spasticity of the gastrosoleus muscle is related to the development of reduced passive dorsiflexion of the ankle in children with cerebral palsy. Acta Orthop. 82, 744–748.

Hopkins, B., Westra, T., 1988. Maternal handling and motor development: an intracultural study. Genet. Soc. Gen. Psychol. Monogr. 114, 379.

Jang, S.H., You, S.H., Hallet, M., et al., 2005. Cortical reorganization and associated functional motor recovery after virtual reality in patients with chronic stroke. Arch. Phys. Med. Rehabil. 86, 2218–2223.

Jenkins, W.M., Marzenich, M.M., Ochs, M.T., et al., 1990. Functional reorganization of primary somatosensory cortex in adult owl monkeys after behaviourally controlled tactile stimulation. J. Neurophysiol. 63, 82–104.

Johansson, B.B., 2000. Brain plasticity and stroke rehabilitation: the Willis lecture. Stroke 31, 223–230.

Johnston, M.V., 1998. Selective vulnerability in the neonatal brain [editorial]. Ann. Neurol. 44, 155–156.

Johnston, M.V., 2009. Plasticity in the developing brain: implications for rehabilitation. Dev. Disabilities. Res. Rev. 15, 94–101.

Jones, S.S., 2009. The development of imitation in infancy. Phil. Trans. R. So. B. 364, 2325–2335.

Jorgensen, J.R., Bech-Pedersen, D.T., Zeeman, P., 2010. Effect of intensive outpatient physical training on gait performance and cardiovascular health in people with hemiparesis after stroke. Phys. Ther. 90, 527–537.

Kamper, D.G., Rymer, W.Z., 2001. Impairment of voluntary control of finger motion following stroke: role of inappropriate coactivation. Muscle Nerve 24, 673–681.

Kandel, E.R., Schwartz, J.H., Jessell, T.M. (Eds.), 2000. Principles of Neural Science, fourth ed. McGraw- Hill, New York.

Ketelaar, M., Vermeer, A., Hart, H., et al., 2001. Effects of a functional therapy programme on motor abilities of children with cerebral palsy. Phys. Ther. 81, 1534–1545.

Kleim, J.A., Vij, K., Ballard, D.H., et al., 1997. Learning-dependent synaptic modifications in the cerebellar cortex of the adult rat persist for at least four weeks. J. Neurosci. 17, 717–721.

Knutzen, K.M., Martin, L.A., 2002. Using biomechanics to explore children's movement. Pediatr. Exerc. Sci. 14, 222–247.

Kolb, B., 2003. Overview of cortical plasticity and recovery from brain injury. Phys. Med. Rehab. Clin. N. Amer. 14, S4–S25.

Konner, M., 1977. Maternal care and infant behavior and development among the Kalahari Desert San. In: Lee, R., deVore, I. (Eds.), Kalahari Hunter Gatherers. Harvard University Press, Cambridge, MA.

Kuperminc, M.N., Stevenson, R.D., 2008. Growth and nutrition disorders in children with cerebral palsy. Dev. Disabil. Res. Rev. 14, 137–146. doi: 10.1002/ddrr.14.

LeVeau, B.F., Bernhardt, D.B., 1984. Developmental biomechanics. Effects of forces on the growth, development and maintenance of the human body. Phys. Ther. 64, 1874–

1882.

Leont'ev, A.N., Zaporozhets, A.V., 1960. Rehabilitation of Hand Function. Pergamon Press, London.

Liao, H.-F., Liu, Y.-C., Liu, W.-Y., et al., 2007. Effectiveness of loaded sitto- stand resistance exercise for children with mild spastic diplegia: a randomized clinical trial. Arch. Phys. Med. Rehabil. 88, 25–31.

Liepert, J., Tegenhoff, M., Malin, J.P., 1995. Changes of cortical motor area size during immobilization. Electroenceph. Clin. Neurol. 97, 382–386.

Liepert, J., Bauder, H., Miltner, W., et al., 2000. Treatment-induced cortical reorganization after stroke in humans. Stroke 31, 1210–1216.

Magill, R., 2010. Motor Learning and Control: Concepts and Applications, 12th ed. McGraw- Hill, New York.

Malouin, F., 1995. Observational gait analysis. In: Craik, R., Oates, C.A. (Eds.), Gait Analysis. Theory and Applications. Mosby, St Louis, pp. 112–124.

Marigold, D.S., Eng, J.J., Dawson, A.S., et al., 2005. Exercise leads to faster postural reflexes, improved balance and mobility, and fewer falls in older persons with chronic stroke. J. Am. Geriatr. Soc. 5, 416–423.

Martin, J.H., Friel, K.M., Salimi, I., et al., 2007. Activity- and use-dependent plasticity of the developing corticospinal system. Neurosci. Biobehav. Rev. 31, 1125–1235.

McGraw, M.B., 1945. The Neuromuscular Maturation of the Human Infant. Columbia University Press, New York.

Merzenich, M.M., Allard, T.T., Jenkins, W.M., 1991. Neural ontogeny of higher brain function: implications of some recent neurophysiological findings. In: Franzen, O., Westman, I. (Eds.), Information Processing in the Somatosensory System. Macmillan, London.

Milani-Comparetti, A., 1980. Pattern analysis of normal and abnormal development: the fetus, the newborn, the child. In: Slaton, D.S. (Ed.), Development of Movement in Infancy. University of South Carolina Press, Chapel Hill, SC.

Moyer-Mileur, L., Brunstetter, V., McNaught, T.P., et al., 2000. Daily physical activity programme increases bone mineralisation and growth in preterm very low birth weight infants. Pediatrics 106, 1088–1092.

Nelles, G., Jentzen, W., Jueptner, M., et al., 2001. Arm training induced plasticity in stroke studied with serial positron emission tomography. NeuroImage 13, 1146–1154.

Noppeney, U., 2007. The effects of visual deprivation on functional and structural organization of the human brain. Neurosci. Biobehav. Rev. 31, 1169–1180.

Nudo, R.J., Milliken, G.W., 1996. Reorganization of movement representation in primary motor cortex following focal ischemia infarcts in adult squirrel monkeys. J. Neurophysiol. 75, 2144–2149.

Nudo, R.J., Wise, B.M., SiFuentes, F., et al., 1996. Neural substrates for the effects of neurorehabilitation on motor recovery after ischaemic infarct. Science 272, 1791–1794.

Nudo, R.J., Plautz, E.J., Frost, S.B., 2001. Role of adaptive plasticity in recovery of function after damage to motor cortex. Muscle Nerve 8, 1000–1019.

Olmos, M., Carranza, J.A., Ato, M., 2000. Force-related information and exploratory behavior in infancy. Infant. Behav. Dev. 23, 407–419.

Olney, S.J., Wright, M.J., 2006. Cerebral palsy. In: Campbell, S.K., Vander Linden, D.W., Palisano, R.J. (Eds.), Physical Therapy for Children, third ed. Elsevier, New York.

O'Sullivan, M.C., Miller, S., Rames, V., et al., 1998. Abnormal development of biceps brachii phasic stretch reflex and persistence of short latency heteronymous reflexes from biceps to triceps brachii in spastic cerebral palsy. Brain 121, 2381–2395.

Pascuol-Leone, A., Torres, F., 1993. Plasticity of the sensorimotor cortex representation of the reading finger in Braille readers. Brain 116, 39–52.

Pascuol-Leone, A., Wasserman, E.M., Sadato, N., et al., 1995. The role of reading activity on the modulation of motor cortical inputs to the reading hand in Braille readers. Ann. Neurol. 38, 910–915.

Piek, J., 2006. Infant Motor Development. Human Kinetics, New York.

Prechtl, H.F.R., 2001. General movement assessment as a method of developal neurology: new paradigms and their consequences. Dev. Med. Child Neurol. 43, 836–842.

Rameckers, E.A.A., Speth, L.A.W.M., Duysens, J., et al., 2008. Botulinum toxin-A in children with congenital spastic hemiplegia does not improve upper extremity motor-related function over rehabilitation alone: a randomised controlled trial. Neurorehabil. Neural Repair 23, 218–225.

Scheibel, A.B., Conrad, T., Perdue, S., et al., 1990. A quantitative study of dendrite complexity in selected areas of the human cerebral cortex. Brain Cong. 87, 85–101.

Schmidt, R.A., 1988. Motor Control and Learning, second ed. Human Kinetics, Champaign, IL.

Schneiberg, S., McKinley, P.A., Sveistrup, H., et al., 2010. The effectiveness of task-oriented intervention and trunk restraint on upper limb movement quality in children with cerebral palsy. Dev. Med. Child Neurol. 52, e245–e253.

Seashore, R.H., 1940. An experimental and theoretical analysis of fine motor skills. Am. J. Psychol. 53, 86–98.

Sgandurra, G., Ferrari, A., Cossu, G., et al., 2011. Upper limb children action-observation training (UPCAT): a randomised controlled trial in hemiplegic cerebral palsy. Bio. Med. Central Neurol. 11, 1–19.

Sgandurra, G., Cecchi, F., Serio, S.M., et al., 2012. Longitudinal study of unimanual actions and grasping forces during infancy. Infant Behav. Dev. 35 (2), 205–214.

Shea, C.H., Wulf, G., 1999. Enhancing training efficiency and effectiveness through the use of dyad practice. J. Motor. Behav. 31, 119–125.

Shepherd, R.B., 1995. Physiotherapy in Paediatrics, third ed. Butterworth- Heinemann, Oxford.

Sherrington, C., Pamphlet, P.I., Jacka, J., et al., 2008. Group exercise can improve participant's' mobility in an outpatient rehabilitation setting: a randomised controlled trial. Clin. Rehabil. 22, 493–502.

Shumway-Cook, A., Woollacott, M.H., 2011. Motor Control: Translating Research into Practice. Lippincott Williams Wilkins, Philadelphia.

Sietsma, J.M., Nelson, D.L., Mulder, R.M., et al., 1993. The use of a game to promote arm reach in persons with traumatic brain injury. Am. J. Occup. Ther. 47, 19–24.

Slemender, C.W., Miller, J.Z., Hui, S.L., 1991. Role of physical activity in the development of skeletal mass in children. J. Bone Mineral Res. 6, 1227–1233.

Solomons, G., Solomons, H.C., 1975. Motor development in Yucatecan infants. Dev. Med. Child Neurol. 17, 41.

Specker, B., Binkley, T., 2003. Randomized trial of physical activity and calcium supplementation on bone mineral content in 3–5-year-old children. J. Bone Mineral Res. 18, 885–892.

Super, C.M., 1976. Environmental effects on motor development: the case of 'African infant precocity'. Dev. Med. Child Neurol. 18, 561.

Sutherland, D.H., Olshen, R., Cooper, L., et al., 1980. The development of mature gait. J. Bone Joint. Surg. Am. 62A, 336–353.

Sveistrup, H., 2004. Motor rehabilitation using virtual reality. J. Neuro. Eng. Rehabil. 1, 10. doi: 10.1186/1743- 0003-1-10.

Thelen, E., 1994. Three-month-old infants can learn task-specific patterns of interlimb coordination. Psychol. Sci. 5, 280–285.

Thelen, E., Cooke, D.W., 1987. Relationship between newborn stepping and later walking: a new interpretation. Dev. Med. Child Neurol. 29, 380–393.

Thelen, E., Smith, L.B., 1994. A Dynamic Systems Approach to the Development of Cognition and Action. MIT Press, Cambridge, MA.

Trevisi, E., Gualdi, S., De Conti, C., 2012. Cycling induced by functional electrical stimulation in children affected by cerebral palsy: case report. Eur. J. Phys. Rehabil. Med. 48, 135–145.

Ulrich, D.A., Ulrich, B.D., Angulo-Kinzler, R.M., et al., 2001. Treadmill training of infants with Down syndrome: evidence-based development outcomes. Pediatrics 108, E84.

von Hofsten, C., 1984. Developmental changes in the organization of prereaching movements. Dev. Psychol. 20, 378–388.

van Vliet, P., Kerwin, D.G., Sheridan, M., et al., 1995. The influence of goals on the kinematics of reaching following stroke. Neural Rep. 19, 11–16.

van der Weel, F.R., van der Meer, A.L., Lee, D.N., 1991. Effect of task on movement control in cerebral palsy: implications for assessment and therapy. Dev. Med. Child Neurol. 33, 419–426.

Wall, J.C., 1999. Walking. In: Durwood, B., Baer, G.D., Rowe, P.J. (Eds.), Functional Human Movement: Measurement and Analysis. Butterworth-Heinemann, Oxford.

Weiss, M.R., Klint, K.A., 1987. Show and tell in the gymnasium: an investigation of developmental differences in modelling and verbal rehearsal of motor skills. Res. Quart. Exerc. Sport 58, 234–241.

Wevers, L., van der Port, I., Vermue, M., et al., 2009. Effects of task-oriented circuit training class training on walking competency after stroke: a systematic review. Stroke 40, 2450–2459.

Whiting, H.T.A., 1980. Dimensions of control in motor learning. In: Stelmach, G.E., Requin, J. (Eds.), Tutorials in Motor Behavior. North Holland, New York, pp. 537–550.

Willingham, D.B., 1992. Systems of motor skill. In: Squire, L.A., Butters, N. (Eds.), Neuropsychology of Memory, second ed. Guilford Press, NY, pp. 166–178.

Winter, D.A., 1987. The Biomechanics and Motor Control of Human Gait. University of Waterloo Press, Waterloo, Ont.

Wong, K., 2009. Crawling may be unnecessary for normal child development. Scient. Am. 30 June.

Wu, C., Trombly, C.A., Lin, K., et al., 2000. A kinematic study of contextual effects on reaching performance in persons with and without stroke: influences of object availability. Arch. Phys. Med. Rehabil. 81, 95–101.

Wu, Y.-N., Hwang, M., Ren, Y., et al., 2011. Combined passive stretching and active movement rehabilitation of lower-limb impairments in children with cerebral palsy using a portable robot. Neurorehabil. Neural Repair 25, 378–385.

Wulf, G., McNevin, N., Shea, C., 1999a. Learning phenomena: future challenges for the dynamical systems approach to understanding the learning of complex motor skills. Int. J. Psychol. 30, 531–557.

Wulf, G., Lauterbach, B., Toole, T., 1999b. The learning advantage of an external focus of attention in golf. Res. Quart. Exerc. Sport 70, 120–126.

Zelazo, P.R., 1983. The development of walking: new findings and old assumptions. J. Motor Behav. 15, 99–137.

Zelazo, P.R., Zelazo, N.A., Kolb, S., 1972. 'Walking' in the newborn. Science 176, 314.

Zetou, E., Fragouli, M., Tzetzis, G., 1999. The influence of star and self-modelling on volleyball skill acquisition. J. Hum. Movt. Stud. 37, 127.

附录 A　运动训练相关内容

Roberta B. Shepherd

本章内容

　　婴幼儿进行的训练和锻炼应该重点加强关键的运动行为，即达到功能独立所需要的基本动作。通常，这些动作构成坐位和站立位时在双足之间支撑、移动和平衡身体重心的行为，如蹲、坐下和站起、各种形式的移动（图 A.1）和伸手抓握、操作物体等。在早期为婴幼儿提供重复练习这些基本动作的机会，如果在出生后第一年出现的动作是正常的，那么婴幼儿在探索环境时，可以期待他们会转移目标或"推广"至其他具有相似生物力学特征的动作中

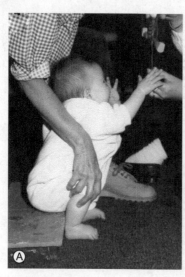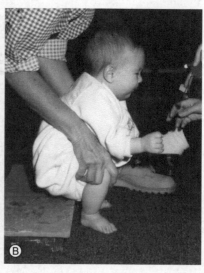

图 A.1 训练一个小婴儿站起和坐下。治疗师将婴儿的双脚往后放，让婴儿站起够取玩具，然后坐下将玩具放在地上，重复进行并且逐渐减小助力 [From Shepherd RB 1995 Physiotherapy in Paediatrics 3rd ed. with permission from Elsevier.]

去。通过关注婴幼儿早期的基本动作，可以帮助他们在骨骼和肌肉生长的整个早期过程中增加肌肉的激活和力量的产生（肌力）以及保持软组织的柔韧性和延展性。现代的运动发育观念可以将我们从传统的一连串发育序列的框架中解脱出来，例如翻身→坐→爬→站→行走，从近端→远端。

目标性训练和锻炼

美国运动医学会（Ameriean College of Sports Medicine, 2012）定义肌力训练是一个系统的训练方案，可以增加个体产生或抵抗力量的能力。肌力是在进行一项特定的动作时产生必要的肌肉力量的能力，与动作相关。"肌力"的内在含义除了力的量及时间性，还指控制它的能力，以保障肌肉能够产生动作，这些动作可能是由 1 或 2 个关节、或者是由多个关节共同合作产生的。肌力是一种神经肌肉现象，具有活动特异性，因此也具有功能特异性。

目前，人们对儿童和存在脑部病变的成人进行肌力训练的重要性越来越感兴趣（American College of Sports Medicine et al., 2009），可能是由于长久迟到的观念：认为不良的肌肉功能和力弱是造成功能残疾的主要原因。肌肉力弱的根本原因是下行至脊髓的神经纤维损伤伴有运动单位激活的降低。然而，因脑部损伤造成的躯体活动缺乏也会导致继发性力弱，相对于损伤的直接效果而言，可能会使个体更加的虚弱。若在婴儿早期就开始进行积极训练的话，这些神经肌肉系统的继发性改变可能是可预防的或是可逆的。这个假设尚未被验证，并且缺乏对 18 个月以下的、伴或不伴脑瘫的婴幼儿进行肌力训练（或肌肉激活）的研究。

肌肉激活不足（力弱）和运动控制不良共同存在，训练应该同时包括在功能活动中主动的肌肉力量训练和强化肌肉控制的训练。完成基本运动动作所需的肌力是活动依赖性的（即相对的），一个健全的婴幼儿会通过重复练习各种新动作而获得必要的肌力和对肢体的控制。婴幼儿通常会发现多种方式来进行地板上和站立位下在双足之间转移重心的练习，并将此作为学习过程的一部分（见图 1.10）。练习从蹲位和坐位到站起、扶家具侧行等活动时，随着婴幼儿的生长和身体尺寸的变化，会使得负荷逐渐增加，由此会逐渐增加下肢肌肉活动依赖性的肌力。除非有意设计，否则在脑损伤的婴儿身上不会发生这种有力的和具有挑战性的练习。因此，我们显然应该探索各种方式来给予小婴儿早期的、强化的、多种多样的、但他们难以实现的练习机会。

对于因肌肉功能差影响下肢的儿童，可能无法学会在站起时或行走的站立相用全足负重或蹬地，或用双足维持平衡和推动力。这可能是由于在婴幼儿期进行站起和行走等具有推动力的活动时，缺乏用双足负重的经验，早期形成腓肠肌挛缩（图 A.2 A），从而造成这样的结果。因此，需要练习坐位下的双足负重，使得在坐位下够物和站起时，能够通过双下肢来维持平衡。下肢在维持身体重心方面起非常重要的作用；因此，保证跨踝、膝和髋的肌肉能够充分被主动拉长并产生力量以及在负重时保证足部对线是非常重要的。如果在早期没有进行目标性的训练，随着时间的推移，足部的关节会发生小的重组，足骨的异常生长可能会使力不能合适地分布于足的跖面（Nsenga and Doutrellot，2012），由此也会对平衡和下肢的对线造成不利的影响。

在足底感受器与运动控制之间建立合理关系的基础上，进行足底负重和产生足向下推动力的活动可能是至关重要的。在平衡和行走中，来自于下肢伸肌和踝背屈肌负荷感受器（可能是高尔基腱器）的本体感觉传入和足底面机械感受器（足底压力感受器）的外感受传入起着至关重要的作用（Dietz and Duysens，2000）。伸肌负荷感受器可能会因身体中心（centre of body mass，CBM）与双足的位置发生信号改变。举例来讲，双瘫（双侧瘫痪）或者偏瘫的婴幼儿可能会持续地用足趾站立或者不能用全足负重以及蹬地（图 A.2 A，

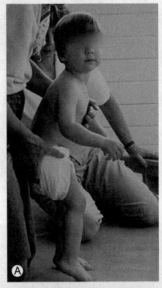

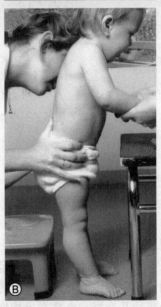

图 A.2　这两个双瘫的小男孩从未学习如何用双足负重、髋向前屈曲、双足蹬地，然后站起。（A）这个男孩的屈髋肌、髋内收肌、腘绳肌和腓肠肌延展性降低，所以他不能伸膝、伸髋或背屈踝关节。（B）这个男孩的下肢是僵硬的，他的踝关节不能背屈，所以如果不帮助固定踝关节，他将会向后倒。在第 11 章中描述了针对这些问题的锻炼以及下肢活动的功能训练 [From Shepherd RB 1995 Physiotherapy in Paediatrics 3rd ed. with permission from Elsevier.]

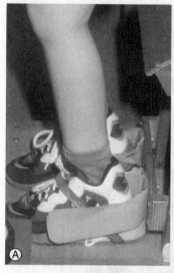
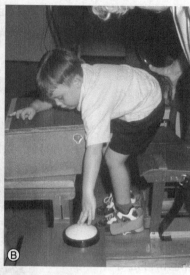

图 A.3 （A）鞋支架可以使双足保持全足着地，同时（B）孩子练习蹲下按压一个亮的开关（在循环训练班中的一个工作站）。支架限制孩子的脚，使得他不能跖屈及足尖站立。他可以集中精力屈曲、伸展下肢来增加肌力及肢体的控制。这项训练可以对腓肠肌进行主动的牵伸。监测重复的数量，即在分配的时间内尽量多做

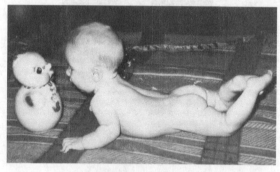

图 A.4　这个正常发育的婴儿展示了一个典型的俯卧位姿势，用前臂支撑、脊柱伸展

B）。使用如图 A.3 B 那样一双紧贴地面的鞋练习蹲下和站起，可以将其作为训练负重和平衡活动的一部分。在这种方式下，双足跟会被固定在地板上。一旦孩子学会了用双足向下蹬地，那么他就可以在不穿鞋的情况下练习髋、膝、踝的屈伸。相似地，还需要在婴儿早期进行上肢负重和推支撑面的特异性训练（图 A.4，图 1.3 B，C）。

目前，对于肌力训练所持的观点是必须增加频率及负荷（阻力）。Carr 和 Shepherd（2010）对成人神经康复中的肌力训练进行了全面的综述和讨论，大多数可用于儿童的训练。以下是肌力训练的一些指南。因为运动控制需要不断地适应增长的身高和体重，因此训练可能需要贯穿于整个生长期。

- 训练上台阶、蹲、蹬起、拉、推、够物等基本动作
- 任务 / 活动导向性训练：站起 / 坐下 / 迈台阶 / 上下楼梯、够物、够取操作，以及在不同目的下操作不同大小、不同质地的物体
- 为婴幼儿选择一个具有挑战性的活动：爬梯子、拾起一个重的物体
- 根据婴幼儿的能力将阻力 / 负荷以及重复数量分级训练：普遍的原则是最大重复次数（＜10）反复 3 遍
- 根据婴幼儿的能力，利用体重、弹力带、跑台倾斜、推动一个沉重的小车作为阻力 / 负荷（见第 11 章图）

Damiano 等（2002）已经成功提供了一个令人信服的、对脑瘫儿童进行肌力训练的例子。他们展示了这些孩子具有显著的、广泛的肌肉力弱，从而造成了骨骼畸形以及运动功能障碍（Wiley and Damiano，1998）。建立在良好科学证据和指南基础上的肌力训练原则已产

生，并针对残疾人群和儿童做了相应修改（American College of Sports Medicine et al., 2009；American College of Sports Medicine, 2012）。这些原则可作为婴幼儿训练的实践指南，但在实践的过程中，一些方法可能在婴幼儿达到某一阶段后才可以实施。锻炼计划必须针对特定的目标，例如针对肌力、耐力或体力的才能导致肌力、耐力或体力的增加。除非特意设计针对改善氧合能力和效率的训练，否则不会改善个体的心肺耐力或能量消耗（Damiano and Abel, 1998；Faigenbaum, 2000；Faigenbaum et al., 1999；MacPhail and Kramer, 1995）。据报道，大孩子的体能水平较低（Provost et al., 2007），所以随着他们的成长，制订的计划应该能让脑瘫孩子积极主动地进行足够的活动，以增加或保持他们的体能（Damiano, 2003），例如佩戴或不佩戴吊带的活动平板运动或水中活动或踏车运动。

一项小的临床研究（Blundell et al., 2003）调查了双瘫、偏瘫或四肢瘫（四肢瘫痪）的幼

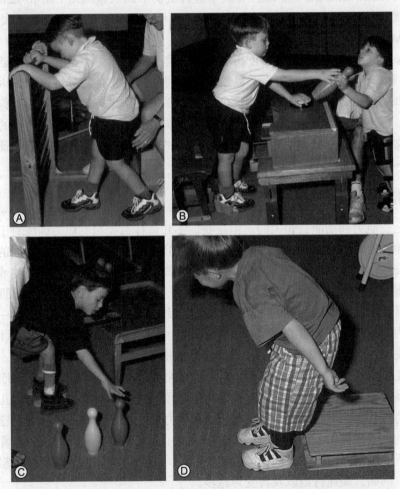

图 A.5　一个循环训练课程展示了不同的工作站，孩子进行特异性动作训练来增加下肢的肌力和控制。当孩子进步后，可以增加动作的挑战性。（A）双腿前后站立的平衡训练。在左足跟着地的情况下练习伸展左侧膝和髋，在保持左髋伸展的情况下。右腿向前向后迈步。当他能控制后可以将双手抬起。（B）两个孩子都尝试在不用手支撑的情况下维持平衡。右侧的男孩佩戴软夹板限制膝关节，这样他可以在膝关节不会突然弯曲的情况下"感受"负重；左侧的孩子当能力提高后，他将不再需要桌子支撑。（C）练习从蹲到站和（D）从逐渐降低的座位上站起，保持体重分布均匀，可以在每侧足下放置压力感应设备进行监测

儿（3～8 岁）进行任务活动中下肢肌力训练的效果。4 周小组循环训练计划包括增加下肢功能性肌力的负重训练、足部平衡训练、行走及从坐到站表现的训练（图 A.5 A～D）。这些锻炼有相似的生物力学特征，很多活动都包括下肢的支撑、平衡和推进。锻炼考虑到了特异性原则，即肌力的产生与所训练的功能直接相关。在训练计划结束时，等长肌力、行走和从坐到站的表现都有明显改善，并且在 8 周后的随访时仍然保持。

很多关于儿童和成人脑瘫的研究发现了肌力训练的益处，一些系统性回顾证明肌力训练是有效的（Bale and Strand，2008；Dodd et al.，2002，2003；Liao et al.，2007；McBurney et al.，2003；Monkford and Coulton，2008；Ryan et al.，2011；Taylor et al.，2005）。什么类型的肌力训练最有效，这取决于一些因素包括力弱的程度以及与特定活动相关的肌肉力量。最近的一项研究是对 5～12 岁的轻微双瘫儿童［粗大运动功能分类系统（gross motor function classification system，GMFCS）Ⅰ级和Ⅱ级］进行负荷下的从坐到站（sit-to-stand，STS）抗阻训练，每周训练 3 次，共 6 周。训练结束后，训练组的从坐到站最大重复次数 (repetition maximum, RM)、生理成本指数（Physical Cost Index）得分和粗大运动功能评测（gross motor function measure，GMFM）的目标维度得分都显著高于对照组。有趣的是，股四头肌的等长（静态）肌力和步行速度与对照组无明显差异，所得的结果支持特异性概念，因为肌肉所进行的是等张训练（Liao et al.，2007）。这个研究似乎是首次进行动作特异性目标肌力训练的研究，如髋、膝和踝的伸展和屈曲（双足着地）。本项研究也指明功能性动作的特异性训练应替换完全物理治疗的方案，治疗师应遵循一系列的指南给予指导。这为将来研究训练的有效性提供了一个很好的模式。

肌力和功能之间的关系

在直觉上，肌力和功能是相关的，但是我们不知道什么类型的肌力训练对于提高功能是最有效的，而且尚缺乏对 12～18 个月以下婴幼儿的研究。Buchner 对明显力弱的成人进行了研究（Buchner et al.，1996），发现对低于某一特定阈值的肌力进行任何锻炼均或多或少可以改善活动表现（如行走）。然而，在那个阈值之上，只有与技能训练相结合的肌力训练才能改善功能（例如增加行走训练时的倾斜度和速度及增加从坐到站的负荷）。在一定的阈值之上，所需肌力具有任务依赖性，即成功并稳定地完成某一项特定的活动，如从椅子上站起，所需要的相关肌力不等于抬腿时伸膝肌所能承受的最大负荷这一绝对力量。

对小婴儿进行任务导向性训练和锻炼的一个优势是不仅仅强调肌肉激活和肌肉力量的产生，同样还强调对力量的控制，尤其是产生力的峰值所需要的时间。对于脑瘫儿童，即使是能够独立移动的儿童，下肢肌肉不能足够快地产生力量（力缺乏）可能是不能快速行走、跑、跳、单脚跳的一个潜在的主要因素。Olney 等（1991）报道了在成人脑卒中患者中，步行速度和偏瘫侧下肢蹬地力量程度之间存在正相关关系。主要力量爆发的时限性控制能力在行走中至关重要，例如，加速行走以及转变为跑步。

即使是对半岁后的婴幼儿进行训练，也要结合不同的运动速度以及需要快速发力才能成功的动作（扔、推、拉、跳跃、爬楼梯、增加行走速度），即如同肌力训练一样也要针对发力进行训练。婴幼儿在通过双足负重站立时，主要强调的应该是保持腓肠肌、伸髋肌和伸膝肌的长度和激活水平。这些肌肉可以在具体的功能性活动所需要发力的关节特定角度进行训练，例如，像 Olney 等（1988）发现的那样，为了行走需要向心及离心性踝跖屈的肌肉，可以在踝背屈 10° 至踝跖屈 20° 的范围内锻炼。

针对成人及儿童的临床研究都无法证实肌力训练会增加痉挛的假设。相反，肌力训练不仅仅可以增加肌肉力量，还可以改善运动功能表现、降低被动活动时的阻力以及降低过度反射（Bateman et al.，2001；Brown and Kautz，1998；Damiano et al.，2001；Davies et al.，1996；Sharp and Brouwer，1997；Teixeira-Salmela et al.，1999）。此外，肌力训练对于骨骼和肌肉的生长（Wilmshurst et al.，1996）以及保持肌容积和成分（Ryan et al.，2011）也有积极作用。

耐力和体能

脑瘫儿童及成人的肌肉耐力差，这是造成移动能力下降及停止（Bottos et al.，2001）和心肺功能低（Damiano，2003；Tobimatsu et al.，1998；Unnithan et al.，1998）的主要因素。在这些儿童中，出现心肺功能和耐力明显下降的年龄是未知的。然而，它可能出现得比预想的更早。使用活动平板（需要时可用吊带支撑）、功能性电刺激下踏车训练、自行车测力计和卧位自行车进行训练，连同递增性训练计划和体育活动（例如 Provost et al.，2007；Ulrich et al.，2008；Unnithan et al.，2006），可能会帮助脑瘫儿童提高耐力。其中一些设备可用于婴儿和幼儿，除了可以增加对肢体的控制，随着孩子的成长，还可以帮助他们积极主动地保持或增加体能（见图 1.1 和图 11.10A～C）。

向心 – 离心肌肉活动

功能性肌力训练是自然发生在现实生活中的活动，它对于训练肌肉的延长（离心）和短缩（向心）都是有益的。在所有儿童运动控制发育的早期阶段，肌肉在向心和离心活动之间的转换是困难的，尤其是在负重的情况下。通过对幼儿的观察发现，起初对于向心活动的控制易于对离心活动的控制。例如，孩子在可以独立下楼梯之前先学会独立上楼梯，他们可以从蹲位或者从一个椅子上站起，但是在试图蹲下或坐下时，需要支撑或者轻微的外力才能使得膝盖弯曲。学会独立站起先于学会坐下，直到下肢的控制能力增加后才会经常出现坐下的动作。在向心和离心活动之间的转换会存在困难，尤其是在负重的情况下。

肌肉力量产生的能力（张力调节）会因肌肉是进行向心收缩或离心收缩而有所不同（Pinneger et al.，2000）。自主离心收缩产生的肌力大于向心收缩，然而运动单位放电率较向心收缩低（Tax et al.，1990）。研究显示对于健全的成年人，在肌力获得方面，进行向心和离心训练比单纯进行向心收缩训练的效果好。图 11.15～图 11.17 展示了进行下肢向心和离心肌肉收缩转换的训练和活动。

当一块肌肉在离心收缩中进行主动牵伸时，系列弹性成分中的张力增加，储存的弹性能量会用于接下来的向心收缩（Svantessen and Sunnerhagen，1997）。离心运动必须针对所学动作的技能控制进行训练（图 A.3 B）。当一次离心收缩后紧接向心收缩时，可以见到所谓的**拉伸 - 缩短周期**效应，如在垂直跳跃时短暂屈曲后的反向运动，在屈曲运动后的向心收缩相会产生更多的力量，人会跳得更高。在行走（Komi，1986）和站起（Sepherd and Gentile，1994）中可能存在相似的机制。站起时，膝关节的短暂屈曲发生在下肢伸展之前，为伸膝肌提供一次牵伸。对成年脑卒中患者进行等速离心运动训练之后，发现在其下肢负重站起的过程中，会产生明显增大的向心收缩力（Engardt et al.，1995）。从脑卒中后受累肢体肌肉的力学特征改变的研究中，Svantessen 等（2000）建议在康复训练中进行离心 - 向心运动，可能会促进更多正常功能的恢复，并加速恢复进程。

　　重复进行功能性负重训练的重点是训练下肢的控制能力，同时可以给予一个活动特异性的肌力训练刺激。这些训练直接针对脑瘫的力弱及缺乏运动控制这两个主要的神经障碍，以及随时间推移发生的适应性废用、呆板运动模式和移动障碍。在负重训练中预备性和进行性平衡调节也得到练习，所以婴幼儿在移动的过程中也在进行重心在双足间的平衡训练。

特异性和转移

　　证据证明在技能运动发育中的关键在于动作本身的训练和任务特异性的实践以及在不同环境中的应用（Magill，2010）。婴幼儿需要来自治疗师 / 父母 / 亲人的语言和视觉引导，他们通过和设计实践来加强婴幼儿在不同环境下表现的应变能力。在神经易化治疗中有一个不言而喻的假设，起源于 20 世纪 50 年代（例如 Bobath 神经发育疗法），即通过治疗师刺激产生的运动会发生转移或延续，从而改善功能表现（Blauw-Hospers et al.，2007），但是没有证据证实该假设，或证明进行非特异性的训练即可获得功能（Blauw-Hospers and Hadders-Algra，2005）。身体会特异性地适应施加于其上的要求，例如，在站立时移动上肢来挑战平衡。当婴儿试图独立站立但治疗师却扶住她 / 他时，这个婴儿就失去了对平衡的挑战，由此婴儿无法学会独立运动时需要做什么。试验已明确表明在扶持下站立会改变对平衡的需求，由此肌肉激活的模式和关节运动也会发生改变（图 11.4；Cordo and Nashner，1982）。

　　多年来，包括对成人肌力训练的研究表明，训练效果往往是任务和环境特异性的，即进行什么类型的训练以及在哪里进行训练（Morrissey et al.，1995；Rutherford，1988）会在相对应的活动中发生最大改变。然而，也有证据表明转移可以发生在具有相似生物力学的活动中（Buchner et al.，1996；Carr and Shepherd，2003）。运动控制系统使用简化策略，例如，在很多通过足部负重的活动中，下肢是焦点，节段间协调的基本模式是以足部作为支撑基底的屈伸运动（见图 11.1）。这种协调模式可以在许多具有相同主要生物力学特征的日常活动中见到，例如，站立和坐下、由蹲位站起、上楼梯 / 下楼梯（图 A.6 A，B；见第 11 章）。

　　由此，一种活动的训练效果可能会转移到另外一种活动中。两项研究均证明了这一观点：一项是 Liao 等（2007）关于脑瘫儿童的早期研究，另一项是 Dean 和 Shepherd（1997）关于成人在脑卒中后的研究。在该研究中，让患者在坐位时向前抓取一个位于其能力边缘的物体。结果显示重复进行不同距离的够物训练不仅可以改善坐位下可达到的够取距离及速度，而且，在没有进行从坐到站训练的前提下，也会改善从坐到站的表现。或许这并不会令人惊讶，因为两个动作具有相似的力学特征，都包含启动时的水平动量，即足部负重时身体重心前移，伴有髋、膝、踝的屈曲。在训练中，向前够取物体的距离远长于上肢的长度，所以当身体前移时下肢产生的水平和垂直地面的反作用力，与从坐到站初始相产生的力相似（图 11.8 B）。而与该动作练习无关的行走速度显示没有变化，说明了锻炼和训练特异性原则的重要性。

感觉输入的特异性

　　对于动作及其发生地，感觉也同样具有特异性。尽管我们通常会接受内源性感觉输入以及最初来自外源的感觉输入（例如躯体感觉、本体感觉、机械方面的感受、听觉、视觉输

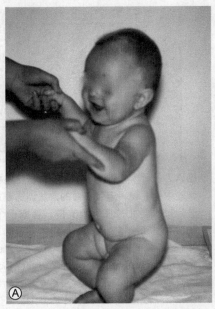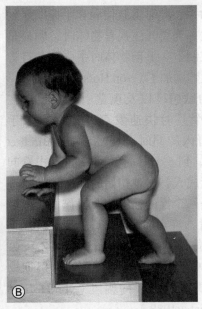

图 A.6　在很多常见的动作中，髋、膝、踝的屈曲和伸展构成下肢节段间运动的基本模式

入），但系统似乎只会注意到与我们正在进行的或准备进行的活动相关的信息。对于运动控制，尤其是对于手的灵活性以及在双下肢和双足间平衡重心来讲，感觉信息是必不可少的。在婴儿期，各种运动的主动体验对于感觉和运动的发育是关键性的刺激。确保婴儿是积极的并进行的动作是主动产生的，可以为这些动作的控制提供关键的感觉信息。

例如，当训练孩子双足落地时的下肢活动，**足底压力感受器**为每个动作提供了必要的信息。当身体重心发生移动时，足底的压力也会朝着不同的方向移动，为维持支撑和保持平衡相关的肌肉提供了信息。治疗师让婴幼儿将注意力放在足部可能有助于训练，例如提示"双脚向下踩地并站起"，同时应该避免可能会干扰孩子注意力的输入。

触觉和压力辨别觉的丧失会对学习手工任务和灵活性造成很大的影响。在抓握拿起物体的任务中所进行的精确抓握，**触觉**信息使我们可以根据物体的重量以及滑落的倾向来调节指尖的力（Johansson and Westling，1984；Westling and Johansson，1984）。物体的**质地**会影响捏的力量，可能是由于对滑落感知觉的不同（Cadoret and Smith，1996）。Johansson 和 Westling（1990）分析了触觉在操作物体中的角色，它可以提供重要的信息。婴儿的早期经验应该为辨别觉以及运动的发育提供机会。

Singer（1982）对动物和人类的**视觉**进行了观察研究，提示感觉功能的经验依赖性成熟是通过注意力机制建立起来的，只有当小猫是清醒并且注意到视觉信号时，这些视觉信号才会刺激正常视觉皮质接收区域的发育。对于视觉来讲，发育中的大脑可以筛选传入到视网膜的信号，可以只选择会改变皮质连接的模式。

数十年前，von Hofsten（1982）进行了一系列有趣的试验，发现新生儿可以进行复杂的大量上肢运动。当他们盯着目标物而不是看其他地方时，向目标伸手的动作就会更加准确。当 von Hofsten 将新生儿放置在一个特殊设计的、支撑良好的座位上时，通过摄像发现当婴儿注视着目标时，其上肢会试图靠近目标物（图 A.7）。到了 2 个月大时，婴儿会更积极地朝目标移动手，此时上肢伸展和手握拳。到了 3 个月大，当婴儿注视着物体时，明显是在视觉的控制下，够向物体时手张开并且尝试够物的次数增加了（von Hofsten，1984）。

双眼的敏感度以及视觉引导性抓握在婴儿 3~5 个月时快速发育，他们在双手进入到视野内的同时会注视双手（Birch et al.，1982）。到 6 个月时，够物的模式看起来更加接近成人，出现初始的弹道运动轨迹相，之后是一个慢的精细调节操作相。当婴儿 5 个月时，在够物前可以适当地调整手的运动方向（von Hofsten and Fazel-Zandy，1984）；到 9~13 个月时，婴儿可以根据物体的大小调整手张开的幅度（von Hofsten and Rondquist，1988）。

von Hofsten 和 Lindhagen（1979）提出

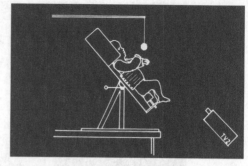

图 A.7　为够物试验特殊设计的婴儿座椅。为了优化试验中的表现，遵照下面的方法训练婴儿的功能性上肢运动：婴儿被良好地支撑，够取一个相对近距离的、在婴儿视野内移动的、引人注意的、可抓握的物体 [From von Hofsten C 1984 Developmental changes in the organization of pre-reaching movements. Develop Psychol 20:378–388, with permission from the American Psychological association].

18 周大的婴儿看上去已具有判断移动物体的速度以及估计其位置的能力。在他们的试验中，婴儿能够取、拦截并抓住快速移动的物体（30cm/s）。这是如何做到的呢？这个试验的设计很有意思，可以将其作为成功训练方法的指南。创建的测试环境加大了婴儿的成功概率（图 A.7）。在有效地够取及抓握中，装置本身可能是非常重要的，并且这种设计为我们提供了训练残疾婴幼儿的思路：

- 婴儿半躺在能够支撑头部及躯干的椅子上，他们的上肢可以自由移动
- 目标物鲜艳，大小及形状适宜可抓握
- 目标物在距离婴儿眼睛 12cm 的视野范围内移动

保持软组织的顺应性

婴儿肌肉的生长和发育因肌肉的活动而产生。一块肌肉的长度取决于它收缩和延长时所跨越关节的活动范围，即肌肉的长度是相对的。肌肉的活性和关节的运动对于保持肌肉的完整是至关重要的。缺乏主动收缩会影响肌肉和肌腱的被动活动特性和收缩性能。众所周知，在任一年龄段内，低水平的肌肉活动和关节运动都可以造成肌肉解剖学、代谢、力学和功能方面的改变。对于正在生长发育的婴儿来说，这些改变会表现得更加明显。虽然脑性瘫痪儿童的原发上运动神经元损伤是非进行性的，但是继发于废用或误用的肌肉的病理改变却是进展的（Smith et al.，2011；见第 6、7 章）。除了发生不良适应性改变，也可能造成生长障碍（Foran et al.，2005；Smith et al.，2009）。在孩子生长的过程中，结缔组织（胶原）在肌肉中的堆积会增加肌肉的僵硬程度。这会影响肌肉的力学特征，并增加牵张发射活性及影响生长（Booth et al.，2001）。

缺乏负重和关节制动与代谢需求的降低有关，对处于不断生长发育中的小婴儿来说，这可能会产生更加不良的影响。骨骼肌会根据需求发生显著的改变，这种能力要求骨骼肌具有

很好适应新功能需求的特性。这种适应能力有潜在的正性或负性的影响。如果需求缩小，例如，一块肌肉只在一个小的范围内产生力量，那么这块肌肉就具有适应该需求的特性。

下肢屈曲、内旋、内收是双瘫儿童典型的姿势，对此有一个有趣的解释：一项有关髋过度屈曲的潜在力学影响来源于髋旋转肌肉瞬间力臂生物力学和模型的研究（Delp，2003；Delp et al.，1999）发现当髋越来越多地保持在屈曲位时，一些肌肉的作用会从外旋转变为内旋，如臀大肌的前组、臀中肌、臀小肌和梨状肌。这意味着婴幼儿期持续的髋屈曲会导致髋内旋及内收畸形更加严重（图 A.8 A~C）。

Delp 和其同事也发现当髋关节处于 0°位时，臀大肌具有较强的外旋作用。我们可以从

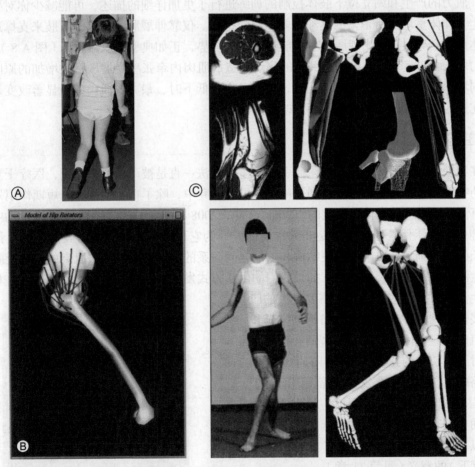

图 A.8 （A）这个双瘫的男孩展现了典型的独立行走姿势：双髋屈曲、内旋、内收以及膝关节伸展不足。婴幼儿早期的治疗目标应该是训练基本的功能活动来增加髋、膝、踝的伸展肌力，同时积极地维持肌肉的延展性，以免肌肉短缩（见第 11 章）。（B）一个用于预测旋转关节肌肉力臂的肌肉骨骼模型。肌肉和肌肉的间隔用直线表示，肌肉的附着点用点表示。（C）在蹲踞、内旋步态中的髋旋转力臂。模型来源于磁共振成像和脑性瘫痪儿童髋和膝的运动学数据。一些肌肉在髋屈曲时内旋力臂增加，其他肌肉的外旋力臂减小。还有一些肌肉在髋屈曲时由外旋作用变为内旋作用的情况 [(B) From Delp S et al. 1999 Variation of rotational arms with hip flexion. J Biomech 23:493–501, with permission from Elsevier; (C) from Arnold AS and Delp SL 2005 Computer modelling of gait abnormalities in cerebral palsy: application to treatment planning. Theoretical Issues in Ergonomic Science 6:305–312, with permission from Taylor and Francis.]

该研究获得的临床应用得到启发：通过在婴儿期进行俯卧位、站立位和行走时促进他们髋伸展的活动，来增强臀大肌作为伸展（和外旋）肌的肌力，这种髋关节伸展可能对于防止致残性的髋屈曲和内旋畸形是一种关键性的方法（见第 11 章）。站立位时的负重练习、俯卧位时的游戏和平板行走活动等临床肌力训练的方法，可能会防止由于屈髋肌、髋内收肌、内旋肌挛缩导致的持续性屈髋、内收、内旋以及最终的髋关节畸形的倾向。在髋后外侧处使用绑带可以缩短臀大肌和臀中肌，这在婴儿踏步、行走和站立时可能会促进其髋关节伸展 / 外旋。

通过物理方式保持肌肉的延展性和收缩性取决于肌肉激活的水平，可以在特定关节活动范围内（例如蹲 - 站 - 蹲动作，双足平放在支撑面上，比目鱼肌的延长和收缩），让肌肉进行有挑战性的主动锻炼，包括向心（短缩）和离心（延长）收缩（图 A.9）。第 11 章对刺激肌肉激活、肌力的产生和站立位下肢体控制的训练进行了更加详细的描述，可能减少你对婴幼儿由于生长和体重增加所带来的逐渐力弱问题的担忧。仅靠伸展肌力不足的下肢来支撑逐渐增加的体重定会导致孩子出现屈曲、内旋和内收的姿势，正如典型的双瘫患儿（图 A.8）。

力弱（而非痉挛）应该是被关注的焦点；造成肌肉内牵张感受器敏感性增加的原因可能是力弱和挛缩。存在运动障碍的儿童，当活动水平低下时，最力弱肌肉的最显著改变是牵张反射亢进、肌肉僵硬度增加和长度的改变。

限制挛缩

在物理治疗中，用于预防或限制挛缩的主要方法一直是被动牵伸和夹板，医疗干预主要包括药物治疗和手术。在已经得到了一些效果的研究中，除了在儿童身上的短期作用外，目前没有证据证明被动牵伸是有效的（Wiart et al.，2008）。相反，贯穿于生活主动运动中的主动牵伸可能对于保持肌肉长度是非常重要的，因为它可以塑造肌肉的延展性，而且是对肌肉生长的一个刺激。肌肉是代表结构和功能之间关系的典型例子。一块肌肉的长度反映了贯穿于生活中所需要的长度范围，如果我们的生活方式发生改变，它也会因此而改变。相对于日常生活来讲，一些体育活动需要更大的肌肉延展性，因此在运动前做准备活动来延长这些肌肉可避免因肌肉纤维撕裂而产生的疼痛。对于成长中的儿童，当肌肉的生长赶不上骨骼的生长时，也会发生挛缩。因而对于婴幼儿，临床中进行的练习就应该强调肌肉在活动中进行主动牵伸（如站起、坐下和蹲起）以及针对肌肉长度的练习（如足跟的抬起和落下）的意义（见第 11 章）。

驱动肢体使用

对于脑瘫婴幼儿来说，进行强化的、有意义的练习是非常重要的。因此，我们需要为婴儿提供足够的机会来进行有效活动的练习，减少刻板无效活动的练习。训练的重

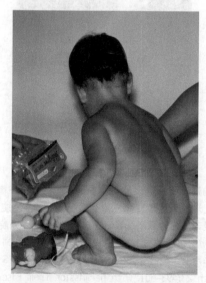

图 A.9 双足踩在地板上，保持全蹲，可以在比目鱼肌离心收缩时进行主动牵伸至接近全长

任自然就落在了父母的身上，但是在现实生活中，父母难以给婴幼儿提供足够的训练时间来避免婴幼儿总是不活动或者重复刻板运动的不良影响。小组活动可以为婴幼儿和家长提供支持并建立一种伙伴关系（Knis-Matthews et al.，2011）。技术的进步可以推动我们开展新的方法。已有人发明了用于婴幼儿早期驱动和引导一系列踢腿动作的仪器（Chen et al.，2002；见附录 C）；互动技术通过在线支持为家长提供了帮助（见第 15 章）。具有支撑功能的衣服、软夹板（如用于支撑膝部）（图 A.10 A）、吊带或抓带（图 A.10 B 和图 1.1）可以为一些脑瘫婴幼儿提供帮助，使得他们可以像健康婴幼儿那样，在站立位负重下进行平衡练习。

　　一些**计算机训练系统**采用了特殊设计的、用于肢体操作的游戏，已经有了针对大一些的儿童有效性训练的报道（如 Krichevets 等于 1995 年的早期研究；图 A.11）。这些研究应该会促进互动性游戏的发展，通过有诱惑力的视觉和（或）听觉刺激来"驱动"婴幼儿和儿童的特定活动（见第 12 章）。

活动平板行走

　　不论有没有支撑性吊带，活动平板行走（treadmill walking，TW）都是"驱动"行走运动的一种方式。作为一种可以训练行走、遵循生理原理并用于改善心肺耐力的治疗方式，它

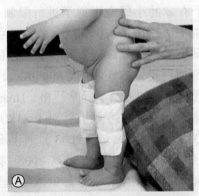
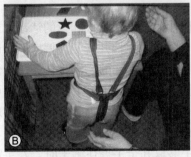

图 A.10 （A）当婴幼儿在站立位不能伸展膝关节时，下肢软夹板会起到辅助作用；可以在练习侧行以及在站立位学习平衡时穿戴。（B）吊带和抓带可用于站立和行走练习 ——它可以促进平衡的发育，辅助婴幼儿纠正蹒跚步行，并预防跌倒

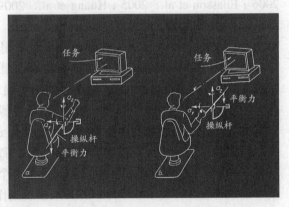

图 A.11 创造一个特殊训练设备，其目的在于测试一个患有 Erb 臂丛麻痹的 13 岁男孩增加上肢主动运动的可能性。开始时，他仅有很少的主动运动。这个设备的主要目的在于从缺失的外旋开始打破刻板运动，包括固定他的肩部以及加强上肢主要肌肉的肌力。图中男孩的任务是移动一个光束来瞄准（或打击）一个潜水艇。每次游戏持续 1 小时，每周 2~3 次。针对特定的目的，有两种操作光束的方式。相关人员应该提前学习并训练相关的细节，以便在实际训练中第一时间舍弃无效、刻板的运动行为 [From Krichevets AN et al. 1995 Computer games as a means of movement rehabilitation. Disabil Rehabil 17:100–105, with permission from Informa Healthcare.]

越来越多地被推荐用于脑瘫儿童（Damiano，2003；Shepherd，1995）。有证据表明活动平板行走对于脑瘫婴幼儿和儿童是有效的（Barbeau，2003；Blundell et al.，2003；Bodkin et al.，2003；Richards et al.，1997；Song et al.，2003；Ulrich et al.，2001）（图 A.12 和图 11.10 A~C）。现实虚拟系统可以提供一个真实的视觉环境，并在其中进行活动平板行走（Kott et al.，2009；Rahman et al.，2010）。活动平板行走在第 10~12 章中会有更加详细的描述。

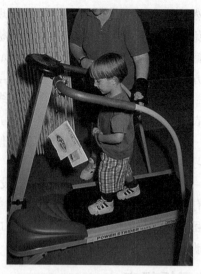

图 A.12　活动平板行走可以是循环训练课中的一个工作环节。这个男孩已经进步到不用手扶栏杆行走了 [Courtesy of SW Blundell.]

限制使用

　　研究表明将**对非瘫痪上肢进行约束与对瘫痪肢体进行主动的、强化的、有意义的训练和活动**（限制 - 诱导运动疗法，Constraint-induced movement therapy，CIMT）相结合（图 A.13）可以有效地提高偏瘫脑瘫儿童的能力，改善偏瘫肢体的功能（Charles et al.，2006；Eliasson et al.，2005；Huang et al.，2009）。两个有趣的小研究报道了进行限制 - 诱导运动疗法后的皮质重组改变（Juenger et al.，2007；Sutcliffe et al.，2007）。一个 8 岁的偏瘫男孩做功能性磁共振成像和脑磁图描记术用于病例研究，研究发现随着受累手使用的增加，对侧大脑躯体感觉皮质区的募集和活动增加，从而使得感觉输入增加（Sutcliffe et al.，2007）。2007 年 Cochrane 综述的结果并不明确，评论者对研究的方法学异常严格（Hoare et al.，2007）。阳性效果能否转化为改善双手的操作并不清楚。目前几乎没有针对 1 ~ 18 月龄以下的婴幼儿采用限制肢体使用的研究（Cope et al.，2008；deLuca et al.，2003），个别研究常因涵盖的年龄范围很宽且严重程度范围很广而没有提及个体的结果。Cope 等（2008）报道了针对一个 12 个月婴儿进行的研究，这是一个鼓舞人心的正性结果，结果显示该婴儿上肢功能的改善至少持续了 6 个月，并且未出现副作用。

　　大多数上肢的活动是双侧参与的，或者双侧上肢对称性地工作，如推和拉的活动；或者是不对称的，每侧上肢在执行任务中分工不同，如够取一个罐子并拧开盖子。偏瘫侧上肢的改善是否会转化为促进双上肢的使用尚不清楚，但可能不会发生复杂的、满足任务特异性上肢相互作用要求的效果（图 A.14）。对于婴幼儿而言，发展或学习利用双手在复杂环境中交互操作物体的能力可能只需要做一件很小的事情。比如一个成人双手活动的例子——够取并打开罐子，这在生物力学研究中得到了证实（Castiello et al.，1993）。图 A.15A 展示了不同的向前够取动作，两只手的速度和加速度的不同：当右手够取并全手握住罐子时，左手需进行更精确的任务（通过钳状抓握抓住罐子的拉环并拉开）。图 A.15 B 展示了抓握的类型（构型）取决于物体的形状以及打算拿它来做什么。

　　很明显，在进行多个疗程的限制 - 诱导单侧训练之后，需要配合双侧的、活动相关的肢体训练（Gordon et al.，2008）。已经发明了多种在婴幼儿期训练双侧肢体活动的方法（Charles

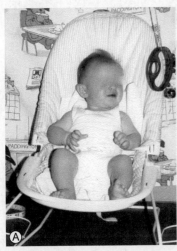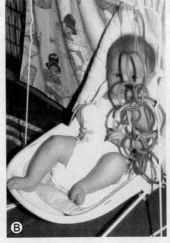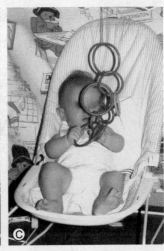

图 A.13　一个 CIMT 的例子。（A）这个婴儿有偏瘫的体征。（B）健康手戴了一个连指手套，鼓励他使用偏瘫的左侧上肢，用不同的（可抓握的）物体进行不同的游戏。（C）在佩戴连指手套进行一个疗程后，他开始能操作物体，有时还能用双手进行玩耍 [From Shepherd RB 1995 Physiotherapy in Paediatrics 3rd ed. with permission from Elsevier.]

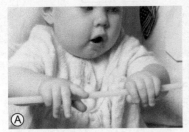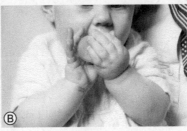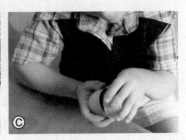

图 A.14　发展双手操作的技能要求具备交互和协作的双侧上肢使用能力。每项任务都会影响双侧上肢之间、上肢和手之间的特异性时序关系，这取决于每只手对该任务的操作表现。在一个环境内尝试和练习的任务应该是具体的、有意义的，应该给婴幼儿机会去探索其他的任务

and Gordon，2006；Gordon et al.，2007；Hung et al.，2010），这将在第 14 章进行讨论。这些潜在的科学道理是令人信服的。未经这种训练的偏瘫的婴幼儿，如果按照他们自己的习惯，很可能仅学会使用最好用的肢体，而学不会使用受累的肢体。偏瘫的婴幼儿只使用非瘫痪侧的肢体解释了 Taub（1980）描述的"习得性废用"现象，在早期"驱动"受累肢体的使用训练可能会阻止在婴幼儿运动技能中形成难以"舍弃"的废用的现象。然而，若考虑在小婴儿期使用这个方法时，需要了解更多的关于限制使用肢体对大脑重组的副作用的可能性（见第 3 章和第 14 章）。

电刺激

对于婴幼儿或儿童使用电刺激的效果还是知之甚少。建议将神经肌肉电刺激（neuromuscular electrical stimulation，NMES）治疗作为以任务特异性和运动学习为核心的物理治疗的辅助治疗，其正性效果已有报道。它可以在孩子进行有趣的目标相关性活动时提供

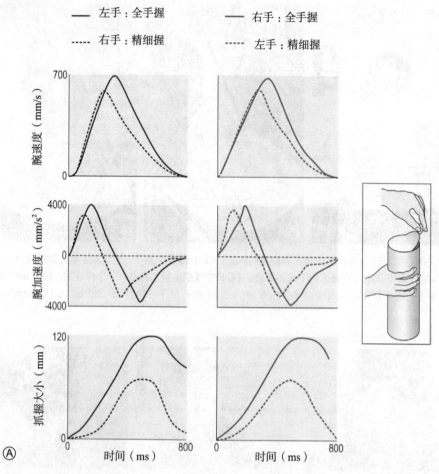

图 A.15 （A）一个成年人进行的双手任务——够取并打开一个罐子，用右手抓握罐子，左手提拉拉环。双手同时开始运动，并且几乎同时到达罐子，但是时间和相对速度是明显不同的 [From Castiello U et al. 1993 The bilateral reach-to-grasp movement. Behav Brain Res 56:43–57; reprinted from Carr and Shepherd, 2003, with permission of Elsevier.]

电刺激输入。至于选择哪块肌肉进行电刺激，则取决于对动作有效表现中生物力学和肌电图模式的理解。儿童应该成为主动参与者，需要鼓励他们自己主动发起运动。一项对一个6~7岁男孩进行的单一病例的研究报道：在进行了 24 次伸腕肌、屈指肌和伸指肌神经肌肉电刺激以及抗阻训练和任务性训练之后，他学会了一些任务的操作，包括系鞋带（Carmick，1997）。期间，他佩戴了一段时间腕背伸矫形夹板来帮助他完成任务练习。这个研究表明这样的干预对于儿童是可行的，而且是有治疗作用的。

　　对婴幼儿进行电刺激是否会影响皮质脊髓的驱动和增加肌肉激活尚不清楚，还有待进一步研究。在一次加拿大会议上报道的一项小型研究（Juneau et al., 2003）中，共有 3 个双瘫的孩子和 1 个偏瘫的孩子，年龄在 3 ~ 6 岁之间，（每天）对他们跖屈肌进行 15 分钟的神经肌肉电刺激，共 8 周。每个儿童的结果都显示了运动范围增加、跖屈肌力增加（3/4）和 GMFM 得分增加（2/4），以及行走时足跟着地频率增加（4/4）和爬楼梯时间减少，还发现被动牵伸时阻力降低（2/4）。在 8 周后的随访时，运动范围、肌力、肌肉僵硬度和 GMFM

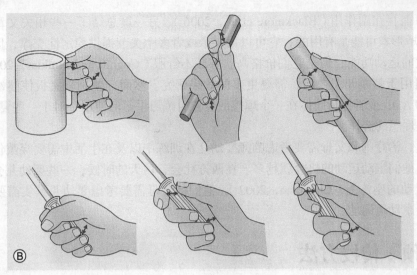

图 A.15 （B）在特定任务中，任务相关性抓握和物体相关性抓握在拿不同工具时存在的"对抗"关系是不同的，箭头表示这种不同的"对抗"关系 [From Iberall et al. 1986. Opposition space as a structuring concept for the analysis of skilled hand movements. Exp Brain Res 15, 158–173, with permission of Springer Science + Business Media; reprinted from Carr and Shepherd, 2010.]

仍然保持改善，但是只有一个孩子在行走时仍然保持足跟着地。此项研究结果仍然有不明确的地方。一项关于应用功能性电刺激的研究发现，对腕伸肌进行刺激可以改善手部的使用（Wright and Granit，2000），应用于双瘫儿童可以增加其行走速度和肌肉力量（Stackhouse et al.，2007）。一个无线传输的功能性电刺激系统正在研制中（Jovicic et al.，2012），由肌电诱发的功能性电刺激已应用于成人的康复治疗中。

软材质夹板：矫形衣

一些类型的矫形衣已经成为改善肢体姿势、肢体控制、站立姿势和移动（Lycra，Neoprene）的辅助工具，也有一些用于测量。矫形衣可以穿戴于躯干、一侧肢体或者全身。一项关于 7 ~ 13 岁的儿童（GMFCS 1 ~ 2 级）穿戴 TheraTog™ 矫形衣的研究（http://www.theratogs.com/descriptions.html）发现，孩子在两个功能量表中的表现都明显改善（Flanagan et al.，2009）。

儿童每天穿戴矫形衣 10 ~ 12 小时，共 12 周。治疗结束后，运动学分析显示站立相末期伸髋的峰值明显增加，并且在 4 个月后还未降低。

这类的矫形衣可能会通过限制运动而干扰力弱的肌肉，而不是帮助力弱的肌肉，针对体格健全的婴幼儿的运动效果的研究还很少。Groenen 等（2010）对体格健全婴幼儿的一项近期研究发现，在出生后的数月内，当他们的下肢肌肉力弱时，穿戴下肢矫形衣会改变运动的量及效果（即使这可能不易观察到），产生的效果是降低了踏步的频率和交替踏步的数量。对于发育迟滞的婴幼儿，在训练中应该特别关注交替踏步运动，这个运动对外界的限制特别敏感。

2006 年的一篇未发表的系统性回顾发现，没有证据支持上肢使用这样的夹板有效，并且矫形衣可能存在副作用（Blackmore et al.，2006）。另一篇总结了一些相关文章，所得结论是 Lycra 矫形衣可能是有用的，它可以为一个或者多个关节提供稳定性支撑，因此可以增强一些儿童的运动功能，但是它们价格高、穿戴不舒服（Coghill and Simkiss，2010）。在将矫形衣普遍用于脑瘫儿童之前，需要更多的效果研究。然而，使用软夹板使婴幼儿能够站立（图 A.10 A），或者保持肢体在一个理想的位置时练习手部的使用，对于一些婴幼儿来说，这可能才是理想的选择。

大体上，治疗师和父母需要考虑脑瘫婴幼儿在训练中以及在生活中需要穿戴什么，因为束缚越小，他们主动运动的机会就越多。在西方社会，白天的时候，一些婴幼儿会被固定在限制他们运动的座椅上（Chapman，2002），他们的父母需要考虑婴幼儿其实需要更多机会来自发地、主动地运动。

组织干预：传授方法

在家中、诊所和社区，都可以进行改善婴幼儿运动控制、运动表现的干预。干预需要在合适的时间进行，并具有一定的强度，尤其是对于低龄婴幼儿来讲。虽然干预基本上都是一对一的：家长＋婴幼儿或治疗师＋婴幼儿，但小组式治疗可能更合适。通过示教，治疗师教会家长（和兄弟姐妹）本书中描述的运动训练和锻炼的方法，然后在兄弟姐妹的帮助下，家长按照方案在家中进行简单的练习（Craft et al.，1990）。治疗师定期去婴幼儿家中随访，家长和孩子根据实施情况定期去拜访治疗师。低龄的脑瘫婴幼儿可能较难控制，治疗师可以提供关于操控及照料孩子的建议（Bower，2009），教会家长抱、摆放姿势、喂养和穿衣等技巧（Olney and Wright，2006）。通过这些技能的学习，可以使家长自信、放松地与孩子相处，这也将对婴幼儿产生积极的效果，降低损伤带来的影响，使患儿的活动受限最小化。治疗师和家长利用网络或电话进行互动可能会是一种非常有用的方法，通过互动治疗师可以帮助家长处理训练、锻炼、操作和玩耍等细节（Bilde et al.，2011）。

社区参与

社区可以扮演一个重要的角色。在很多国家，出现了一些新的机会，以类似小组的形式让家长和孩子有机会加入宝宝的健身房。这些小组的目的在于使家长和婴幼儿参与到由有经验人员设计的、有趣的活动中。这种方式可以提高婴幼儿和家长主动参与的积极性，并激励婴幼儿和小孩子们在不同的活动中学习。

小组练习

诊所可以提供小组练习的时间。在那里，婴幼儿和儿童可以以一种**循环训练**的方式在**工作站**之间轮转，并且能得到家长、治疗师和治疗助理的帮助。已有研究表明这样的训练对于小孩子来讲是可行的、有效的（Blundell et al.，2003；Trahan and Malouin，2002；Ustad et al.，2009）。图 A.5 A~D 展示了一个在澳大利亚诊所中进行下肢循环课程的"工作站"，这是 3~8 岁的孩子进行训练和活动的场景。

间断强化的物理治疗

研究发现，在脑瘫儿童的一生中，可能需要不断进行强化的和间歇的锻炼和训练。Trahan 和 Malouin（2002）研究了强化训练的效果（每周 4 次，共 4 周），每个训练周期之间的无训练期为 8 周，共持续 6 个月。参与研究的 5 个孩子年龄较小（10 ~ 37 个月）、大脑损伤严重（GMFCS Ⅳ级和 Ⅴ级）。参与度较高的 5 个孩子中有 3 个 GMFM 评估得分明显改善，所有孩子在无治疗期保持稳定。治疗师认为每周训练 4 次是有益的，包括他们观察到与儿童和家长的密切交往可以使短期目标一天一天地实现。很明显，儿童在 6 个月训练期内的治疗次数减少了，通常情况下为 48 次，而在此训练中为 30 次。在另一项研究中（Sorsdahl et al.，2010），3 ~ 9 岁的儿童参加了一个小组计划，每天进行 3 小时基于活动的目标导向性物理治疗，每周 5 次，共 3 周的时间。儿童的 GMFM-66 评分显著提高，尤其是 GMFCS Ⅰ ~ Ⅱ级的儿童比Ⅲ ~ Ⅴ级的儿童进步更大；PEDI 中的自我照料评分也有明显改善。

最后，很多治疗师都在探索用不同的方式来组织干预方法的传授，从而使儿童成为一个主动的学习者，并且通过小组训练的形式使婴幼儿和家长可以一起工作。计算机科学、机器人、矫形及脑扫描技术的革新都对康复产生了潜移默化的影响，使得计算机辅助的、任务和活动导向性的训练方法的发展成为可能。近期发明的一个非机器人训练设备——SMART 上肢，可以进行重复的任务导向性够物训练（图 1.1C），已经证实它可以改善脑卒中患者的肢体功能表现，这种改善与大脑皮质脊髓反应的改变相关，这种反应可以通过测量运动诱发电位来证实（Barker et al.，2008，2009，2012），因而只要稍做改良可能就可以使该设备用于脑瘫婴幼儿和儿童。

已有计划来发展和评价传授方法的重新组织，治疗师可以借助网络、计算机、移动电话等提供具有科学性的、有证据证实的指导，将每周 1~2 次的一对一式的强化训练和练习方法传授给家庭，成为有家庭参与的每日短时间训练（见第 15 章）（Bilde et al.，2011）。这是针对婴幼儿和儿童脑瘫干预治疗的未来：治疗师和医师需要与工程师、计算机专家、机器人技术人员合作，来研发训练运动控制的新方法，并提供训练激励物质，尤其是对于那些不容易获得合作的低龄婴幼儿。

（王翠 译）

参考文献

American College of Sports Medicine, 2012. Current Comment on Youth Training. <www.acsm. org/docs/current-comment/youthstrengthening.pdf>.

American College of Sports Medicine, Durstine, J.L., Moore, G., Painter, P., et al., 2009. ACSM's Exercise Management for Persons with Chronic Diseases & Disabilities, third ed.. Human Kinetics, eBook.

Bale, M., Strand, L.I., 2008. Does functional strength training of the leg in subacute stroke improve physical performance? A pilot randomised controlled trial. Clin. Rehabil. 22, 911–921.

Barbeau, H., 2003. Locomotor training in neurorehabilitation: emerging rehabilitation concepts. Neurorehab. Neural Repair 17, 3–11.

Barker, R.N., Brauer, S.G., Carson, R.G., 2008. Training of reaching in stroke survivors with severe and chronic upper limb paresis using a novel nonrobotic device: A randomised clinical trial. Stroke 39, 1800–1807.

Barker, R.N., Brauer, S.G., Carson, R.G., 2009. Training-induced changes in the pattern of triceps to biceps activation during reaching tasks after chronic and severe stroke. Exp. Brain. Res. 196, 483–496.

Barker, R.N., Brauer, S.G., Barry, B.K., et al., 2012. Training-induced modifications of corticospinal reactivity in severely affected stroke survivors. Exp. Brain. Res. 221, 211–221. doi: 10.1007/s00221-012- 3163-z.

Bateman, A., Culpan, F.J., Pickering, A.D., et al., 2001. The effect of aerobic training on rehabilitation outcomes after recent severe brain injury: a randomised controlled trial. Arch. Phys. Med. Rehabil. 82, 174–182.

Bilde, P.E., Klim-Due, M., Rasmussen, B., et al., 2011. Individualized, home-based interactive training of cerebral palsy children with cerebral palsy delivered through the Internet. BMC Neurol. 11, 32. doi: 10.1186/1471-2377-11-32.

Birch, H.G., Gwiazda, J., Held, J., 1982. Stereoacuity development for crossed and uncrossed disparities in human infants. Vision Res. 22, 507–513.

Blackmore, A.M., Garbellini, S.A., Buttigieg, P., et al., 2006. A systematic review of the effects of soft splinting on upper limb function in people. An AACPDM Evidence Report.

Blauw-Hospers, C.H., Hadders-Algra, M., 2005. A systematic review of the effects of early intervention on motor development. Dev. Med. Child Neurol. 47, 421–432.

Blauw-Hospers, C.H., de Graaf- Peters, V.B., Dirks, T., et al., 2007. Does early intervention in infants at high risk for a developmental motor disorder improve motor and cognitive development? Neurosci. Biobehav. Rev. 31, 1201–1212.

Blundell, S.W., Shepherd, R.B., Dean, C.M., et al., 2003. Functional strength training in cerebral palsy: a pilot study of a group circuit training class for children aged 4–8 years. Clin. Rehabil. 17, 48–57.

Bodkin, A.W., Baxter, R.S., Heriza, C.B., 2003. Treadmill training for an infant born preterm with a grade III intraventricular haemorrhage. Phys. Ther. 83 (1107), 1118.

Booth, C.M., Cortina-Borja, M.J.F., Theologis, T.N., 2001. Collagen accumulation in muscles of children with cerebral palsy and correlation with severity of spasticity. Dev. Med. Child Neurol. 43, 314–332.

Bottos, M., Feliciangeli, A., Sciuto, L., et al., 2001. Functional status of adults with cerebral palsy and implications for treatment for children. Dev. Med. Child Neurol. 43, 516–528.

Bower, E., 2009. Finnie's Handling the Young Child with Cerebral Palsy at Home, fourth ed. Elsevier, Oxford.

Brown, D.A., Kautz, S.A., 1998. Increased workload enhances force output during pedalling exercise in persons with poststroke hemiplegia. Stroke 29, 598–606.

Buchner, D.M., Larson, E.B., Wagner, E.H., et al., 1996. Evidence for a non-linear relationship between leg strength and gait speed. Age Ageing 25, 386–391.

Cadoret, G., Smith, A.M., 1996. Friction, not texture, dictates grip forces used during object manipulation. J. Neurophysiol. 75, 1963–1969.

Carmick, J., 1997. Use of neuromuscular electrical stimulation and a dorsal wrist splint to improve the hand function of a child with spastic hemiparesis. Phys. Ther. 77, 661–671.

Carr, J.H., Shepherd, R.B., 2010. Neurological Rehabilitation: Optimizing Motor Performance, second ed. Butterworth-Heinemann, Oxford.

Carr, J.H., Shepherd, R.B., 2003. Stroke Rehabilitation Guidelines for Exercise and Training to Optimize Motor Skill. Butterworth- Heinemann, Oxford.

Castiello, U., Bennett, K.M.B., Stelmach, G.E., 1993. The bilateral reach-to-grasp movement. Behav. Brain Res. 56, 43–57.

Chapman, D., 2002. Context effects on the spontaneous leg movements of infants with spina bifida. Pediatr. Phys. Ther. 14, 62–73.

Charles, J., Gordon, A.M., 2006. Development of hand-arm bimanual intensive training (HABIT) for improving bimanual coodination in children with hemiplegic cerebral palsy. Dev. Med. Child Neurol. 48, 931–936.

Charles, J.R., Wolf, S.L., Schneider, J.A., et al., 2006. Efficacy of a childfriendly form of constraint-induced movement therapy in hemiplegic cerebral palsy: a randomised control trial. Dev. Med. Child Neurol. 48, 635–642.

Chen, Y.-P., Fetters, L., Holt, K.G., et al., 2002. Making the mobile move: constraining task and environment. Infant. Behav. Dev. 25, 195–220.

Coghill, J.E., Simkiss, D.E., 2010. Question 1. Do Lycra garments improve function and movement in children with cerebral palsy? Arch. Dis. Child. 95, 393–395.

Cope, S.M., Forst, H.C., Bibis, D., et al., 2008. Modified constraintinduced movement therapy for a 12-month child with hemiplegia: a case report. J. Occ. Ther. 62, 430–437.

Cordo, P.J., Nashner, L.M., 1982. Properties of postural adjustments associated with rapid arm movements. J. Neurophysiol. 47, 287–302.

Craft, M.J., Lakin, J.A., Oppliger, R.A., et al., 1990. Siblings as change agents for promoting the functional status of children with cerebral palsy. Dev. Med. Child Neurol. 32, 1049–1057.

Damiano, D.L., 2003. Strength, endurance, and fitness in cerebral palsy. Dev. Med. Child Neurol. Suppl. 94, 8–10.

Damiano, D.L., Abel, M.F., 1998. Functional outcomes of strength training in spastic cerebral palsy. Arch. Phys. Med. Rehabil. 79, 119–125.

Damiano, D.L., Quinliven, J., Owen, B.F., et al., 2001. Spasticity versus strength in cerebral palsy: relations among involuntary resistance, voluntary torque, and motor function. Eur. J. Neurol. 8 (Suppl. 5), 40–49.

Damiano, D.L., Dodd, K., Taylor, N.F., 2002. Should we be testing and training muscle strength in cerebral palsy? Dev. Med. Child Neurol. 44, 68–72.

Davies, J.M., Mayston, M.J., Newham, D.J., 1996. Electrical and mechanical output of the knee muscles during isometric and isokinetic activity in stroke and healthy subjects. Disabil. Rehabil. 18, 83–90.

DeLuca, S.C., Echols, K., Ramey, S.L., et al., 2003. Pediatric constraintinduced movement therapy for a young child with cerebral palsy: two episodes of care. Phys. Ther. 83, 1003–1013.

Dean, C.M., Shepherd, R.B., 1997. Task-related training improves performance of seated reaching tasks after stroke: a randomised controlled trial. Stroke 28, 722–728.

Delp, S.L., 2003. What causes increased muscle stiffness in cerebral palsy? Muscle Nerve 27, 131–2003.

Delp, S.L., Hess, W.E., Hungerford, D.S., et al., 1999. Variation of rotational arms with hip flexion. J. Biomech. 23, 493–501.

Dietz, V., Duysens, J., 2000. Significance of load receptor input during locomotion: a review. Gait Posture 11, 102–110.

Dodd, K., Taylor, N., Damiano, D.L., 2002. A systematic review of the effectiveness of strength-training programmes for people with cerebral palsy. Arch. Phys. Med. Rehabil. 83, 1157–1164.

Dodd, K.I., Taylor, N.F., Graham, H.K., 2003. A randomised clinical trial of strength training in young people with cerebral palsy. Dev. Med. Child Neurol. 45, 652–657.

Eliasson, A.C., Krumlinde-Sundholm, L., Shaw, K., et al., 2005. Effects of constraint-induced movement therapy in young children with hemiplegic cerebral palsy: an adapted model. Dev. Med. Child Neurol. 47, 266–275.

Engardt, M., Knutsson, E., Jonsson, M., et al., 1995. Dynamic muscle strength training in stroke patients: effects on knee extension torque, electromyographic activity, and motor function. Arch. Phys. Med. Rehabil. 76, 419–425.

Faigenbaum, A.D., 2000. Strength training for children and adolescents. Clin. Sports Med. 4, 593–619.

Faigenbaum, A.D., Westcott, W.L., Loud, R.L., et al., 1999. The effects of different resistance training protocols on muscular strength and endurance development in children. Pediatrics 104, e5.

Flanagan, A., Krzak, J., Peer, M., et al., 2009. Evaluation of short-term intensive orthotic garment use in children who have cerebral palsy. Pediatr. Phys. Ther. 21, 201–204.

Foran, J.R., Steinman, S., Barash, I., et al., 2005. Structural and mechanical alterations in spastic skeletal muscle. Dev. Med. Child Neurol. 47, 713–717.

Gordon, A.M., Schneider, J.A., Chinnan, A., et al., 2007. Efficacy of a hand-arm bimanual intensive therapy (HABIT) in children with hemiplegic cerebral palsy: a randomised control trial. Dev. Med. Child Neurol. 49, 830–838.

Gordon, A.M., Chinnan, A., Gill, S., et al., 2008. Both constraintinduced movement therapy and bimanual training lead to improved performance of upper extremity function in children with hemiplegia. Dev. Med. Child Neurol. 50, 957–958.

Groenen, A., Kruijsen, A.J.A., Mulvey, G.M., et al., 2010. Constraints on early movement: tykes, togs, and technology. Infant. Behav. Dev., 16–22.

Hoare, B., Imms, C., Carey, L., et al., 2007. Constraint-induced movement therapy in the treatment of the upper limb in children with hemiplegic cerebral palsy: a Cochrane systematic review. Clin. Rehabil. 21, 675–685. www.thecochranelibrary.com.

Huang, H.-H., Fetters, L., Hale, J., et al., 2009. Bound for success: a systematic review of constraintinduced movement therapy in children with cerebral palsy supports improve arm and hand use. Phys. Ther. 89, 1126–1141.

Hung, Y.-C., Charles, J., Gordon, A.M., 2010. Influence of accuracy constraints on bimanual coordination during a goal-directed task in children with hemiplegic cerebral palsy. Exp. Brain Res. 201, 421–428.

Johansson, R.S., Westling, G., 1984. Tactile afferent signals on the control of precision grip. In: Jeannerod, M. (Ed.), Attention and Performance. Erlbaum, Hillsdale, NJ, pp. 677–713.

Johansson, R.S., Westling, G., 1990. Tactile afferent signals in the control of precision grip. In: Jeannerod, M. (Ed.), Attention and Performance. Erlbaum, Hillsdale NJ, pp. 677–713.

Jovicic, N.S., Saranovac, L.V., Popovic, D.B., 2012. Wireless distributed functional electrical stimulation system. J. NeuroEng. Rehabil. 9, 54. doi: 10.1186/1743-0003-9-54.

Juenger, H., Linder-Lucht, M., Walther, M., et al., 2007. Cortical neuromodulation by constraintinduced movement therapy in congenital hemiparesis: an fMRI study. Neuropediatrics 38, 130–136.

Juneau, C., Roy, S., Richards, C.L., et al., 2003. Effects of neuromuscular electrical stimulation on muscle strength, range of motion, and locomotor ability in children with cerebral palsy. Dev. Med. Child Neurol. 2003 (Suppl. 94), 52.

Knis-Matthews, L., Falzarano, M., Baum, D., et al., 2011. Parents' experiences with services and treatment for their children diagnosed with cerebral palsy. Phys. Occup. Ther. Pediatr. 31, 263–274.

Komi, P.V., 1986. The stretch-shortening cycle and human power output. In: Jones, N.C. (Ed.), Human Muscle Power. Human Kinetics Publishers, Champaign, IL.

Kott, K., Lesher, K., DeLeo, G., 2009. Combining a virtual reality system with treadmill training for children with cerebral palsy. J. CyberTher. Rehabil. 2, 35.

Krichevets, A.N., Sirokina, E.B., Yevsevicheva, I.V., et al., 1995. Computer games as a means of movement rehabilitation. Disabil. Rehabil. 17, 100–105.

Liao, H.-F., Liu, Y.-C., Liu, W.-Y., et al., 2007. Effectiveness of loaded sit-to-stand resistance exercise for children with mild spastic diplegia: a randomized clinical trial. Arch. Phys. Med. Rehabil. 88, 25–31.

MacPhail, H.E., Kramer, J.F., 1995. Effect of isokinetic strength training on functional ability and walking efficiency in adolescents with cerebral palsy. Dev. Med. Child Neurol. 37, 763–775.

Magill, R., 2010. Motor Learning and Control: Concepts and Applications, 12th ed. McGraw- Hill, New York.

McBurney, H., Taylor, N.F., Dodd, K.J., et al., 2003. A qualitative analysis of the benefits of strength training for young people with cerebral palsy. Dev. Med. Child Neurol. 45, 658–663.

Monkford, M., Coulton, J.M., 2008. Systemic review of progressive strength training in children and adolescents with cerebral palsy who are ambulatory. Pediatr. Phys. Ther. 20, 38–333.

Morrissey, M.C., Harman, E.S., Johnson, M.J., 1995. Resistance training modes: specificity and effectiveness. Med. Sci. Sports Exerc. 27, 648–660.

Nsenga, A.N.L., 2012. Gait cycle and plantar pressure Personal communication.

Olney, S.J., Wright, M.J., 2006. Cerebral palsy. In: Campbell, S.K., Vander Linden, D.W., Palisano, R.J. (Eds.), Physical Therapy for Children, third ed. Elsevier, New York.

Olney, S.J., Jackson, V.G., George, S.R., 1988. Gait reeducation guidelines for stroke patients with hemiplegia using mechanical energy and power analyses. Physioth. Can. 40, 242–248.

Olney, S.J., Griffin, M.P., Monga, T.N., et al., 1991. Work and power in gait of stroke patients. Arch. Phys. Med. Rehabil. 72, 309–314.

Pinneger, G.J., Steele, J.R., Thorstensson, A., et al., 2000. Tension regulation during lengthening and shortening actions of the human soleus muscle. Eur. J. Appl. Physiol. 81, 375–383.

Provost, B., Dieruf, K., Burtner, P., et al., 2007. Endurance and gait in children with cerebral palsy after intensive body weight-supported treadmill training. Pediatr. Phys. Ther. 19, 2–10.

Rahman, S.A., Rahman, A., Shaheen, A.A., 2010. Virtual reality use in motor rehabilitation of neurological disorders: a systematic review. Middle-East J. Scientific Res. 7, 63–70.

Richards, C.L., Malouin, F., Dumas, F., et al., 1997. Early and intensive treadmill locomotor training for young children with cerebral palsy: a feasibility study. Pediatr. Phys. Ther. 9, 158–165.

Rutherford, O.M., 1988. Muscular coordination and strength training: implications for injury rehabilitation. Sports Med. 5, 196–202.

Ryan, A.S., Ivey, F.M., Prior, S., et al., 2011. Skeletal muscle hypertrophy and muscle myostatin reduction after resistive training in stroke survivors. Stroke 42, 416–420.

Sharp, S.A., Brouwer, B.J., 1997. Isokinetic strength training of the hemiparetic knee: effects on function and spasticity. Arch. Phys. Med. Rehabil. 78, 1231–1236.

Shepherd, R.B., 1995. Physiotherapy in Paediatrics, third ed. Butterworth- Heinemann, Oxford.

Shepherd, R.B., Gentile, A.M., 1994. Sit-to-stand: functional relationships between upper body and lower limb segments. Hum. Movt. Sci. 13, 817–840.

Singer, W., 1982. The role of attention in developmental plasticity. Hum. Neurobiol. 1, 41–43.

Smith, L.R., Ponten, E., Hedstrom, Y., et al., 2009. Novel transcription profiles in wrist muscles from cerebral palsy patients. BMC Med. Genomics 2, 44. doi: 10.1186/1755-8794-2-44.

Smith, L.R., Lee, K.S., Ward, S.R., et al., 2011. Hamstring contractures in children with spastic cerebral palsy result from a stiffer extracellular matrix and increased in vivo sarcomere length. J. Physiol. 589, 2625–2639.

Song, W.H., Sung, I.Y., Kim, Y.J., et al., 2003. Treadmill walking with partial body weight support in children with cerebral palsy. Arch. Phys. Med. Rehabil. 84, E2.

Sorsdahl, A.B., Moe-Nilssen, R., Kaale, H.K., et al., 2010. Change in basic motor abilities, quality of movement and everyday activities following intensive, goal-directed, activityfocused physiotherapy in a group setting for children with cerebral palsy. BMC Pediatr. 10, 26–36.

Stackhouse, S.K., Binder-McLeod, S.A., Stackhouse, C.A., et al., 2007. Neuromuscular electrical stimulation versus volitional isometric strength training in children with spastic diplegic cerebral palsy. Neurorehabil. Neural Repair 21, 475–485.

Sutcliffe, T.L., Gaetz, W.C., Logan, W.J., et al., 2007. Cortical reorganization after modified constraint-induced movement therapy in pediatric hemiplegic cerebral palsy. J. Child Neurol. 22, 1281–1287.

Svantessen, U., Sunnerhagen, K.S., 1997. Stretch-shortening cycle in patients with upper motor neuron lesion due to stroke. Eur. J. Appl. Physiol. 75, 312–318.

Svantessen, U., Takahashi, H., Carlsson, U., et al., 2000. Muscle and tendon stiffness in patients with upper motor neuron lesion following a stroke. Eur. J. Appl. Physiol. 82, 275–279.

Taub, E., 1980. Somatosensory deafferentation research with

monkey: implications for rehabilitation medicine. In: Ince, L.P. (Ed.), Behavioral Psychology in Rehabilitation Medicine: Clinical Applications. Williams & Wilkins, New York, pp. 371–401.

Tax, A.A.M., Denier van der Gon, J.J., Erkelens, C.J., 1990. Differences in coordination of elbow flexors in force tasks and in movement. Exp. Brain Res. 81, 567–572.

Taylor, N., Dodd, K.J., Damiano, D.L., 2005. Progressive resistance exercise in physical therapy: a summary of systematic reviews. Phy. Ther. 85, 1208–1223.

Teixeira-Salmela, L.F., Olney, S.J., Nadeau, S., et al., 1999. Muscle strengthening and physical conditioning to reduce impairment and disability in chronic stroke survivors. Arch. Phys. Med. Rehabil. 80, 1211–1218.

Tobimatsu, Y., Nakamura Kusano, S., et al., 1998. Cardiorespiratory endurance in people with cerebral palsy measured using an arm ergometer. Arch. Phys. Med. Rehabil. 79, 991–993.

Trahan, J., Malouin, F., 2002. Intermittent intensive physiotherapy in children with cerebral palsy: a pilot study. Dev. Med. Child Neurol. 44, 233–239.

Ulrich, D.A., Ulrich, B.D., Angulo-Kinzler, R.M., et al., 2001. Treadmill training of infants with Down syndrome: evidence-based development outcomes. Pediatrics 108, E84.

Ulrich, D.A., Lloyd, M.C., Tieman, J.E., et al., 2008. Effects of intensity of treadmill training on developmental outcomes and stepping in infants with Down syndrome: a randomised trial. Phys. Ther. 88, 114–122.

Unnithan, V.B., Clifford, C., Bar-Or, O., 1998. Evaluation by exercise testing of the child with cerebral palsy. Sports Med. 26, 239–251.

Unnithan, V.B., Kenne, E.M., Logan, L., et al., 2006. The effect of body weight support on the oxygen cost of walking in children and adolescents with spastic cerebral palsy. Pediatr. Exerc. Sci. 18, 11–21.

Ustad, T., Sorsdale, A., Ljunggren, A., 2009. Effects of intensive physiotherapy in infants newly diagnosed with cerebral palsy. Pediatr. Phys. Ther. 21, 140–149.

von Hofsten, C., 1982. Eye–hand coordination in newborns. Dev. Psychol. 18, 450.

von Hofsten, C., 1984. Developmental changes in the organization of pre-reaching movements. Dev. Psychol. 20, 378–388.

von Hofsten, C., Fazel-Zandy, S., 1984. Development of visually-guided hand orientation in reaching. J. Exp. Child Psychol. 38, 208.

von Hofsten, C., Lindhagen, K., 1979. Observations on the development of reaching for moving objects. J. Exp. Child Psychol. 28, 158–173.

von Hofsten, C., Rondquist, L., 1988. Preparation for grasping an object: a developmental study. J. Exper. Psychol. Hum. Percep. Perfor. 14, 610–621.

Westling, G., Johansson, R.S., 1984. Responses in glabrous skin mechanoreceptors during precision grip in humans. Exp. Brain Res. 66, 128–140.

Wiart, L., Darrah, J., Kembhavi, G., 2008. Stretching with children with cerebral palsy: what do we know and where are we going? Pediatr. Phys. Ther. 20, 173–178.

Wiley, M.E., Damiano, D.L., 1998. Lower extremity strength profiles in spastic cerebral palsy. Dev. Med. Child Neurol. 40, 100–107.

Wilmshurst, S., Ward, K., Adams, J.E., et al., 1996. Mobility status and bone density in cerebral palsy. Arch. Dis. Child 75, 164–168.

Wright, P.A., Granit, M.H., 2000. Therapeutic effects of functional electrical stimulation of the upper limb of eight children with cerebral palsy. Dev. Med. Child Neurol. 42, 724–727.

第 2 篇

神经运动可塑性和发育

皮质脊髓束发育和活动依赖的可塑性

第 2 章

Janet Eyre

本章内容

　　人类在获得复杂语言、高度技巧性和灵活的手工技能以及娴熟的双足步态等方面的能力是无可匹敌的。这些能力依赖于神经对运动神经元和肌肉高度精确的控制。已有研究显示，技能运动表现依赖于皮质脊髓系统的完整性，特别是从运动皮质到脊髓 α 运动神经元的直接单突触传入（Armand et al.，1996；Bortoff and Strick，1993；Kuypers，1962，1981；Lawrence and Hopkins，1976；Porter and Lemon，1993）。在灵长类动物中，皮质运动神经元的直接投射主要受限于控制臂、手、足、尾等肌肉的运动神经元，其密度与所获得能力的水平高低有关（Bortoff and Strick，1993；Kuypers，1981；Phillips and Porter，1977；Porter and Lemon，1993）。迄今为止，所研究的人脑神经核团均存在来自皮质神经元的投射（Porter and Lemon，1993）。这是人类所特有的，提示人类皮质运动神经系统的功能更为广泛。人类熟练的自主运动控制能力在出生后逐渐发展并完善，最初在出生后 18~24 个月内快速形成，随后持续到成年的早期（Forssberg et al.，1991；Muetzel et al.，2008）。各个系统随后不断成熟，包括视觉运动系统、感觉运动系统以及由运动控制的认知方面（如选择性注意和执行控制能力等），这最终决定了发育中的运动技能的表达以及其最终能达到的水平（Martins et al.，2012）。而这恰恰也反映了在整个儿童和青少年时期皮质脊髓系统持续的成熟过程。

如果皮质脊髓束的损伤发生在成年时期，学习新的或者重新学习以前已经掌握的技能运动时会出现很大的困难（Brodal，1973），这提示皮质脊髓系统在技能的获得和维持方面起着重要的作用。如果损伤发生在围生期，那么不仅技能运动的学习受到严重影响，还可能导致脑性瘫痪。即使某些婴儿脑损伤最终会发展为脑性瘫痪，但在损伤后的短期内，却仅表现为运动控制的轻微异常（Bouza et al.，1994；Nelson and Ellenberg，1979；Prechtl et al.，1997）。经过数月或数年之后，运动障碍逐步显现，并伴随皮质脊髓束和脊髓运动中心显著的继发性发育受损（Eyre et al，2007；Leonard et al.，1991；Myklebust et al.，1982；O'Sullivan et al.，1998）。这意味着在感觉运动皮质、脊髓运动中心以及二者连接的发育过程中，活动依赖的调节对人类的皮质运动神经元系统有着更深层的作用。

以往的发育可塑性概念主要关注于脑损伤在幼年发生时的保护性效应（Kennard，1936）。这些观点认为，脑损伤发生的时间越早，产生的症状越少、越轻，而且恢复得越快。我们清楚地看到，早期脑损伤的特定效应表现为复杂且往往是严重的损伤，这与成人期脑损伤之后的表现截然不同。而且，尽管理解损伤后神经可塑性的本质对努力促进神经修复至关重要，但将自我修复作为其潜在的机制却是一种误导。其机制包括在正常发育过程中对神经环路进行相关信息的精细调节，在损伤过程中这种调节则可能成为附带出现的副效应。理解这一点有助于我们专注于如何使我们希望出现的效应最大化，并避免出现不希望的效应。

Wiesel 和 Hubel 在 20 世纪 60 年代早期（1965）对眼优势柱的形成进行了一系列研究，这标志着对脑发育可塑性进行深入基础研究的开端。神经可塑性的研究在过去的十年里得到了迅速开展，并已经发现发育中的大脑在被活动和环境塑造方面具有巨大的潜力。了解正常发育的时期和进程是非常重要的，这可以使我们更好地理解现代康复，并可以为早期脑损伤儿童的治疗筹划新的策略。

非灵长类哺乳动物皮质脊髓束的发育及可塑性

皮质脊髓系统发育在大鼠中得到了广泛的研究。在新生的大鼠中，皮质脊髓投射起于整个新皮质，包括视皮层（O'Leary et al.，1992；Stanfield and O'Leary，1985）（图 2.1）。在数种哺乳类动物中，皮质脊髓投射尚包括短暂出现的向躯体同侧发出的投射，大多随发育成熟而被消除（O'Leary et al.，1992）。大量轴突消退以及部分皮质脊髓神经元的死亡使得来自不适当皮质区域的皮质脊髓投射被完全消除，来自原始感觉运动皮质的皮质脊髓投射轴突数目减少，以及向同侧发出的投射几乎完全被消除（Joosten et al.，1992；Oudega et al.，1994）。

非灵长类动物生后早期的感觉运动皮质或皮质脊髓束的大量病变最终导致无病变区域的过度生长，表现为其轴突数目的增加（Hicks and D'Amato，1970，1977；Huttenlocher and Raichelson，1989；Jansen and Low，1996；Rouiller et al.，1991；Uematsu et al.，1996）。这些现象是和未受损半球侧的皮质脊髓投射的数目增加相关的。这种发出异常同侧轴突的细胞分布更广泛，而且不同于发出交叉或对侧皮质脊髓投射的细胞（Huttenlocher and Raichelson，1989；Jansen and Low，1996；O'Leary et al.，1992；Reinoso and Castro，1989）。没有证据表明对大脑半球切除的新生动物成年后进行脊髓荧光示踪剂注射在其皮质脊髓神经元出现双标（Reinoso and Castro，1989）。因此，同侧皮质脊髓轴突不仅仅来自未受损皮质发出的对侧皮质脊髓投射的分支，也来自于发育过程中将轴突延伸到同侧脊髓的神经元，而这些神经

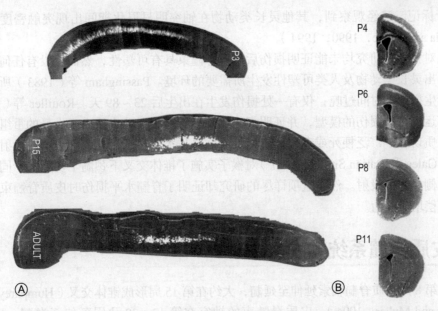

图 2.1 （A）对出生后 3 天（P3）、15 天（P15）以及成年（ADULT）大鼠的高位颈髓（颈部脊髓）注射固蓝后，其大脑皮质矢状切面显示的被标记的细胞。（B）出生后 4~11 天大鼠高位颈髓注射辣根过氧化物酶后，其前顶叶冠状切片所显示的被标记的大脑皮质细胞（P4~P11）[(A) Adapted from Schreyer D, Jones E. Growth and target finding by axons of the corticospinal tract in prenatal and postnatal rats. Neuroscience 1982;7:1837-1853, with permission from Elsevier. (B) Adapted from Bates C, Killackey H. The emergence of a discretely distributed pattern of corticospinal projection neurons. Brain Res. 1984;13:265-273, with permission from Elsevier.]

元的轴突在正常情况下会消失。脊髓灰质内异常同侧轴突的分布与对侧皮质脊髓投射（Barth and Stanfield，1990；McClung and Castro，1975）和突触连接（Leong，1976；McClung and Castro，1975）相似。当完好的皮质受到异常的阈值以下的电流刺激时，可以观察到同侧前臂运动，而损伤延髓锥体束则可以使这种现象消失（Kartje Tillotson et al.，1985，1987）。

灵长类动物皮质脊髓束的发育及可塑性

有学者提出灵长类动物皮质脊髓的神经支配方式及其可塑性程度可能与前述的非灵长类哺乳动物不同（Armand et al.，1997；O'Leary et al.，1992）。已经证明，恒河猴在出生后 8 个月内，皮质脊髓轴突起源的大脑皮质面积减半，而其大脑总容量增加则超过 30%。这种变化与逆行标记的皮质神经元数目减少 3 倍有关，由此证明皮质脊髓投射最初较为蓬勃，而后会发生显著的退化（Galea and Darian-Smith，1995）。然而，Kuypers（1962）和 Armand 等（1997）并没有证明出生后同时期的恒河猴颈髓（颈部脊髓）皮质脊髓的突触有所减少，这也可能是与其采用的方法学相关。这些研究都是采用顺行标记的方法，对原始运动皮质控制手部运动的轴突进行标记。这些局部顺行标记的方法不能发现源自皮质的其他区域、包括其他运动皮质区域的皮质脊髓轴突和突触的投射和退化。非灵长类的哺乳动物（Stanfield et al.，1982）和恒河猴（Galea and Darian-Smith，1995）正是在这些额外区域出现大量轴突。而且，额外轴突的消除与保留下来的轴突突触的增殖同时发生。而正是被保留下来的部分轴突可以被逆行标记。已经观察到，其他灵长类动物在轴突明显退化期间出现突触密度的净增长（LaMantia and Rakic，1990，1994）。

数项对猴子的研究均未能证明损伤后皮质脊髓束具有可塑性，然而也没有任何一项研究可以复制出灵长类动物及人类可塑性发生所需要的环境。Passingham 等（1983）所采用的动物模型发生损伤的时间过晚，仅有一处损伤发生在出生后 23~89 天。Rouiller 等（1991）制造了局部运动皮质损伤的模型，并证明损伤侧病灶周围的运动皮质出现大量的重组。仅在对侧运动皮质切除、广泛梗死或者锥体束切除后，灵长类动物未受损大脑半球侧投射的重组方可出现。Galea 和 Darian Smith（1997）对猴子实施了锥体交叉下颈髓半切除术，同时累及到了来自双侧半球的投射。然而这项详尽的研究却证明了脊髓水平损伤时皮质脊髓束并不发生明显的代偿增生能力。

人类皮质脊髓系统的发育

受孕第 8 周皮质脊髓轴索延伸至延髓，大约在第 15 周形成锥体交叉（Humphrey，1960；O'rahily and Muller，1994）。皮质脊髓束的轴突在第 17~29 孕周延伸至脊髓（Altman and Bayer，2001），在第 24 周到达低位颈髓（图 2.2）。皮质脊髓束对脊髓运动神经元池的支配至少在第 31 孕周已经呈现（图 2.2 C）。随后皮质脊髓束对脊髓灰质的神经支配逐渐形成，这样，在出生前包括运动神经元在内的脊髓神经元就拥有了广泛的神经支配（Eyre，2005；Eyre et

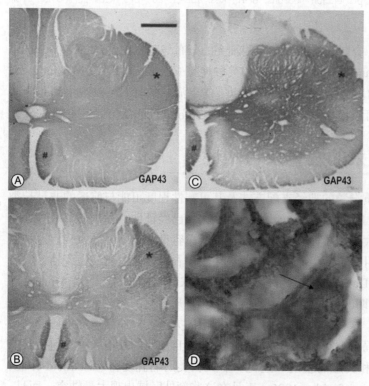

图 2.2　人类颈髓 5-6（C_5–C_6）的横切面。（A）24 孕周，GAP43 免疫反应广泛存在于白质和灰质中。（B）27 孕周，皮质脊髓束是表达 GAP43 的唯一轴突束，其免疫反应较弱并延伸到灰质中间。（C）31 孕周，免疫反应在中央灰质仍然较强，并在运动神经元池和脊髓背角开始出现。（D）35 孕周，用甲酚紫染色的横切面。#表示尼氏染色的运动神经元细胞胞体；箭头为表达 GAP43 的弯曲轴突。运动神经元细胞胞体与具有 GAP43 免疫反应的弯曲轴突紧邻。（A~C），比例尺：500μm。星号标注皮质脊髓束侧束和前束。(D)比例尺：20μm[From Eyre J, Miller S, Clowry G, Conway E, Watts C. Functional corticospinal projections are established prenatally in the human foetus permitting involvement in the development of spinal motor centres. Brain 2000;123:51-64, reprinted by permission of Oxford University Press.]

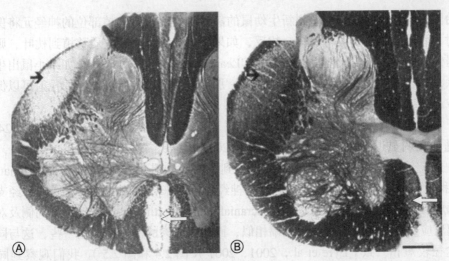

图 2.3　人类低位颈髓皮质脊髓束髓鞘开始形成。图为人类颈髓 5-6(C_5-C_6)横切面。（A）24 孕周髓鞘染色和（B）40 孕周髓鞘染色。黑箭头代表皮质脊髓侧束，白箭头代表皮质脊髓前束。和其他白质相比，箭头部分因缺少髓鞘而明显突出。通过对 GAP43 免疫反应的研究发现（图 2.2），皮质脊髓束轴突在 24 孕周出现，而此时只有少数皮质脊髓束内部的纤维完成了髓鞘化过程。到出生时，全部髓鞘均在形成的过程中，但距离髓鞘化完成还有一段距离 [Reprinted from Eyre JA, Miller S, Clowry GJ. The development of the corticospinal tract in humans. In: Pascual-Leone A, Davey G, Rothwell J, Wasserman EM, editors. Handbook of Transcranial Magnetic Stimulation. London: Arnold, 2002, p. 235-49, with permission of Hodder UK Ltd.]

al., 2000a, 2002)。到第 40 孕周，皮质脊髓轴索开始表达神经丝蛋白并形成髓鞘化（图 2.3)。

　　详尽的神经生理学研究（Eyre et al., 2000a；Szelenyi et al., 2003 ）已经证实了足月婴儿皮质脊髓轴索具备连续齐发冲动的能力，并且也证实了在出生前 α 运动神经元以及可以影响运动神经元池兴奋性的脊髓内部神经元之间形成具备功能的皮质脊髓突触。这种早期形成的皮质脊髓神经支配，使得皮质脊髓系统的活动可以密切地影响运动皮质、脊髓运动中心以及它们之间通过皮质脊髓束连接的发育（Basu et al., 2010；Eyre, 2004, 2005, 2007；Eyre et al., 2000a, 2001)。这反映了皮质运动神经元系统在人类运动控制上起着独特的主导作用。

新皮质传出神经轴索投射的形成

　　在成熟的个体中，向特定皮质下目标投射的大脑皮质神经元局限于新皮质的某些特定区域。因此，皮质脊髓神经元在很大程度上被局限在了原始感觉运动皮质，而皮质顶盖神经元与上丘之间的投射主要出现在视皮层。然而，通过对灵长类动物的研究发现，发出皮质下投射的神经元最初通过发出轴突平行分枝，非特异性的投射至皮质下各个区域。在大脑皮质特异投射区域内，神经元的轴突平行分支选择性退化，最后形成一个成熟而集中的模式（O'Leary and Koester, 1993；O'Leary and Stanfield, 1985；Stanfield, 1982)。

　　这一过程是活动依赖的。在轴突修剪时期给幼鼠注射 NMDA 受体拮抗剂 MK-801，幼鼠体内维持着明显增多的皮质脊髓投射，其中包括来自枕叶异常走行的皮质脊髓投射（O'Donoghue et al., 1993)。甲状腺激素在轴突退化中可能也起一定的作用，因为在出生前和出生后甲状腺功能低下的小鼠也保留来自枕叶的异常的皮质脊髓投射（Li et al., 1995)。

如果将胎鼠的部分枕叶皮质移植到新生幼鼠的额叶皮质区域，移植部位的神经元将保留皮质脊髓投射，而皮质顶盖投射将退化。相反，如果将部分胎鼠额叶皮质移植到枕叶，则皮质脊髓投射退化，而皮质顶盖投射得以保留（O'Leary and Koester，1993）。如果小鼠出生时将其顶盖移除，并在其脊髓部位移植胎鼠的顶盖，那么最终小鼠枕叶到脊髓的投射可以保留下来（Sharkey et al.，1986）。

对正常婴儿和儿童进行的横向和纵向研究发现，其神经生理学表现与出生后 24 个月内皮质脊髓轴突明显退化相一致（Basu et al.，2010；Eyre，2007；Eyre et al.，2001，2007）。在发育中的灵长类动物中，也已经直接观察到了轴突的退化现象（Galea and Darian-Smith，1995）。我们已经能够证实新生儿脊髓运动神经元池受来自双侧的运动皮质的神经支配。通过对运动皮质进行局部经颅磁刺激（transcranial magnetic stimulation, TMS），同侧及对侧肌肉均可引起反应，这些肌肉的阈值和振幅相似，而同侧肌肉的潜伏期更短一些，这与同侧传导路径的途径较短相一致（Eyre et al.，2001，2007）（图 2.4 和图 2.5）。我们观察到同侧与对侧投射发育之间快速的分化，在 2 岁幼儿上所引发的同侧肌肉的反应与对侧肌肉的相比，次

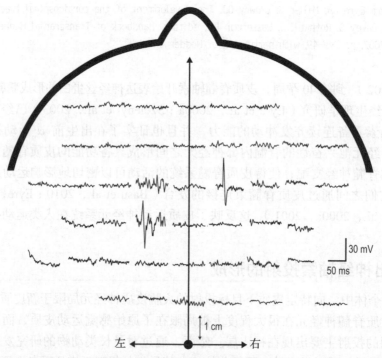

图 2.4 经过经颅磁刺激（TMS）和 8 字形线圈刺激，右侧肱二头肌诱发出的原始反应图形。线圈被置于头颅上放置的 1cm×1cm 的乳胶网格上。研究对象的年龄为 3 周。实线圆代表头顶。右侧肱二头肌的肌电图被记录。每次追踪开始时使用 TMS。刺激同侧和对侧皮质后都会获得右侧肱二头肌的反应图像

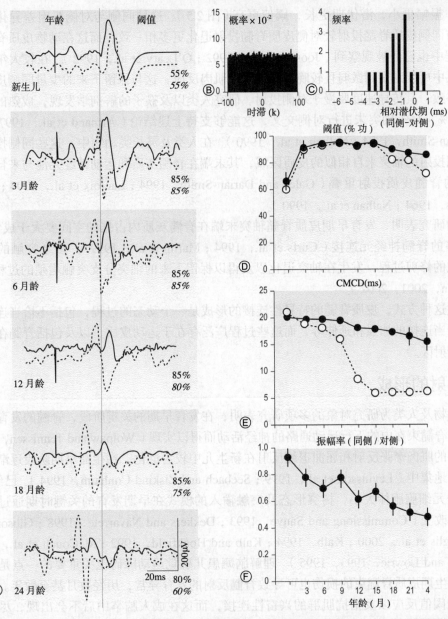

图 2.5 （**A**）同一正常受试者在不同的年龄阶段，对其左侧大脑皮质行经颅磁刺激（TMS），同侧及对侧肱二头肌肌电图的反应。实线表示同侧（左）肱二头肌，虚线表示对侧（右）肱二头肌。刺激伪影为 TMS 使用的标记。垂直线表示该受试者在新生儿时同侧出现反应的时间。右侧轨迹上方记录的是反应阈值。斜体代表对侧的反应。（**B**）与（A）同一新生儿右侧和左侧肱二头肌收缩多单元肌电图交叉相关图，没有任何证据提示共同驱动运动神经元池。（**C**）一项纳入 18 例新生儿的研究，研究同侧和对侧反应相对潜伏期，是用对侧的潜伏期减去同侧的潜伏期来计算的。（**D~F**）一项纳入 9 个研究对象的纵向研究数据，包括（A）所示每隔 3 个月观察的研究对象。实心点和实线代表来自同侧的反应，空心点和虚线代表来自对侧的反应。标记表示平均值，垂直线代表平均值的 95% 可信区间。阈值用最大可输出刺激值的百分比表示。CMCD 是指皮质脊髓束内中心传导的延迟。振幅率是对侧与同侧肌肉波幅峰值之间的比值。（D）中水平虚线代表反应大小相同，比值为 1。这些由 TMS 激发出的数据表明同侧、对侧肌肉发育的差异，到 15 月龄时同侧肌肉与对侧肌肉相比，其反应阈值更高，CMCD 更长，波幅更小 [From Eyre J, Taylor J, Villagra F, Smith M, Miller S. Evidence of activity-dependent withdrawal of corticospinal projections during human development. Neurology 2001;57:1543-1554, with permission of Wolters Kluwer Health.]

数更少，振幅更小，潜伏期更长，阈值更高（图2.5）。这种同侧与对侧肌肉差异化反应的形成，与同侧皮质脊髓投射较对侧皮质脊髓投射退化更多相一致，而这在动物皮质脊髓束的发育过程中也已经被观察到（Joosten et al., 1992；O'Leary et al., 1992）。在较大年龄的儿童和成人中可以观察到微弱且较晚出现的同侧肌肉反应，这与保留下来的少量同侧皮质脊髓投射相一致，其传导速度要慢于对侧投射。研究人类以及猴子的解剖学发现，成熟的皮质脊髓束有 8%~15% 轴突未进行对侧交叉，这能够支持上述结论（Armand et al., 1997；Galea and Darian-Smith, 1994；Nathan et al., 1990）。在人类及灵长类动物中，这些同侧投射的轴突与对侧投射的轴突来自相似的皮质区域，其末端在脊髓灰质和运动神经元池与来自对侧大脑半球的脊髓皮质投射重叠（Galea and Darian-Smith, 1994；Lacroix et al., 2004；Liu and Chambers, 1964；Nathan et al., 1990）。

动物研究表明，发育早期皮质脊髓轴突末端在脊髓灰质内占据的空间要大于成年动物，并与更多的脊髓神经元连接（Curfs et al., 1994；Martin et al., 1999）。多余突触的消除和末端区域的修剪过程，发生在轴突退化以及得以保留下来的轴突分支突触增殖的过程中（Li and Martin, 2001, 2002）。

通过这种方式，皮质脊髓的特异性连接的形成是一个动态的过程，包括不恰当连接的消除以及恰当连接的加强和延伸等，而这些过程广泛存在于运动皮质，以及包括脊髓在内的皮质下的投射区。

脊髓反射的形成

以动物及人类为研究对象的多项研究表明，在发育早期的关键阶段，脊髓的发育也通过包括皮质脊髓束在内的下行运动通路的神经活动而得以实现（Wolpaw and Tennissen, 2001）。脊髓介导的肌肉牵张反射和屈曲退缩反射在新生儿中较为泛化，在生命早期阶段逐渐变得精确和适当地集中（Levinsson et al., 1999；Seebach and Ziskind-Conhaim, 1994）。已经证明，运动神经元细胞胞体大小，树突形态及突触输入的模式在早期发育的关键时期通过活动剥夺而受到改变（Commissiong and Sauve, 1993；Dekkers and Navarrete, 1998；Gibson et al., 2000；Inglis et al., 2000；Kalb, 1994；Kalb and Hockfield, 1992；McCouch et al., 1968；O'Hanlon and Lowrie, 1993, 1995）。理解脑瘫患儿感觉运动障碍至关重要的一点是，有研究显示围生期皮质脊髓束的损伤也可导致脊髓反射的发育异常，历经数月甚至数年。这包括持续的低阈值反应以及拮抗肌群的兴奋性连接，而这在成人脑卒中后不会出现，尽管脑卒中存活者也会出现痉挛（Gibson et al., 2000；Leonard et al., 1991；Levinsson et al., 1999；Myklebust et al., 1982；O'Sullivan et al., 1991；Wolpaw and Tennissen, 2001）。

人类皮质脊髓系统的重建

已有重复性的观察研究可以证明，人类皮质脊髓系统在产前或围生期的损伤会导致运动皮质和皮质脊髓投射的大规模重建（Balbi et al., 2000；Basu et al., 2010；Benecke et al., 1991；Cao et al., 1994；Carr et al., 1993；Chu et al., 2000；Eyre et al., 2000b, 2001, 2007；Graveline et al., 1998；Hertz-Pannier, 1999；Holloway et al., 1999；Lewine et al., 1994；Maegaki et al., 1997；Staudt et al., 2004；Thickbroom et al., 2001；Wiseser et al.,

1999)。在发育早期曾有某个皮质脊髓系统单侧受损的儿童或成人，其脊髓运动神经元池双侧均保留来自未受损半球的皮质脊髓神经支配（Eyre et al.，2007)。因而，在完好侧的运动皮质进行局部 TMS，会引发同侧或对侧肌肉的较大反应，其潜伏期和阈值相近（图 2.6)。这在由各种病理学改变引起的围生期单侧大脑损伤中均可观察到，包括脑梗死、发育不全以及动静脉畸形等（Balbi et al.，2000；Basu et al.，2010；Benecke et al.，1991；Carr et al.，1993；Eyre et al.，2000b，2001，2007；Maegaki et al.，1995；Thickbroom et al.，2001)。短潜伏期同侧反应不会在围生期后的正常个体出现，也不会发生在成年期获得单侧皮质病灶的个体中，这表明同侧快速反应不会简单地因为单侧损伤而复现（Eyre et al.，2001，2007；Netz et al.，1997)（图 2.6)。

在对围生期脑损伤儿童的横向及纵向研究中发现，皮质脊髓束单侧和双侧受损后皮质脊髓发育可呈现不同的模式（图 2.7)（Basu et al.，2010；Eyre et al.，1989，200b；2001，2007)。围生期脑卒中后立即对梗死半球进行 TMS，可引发对侧运动诱发电位（motor evoked potentials，MEPs)，提示急性期皮质脊髓投射存在残留，随后这些反应丧失（Eyre et al.，2007)（图 2.7B 单侧梗死)。来自梗死半球的反应逐渐丧失，伴随着未受损半球向对侧和同侧皮质脊髓投射的快速发展，二者均会导致患儿在 24 月龄时呈现异常的短潜伏期（图 2.7 B，D)。与此相反，围生期广泛双侧运动皮质或皮质下白质损伤婴儿的纵向研究表明，来自双侧大脑半球的皮质脊髓投射保持了正常的发育模式，即快速传导的对侧投射及较慢传导的同侧皮质脊髓投射（图 2.7 B，D)（Basu et al.，2010；Eyre et al.，2001，2007)。双侧损伤的个体保存了皮质脊髓投射的现象表明，仅仅是活动减少或模式的异常，不足以解释围生期单侧皮质损伤的个体在出生后损伤侧皮质脊髓投射的丧失；相反，在发育过程中，来自损伤半球到达对侧的、不活跃的皮质脊髓投射和来自病灶对侧半球到达同侧的更为活跃的皮质脊髓投射之间展开了为争夺脊髓突触空间的活动依赖性竞争，这为上述明显相反的结果提供了解释。非梗死侧半球皮质脊髓束的显著肥大支持这种解释。皮质脊髓束的肥大不仅可以通过 MRI 影像间接观察到（Basu et al.，2010)（图 2.7A)，也可以通过尸体解剖标本直接观察到，这种皮质脊髓束的肥大与未梗死半球皮质脊髓轴突投射的数目显著增加相关（Scales and Collins，1972；Verhaart，1947，1950)。

Martin（2005)以猫为对象的一系列研究为这种竞争发生的可能性提供了直接证明。在发育过程中，当一侧感觉运动皮质神经元的活动被抑制，则其在脊髓中的对侧轴突末端则不能被保留，其脊髓突触空间被来自正常半球的增多的同侧轴突末端所占据（Martin and Lee，1999)。实验证明，当双侧感觉运动皮质均受到抑制，来自双侧半球的同侧和对侧轴突末端的大小及模式都维持接近正常，这表明来自两侧半球的同侧和对侧投射轴突之间产生了活动依赖性竞争（Martin et al.，1999)。而且，在发育的过程中电刺激单侧的皮质脊髓束，会导致刺激侧半球的同侧脊髓中的轴突末端留存增加，而受其影响来自非刺激半球的对侧投射轴突末端则会丧失（Salimi and Martin，2004)。

对发生脑卒中一周内的成人做 TMS 检查，可以预测运动预后，并且证明只有在脑卒中后皮质脊髓功能有留存时，才会发生运动恢复（Hendricks et al.，2002，2003)。发生围生期脑卒中后立即行 TMS，其结果则不具有预测性，其皮质脊髓束的残留保存可能会产生好的或者不好的运动结果（Eyre et al.，2007)。然而，梗死发生两年后，来自梗死半球的皮质脊髓投射的保留与好的预后有关，这与成人脑卒中发生后立即检查得到的结论相似。来自损伤

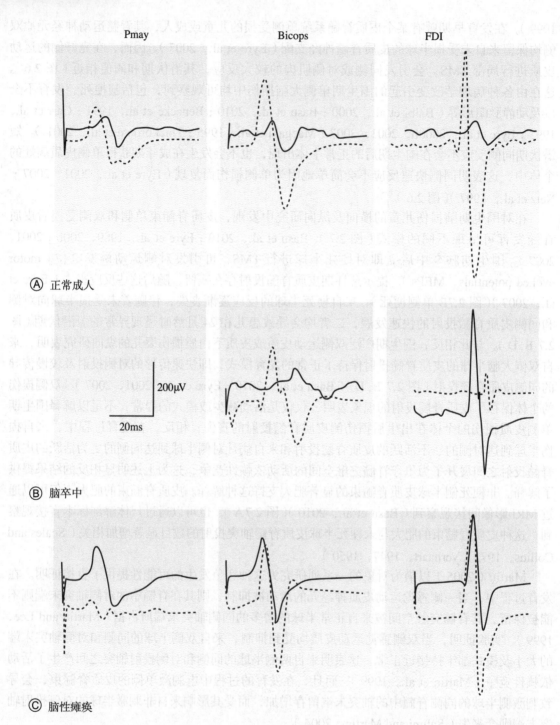

图 2.6　在行 TMS 后，记录同侧和对侧胸大肌 (Pmaj)、肱二头肌 (Biceps) 以及第一背侧骨间肌 (FDI) 的肌电图反应。（A）为正常成人左侧半球行 TMS 后的肌电图；（B）为成年脑卒中后的完整半球行 TMS 后的肌电图；（C）为偏瘫脑瘫患者行 TMS 后的肌电图。（A~C）中的直线表示来自同侧肌肉，虚线表示来自对侧肌肉。图像记录的开始为 TMS 发生的时间 [From Eyre J, Taylor J, Villagra F, Smith M, Miller S. Evidence of activity-dependent withdrawal of corticospinal projections during human development. Neurology 2001;57:1543-1554, with permission of Wolters Kluwer Health.]

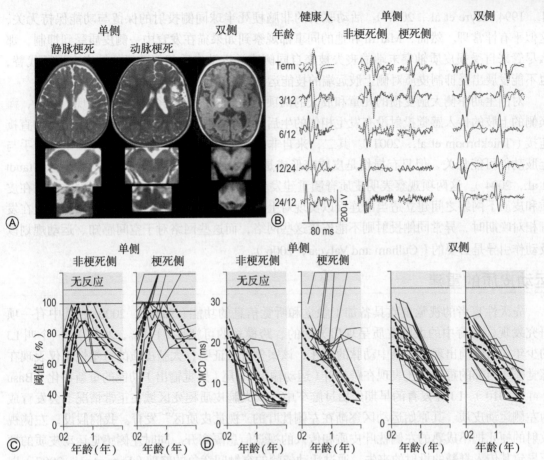

图 2.7 （A）在一项纵向研究中，对 2 岁的幼儿进行颅脑磁共振扫描，显示不同水平的部位分别为皮质（上）、大脑脚（中）、锥体（下）；（单侧静脉梗死）继发于围生期脑室内出血的左侧静脉梗死；（单侧动脉梗死）围生期左侧大脑中动脉梗死；（双侧）生后窒息导致的广泛双侧大脑皮质和皮质下梗死。（B~D）从每侧半球投射的皮质脊髓束的发育。在足月、3、6、12、24 月龄对大脑皮质行 TMS 诱发的肱二头肌的 MEPs。黑线表示来自对侧肱二头肌的肌电图；红线表示来自同侧肱二头肌的肌电图。（正常）正常受试者左侧大脑行 TMS 后的肌电图。（单侧）图 A 中围生期左侧半球大脑中动脉梗死婴儿梗死侧和非梗死侧半球行 TMS 后的肌电图。（双侧）图 A 中广泛双侧大脑皮质和皮质下梗死婴儿左、右侧大脑半球行 TMS 后的肌电图。在一项对 14 名围生期单侧脑卒中病例的纵向研究中，分别对非梗死侧和梗死侧大脑半球行 TMS，其对侧肱二头肌运动诱发电位的（C）阈值以及（D 单侧）CMCD 值。（D 双侧）一项 25 例双侧损伤婴儿分别对右侧和左侧大脑半球行 TMS，在其对侧肱二头肌记录到的运动诱发电位的 CMCD 值。虚线代表正常婴儿的均值及 ±2 个标准差，实线连接的结果为同一研究对象，没有反应表示刺激不能激发出运动诱发电位 [From Eyre J, Smith M, Dabydeen L, Clowry G, Petacchi E, Battini R, et al. Is hemiplegic cerebral palsy equivalent to amblyopia of the corticospinal system? Ann Neurol. 2007;62:493–503, with permission from John Wiley and Sons.]

皮质的皮质脊髓投射的丧失以及非梗死半球快速同侧投射的保留与不良预后非常相关（Eyre et al.，2007）。这些研究结果表明围生期脑卒中产生的运动损伤程度不仅取决于最初损伤后皮质脊髓投射急性期丧失程度，也取决于存活皮质脊髓投射被替换程度。在出生后 18 个月内来自脑梗死半球的皮质脊髓投射逐渐消失，这一结局可以解释为什么偏瘫的征象经常直到第二年才表现出来，也可以解释为什么一些孩子以前已经掌握的运动技能会消失（Bouza et al.，1994；Eyre et al.，2007）。活动驱动的非脑梗死半球同侧投射的保留与功能保持无关，这似乎有悖常理。然而，Martin 和他的同事都观察到如果猫在发育中一侧皮质受到抑制，那么尽管来自受损皮质轴突末端的丧失被来自同侧感觉运动皮质相似数目的轴突末端所代替，也不能发展出受抑制皮质对侧上肢远端的技能运动（Martin，2005）。

对围生期单侧大脑受损的儿童和成人的两项观察研究可能能够解释上述发现。其一，瘫痪侧的上肢的传入感觉投射没有发生相似的生后重建，而一直保持着与对侧梗死半球的直接连接（Thickbroom et al.，2001）。其二，来自非梗死半球的快速同侧投射与存留下来的手与上肢功能可能相关，但只有损伤是皮质畸形或是发生在宫内发育的早期时才会出现（Staudt et al.，2004）。这两项观察表明皮质脊髓重建发生在发育的极早期，异常同侧投射可以在皮质和皮质下网络之间建立适当的连接以实现对上肢和手的有效控制。然而，当重组发生在发育相对晚期时，异常同侧投射则不能连接这些网络，而这些网络对于空间感知、运动规划以及动作引导是必要的（Culham and Valycar，2006）。

运动皮质的重建

先天性盲者的视觉皮质具备加工触觉和听觉信息的功能（Sadato，2006）。其中有一项研究发现，发育中的大脑皮质呈现出灵活的、跨模式的可塑性（Pallas，2001）。一个叫 LJ 的少年在出生前出现了大脑中动脉的梗死，该案例首次证明，大脑皮质的可塑性不仅表现在感觉模块内部的重构，还表现在跨越首（运动输出）/尾（感觉输出）功能的重新特化（Basu et al.，2010）。LJ 在发育的早期经历过脑卒中，其大脑皮质梗死区域在正常情况下会发育成为左侧运动皮质。其原始运动区逐渐在左侧枕叶的"视觉皮质区"发育。我们假设，左侧视放射的梗死把不成熟的左侧枕叶皮质和传入的视觉信息隔离开。同时左侧感觉运动皮质的梗死导致其传入脊髓的投射的丧失。通过活动依赖的突触间竞争的修剪（Eyre et al.，2007）以及存留下的至 α-运动神经元兴奋性传入代偿性稳态强化等（Chandrasekaran et al.，2007）机制，脊髓水平的可塑性随后使得正常的一过性的枕叶皮质投射得以保留（O'Leary and Stanfield，1985；Stanfield et al.，1982）。如果我们是正确的话，视觉皮质转换为原始运动皮质的结果提示来自脊髓以及皮质神经元网络中其他传出靶目标的反向信号在决定皮质区域结构和功能中起到一定的作用。

总结

围生期皮质脊髓系统显著可塑性的研究给"脑瘫"的定义注入了新的理解，而其最早定义是由 William Osler 在 1889 年提出的（Osler，1889），强调围生期脑损伤对运动发育的显著影响。William Osler 的原始研究之所以强调围生期的重要性，不仅是因为这时期运动系统对损伤特别敏感，而且因为在此关键时期如果皮质脊髓系统活动异常或失调，会继发性影响运动皮质、皮质脊髓投射以及脊髓运动中心的发育。

在 40 年前，Wiesel 和 Hubel（1965）首先发现，小猫被剥夺视力后，其相应的原始视皮层会逐渐对视觉失去反应性，并由此建立了神经活动依赖可塑性的第一个生理模型。而对于皮质脊髓系统的发育来说，也极有可能具有类似的机制和发现。如果事实果真如此，那么我们可以设想这个理论或许可以被用于探索如何减轻围生期损伤所带来的后果，以及如何

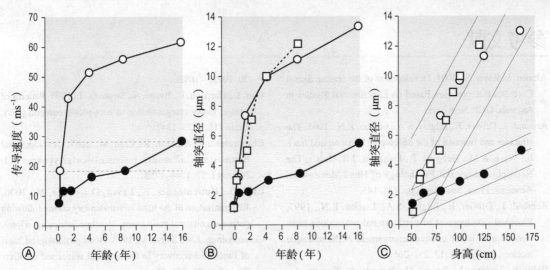

图 2.8　（A）人类皮质脊髓轴突传导速度的发育，（○）代表对侧皮质脊髓投射传导速度和（●）代表同侧皮质脊髓投射传导速度。传导速度是通过中心运动传导延迟的测定以及皮质脊髓束内传导距离的测定估算得出的（Eyre et al.，1991，2000a）。（B，C）人类研究对象中皮质脊髓轴突的最大直径分别与年龄和平均身高相关。□代表的数据来源一方面是由 Verhaart 通过对锥体水平直接测量得到的，测量时间为出生后 0 个月、4 个月、8 个月、18 个月、2 年、3 年、4 年、7 年，另一方面是由 Haggqvist 报道的一个 13 岁的个例。空心圆和实心圆分别代表对侧和同侧皮质脊髓束轴突的平均直径。轴突直径是由 A 中研究对象的传导速度估算而来，依据是延髓中皮质脊髓轴突的传导速度与其直径的比值为 5.2m/s/μm（Olivier et al.，1997）

使皮质脊髓系统的发育达到最优化，而类似的优化视觉损伤患儿视觉发育的方法目前已经经常规应用于临床中（Wu and Hunter，2006）。已经有功能性以及解剖学的证据表明，活动可以自发地触发以及塑造神经的可塑性。早期干预以及合适的环境刺激可能可以减轻脑损伤所带来的效应。其他可能有效但是更具侵入性的方法包括重复进行 TMS 以改变皮质脊髓系统的兴奋性（Garvey et al.，2003；Heide et al.，2006；Quartarone et al.，2005）、靶向药物干预（Martin and Lee，1999；Martin et al.，1999）以及深度脑刺激以增加皮质脊髓系统的活动性（Carmel et al.，2010；Martin，2012；Salimi and Martin，2004）等。

　　运动灵活性的发育直到青春期后期方可完成（Garvey et al.，2003），这表明皮质脊髓束发育的时间窗是比较长的：例如，皮质脊髓轴索的直径和兴奋性直到青春期后期仍在发育中（图 2.8）（Eyre，2005；Eyre et al.，1991，2000a；Giorgio et al.，2010；Muller and Homberg，1992）；感觉运动皮质突触密度在青春期即开始明显下降，直到成年早期才开始达到平台期（Dickstein et al.，2007；Huttenlocher，1979；1990，Huttenlocher and Dabholkar，1997）；皮质内抑制直到成年才成熟（Mall et al.，2004；Walther et al.，2009）；而 α - 运动神经元的形态学特征以及其兴奋抑制控制的成熟直至青春期方可实现（McDonough et al.，2001；O'Sullivan et al.，1991）。这种活动依赖的发育过程涉及包括大脑皮质以及脊髓的整个神经轴，并且其时间窗较为宽泛，这为治疗提供了诸多机会。

（武元　李明　译）

参考文献

Altman, J., Bayer, S., 2001. Development of the Human Spinal Cord: An Interpretation Based on Experimental Studies in Animals. OUP, New York.

Armand, J., Olivier, E., Edgley, S.A., Lemon, R.N., 1996. The structure and function of the developing corticospinal tract. In: Wing, A.M., Haggard, P., Flanagan, J.R. (Eds.), The Neurophysiology and Psychology of Hand Movements. Academic Press, San Diego, pp. 125–145.

Armand, J., Olivier, E., Edgley, S.A., Lemon, R.N., 1997. Postnatal development of corticospinal projections from motor cortex to the cervical enlargement in the macaque monkey. J. Neurosci. 17, 251–266.

Balbi, P., Trojano, L., Ragno, M., Perretti, A., Santoro, L., 2000. Patterns of motor control reorganization in a patient with mirror movements. Clin. Neurophysiol. 111, 318–325.

Barth, T.M., Stanfield, B.B., 1990. The recovery of forelimb placing behaviour in rats with neonatal unilateral cortical damage involves the remaining hemisphere. J. Neurosci. 10, 3449–3459.

Basu, A., Graziadio, S., Smith, M., Clowry, G., Cioni, G., Eyre, J., 2010. Developmental plasticity connects visual cortex to motoneurons after stroke. Ann. Neurol. 67, 132–136.

Benecke, R., Meyer, B.U., Freund, H.J., 1991. Reorganisation of descending motor pathways in patients after hemispherectomy and severe hemispheric lesions demonstrated by magnetic brain stimulation. Exp. Brain. Res. 83, 419–426.

Bortoff, G., Strick, P., 1993. Corticospinal terminations in two new world primates: further evidence that corticomotoneuronal connections provide part of the neural substrate for mannual dexterity. J. Neurosci. 13, 5105–5118.

Bouza, H., Dubowitz, L., Rutherford, M., Pennock, J., 1994. Prediction of outcome in children with congenital hemiplegia: a magnetic resonance imaging study. Neuropediatrics 25, 60–66.

Brodal, A., 1973. Self observations and neuro-anatomocal considerations after stroke. Brain 96, 675–694.

Cao, Y., Vikingstad, E.M., Huttenlocher, P.R., Towle, V.L., Levin, D.N., 1994. Functional magnetic resonance studies of the reorganisation of human sensorimotor area after unilateral brain injury in the perinatal period. Proc. Natl. Acad. Sci. 91, 9612–9616.

Carmel, J., Berrol, L., Brus-Ramer, M., Martin, J.H., 2010. Chronic electrical stimulation of the intact corticospinal system after unilateral injury restores skilled locomotor control and promotes spinal axon outgrowth. J. Neurosci.

30, 10918–10926.

Carr, L., Harrison, L., Evans, A., Stephens, J., 1993. Patterns of central motor reorganisation in hemiplegic cerebral palsy. Brain 116, 1223–1247.

Chandrasekaran, A., Shah, R., Crair, M., 2007. Developmental homeostasis of mouse retinocollicular synapses. J. Neurosci. 27, 1746–1755.

Chu, D., Huttenlocher, P., Levin, D., Towle, V., 2000. Reorganization of the hand somatosensory cortex following perinatal unilateral brain injury. Neuropediatrics 31, 63–69.

Commissiong, J.W., Sauve, Y., 1993. Neurophysiological basis of functional recovery in the neonatal spinalised rat. Exp. Brain Res. 96, 473–479.

Culham, J., Valyear, K., 2006. Human parietal cortex in action. Curr. Opin. Neurobiol. 16, 205–212.

Curfs, M.H.J.M., Gribnan, A.A.M., Dederen, P.J.W.C., 1994. Selective elimination of transient corticospinal projections in the rat cervical spinal grey matter. Brain Res. Dev. Brain Res. 78, 182–190.

Dekkers, J., Navarrete, R., 1998. Persistence of somatic and dendritic growth associated processes and induction of dendritic sprouting in motoneurons with neonatal axonal injury in rats. Neuroreport 9, 1523–1527.

Dickstein, D., Kabaso, D., Rocher, A., Luebke, J., Wearne, S., Hof, P., 2007. Changes in the structural complexity of the aged brain. Aging Cell 6, 275–284.

Eyre, J., 2004. Developmental plasticity of the corticospinal system. In: Boniface, S., Ziemann, U. (Eds.), Plasticity of the Human Brain. Cambridge University Press, Cambridge.

Eyre, J., 2007. Corticospinal tract development and its plasticity after perinatal injury. Neurosci Biobehav Rev 31, 1136–1149.

Eyre, J., Gibson, M., Koh, T., Miller, S., 1989. Corticospinal transmission excited by electromagnetic stimulation of the brain is impaired in children with spastic hemiparesis but not those with quadriparesis. J. Physiol. (Lond) 414, 9P.

Eyre, J., Miller, S., Clowry, G., Conway, E., Watts, C., 2000a. Functional corticospinal projections are established prenatally in the human foetus permitting involvement in the development of spinal motor centres. Brain 123, 51–64.

Eyre, J., Taylor, J., Villagra, F., Miller, S., 2000b. Exuberant ipsilateral corticospinal projections are present in the human newborn and withdrawn during development probably involving an activitydependent process. Dev. Med. Child Neurol. 82, 12.

Eyre, J., Taylor, J., Villagra, F., Smith, M., Miller, S., 2001. Evidence of activity-dependent withdrawal of corticospinal projections during human development. Neurology 57, 1543–1554.

Eyre, J., Smith, M., Dabydeen, L., Clowry, G., Petacchi, E., Battini, R., et al., 2007. Is hemiplegic cerebral palsy equivalent to amblyopia of the corticospinal system? Ann. Neurol. 62, 493–503.

Eyre, J.A., 2005. Developmental aspects of corticospinal projections. In: Eisen, A. (Ed.), Motor Neuron Diseases. Elsevier, Amsterdam, pp. 27–56.

Eyre, J.A., Miller, S., Ramesh, V., 1991. Constancy of central conduction delays during development in man: investigation of motor and somatosensory pathways. J. Physiol. (Lond) 434, 441–452.

Eyre, J.A., Miller, S., Clowry, G.J., 2002. The development of the corticospinal tract in humans. In: Pascual-Leone, A., Davey, G., Rothwell, J., Wasserman, E.M. (Eds.), Handbook of Transcranial Magnetic Stimulation. Arnold, London, pp. 235–249.

Forssberg, H., Eliasson, A., Kinoshita, H., Johansson, R., Westling, G., 1991. Development of human precision grip. I: basic coordination of force. Exp. Brain. Res. 85, 451–457.

Galea, M., Darian-Smith, I., 1994. Multiple corticospinal neuron populations in the macaque monkey are specified by their unique cortical origins, spinal terminations, and connections. Cerebral Cortex 4, 166–194.

Galea, M.P., Darian-Smith, I., 1995. Postnatal maturation of the direct corticospinal projections in the macaque monkey. Cerebral Cortex 5, 518–540.

Galea, M.P., Darian-Smith, I., 1997. Corticospinal projection patterns following unilateral section of the cervical spinal cord in the newborn and juvenile macaque monkey. J. Comp. Neurol. 381, 282–306.

Garvey, M., Ziemann, U., Bartko, J., Denckla, M., Barker, C., Wassermann, E., 2003. Cortical correlates of neuromotor development in healthy children. Clin. Neurophysiol. 114, 162–1670.

Gibson, C., Arnott, G., Clowry, G., 2000. Plasticity in the rat spinal cord seen in response to lesions to the motor cortex during development but not to lesions in maturity. Exp. Neurol. 166, 422–434.

Giorgio, A., Watkins, K., Chadwick, M., James, S., Winmill, L., Douaud, G., et al., 2010. Longitudinal changes in grey and white matter during adolescence. NeuroImage 49, 94–103.

Graveline, C., Mikulis, D., Crawley, A., Hwang, P., 1998. Regionalized sensorimotor plasticity after hemispherectomy fMRI evaluation. Ped. Neurol. 19, 337–342.

Häggqvist, G., 1937. Faseranalytische studien uber die pyramidenbahn. Acta Psych. Neurol. 12, 457–466.

Heffner, R., Masterton, R., 1983. The role of the corticospinal tract in the evolution of human digital dexterity. Brain Behav. Evol. 23, 165–183.

Heide, G., Witte, O., Ziemann, U., 2006. Physiology of modulation of motor cortex excitability by lowfrequency suprathreshold repetitive transcranial magnetic stimulation. Exp. Brain Res. 171, 26–34.

Hendricks, H., Zwarts, M., Plat, E., van Limbeek, J., 2002. Systematic review for the early prediction of motor and functional outcome after stroke by using motor-evoked potentials. Arch. Phys. Med. Rehabil. 83, 1303–1308.

Hendricks, H., Pasman, J., van Limbeek, J., Zwarts, M., 2003. Motor evoked potentials in predicting recovery from upper extremity paralysis after acute stroke. Cerebrovasc. Dis. 16, 265–271.

Hertz-Pannier, L., 1999. Plasticite au cours de la maturation cerebrale: bases physogiques et etude par IRM fontionelle. J. Neuroradiol. 26, IS66–IS74.

Hicks, S., D'Amato, C., 1970. Motorsensory and visual behaviour after hemispherectomy in newborn and mature rats. Exp. Neurol. 29, 416–438.

Hicks, S., D'Amato, C., 1977. Locating corticospinal neurons by retrograde axonal transport of horseradish peroxidase. Exp. Neurol. 56, 410–420.

Holloway, V., Chong, W., Connelly, A., Harkness, W., Gadian, D., 1999. Somatomotor fMRI and the presurgical evaluation of a case of focal epilepsy. Clin. Radiol. 54, 301–303.

Humphrey, T., 1960. The development of the pyramidal tracts in human fetuses, correlated with cortical differentiation. In: Tower, D.B., Schade, J.B. (Eds.), Structure and Function of the Cortex Proceedings of the Second International Meeting of Neurobiologists. Elsevier, Amsterdam, pp. 93–103.

Huttenlocher, P., 1979. Synaptic density in the human frontal cortex— developmental changes and effects of aging. Brain Res. 163, 195–205.

Huttenlocher, P., 1990. Morphometric study of human cerebral cortex development 28, 517–527.

Huttenlocher, P., Dabholkar, A., 1997. Regional differences in synaptogenesis in human cerebral cortex. J. Comp. Neurol. 387, 167–178.

Huttenlocher, P.R., Raichelson, R.M., 1989. Effects of neonatal hemispherectomy on location and number of corticospinal neurons in the rat. Brain Res. Dev. Brain Res. 47, 59–69.

Inglis, F., Zuckerman, K., Kalb, R., 2000. Experience-dependent development of spinal motor neurons. Neuron 299–305. 2000.

Jansen, E.M., Low, W.C., 1996. Quantitative analysis of contralateral hemisphere hypertrophy and sensorimotor performance in adult rats following unilateral neonatal ischemic-hypoxic brain injury. Brain Res. 708, 93–99.

Joosten, E., Schuitman, R., Vermelis, M., Dederen, P., 1992. Postnatal development of the ipsilateral corticospinal component in rat spinal cord: a light and electron microscopic anterograde HRP study. J. Comp. Neurol. 326, 133–146.

Kalb, R., 1994. Regulation of motoneuron dendrite growth by NMDA receptor activation. Development 120, 3063–3071.

Kalb, R., Hockfield, S., 1992. Activitydependent development of spinal motor neurons. Brain Res. Brain Res. Rev. 17, 283–289.

Kartje-Tillotson, G., Neafsey, E.J., Castro, A.J., 1985. Electrophysiological analysis of motor cortical plasticity after cortical lesions in newborn rats. Brain Res. 332, 103–111.

Kartje-Tillotson, G., O'Donoghue, D.L., Dauzvardis, M.F., Castro, A.J., 1987. Pyramidotomy abolishes the abnormal movements evoked by intracortical microstimulation in adult rats that sustained neonatal cortical lesions. Brain Res. 415, 172–177.

Kennard, M., 1936. Age and other factors in motor recovery for precentral lesions in monkeys. Am. J. Physiol. 115, 138–146.

Kuypers, H.G.J.M., 1962. Corticospinal connections: postnatal development in the rhesus monkey. Science 138, 678–680.

Kuypers, H., 1981. Anatomy of the descending pathways. In: Brookhart, J., Mountcastle, V. (Eds.), Handbook of Physiology—The Nervous System II. American Physiological Society, Bethesda, MD.

LaMantia, A.S., Rakic, P., 1990. Axonal overproduction and elimination in the corpus callosum of the developing rhesus monkey. J. Neurosci. 10, 2156–2175.

LaMantia, A.S., Rakic, P., 1994. Axon overproduction and elimination in the anterior commissure of the developing rhesus monkey. J. Comp. Neurol. 340, 328–336.

Lacroix, S., Havton, L., McKay, H., Yang, H., Brant, A., Roberts, J., et al., 2004. Bilateral corticospinal projections arise from each motor cortex in the macaque monkey: a quantitative study. J. Comp. Neurol. 473, 147–161.

Lawrence, D., Hopkins, D., 1976. The development of motor control in the rhesus monkey: evidence concerning the role of corticomotoneuronal connections. Brain 99, 235–254.

Leonard, C.T., Hirschfield, H., Moritani, T., 1991. Myotactic reflex development in normal children and children with cerebral palsy. Exp. Neurol. 111, 379–382.

Leong, S.K., 1976. A qualitative electron microscopic investigation of the anomalous corticofugal projections following neonatal lesions in the albino rat. Brain Res. 107, 1–8.

Levinsson, A., Luo, X.-L., Holmberg, H., Schouenborg, J., 1999. Developmental tuning in a spinal nociceptive system: effects of neonatal spinalisation. J. Neurosci. 19, 10397–10403.

Lewine, J.D., Astur, R.S., Davis, L.E., Knight, J.E., Maclin,
E.L., Orrison, W.W., 1994. Cortical organization in adulthood is modified by neonatal infarct: a case study. Radiology 190, 93–96.

Li, C., Olavarria, J., Greger, B., 1995. Occipital cortico-pyramidal projection in hypothyroid rats. Brain Res. Dev. Brain Res. 89, 227–234.

Li, Q., Martin, J., 2001. Postnatal development of corticospinal axon terminal morphology in the cat. J. Comp. Neurol. 435, 127–141.

Li, Q., Martin, J., 2002. Postnatal development of connectional specificity of corticospinal terminals in the cat. J. Comp. Neurol. 447, 57–71.

Liu, C., Chambers, W., 1964. An experimental study of the corticospinal system in the monkey. The spinal pathways and preterminal distribution of degenerating fibres following discrete lesions of the pre- and postcentral gyri and bulbar pyramid. J. Comp. Neurol. 123, 257–284.

Maegaki, Y., Yamamoto, T., Takeshita, K., 1995. Plasticity of central motor and sensory pathways in a case of unilateral extensive cortical dysplasia. Investigation of magnetic resonance imaging, transcranial magnetic stimulation and short latency somatosensory evoked potentials. Neurology 45, 2255–2261.

Mall, V., Berweck, S., Fietzek, U., Glocker, F., Oberhuber, U., Walther, M., et al., 2004. Low level of intracortical inhibition in children shown by transcranial magnetic stimulation. Neuropediatrics 35, 120–125.

Martin, J., 2005. The corticospinal system: from development to motor control. Neuroscientist 11, 161–173.

Martin, J., 2012. Systems neurobiology of restorative neurology and future directions for repair of the damaged motor systems. Clin. Neurol. Neurosurg. 114, 515–523.

Martin, J.H., Lee, S.J., 1999. Activity-dependent competition between developing corticospinal terminations. Neuroreport 10, 2277–2282.

Martin, J.H., Kably, B., Hacking, A., 1999. Activity-dependent development of cortical axon terminations in the spinal cord and brain stem. Exp. Brain. Res. 125, 184–199.

Martins, I., Lauterbach, M., Luís, H., Amaral, H., Rosenbaum, G., Slade, P., et al., 2012. Neurological subtle signs and cognitive development: a study in late childhood and adolescence. Child Neuropsychol. (Jun 14 [Epub ahead of print]).

McClung, J.R., Castro, A.J., 1975. An ultrastructional study of ipsilateral corticospinal projections after frontal cortical lesions in newborn rats. Anat. Rec. 181, 417–418.

McCouch, G.P., Austin, G.M., Liu, C.Y., 1968. Sprouting as a cause of spasticity. J. Neurophysiol. 21, 205–216.

McDonough, S., Clowry, G., Miller, S., Eyre, J., 2001. Reciprocal and Renshaw (recurrent) inhibition are functional in man at birth. Brain Res. 899, 66–81.

Muetzel, R., Collins, P., Mueller, B., Schissel, A., Lim, K., Luciana, M., 2008. The development of corpus callosum microstructure and associations with bimanual task performance in healthy adolescents. NeuroImage 39, 1918–1925.

Muller, K., Homberg, V., 1992. Development of speed repetitive movements in children is determined by structural changes in corticospinal afferents. Neurosci. Lett. 144, 57–60.

Muller, R.A., Rothermel, R.D., Behen, M.E., Muzik, O., Chakraborty, P.K., Chugani, H.T., 1997. Plasticity of motor organization in children and adults. Neuroreport 8, 3103–3108.

Muller, R.A., Watson, C.E., Muzik, O., Chakraborty, P.K., Chugani, H.T., 1998. Motor organization after early middle cerebral artery stroke: a PET study. Pediatr Neurol 19, 294–298.

Myklebust, B., Gottlieb, G., Penn, R., Agarwal, G., 1982. Reciprocal excitation of antagonist muscles as a differentiating feature in spasticity. Ann. Neurol. 12, 367–374.

Nathan, P., Smith, M., Deacon, P.V., 1990. The corticospinal tracts in man. Course and location of fibres at different segmental levels. Brain 113, 303–324.

Nelson, K., Ellenberg, J., 1979. Neonatal signs as predictors of cerebral palsy. Pediatrics 64, 225–232.

Netz, J., Lammers, T., Hömberg, V., 1997. Reorganization of motor output in the non-affected hemisphere after stroke. Brain 120, 1579–1586.

Nirkko, A.C., Rosler, K.M., Ozdoba, C., Heid, O., Schroth, G., Hess, C.W., 1997. Human cortical plasticity. Functional recovery with mirror movements. Neurology 48, 1090–1093.

O'Donoghue, D., Poff, C., Block, J., 1993. Chronic neonatal N-methyl- D-aspartate receptor antagonism with MK-801 increases the number of corticospinal cells retained into adulthood in the rat. Neurosci. Lett. 158, 143–146.

O'Hanlon, G., Lowrie, M., 1995. Nerve injury in rats causes abnormalities in motoneuron dendritic fields that differ from those that follow neonatal nerve injury. Exp. Brain Res. 103, 243–250.

O'Hanlon, G.M., Lowrie, M.B., 1993. Neonatal nerve injury causes long-term changes in growth and distribution of motoneuron dendrites in the rat. Neuroscience 56, 453–464.

O'Leary, D., Koester, S., 1993. Development of projection neuron types, axon pathways, and patterned connections of the mammalian cortex. Neuron 10, 991–1006.

O'Leary, D., Stanfield, B., 1985. Occipital cortical neurons with transient pyramidal tract axons extend and maintain collaterals to subcortical but not intracortical targets. Brain

Res. 336, 326–333.

O'Leary, D., Schlaggar, B., Stanfield, B., 1992. The specification of sensory cortex: lessons from cortical transplantation. Exp. Neurol. 115, 121–126.

O'Rahily, R., Müller, F., 1994. The Human Embryonic Brain: an Atlas of Developmental Stages. Wiley-Liss, New York.

O'Sullivan, M., 1991. The development of the phasic stretch reflex in man and its pathophysiology in central motor disorders. PhD thesis, Newcastle University.

O'Sullivan, M., Eyre, J., Miller, S., 1991. Radiation of the phasic stretch reflex in biceps brachii to muscles of the arm in man and its restriction during development. J. Physiol. (Lond) 439, 529–543.

O'Sullivan, M.C., Miller, S., Ramesh, V., Conway, E., Gilfillan, K., McDonough, S., et al., 1998. Abnormal development of biceps brachii phasic stretch reflex and persistence of short latency heteronymous excitatory responses to triceps brachii in spastic cerebral palsy. Brain 121, 2381–2395.

Olivier, E., Edgley, S., Armand, J., Lemon, R., 1997. An electrophysiological study of the postnatal development of the corticospinal system in the macaque monkey. J. Neurosci. 17, 267–276.

Osler, W., 1889. The cerebral palsies of children A clinical study from the Infirmary for Nervous Diseases. Blakiston, Philadelphia.

Oudega, M., Varon, S., Hagg, T., 1994. Distribution of corticospinal motor neurons in the postnatal rat: quantitative evidence for massive collateral elimination and modest cell death. J. Comp. Neurol. 347, 115–126.

Pallas, S.L., 2001. Intrinsic and extrinsic factors that shape neocortical specification. Trends Neurosci 24 (7), 417–423.

Passingham, R.E., Perry, R.E., Wilkinson, F., 1983. The long term effects of removal of sensorimotor cortex in infant and adult rhesus monkeys. Brain 106, 675–705.

Phillips, C., Porter, R., 1977. Corticospinal Neurones: their Role in Movement. Academic Press, New York.

Porter, R., Lemon, R., 1993. Corticospinal Function and Voluntary Movement. Oxford University Press, Oxford.

Prechtl, H., Einspieler, C., Cioni, G., Bos, A., Ferrari, F., Sontheimer, D., 1997. An early marker for neurological deficits after perinatal brain lesions. Lancet 349, 1361–1363.

Quartarone, A., Bagnato, S., Rizzo, V., Morgante, F., Sant'angelo, A., Battaglia, F., et al., 2005. Distinct changes in cortical and spinal excitability following high-frequency repetitive TMS to the human motor cortex. Exp. Brain Res. 161, 114–124.

Reinoso, B.S., Castro, A.J., 1989. A study of corticospinal remodelling using retrograde fluorescent tracers in rats. Exp. Brain Res. 74, 387–394.

Rouiller, E.M., Liang, P., Moret, V., Wiesendanger, M., 1991.

Trajectory of redirected corticospinal axons after unilateral lesion of the sensorimotor cortex in neonatal rat; a phaseolus vulgaris-leucoagglutinin (PHA-L) tracing study. Exp. Neurol. 114, 53–65.

Sadato, N., 2006. Cross-modal plasticity in the blind revealed by functional neuroimaging. Suppl. Clin. Neurophysiol. 59, 75–79.

Salimi, I., Martin, J., 2004. Rescuing transient corticospinal terminations and promoting growth with corticospinal stimulation in kittens. J. Neurosci. 24, 4952–4961.

Scales, D.A., Collins, G.H., 1972. Cerebral degeneration with hypertrophy of the contralateral pyramid. Arch. Neurol. 26, 186–190.

Seebach, B.S., Ziskind-Conhaim, L., 1994. Formation of transient inappropriate sensorimotor synapses in developing rat spinal cords. J. Neurol. 17, 4520–4528.

Sharkey, M., Lund, R., Dom, R., 1986. Maintenance of transient occipitospinal axons in the rat. Brain Res. 395, 257–261.

Stanfield, B.B., O'Leary, D.D., 1985. The transient corticospinal projection from the occipital cortex during postnatal development of the rat. J. Comp. Neurol. 238, 236–248.

Stanfield, B.B., O'Leary, D.D.M., Fricks, C., 1982. Selective collateral elimination in early postnatal development restricts cortical distribution of rat pyramidal tract neurones. Nature 298, 371–373.

Staudt, M., Gerloff, C., Grodd, W., Holthausen, H., Niemann, G., Krägeloh-Mann, I., 2004. Reorganization in congenital hemiparesis acquired at different gestational ages. Ann. Neurol. 56, 854–863.

Szelenyi, A., Bueno de Camargo, A., Deletis, V., 2003. Neurophysiological evaluation of the corticospinal tract by D-wave recordings in young children. Child's Nerv. System 19, 30–34.

Thickbroom, G., Byrnes, M., Archer, S., Nagarajan, L., Mastaglia, F., 2001. Differences in sensory and motor cortical organization following brain injury early in life. Ann. Neurol. 49, 320–327.

Uematsu, J., Ono, K., Yamano, T., Shimada, M., 1996. Development of corticospinal tract fibres and their plasticity. II. Neonatal unilateral cortical damage and subsequent development of the corticospinal tract in mice. Brain Dev. 18, 173–178.

Verhaart, J., 1947. On thick and thin fibres in the pyramidal tracts. Acta Psychiat. Neurol. 22, 271–281.

Verhaart, J., 1950. Hypertrophy of the pes pedunculi and pyramid as a result of degeneration of the contralateral corticofugal fibre tracts. J. Comp. Neurol. 92, 1–15.

Walther, M., Berweck, S., Schessl, J., Linder-Lucht, M., Fietzek, U., Glocker, F., et al., 2009. Maturation of inhibitory and excitatory motor cortex pathways in children. Brain Dev. 31, 562–567.

Wiesel, T., Hubel, D., 1965. Comparison of the effects of unilateral and bilateral eye closure on cortical unit responses in kittens. J. Neurophysiol. 28, 1029–1040.

Wieser, H., Henke, K., Zumsteg, D., Taub, E., Yonekawa, Y., Buck, A., 1999. Activation of the left motor cortex during left leg movements after right central resection. J. Neurol. Neurosurg. Psychiatry 67, 487–491.

Wolpaw, J., Tennissen, A., 2001. Activity-dependent spinal cord plasticity in health and disease. Annu. Rev. Neurosci. 24, 807–843.

Wu, C., Hunter, D., 2006. Amblyopia: diagnostic and therapeutic options. Am. J. Ophthalmol. 141, 175–184.

重新认识大脑：早期经验与大脑发育的新观点

Mary P. Galea

本章内容

    脑是一个自我组织系统，它可以适应生前和生后特定的环境（Braun and Bock，2011）。自我组织指的是在一个开放的非平衡系统中，某种模式的自发形成以及演变过程。Edelman在神经元组群选择理论中即强调了这个进程（Edelman，1989）。成群的神经细胞通过后天因素和经验被"选择"或者动态组织到不同的群组或网络。发育的选择在出生前已大量发生。细胞分裂、分化、程序化的细胞凋亡和神经元的迁移机制等过程由后天因素调控。遗传基因为神经发育提供了一套总体蓝图，发育过程不是由基因精确预设的，每一个大脑中产生出的神经元和神经元群组的模式也并非是统一的。结果是产生出由不同的神经元群组间多样化连接模式的原始库。由细胞和基质黏附分子所调控的化学反应与选择性机制导致了结构多样性的形成。第二个进程发生在生后，被称为经验性选择，通过行为经验造成突触连接的强度改变，而形成了多样性的继发库。最后，信号的反复输入，神经网络图得以动态地发展。一系列独立地从外界接受信号的神经元群，它们彼此联系，最终创造出相互间紧密联系的、完整的感知构造。

早期发育

在最初前体细胞增殖和神经元分化后，神经元细胞从其原始位置迁移到它们的最终位置，其细胞体积增大、神经突生长。突触在这一时期开始形成（Shepherd，1994）。神经元在形态和功能上的最终成熟可能会花费数十年（de Graaf-Peters and Hadders-Algra，2006）。中枢神经系统中很多区域神经连接的发育具有相同的特点，即先生产过量的神经元、轴突和突触，而后再通过选择性清除或修减来去掉不必要的成分（Purves and Lichtman，1985）。第一波神经元程序化细胞凋亡发生在胎儿早期，在此阶段，最初形成的神经元中有 50% 会死亡（Oppenheim，1981）。这个过程通过调控细胞数量来与目标结构容量相适应，并修正一些定位错误。第二波细胞凋亡出现在有丝分裂期后的神经元，在神经系统定型方面起到关键的作用。通过竞争成功获得生长因子的细胞得以存活（Lossi and Merighi，2003）。

持续的营养供给是维持神经系统功能的关键。营养支持来自于目标细胞（指其他神经元或肌细胞）以及周围的神经胶质细胞。然而，也有证据表明血液中的激素样生长因子也同样重要，包括胰岛素样生长因子 I（IGF-I）、纤维母细胞生长因子 2（FGF-2）及神经营养因子（Torres-Aleman，2000）。这些因子效应的影响将在下一节讨论。

曾经有一个普遍认同的观点，神经元的连接在早期发育阶段是更为广泛的，而最终形成的成人的连接结构是通过关键时期的活动依赖过程对不相关的连接进行修减来实现的（Katz and Shatz，1996）。这个观点的提出很大程度上依据一项关于视皮层的眼球优势柱在生后发育的研究结果（LeVay et al.，1978）。相反，在早期发育中，轴突刚接触到靶结构时，其连接相当精确。这种选择性突触的形成是通过特定的分子信号控制的。例如，通过 ephrin-A5 介导的丘脑皮质之间的投射（Vanderhaeghen and Polleux，2004），通过 Fezf2 介导的皮质脊髓束的薄层起源的控制（Han et al.，2011）以及 Lmo4 在感觉神经元类型分化中所呈现的作用（Chen et al.，2005），其可以在没有活动的情况下通过 Ia 神经传入进而影响到同名脊髓运动神经元的神经支配（Frank and Jackson，1986）。

曾有很长一段时间认为，在生后关键时期的活动依赖机制是运动和感觉系统发育的重要因素。一个经典的例子就是视皮层的眼优势系统的发育。视觉系统是一个经常用来研究感觉系统的模型。初级视皮层（V1）中薄层Ⅳ的神经元被分别分配到交替支配左眼或右眼的优势柱中（Hubel et al.，1977）。出生时，V1 中来自双眼经外侧膝状体核的传入纤维有相当数量的重合，因此，薄层Ⅳ中很多神经元均受双眼的输入信息的控制（Hubel et al.，1977）。而将传入纤维分配到不同的柱体的过程则是在突触的重新排列过程中逐渐发生，并且依赖于视觉经历。在生后前 3 个月（关键期）遮住一眼，导致遮蔽眼对 V1 中神经元的驱动发生改变，结果代表遮蔽眼的柱体的体积变小，而代表非遮蔽眼的柱体体积则增大。

新的研究方法对眼优势柱的发育进行了较明确的阐释。目前认为，眼优势柱的发育包括两个不同的阶段：形成阶段及活动依赖的重塑阶段（Crowley and Katz，2002）。其最初的形成时间要远早于关键时期。在对恒河猴的研究显示，传入双眼信息的投射纤维在孕后期分开，在出生前3周，尚无视觉经历时，在视皮层也已部分分开（Horton and Hocking，1996）。眼优势柱的发育是相对快速和精确的，其在皮质受到视觉刺激前即已发生，也就是之前所描述的"关键时期"出现之前（Crowley and Katz，2000）。为此，Edelman主要着眼于研究复杂而精细的神经连接。眼优势柱的发育不是孤立的，而是和视皮层的其他组成部分相互联系的，比如和外侧膝状体连接的视网膜皮质映射图，即和眼优势柱的发育之间存在联系（Le Vay et al.，1985）。分子引导的机制，很可能在脑内结构连接的形成方面起到重要的作用，并且影响到了眼优势柱的发育过程。这并没有否定视觉经验的作用，而是强调了相当程度的特征在生前即已通过内源性的自发活动产生（Katz and Shatz，1996）。

躯体感觉系统的发育经历了一个类似的过程。经常用来研究的动物模型是啮齿类动物的Barrel皮质的发育过程。Barrel区域是啮齿类动物新皮质中最大的或许也是在行为上最重要的区域。排列在口鼻附近的大胡须通过三叉神经将触觉信息传入丘脑的腹侧基底核。来自丘脑的传入信息再投射到躯体感觉皮质的第IV层，也就是Barrel区域（Inan and Crair，2007）。一些特殊的分子，包括ephrin-A5和EphA4，调控对丘脑皮质投射轴索指向皮质中合适位置的引导（Dufour et al.，2003）。神经元活动在这些投射网络的形成与优化中是必需的（Jensen and Killackey，1987）。

丘脑皮质投射

丘脑是所有感觉信息传入大脑皮质的通道，同时也中转其他相关的或者经过加工后的信息，如来自脊髓、小脑、基底节，包括黑质的信息。丘脑为大脑皮质提供反映身体空间和身体以外空间的关键信息，例如所有复杂行为相关的信息。既往一个较为广泛接受的关于丘脑皮质投射至感觉运动皮质的组成的模型是：每一个丘脑神经核有各自特定的丘脑下传入，随后再将信息输入至皮质的特定区域。这种模型意味着丘脑主要是起着一种被动中继的功能。然而，每一个局部皮质区域也存在来自两个或更多的丘脑核团的传入，并有相当程度的区域重叠。每一个丘脑核团均有自己特定的细胞结构和丘脑下传入，将信息投射向感觉运动皮质中一个较为广泛的区域，而这些区域与临近丘脑核团的投射有重叠（Darian-Smith et al.，1996）。

有证据表明，这种皮质区域内部及之间的早期神经网络的形成是出生前由引导因子ephrin-A5和EphA受体之间的相互作用的结果。对丘脑皮质轴突EphA受体（包括EphA4）的梯度水平表达而言，ephrin-A5在皮质中充当着梯度排斥因子的角色，这样就形成了躯体感觉分布图（Dufour et al.，2003；Vanderhaeghen and Polleux，2004）。

板下神经元在丘脑皮质投射的发育中起到了重要的作用。板下神经元是大脑皮质发育过程中一个短暂出现的神经层。它位于皮质板之下，由一系列异质的神经元组成。板下神经元拥有大量的树突形成以及广泛的轴突投射，它们还拥有相当多来自丘脑、板下以及皮质板中谷氨酰胺能和GABA能的突触传入。它们通过接受外来和内在的信号，并将其传递至整个发育中的皮质板，使得神经活动得以同步化（Kanold and Luhmann，2010）。它们在调控皮质抑制的成熟过程中起到关键的作用，并在形成各个皮质结构，尤其是在感觉区域中的特征性功能柱的过程中功不可没，（Kanold and Luhmann，2010）。板下神经元对围生期缺氧较为敏感，而它们的功能缺失则会影响到丘脑皮质以及其他投射的成熟过程（McQuillen and Ferriero，2005）。举例来说，如果损伤了视皮层相应的板下神经元，那么丘脑皮质之间突触的成熟、第 4 层抑制神经元的成熟、定向选择效应的发育过程以及视觉优势柱的形成均会受到影响。如果在关键时期将板下神经元移除的话，将会影响到视觉优势的可塑性。如果损伤到其他部位的板下神经元，推测也可能会产生类似的效应，但目前这方面的研究尚不全面。这些损伤的后果在近日已通过现代的影像学方法得到进一步验证。比如，弥散张量成像技术监测到患有脑室周围旁白质软化病伴有四肢痉挛的儿童，其丘脑后皮质束减少，但皮质脊髓束却是正常的（Hoon et al.，2002）。

皮质脊髓投射

皮质脊髓投射是感觉运动皮质和脊髓之间的唯一直接联系通道。它是由平行的、和脊髓各个层面相对应的、控制躯体特定区域的神经投射组成。它是特异的，尽管相互之间有一些重叠。皮质脊髓束除了来自运动皮质稠密的神经纤维以外，还起源于前运动皮质、中央区后皮质，尤其是顶叶后方、第 2 躯体感觉区以及岛叶的尾部。在内侧面，有大量来自辅助运动区和扣带回的纤维投射向脊髓（Dum and Strick，1991；Galea and Darian-Smith，1994）。这样，皮质脊髓神经元就将复杂的来自大脑皮质不同位置的信息协调有序地传递至脊髓的各个节段。

在发育的过程中，第一批下行至脊髓的先驱轴突将神经支配腰部脊髓节段，而后续到达脊髓的皮质纤维则支配上位的脊髓节段（Stanfield，1992）。和其他主要神经结构相同，皮质脊髓束的早期发育是受转录因子调控的，它在皮质脊髓神经元的特征化方面起到重要的作用（Chen et al.，2005），例如 EphA4 在引导皮质脊髓束到达脊髓的靶向结构中起重要作用（Coonan et al.，2001；Dottori et al.，1998）。其他分子，如神经细胞黏附分子 L1，其缺乏可以导致延髓交叉形成的缺陷（Cohen et al.，1998）；而神经生长因子 1，可以引导皮质脊髓轴索从皮质指向内囊（Richards et al.，1997）。

对包括啮齿类（Stanfield and O'Leary，1985）、猫科（Martin，2005）以及猴子（Armand et al.，1997；Galea and Darian-Smith，1995）在内的研究均证实，尽管脊髓的皮质脊髓束在出生前开始发育，绝大多数的皮质脊髓束在出生后才真正成熟。在对猴子的研究中显示，运动神经元之间功能的连接对于手指运动是至关重要的，直至出生后数月，操作技能出现后方可出现（Olivier et al.，1997）。可以肯定的是，极少数的皮质脊髓束在出生时即已延伸至脊髓的背侧或腹侧角，到了出生后第 8 周时其终末端的树枝样结构才和成熟动物的相类似（Galea and Darian-Smith，1995；Kuypers，1962）。同时，投射至脊髓的神经元的数量下降至 1/3（Galea and Darian-Smith，1994，1995），并且有相当数量投射至感觉运动皮质的丘脑皮质束退化（Darian-Smith et al.，1990a，1990b）。皮质脊髓神经元群和丘脑的皮质下投射在出生后退化具有时空一致性，这进一步提示这二者之间可能通过板下神经元相互联系。

猫科和啮齿类动物出生后早期，它们的单侧的皮质脊髓系统损伤，可导致皮质脊髓束组织的异常，而未损伤的一侧则维持了过量的投射（Castro，1985；Hicks and D'Amato，1970；Leonard and Goldberger，1987b；Leong and Lund，1973）。Martin 及其团队做了一系列的实验，来研究神经活动在小猫皮质脊髓束形成方面所起的作用。在出生后 3～7 周时通过对小猫持续注射 $GABA_A$ 激动剂毒蝇蕈醇，来阻断运动皮质的神经活性，发现从静息的皮质区域到对侧脊髓的皮质脊髓束的终末端出现了轴突稀疏的现象，而来源于较活跃皮质者仍保持一种不成熟的双侧分布的模式（Martin et al.，2009）。小猫被注射的脑区的对侧肢体

在做伸手够物和抓握动作时出现了明显错误，即使在日后反复训练和练习后仍然持续存在
（ Martin et al., 2000 ）。这种注射也被发现可以影响到肢体的移动以及姿势反射（ Leonard and
Goldberger, 1987a ）。

在后续的试验中，小猫前臂肌肉注射 A 型肉毒毒素 (A 型肉毒杆菌毒素，botulinum toxin
A，BoNT-A) 后致肢体失用。随着运动皮质的失活，肢体的失用阻止了皮质脊髓束末端的成
熟，并因此导致对侧投射的异常（ Martin 等，2004 ）。而且，即便 BoNT-A 耗竭后，小猫的
抓握的动作仍不能恢复。这样一来，通过早期的运动对皮质脊髓系统结构和功能进行塑形，
出生后早期活动依赖的皮质脊髓神经末端就能够得到完善。

靶结构的发育和经验

活动不仅在神经的发育过程中起重要的作用，在靶结构的发育过程中也同样重要。神经
元活动不仅可以影响神经肌肉接头的成熟，还可以影响脊髓内运动神经元的发育以及运动神
经轴索的生长模式。

神经肌肉接头

在正常的发育过程中，肌纤维通常是受多个运动神经轴突所支配。随着突触后结构的发
育，多神经支配在出生后转化成为单神经支配，这一过程具有活动依赖性的（ Buffelli et al.,
2003 ；Purves and Lichtman, 1985 ）。

神经肌肉连接的形成、肌肉间神经分支的形成以及神经元的存活均需要来自神经和肌肉
的信号来共同调控突触的形成。随着肌纤维的形成，乙酰胆碱受体聚集在肌纤维的中央，不
依赖于神经信号预置的模式。运动神经分支释放乙酰胆碱，导致乙酰胆碱受体诱发的突触后
电位形成，这对发育中的突触连接的局限化和稳定性起到调控作用。这种"活化"的连接可
能可以防止乙酰胆碱受体在非接触区域聚集和多余突触连接的形成。另外一种神经因子，聚
集蛋白，对突触部位的乙酰胆碱受体的聚集起到稳定的作用（ Witzemann, 2006 ）。

活动对于神经肌肉接头功能的保持是重要（ Burns et al., 2007 ）。废用（如脊髓损伤时）
（ Burns et al., 2007 ）或者衰老（ Valdez et al., 2010 ），均可导致突触结构的变化，包括突触
分离。7 ~ 15 岁的脑瘫儿童曾被报道其乙酰胆碱受体异常分布于神经肌肉接头外的区域，这
提示其突触发育的缺陷（ Theroux et al., 2002 ）。他们也呈现出异常的结构变化，包括突触组
成成分的不对位，这在病情较严重的患者身上更为显著（ Theroux et al., 2005 ）。

运动神经元的发育

很多运动神经元特征是受发育调控的，但出生后早期的模式化的神经活动可以调控神经
肌肉接头部位轴索末梢的形态以及突触的效力。在出生后早期，运动神经元经历着解剖学、
生理学和分子水平上巨大的变化。Cat-301 细胞表面蛋白多糖就是首先在这个时期的啮齿类
动物的运动神经元上被发现的。运动神经元 Cat-301 免疫活性的表达依赖于较大直径初级传
入纤维信号（如肌梭传入的信号）、脊髓以上来源的信号（ Kalb and Hockfield, 1994 ），以及
生后早期神经肌肉单元的正常的活动模式（ Kalb and Hockfield, 1994 ）。分化还需要同一时
期 NMDA 受体的活化（ Kalb and Hockfield, 1992 ）。正常运动神经元的分化需要正常模式

下的神经活动。将幼鼠的尾巴进行悬吊，这使得其后肢没有了负重，但并没有限制其在笼子内的活动，幼鼠的运动能力受到了明显的损伤，并且一直持续到其成年后（Walton et al.，1992）。被证实，3 周的尾巴悬吊阻止了比目鱼肌运动神经元细胞体积的增大以及琥珀酸脱氢酶活性的增长（线粒体活性的标志物）（Nakano and Katsuta，2000）。出生后早期限制后肢运动对运动神经元大小以及坐骨神经的发育也有类似的效应（Stigger et al.，2011）。这个时期后进行跑台训练可以逆转这种改变。

肌肉

　　肌肉纤维的数量在出生时或出生后不久达到最大值，并在之后的发育过程中保持不变（Goldspink，1972）。肌肉体积或重量的改变主要和肌纤维的大小相关。原始的胎儿肌纤维是相对较大的，而后其在成人中已完全分化，则变成了 I 型或者慢氧化肌纤维。在后期，另一些体积较小的、但数目较多的肌纤维开始发育。它们成长为 II 型肌纤维或者快氧化糖酵解纤维（Alnaqeeb and Goldspink，1987）。尽管特化的肌纤维类型在早期没有神经支配时即已分化，但随后不同肌球蛋白重链异构体的表达则是受环境因素影响，比如肌纤维经历的牵伸的程度（Vandenburgh et al.，1990）以及承重，如维持一些姿势等（Lowrie et al.，1989）。

　　已知肌纤维的体积是受营养状况的影响。绵羊子宫内生长受限模型被用来阐释胎儿骨骼肌肉生长的抑制过程，这可能是和营养不良相关（Thorn et al.，2009）。早产儿可合并肌肉生长障碍（Hay and Thureen，2010；Yau and Chang，1993），这可能因皮质脊髓束信息输入过少而致皮层驱动缺乏而加重，使得日后维持姿势和移动身体所必需的肌肉持续收缩的能力受到影响。

　　对于 4~15 岁的脑瘫患儿研究发现，其肌肉的形态及结构发生了持续性的改变，特别是肌肉容积减少、肌纤维横截面积减小以及肌腹长度的变短（Barrett and Lichtwark，2010）。其 I 型肌纤维占主导地位（Rose et al.，1994；Sarnat，1986），且不能将肌肉活动到最大限度（Elder et al.，2003；Rose and McGill，2005）。而其产生快速肌力的功能也受到了损伤（Moreau et al.，2012）。肌力下降、痉挛状态以及挛缩的交互作用就导致了步态的异常（Rodda et al.，2004）。

围生期损伤

　　Margaret Kennard 的先驱研究（Kennard，1942）检验了新出生和成熟恒河猴在移除 Brodmann 4 区和 6 区（不包括面部区域）后的效应。Kennard 指出在运动修复方面，婴儿和成熟的恒河猴表现出极大的不同，在婴儿中未受损的皮质区域表现出了更强的树突重组能力。这种婴儿和成年人在损伤后的不同修复方式被称为"Kennard 效应"或"婴儿损伤灶效应"。但随后的研究并不支持上述发现（Passingham et al.，1978，1983；Sloper et al.，1983）。实际上，另有一些模型表明，损伤对婴儿的损害要大于成年人（Bregman and Goldberger，1983；Isaacson，1975）。

　　发育中的大脑正在经历着一系列的发育和变化，损伤会产生一连串的损伤后改变，这和成年后的损伤是不同的（Kolb and Teskey，2012）。这些发育事件涉及神经形成、神经元迁移、神经元成熟、突触发生、细胞凋亡和髓鞘形成等方面。因此，损伤后会具体出现哪些改变则取决于损伤发生时所处的发育阶段。

如果损伤出现在神经形成的高峰时期，大脑则会通过增加神经形成来代替失活的神经元。例如，在小鼠大脑神经形成的起始阶段（胚胎期第 12 天）通过照射来损坏所有大脑神经元，但是随后却产生了新的神经元（D'Amato，1982）。而在小鼠出生后一周内出现的大脑皮质损伤则会导致广泛的细胞死亡和树突分枝的消失，进而产生严重的运动、认知以及其他行为的障碍（Kolb and Gibb，2007）。然而，发生在生后第 2 周的损伤则会导致星形胶质细胞和干细胞的增殖的增加，以及广泛的皮质锥体神经元树突分枝的肥大。这与功能结局的改善相关（Kolb and Gibb，2007）。导致出现不同结局的基本原理是在出生后 1 周时神经元正在迁移或刚刚开始成熟，而生后 2 周时神经元树突开始分枝，突触已经形成。

经验与脑发育

脑的发育受胎儿期经历的影响，可能是正面的，也有可能是负面的。例如，树突长度缩短和树突棘密度下降与胎儿期接触抗精神病药物相关（Frost et al.，2009）。胎儿期应激可引起基因表达和突触形成改变（Mychasiuk et al.，2011）。患坏死性小肠结肠炎婴儿血清中促炎性细胞因子水平的增加与体格生长和神经系统发育滞后相关（Lodha et al.，2010）。相反，在产前为小鼠提供复杂的居室条件将会导致幼鼠树突细胞长度的缩短和树突棘密度的增加（Kolb and Teskey，2012）。

而生后时期是最值得干预的阶段。如同之前章节所描述的那样，传统的观念认为存在着关键或者敏感时期，在这期间，特殊的经历可以影响其发育进程。最常见的例子是出生后视觉发育的时间窗，如前文所述。Greenough 提议将"关键期"这个词语替换为"经验 - 期望进程"。如此一来，发育中的感觉和运动系统或许期待并依赖于环境所提供的特殊经历，以帮助它们塑造相互之间的联系。经历 - 期望进程的优点在于发育中的系统可以通过利用幼崽动物获得的经验来发展更好的行为能力（Greenough et al.，1987）。通过选择性突触保留或消除（通常涉及神经活动），改进的神经连接模式得以形成。由于脑是一个动态的系统，异常的经验会导致异常的组织模式。在感觉运动发育的早期，经验的至关重要的作用是其年龄依赖的程度以及不可逆性的可能。从出生到学龄前阶段，缺乏适当的刺激很可能会有严重而持续的效应。经历 - 依赖进程也是成人脑可塑性的基础。这些对每一个个体来说都是独特的，并且人与人之间存在着时机和特性的不同。

干预

早产婴儿环境干预的模型

早产儿与很多医学并发症相关，进而影响发育。他们出生后通常要离开母亲，在新生儿重症监护室（neonatal intensive care unit, NICU）内看护。通过密切接触形成母婴间纽带关系的重要性在 Bowlby 的一系列经典研究中被强调。与母亲的接触可以调节婴儿的活动水平、吸吮行为、氧气消耗、睡眠 - 觉醒周期，以及激素、心血管、免疫和神经内分泌等系统的反应（Hofer，1994）。与母亲的分离显然会影响到这些过程。而且，NICU 的物理环境，包括强光曝露、嘈杂的声音以及频繁的有创操作等，均可能对其未成熟的大脑产生有害的作用，并且影响到其后期的发育（Anand，1998；Anand and Scalzo，2000）。和其他感觉通路的发育一样，痛觉通路的发育在出生时尚未完成，其依赖于外界的因素，包括神经营养因子及神经活动等（Baccei and Fitzgerald，2006）。因此，频繁的有创操作会影响神经连接的形成也就不足为奇了。反复足跟割伤会因为降低皮肤反射的阈值而产生痛觉过敏（Fitzgerald et al.，1989）。出生后早期不正常的或者过度的有创刺激可能对躯体感觉和痛觉的发育产生长远的影响（Baccei and Fitzgerald，2006）。一项研究早产儿童和青少年躯体疼痛敏感性的文章支持了上述观点（Buskila et al.，2003）。

由于婴儿更倾向于回应母亲的声音，因此在大声的或者是有突如其来的噪音的环境中，婴儿可能难以辨识母亲的声音。而且，他们持续暴露在灯光下，而缺乏白天/黑夜周期，这会影响其视觉的发育，并且会阻碍其睡眠模式的形成。为此，NICU 尝试了各种减低持续噪音和灯光影响的方法。支持性床褥为婴儿的肩膀、双腿、躯干以及头部提供支撑，使其可以蜷缩成一个屈曲的姿势，这便于他们的双手相触，触摸到自己的脸，以及推压床垫（Als，1998）。这些策略，基于婴儿发育的统合发展理论模型（Als，1996），是一种通过促进生理的稳定性来作为新生儿运动、行为状态、注意力以及交互行为的基础的理论架构，并且已经被很多临床试验检验（Als et al.，1994；Fleisher et al.，1995；Maguire et al.，2009；Peters et al.，2009；Westrup et al.，2000）。在一个动态的系统中，所有的子系统均可对整体功能产生影响。尽管有较强的理论支持，其实际效力的证据尚不充足，这主要是源于方法学上的限制（Symington and Pinelli，2006；Wallin and Eriksson，2009）。

除了控制视觉、听觉和温度等环境因素，其他的易化方法还包括对婴幼儿的操作，将他们摆放至俯卧位、仰卧位、侧卧位，以及轻摇等方法。衡量结局的指标包括体重增长、住院时间、机械通气的时长、心率和氧饱和度等。神经发育的结局在干预后的不同时期通过标准工具来衡量，如婴儿发育的 Bayley 量表或者早产婴儿行为评估量表。由于婴儿出院后所采用的干预方案的内容、频率、侧重点以及在前 12 个月内何时起始等均存在不同，因此衡量上述方法对运动结局的益处评估有困难（Koldewijn et al.，2010；Spittle et al.，2007）。

感觉运动刺激及环境强化

触觉刺激对大脑的发育起着重要的作用。对正常幼鼠和生后 2 周内出现脑损伤的幼鼠每日进行触觉刺激，其成年后的运动能力及认知能力均有提升。然而，正常小鼠和脑损伤的小鼠的形态学改变却不同。触觉刺激可以降低正常小鼠的树突棘密度，而在脑损伤小鼠上则表现为树突棘密度的增加（Kolb and Teskey，2012）。这些现象进一步说明了正常大脑和受损伤后的大脑对同一经历会表现出不同的反应，推测可能是因为脑损伤后，丢失了组织或者营养因子，使发育受限，影响到了发育的进程。这种影响取决于损伤发生的时间和部位。不仅神经系统内部连接的模式受到了影响，而且其下游的靶结构，包括脊髓运动神经元、神经肌肉接头以及肌肉等，也受到了影响。因为这些结构被剥夺了自身发育所需要的预期的经验。一些可以营养神经系统的血源性激素样生长因子在大脑和身体之间建立了联系，其地位由此而被重视。例如，IGF-1 通过运动中的肌肉释放，而后作为代谢性的本体信号被输送到大脑中心，以此来适应肌容积和功能的变化（Torres-Aleman，2000）。

损伤后经历是促进恢复的一个重要的调节器。动物实验表明，将动物置于复杂的、富含各种刺激的环境中，对于不同形式的实验性脑损伤的功能恢复均有利（Kolb and Teskey，2012）。这种环境不仅为动物的各种运动提供了机会，并且使其能够暴露于复杂的感知刺激和空间刺激中。有假说认为这种环境可以增加神经营养因子的合成，而其对突触的可塑性也是有帮助的（Johansson，2000）。

在围生期脑损伤过后，维持周边环境的正常对于降低应激以及防止进一步损伤方面来说是一个重要的因素。Als 等提出的发育性看护模式认为婴儿是一个积极的参与者，他会为自身调节和发育寻求照料者的持续性支持。NICU 环境能避免剥夺接触母亲以及婴儿运动的机会，这是有益处的。一些干预措施，比如袋鼠式照顾（肌肤 - 肌肤接触）已经被证明在早产儿呼吸功能和体温调节方面有着积极的效应（Ludington-Hoe et al.，2004）。脑电图睡眠模式分析显示进行过肌肤 - 肌肤接触的患儿的睡眠组较对照组更为成熟（Scher et al.，2009）。尽管之前一项 Cochrane 系统评价（Vickers et al.，2004）认为按摩对发育的影响甚微，但 Guzzetta 等（2011）的研究显示对健康的早产儿进行按摩，包括在俯卧位轻抚，以及仰卧位时被动活动其四肢等，其脑电图上的波幅均会有相应的提高。这种波幅的增加被认为是早产儿接近足月时皮质环路成熟的表现（Guzzetta et al.，2011）。而这在脑损伤的婴儿中是否同样有效，仍然需要进一步的研究。

基于活动的治疗方法已经在脑瘫患者的治疗中得以应用。这些方法涉及特定的任务和重复的运动训练，是以可靠的神经生理学为基础的（Nudo et al.，1996；Plautz et al.，2000），包括受累上肢的限制 - 诱导运动（Hoare et al.，2007），下肢的力量训练（Taylor et al.，2005）和跑台上运动（Damiano and de Jong，2005）等。有学者提出，通过对大脑进行电刺激来靶向地激活备用的皮质脊髓束，可以促进与脊髓靶结构连接的竞争（Salimi et al.，2008）。活化的靶结构还可以吸引轴突的连接（Richards et al.，1997）。

围生期脑损伤儿童的异常表现可能与感觉神经通路和靶组织的损伤均有关系。早期的脑损伤对正在发育中的周围神经系统也起到了限制作用，因此受损的神经肌肉系统的发育是在多个不同层面上产生异常的。感觉运动的剥夺是发育异常的基础。然而，这是一个具有很大调节潜力的因素。特定发育进程时机的正确把握，尤其对靶结构来说，可能需要对早期干预的时机和内容进行再评估。对于脊髓运动神经元的发育来说，环境可以提供恰当的、必要的传入信号吗？环境是否给肌肉提供了伸展和负重的机会，以使得肌纤维得以分型？靶结构发育的缺陷对后来儿童期的表现仍然会起到限制作用，而且会对训练方案的功能预后产生负面影响。除此之外，婴儿是否有足够的机会探索环境来获得合适的感知经历？脑瘫儿童操纵物体时手指力量练习的缺乏（Gordon and Duff，1999）被认为是感觉剥夺的另外一种表现。手指触觉信息传入与运动信息传出的整合（Johassson and Westling，1987）是在操纵过不同重量、质地及形状的物体后得以实现的，进而转化为一种内在表象，从而能够掌握恰当的力道。然而，这种内在表象的形成又不仅仅基于触觉信号。被剥夺了视觉信息的小猫肢体运动在成熟后不能够完成正常的视觉引导下的行为（Held and Bauer，1974）。Martin 等（2000）认为，由感觉运动皮质抑制导致的抓握障碍反映了触觉和视觉信息与驱动起始运动信号的整合发生了障碍。

总结

婴儿时期，中枢神经系统发生了巨大的变化。发育中的感觉和运动系统指望着环境中的特定经验来帮助塑造其间的连接。其靶结构成熟也依赖于特定的经验。婴儿时期感觉运动发育的关键期尚难以准确界定。而有证据表明，出生后早期，确切地说是生命的第 1 年，最为重要。

（武元　李明　译）

参考文献

Alnaqeeb, M.A., Goldspink, G., 1987. Changes in fibre type, number and diameter in developing and ageing skeletal muscle. J. Anat. 153, 31–45.

Als, H., 1996. A synactive model of neonatal behavioural organization: framework for the assessment of neurobehavioural development in the premature infant and for support of infants and parents in the neonatal intensive care environment. Phys. Occup. Ther. Pediatr. 6, 3–55.

Als, H., 1998. Developmental care in the newborn intensive care unit. Curr. Opin. Pediatr. 10, 138–142.

Als, H., Lawhon, G., Duffy, F.H., McAnulty, G.B., Gibes-Grossman, R., Blickman, J.G., 1994. Individualized developmental care for the very low birthweight preterm infant. Medical and neurofunctional effects. JAMA 272, 853–858.

Als, H., Duffy, F.H., McAnulty, G.B., Rivkin, M.J., Vajapeyam, S., Mulkern, R.V., et al., 2004. Early experience alters brain function and structure. Pediatrics 113, 846–857.

Anand, K.J., 1998. Clinical importance of pain and stress in preterm neonates. Biol. Neonate 73, 1–9.

Anand, K.J.S., Scalzo, F.M., 2000. Can adverse neonatal experiences alter brain development and subsequent behavior? Biol. Neonate 77, 69–82.

Armand, J., Olivier, E., Edgley, S.A., Lemon, R.N., 1997. Postnatal development of corticospinal projections from motor cortex to the cervical enlargement in the macaque monkey. J. Neurosci. 17, 251–266.

Baccei, M., Fitzgerald, M., 2006. Development of pain pathways and mechanisms. In: McMahon, S.B., Koltzenurg, M. (Eds.), Wall and Melzack's Textbook of Pain, fifth ed. Elsevier, London, pp. 143–158.

Barrett, R.S., Lichtwark, G.A., 2010. Gross muscle morphology and structure in spastic cerebral palsy: a systematic review. Dev. Med. Child Neurol. 52, 794–804.

Bowlby, J., 1969. Attachment and Loss. vol. 1: Attachment.

Basic Books, New York.

Bowlby, J., 1973. Attachment and Loss. vol. 2: Separation: Anxiety and Anger. Basic Books, New York.

Bowlby, J., 1980. Attachment and Loss. vol. 3: Loss. Basic Books, New York.

Braun, K., Bock, J., 2011. Experiencedependent maturation of prefrontolimbic circuits and the origin of developmental psychopathology: implications for the genesis and therapy of behavioural disorders. Dev. Med. Child Neurol. 53, 14–18.

Bregman, B.S., Goldberger, M.E., 1983. Infant lesion effect: I. Development of motor behaviour following neonatal spinal cord damage in cats. Dev. Brain Res. 9, 103–117.

Buffelli, M., Burgess, R.W., Feng, G., Lobe, C.G., Lichtman, J.W., Sanes, J.R., 2003. Genetic evidence that relative synaptic efficacy biases the outcome of synaptic competition. Nature 424, 430–434.

Burns, A.S., Jawaid, S., Zhong, H., Yoshihara, H., Bhagat, S., Murray, M., et al., 2007. Paralysis elicited by spinal cord injury evokes selective disassembly of neuromuscular synapses with and without terminal sprouting in ankle flexors of the adult rat. J. Comp. Neurol. 500, 116–133.

Buskila, D., Neumann, L., Zmora, E., Feldman, M., Bolotin, A., Press, J., 2003. Pain sensitivity in prematurely born adolescents. Arch. Pediatr. Adolesc. Med. 157, 1079–1082.

Castro, A.J., 1985. Ipsilateral corticospinal projections after large lesions of the cerebral hemisphere in neonatal rats. Exp. Neurol. 46, 1–8.

Chen, B., Schaevitz, L.R., McConnell, S.K., 2005. Fezl regulates the differentiation and axon targeting of layer 5 subcortical projection neurons in cerebral cortex. Proc. Natl Acad. Sci. USA 102, 17184–17189.

Cohen, N.R., Taylor, J.S.H., Scott, L.B., Guillery, P., Soriano, P., Furley, A.J.W., 1998. Errors in corticospinal axon guidance in mice lacking the neural cell adhesion molecule L1. Curr.

Biol. 8, 26–33.

Coonan, J.R., Greferath, U., Messenger, J., Hartley, L., Murphy, M., Boyd, A.W., et al., 2001. The development and reorganization of corticospinal projections in EphA4 deficient mice. J. Comp. Neurol. 436, 248–262.

Crowley, J.C., Katz, L.C., 2002. Ocular dominance development revisited. Curr. Opin. Neurobiol. 12, 104–109.

Damiano, D.L., De Jong, S.L., 2009. A systematic review of the effects of treadmill training and body weight support in pediatric rehabilitation. J. Neurol. Phys. Ther. 33, 27–44.

Darian-Smith, C., Darian-Smith, I., Cheema, S.S., 1990a. Thalamic projections to sensorimotor cortex in the macaque monkey: use of multiple fluorescent tracers. J. Comp. Neurol. 299, 17–46.

Darian-Smith, C., Darian-Smith, I., Cheema, S.S., 1990b. Thalamic projections to sensorimotor cortex in the newborn macaque. J. Comp. Neurol. 299, 47–63.

Darian-Smith, I., Galea, M.P., Darian-Smith, C., Sugitani, M., Tan, A., Burman, K., 1996. The anatomy of manual dexterity. The new connectivity of the primate sensorimotor thalamus and cerebral cortex. Adv. Anat. Embryol. Cell Biol. 133.

De Graaf-Peters, V.B., Hadders-Algra, M., 2006. Ontogeny of the human central nervous system: what happens when? Early Hum. Dev. 82, 257–266.

Dottori, M., Hartley, L., Galea, M., Paxinos, G., Kilpatrick, T., Bartlett, P., et al., 1998. EphA4 (Sek 1) receptor tyrosine kinase is required for the development of the corticospinal tract. Proc. Natl. Acad. Sci. USA 95, 13248–13253.

Dufour, A., Seibt, J., Passante, L., Depaepe, V., Ciossek, T., Frisen, J., et al., 2003. Area specificity and topography of thalamocortical projections are controlled by ephrin/ Eph genes. Neuron 39, 453–465.

Dum, R.P., Strick, P.L., 1991. The origin of corticospinal projections from the premotor areas in the frontal lobe. J. Neurosci. 11, 667–689.

D'Amato, C.J., 1982. Regeneration and recovery in the fetal nervous system after radiation injury. Exp. Neurol. 76, 457–467.

Edelman, G.M., 1989. Neural Darwinism: The Theory of Neuronal Group Selection. Oxford University Press, Oxford.

Elder, G.C.B., Kirk, J., Stewart, G., Cook, K., Weir, D., Marshall, A., et al., 2003. Contributing factors to muscle weakness in children with cerebral palsy. Dev. Med. Child Neurol. 45, 542–550.

Fitzgerald, M., Millard, C., McIntosh, M., 1989. Cutaneous hypersensitivity following peripheral tissue damage in newborn infants and its reversal with topical anaesthesia. Pain 39, 31–36.

Fleisher, B.E., VandenBerg, K.A., Constantinou, J., Heller, C., Benitz, W.E., Johnson, A., et al., 1995. Individualized developmental care for very-low-birth-weight premature infants. Clin. Pediatr. (Phila) 34, 523–529.

Frank, E., Jackson, P.C., 1986. Normal electrical activity is not required for the formation of specific sensorymotor synapses. Brain Res. 378, 147–151.

Frost, D.O., Cerceo, S., Carroll, C., Kolb, B., 2009. Early exposure to haloperidol or olanzapine induces long-term alterations of dendritic form. Synapse 64, 191–199.

Galea, M.P., Darian-Smith, I., 1994. Multiple corticospinal neuron populations in the macaque monkey are specified by their unique cortical origins, spinal terminations and connections. Cereb. Cortex 4, 166–194.

Galea, M.P., Darian-Smith, I., 1995. Postnatal maturation of the direct corticospinal projections in the macaque monkey. Cereb. Cortex 5, 518–540.

Goldspink, G., 1972. Studies of postembryonic growth and development In: Bourne, G.H. (Ed.), The Structure and Function of Muscle, 1. Academic Press, New York.

Gordon, A.M., Duff, S.V., 1999. Relation between clinical measures and fine manipulative control in children with hemiplegic cerebral palsy. Devel. Med. Child Neurol. 41, 586–591.

Greenough, W.T., Black, J.E., Wallace, C.S., 1987. Experience and brain development. Child Dev. 58, 539–559.

Guzzetta, A., D'Acunto, M.G., Carotenuto, M., Berardi, N., Bancale, A., Biagoni, E., et al., 2011. The effects of preterm infant massage on brain electrical activity. Dev. Med. Child Neurol. 53 (Suppl. 4), 46–51.

Han, W., Kwan, K.Y., Shim, S., Lam, M.M.S., Shin, Y., Xu, X., et al., 2011. TBR1 directly represses Fezf2 to control the laminar origin and development of the corticospinal tract. Proc. Natl. Acad. Sci. USA 108, 3041–3046.

Hay, W.W., Thureen, P., 2010. Protein for preterm infants: how much is needed? How much is enough?How much is too much? Pediatr. Neonatol. 51, 198–207.

Held, R., Bauer Jr., J.A., 1974. Development of sensorially-guided reaching in infant monkeys. Brain Res. 71, 265–271.

Hicks, S.P., D'Amato, C.J., 1970. Motor-sensory and visual behaviour after hemispherectomy in newborn and mature rats. Exp. Neurol. 29, 416–438.

Hoare, B.J., Wasiak, J., Imms, C., Carey, L., 2007. Constraint-induced movement therapy and forced use in children with hemiplegic cerebral palsy. Cochrane Database Syst. Rev. 18, CD004149.

Hofer, M.A., 1994. Early relationships as regulators of infant physiology and behaviour. Acta Pediatr. Suppl. 397, 9–18.

Hoon, A.H., Lawrie, W.T., Melhem, E.R., Reinhardt, E.M., van Zijl, P.C.M., Solaiyappan, M., et al., 2002. Diffusion tensor imaging of periventricular malacia shows affected sensory cortex white matter pathways. Neurology 59, 752–756.

Horton, J.C., Hocking, D.R., 1996. An adult-like pattern of ocular dominance columns in striate cortex of newborn monkeys prior to visual experience. J. Neurosci. 16, 1791–1807.

Hubel, D.H., Wiesel, T.N., Le Vay, S., 1977. Plasticity of ocular dominance columns in the monkey striate cortex. Phil. Trans. Royal Soc. London, Series B: Biol. Sci. 278, 377–409.

Inan, M., Crair, M.C., 2007. Development of cortical maps: perspectives from the barrel cortex. Neuroscientist 13, 49–61.

Isaacson, R.L., 1975. The myth of recovery from early brain damage. In: Ellis, N.R. (Ed.), Aberrant Development in Infancy. Human and Animal Studies. Lawrence Erlbaum & Associates, Hillsdale NJ, pp. 1–25.

Jensen, K.F., Killackey, H.P., 1987. Terminal arbors of axons projecting to the somatosensory cortex of the adult rat. I. The normal morphology of specific thalamocortical afferents. J. Neurosci. 7, 3529–3543.

Johansson, R.S., Westling, G., 1987. Signals in tactile afferents from the fingers eliciting adaptive motor responses during precision grip. Exp. Brain Res. 66, 141–154.

Johansson, B.B., 2000. Brain plasticity and stroke rehabilitation: the Willis lecture. Stroke 31, 223–230.

Kalb, R.G., Hockfield, S., 1990. Large diameter primary afferent input is required for expression of the Cat-301 proteoglycan on the surface of motor neurons. Neuroscience 34, 391–401.

Kalb, R.G., Hockfield, S., 1992. Activity-dependent development of spinal cord motor neurons. Brain Res. Rev. 17, 283–289.

Kalb, R.G., Hockfield, S., 1994. Electrical activity in the neuromuscular unit can influence the development of motor neurons. Dev. Biol. 162, 539–548.

Kanold, P.O., Luhmann, 2010. The subplate and early cortical circuits. Annu. Rev. Neurosci. 33, 23–48.

Katz, L.C., Shatz, C.J., 1996. Synaptic activity and the construction of cortical circuits. Science 274, 1133–1138.

Kennard, M.A., 1942. Cortical reorganization of motor function: studies on series of monkeys of various ages from infancy to maturity. Arch. Neurol. Psychiatr. 48, 227–240.

Kolb, B., Gibb, R., 2007. Brain plasticity and recovery from early cortical injury. Dev. Psychobiol. 49, 107–118.

Kolb, B., Teskey, G.C., 2012. Age, experience, injury, and the changing brain. Dev. Psychobiol. 54, 311–325.

Koldewijn, K., van Wassenaer, A., Wolf, M.-J., Meijssen, D., Houtzager, B., Beelen, A., et al., 2010. A neurobehavioural intervention and assessment program in very low birth weight infants: outcome at 24 months. J. Pediatr. 156, 359–365.

Kuypers, H.G.J.M., 1962. Corticospinal connections: postnatal development in the rhesus monkey. Science 138, 678–680.

Le Vay, S., Stryker, M.P., Shatz, C.J., 1978. Ocular dominance columns and their development in layer IV of the cat's visual cortex. J. Comp. Neurol. 79, 223–244.

Le Vay, S., Connolly, M., Houde, J., Van Essen, D.C., 1985. The complete pattern of ocular dominance stripes in the striate cortex and visual field of the macaque monkey. J. Neurosci. 5, 486–501.

Leonard, C.T., Goldberger, M.E., 1987a. Consequences of damage to sensorimotor cortex in neonatal and adult cats. I. Sparing and recovery of function. Brain Res. Dev. Brain Res. 32, 1–14.

Leonard, C.T., Goldberger, M.E., 1987b. Consequences of damage to sensorimotor cortex in neonatal and adult cats. II. Maintenance of exuberant projections. Brain Res. Dev. Brain Res. 32, 15–30.

Leong, S.K., Lund, R., 1973. Anomalous bilateral corticofugal pathways in albino rats after neonatal lesions. Brain Res. 62, 218–221.

Lodha, A., Asztalos, E., Moore, A.M., 2010. Cytokine levels in neonatal necrotizing enterocolitis and longterm growth and neurodevelopment. Acta Paediatr. 99, 338–343.

Lossi, L., Merighi, A., 2003. In vivo cellular and molecular mechanisms of neuronal apopotosis in the mammalian CNS. Prog. Neurobiol. 69, 287–312.

Lowrie, M.B., Moore, A.F.K., Vrbova, G., 1989. The effect of load on the phenotype of the developing rat soleus muscle. Pflüg Arch. 415, 204–208.

Ludington-Hoe, S.M., Anderson, G.C., Swinth, J.Y., Thompson, C., Hadeed, A.J., 2004. Randomized controlled trial of kangaroo care: cardiorespiratory and thermal effects on health preterm infants. Neonatal Net. 23, 39–48.

Maguire, C.M., Walther, F.J., Sprij, A.J., Le Cessie, S., Wit, J.M., Veen, S., 2009. Effects of individualized developmental care in a randomized trial of preterm infants <32 weeks. Pediatrics 124, 1021–1030.

Martin, J.H., 2005. The corticospinal system: from development to motor control. Neuroscientist 11, 161–173.

Martin, J.H., Donarummo, L., Hacking, A., 2000. Impairments in prehension produced by early postnatal sensorimotor cortex activity blockade. J. Neurophysiol. 83, 895–906.

Martin, J.H., Choy, M., Pullman, S., Meng, Z., 2004. Corticospinal development depends on experience. J. Neurosci. 24, 2122–2132.

Martin, J.H., Friel, K.M., Salimi, I., Chakrabarty, S., 2009. Corticospinal development. In: Squire, L.R. (Ed.), Encyclopedia of Neuroscience. Academic Press, Oxford, pp. 202–214.

McQuillen, P.S., Ferriero, D.M., 2005. Perinatal subplate neuron injury: implications for cortical development and plasticity. Brain Pathol. 15, 250–260.

Moreau, N.G., Falvo, M.J., Damiano, D.L., 2012. Rapid force generation is impaired in cerebral palsy and is related to decreased muscle size and functional mobility. Gait Posture 35, 154–158.

Mychasiuk, R., Ilnytskyy, S., Kovalchuk, O., Kolb, B., Gibb, R., 2011. Intensity matters: brain, behaviour and the epigenome of prenatally stressed rats. Neuroscience 180, 105–110.

Nakano, H., Katsuta, S., 2000. Nonweight- bearing condition arrests the morphological and metabolic changes of rat soleus motoneurons during postnatal growth. Neurosci. Lett. 290, 145–148.

Nudo, R.J., Wise, B.M., SiFuentes, F., Milliken, G.W., 1996. Neural substrates for the effects of rehabilitative training on motor recovery after ischemic infarct. Science 272, 1791–1794.

Olivier, E., Edgley, S.A., Armand, J., Lemon, R.N., 1997. An electrophysiological study of the postnatal development of the corticospinal system in the macaque monkey. J. Neurosci. 17, 267–276.

Oppenheim, R.W., 1981. Neuronal cell death and some related regressive phenomena during neurogenesis: a selective historical review and a progress report. In: Cowan, W.M. (Ed.), Studies in Developmental Neurobiology. Essays in Honor of Viktor Hamburger. Oxford University Press, New York.

Passingham, R.E., Perry, V.H., Wilkinson, F., 1978. Failure to develop a precision grip in monkeys with unilateral neocortical lesions made in infancy. Brain Res. 145, 410–414.

Passingham, R.E., Perry, V.H., Wilkinson, F., 1983. The long-term effects of removal of sensorimotor cortex in infant and adult rhesus monkeys. Brain 106, 675–705.

Peters, K.L., Rosychuk, J., Hendson, L., Coté, J.J., McPherson, C., Tyebkhan, J.M., 2009. Improvement of shortand long-term outcomes for very low birth weight infants: Edmonton NIDCAP trial. Pediatrics 124, 1009–1020.

Plautz, E.J., Milliken, G.W., Nudo, R.J., 2000. Effects of repetitive motor training on movement representation in adult squirrel monkeys: role of use versus learning. Neurobiol. Learn Mem. 74, 27–55.

Purves, D., Lichtman, J.W., 1985. Principles of Neural Development. Sinauer Associates, Sunderland, Massachusetts.

Rakic, P., 1976. Prenatal genesis of connections subserving ocular dominance in the rhesus monkey. Nature 261, 471–476.

Richards, L.J., Koester, S.E., Tuttle, R., O'Leary, D.D.M., 1997. Directed growth of early cortical axons is influenced by a chemoattractant released from an intermediate target. J. Neurosci. 17, 2445–2458.

Rodda, J.M., Graham, H.K., Carson, L., Galea, M.P., Wolfe, R., 2004. Sagittal gait patterns in spastic diplegia. J. Bone Joint Surg. 86, 251–258.

Rose, J., McGill, K.C., 2005. Neuromuscular activation and motorunit firing characteristics in cerebral palsy. Dev. Med. Child Neurol. 47, 329–336.

Rose, J., Haskell, W.L., Gamble, J.G., Hamilton, R.L., Brown, D.A., Rinsky, L., 1994. Muscle pathology and clinical measures of disability in children with cerebral palsy. J. Orthop. Res. 12, 758–768.

Salimi, I., Friel, K., Martin, J.H., 2008. Pyramidal tract stimulation restores normal corticospinal tract connections and visuomotor skill after early postnatal motor cortex activity blockade. J. Neurosci. 28, 7426–7434.

Sarnat, H.B., 1986. Cerebral dysgeneses and their influence on fetal muscle development. Brain Dev. 8, 495–499.

Scher, M.S., Ludington-Hoe, S., Kaffashi, F., Johnson, M.W., Holditch-Davis, D., Loparo, K.A., 2009. Neurophysiologic assessment of brain maturation after an eightweek trial of skin-to-skin contact on preterm infants. Clin. Neurophysiol. 120, 1812–1818.

Shepherd, G.M., 1994. Neurobiology, third ed. Oxford University Press, New York.

Sloper, J.J., Brodal, P., Powell, T.P., 1983. An anatomical study of the effects of unilateral removal of sensorimotor cortex in infant monkeys on the subcortical projections of the contralateral motor cortex. Brain 106, 707–716.

Spittle, A., Orton, J., Doyle, L.W., Boyd, R., 2007. Early developmental intervention programs post hospital discharge to prevent motor and cognitive impairments in preterm infants. Cochrane Database Syst. Rev. 18, CD005495.

Stanfield, B.B., 1992. The development of the corticospinal projection. Prog. Neurobiol. 38, 169–202.

Stanfield, B.B., O'Leary, D.D., 1985. The transient corticospinal projection from the occipital cortex during the postnatal development of the rat. J. Comp. Neurol. 238, 236–248.

Stigger, F., do Nascimento, P.S., Dutra, M.F., Couto, G.K., Ilha, J., Achaval, M., et al., 2011. Treadmill training induces plasticity in spinal motoneurons and sciatic nerve after sensorimotor restriction during early postnatal period: new insights into the clinical approach for children with cerebral palsy. Int. J. Dev. Neurosci. 29, 833–838.

Symington, A.J., Pinelli, J., 2006. Developmental care for promoting development and preventing morbidity in preterm infants. Cochrane Database Syst. Rev., CD001814.

Taylor, N., Dodd, K.J., Damiano, D.L., 2005. Progressive resistance exercise in physical therapy: a summary of systematic reviews. Phys. Ther. 85, 1208–1223.

Theroux, M.C., Akins, R.E., Barone, C., Boyce, B., Miller, F.,

Dabney, K.W., 2002. Neuromuscular junctions in cerebral palsy. Anesthesiology 96, 330–335.

Theroux, M.C., Oberman, K.G., Lahaye, J., Boyce, B., Duhadaway, D., Miller, F., et al., 2005. Dysmorphic neuromuscular junctions associated with motor ability in cerebral palsy. Muscle Nerve 32, 626–632.

Thorn, S.R., Regnault, T.R.H., Brown, L.D., Rozance, P.J., Keng, J., Roper, M., et al., 2009. Intrauterine growth restriction increases fetal gluconeogenic capacity and reduces messenger ribonucleic acid translation initiation and nutrient sensing in fetal liver and skeletal muscle. Endocrinology 150, 3021–3030.

Torres-Aleman, I., 2000. Serum growth factors and neuroprotective surveillance. Focus on IGF-1. Mol. Biol. 21, 153–160.

Valdez, G., Tapia, J.C., Kang, H., Clemenson, G.D., Gage, F.H., Lichtman, J.W., et al., 2010. Attenuation of age-related changes in mouse neuromuscular synapses by caloric restriction and exercise. Proc. Natl. Acad. Sci. USA 107, 14863–14868.

Vandenburgh, H.H., Hatfaludy, S., Karlisch, P., Shansky, J., 1990. Mechanically-induced alterations in cultured myotube growth. In: Pette, D. (Ed.), The Dynamic State of Muscle Fibres. De Gruyter, Berlin, pp. 151–164.

Vanderhaeghen, P., Polleux, F., 2004. Developmental mechanisms patterning thalamocortical projections: intrinsic, extrinsic and in between. Trends Neurosci. 27, 384–391.

Vickers, A., Ohlsson, A., Lacy, J.B., Horsley, A., 2004. Massage for promoting growth and development of preterm and low birth-weight infants. Cochrane Database Syst. Rev., CD000390.

Wallin, L., Eriksson, M., 2009. Newborn Individual Development and Assessment Program (NIDCAP): a systematic review of the literature. Worldviews Evid. Based Nurs. 6, 54–69.

Walton, K.D., Lieberman, D., Llinas, M., Begin, M., Llinas, R.R., 1992. Identification of a critical period for motor development in neonatal rats. Neuroscience 51, 763–767.

Westrup, B., Kleberg, A., von Eichwald, K., Stjernqvist, K., Lagercrantz, H., 2000. A randomized, controlled trial to evaluate the effects of the newborn individualized developmental care and assessment program in a Swedish setting. Pediatrics 105, 66–72.

Witzemann, V., 2006. Development of the neuromuscular junction. Cell Tissue Res. 326, 263–271.

Yau, K.-I., Chang, M.-H., 1993. Growth and body composition of preterm, small-for-gestational age infants at a postmenstrual age of 37–40 weeks. Early Hum. Dev. 33, 117–131.

第3篇

损伤以及损伤与活动减少之神经肌肉适应性改变

神经损伤年幼脑性瘫痪儿童及其适应性改变的功能影响

Adel Abdullah Alhusaini

本章内容

前言

历史简述

    1861 年，William Little 首次描述了一种现象并把它命名为"Little 病"，此病导致年幼儿童的双腿肌肉僵硬痉挛（Bax et al., 2005；Jones et al., 2007；Shimony et al., 2008）；Little 病就是现在的双下肢型脑性瘫痪（Pincus, 2000）。一个世纪之后，Bax 在 1964 年将脑性瘫痪定义为"由未成熟大脑缺陷或受损而导致的一种姿势和运动异常"；2005 年，他通过"美国脑性瘫痪和发育医学学会（American Academy for Cerebral Palsy and Developmental Medicine）"提出了一个更新的定义：

脑性瘫痪（脑瘫）是一组运动和姿势发育异常症候群，它导致活动受限，其发生原因是处在发育阶段的胚胎或婴儿脑部受到了非进行性的损伤；脑瘫除运动异常外，还经常伴有感觉、认知、交流、知觉和（或）行为异常，以及可能出现癫痫发作。

这是目前最常使用的定义。脑瘫不是一种疾病，它实际上是用来描述多种情况的一种术语，这些情况都导致慢性的运动和其他方面受损。尽管脑的损伤可能是非进行性的，但由于生长和发育的作用（Eames et al.，1997；Klingbeil et al.，2004）以及神经肌肉骨骼系统发生适应性改变（Carr and Shepherd，1998；Gajdosik and Cicirello，2001），症状会发生变化或进展。

由于脑损伤及伴随婴儿生长发育过程发生的适应性改变，运动异常越来越明显（Hanna et al.，2009），这种进展似乎与肌肉的适应性改变关系尤为密切（Friden and Lieber，2003；Malaiya et al.，2007；Mohagheghi et al.，2007）。

脑瘫患儿脑部受到损伤之后，肌肉、骨骼、呼吸和循环系统的发育都减慢，其生理功能的起点比较低，出生后就已经处于不利的状态（Damiano，2006）。他们的体力活动水平低于普通儿童，而且随着年龄增长还有降低趋势（Maher et al.，2007）。

流行病学及病因学

脑瘫是全球范围内导致儿童慢性残疾的最常见原因之一。在欧洲，20 世纪 60—90 年代的三十年间，脑瘫发病率已经从 1.5‰活婴上升至 2.5‰活婴（Odding et al.，2006）。但总体而言，发达国家的脑瘫发病率稳定在 2‰活婴 ~2.5‰活婴（Odding et al.，2006；Blair and Stanley，1997；Hirtz et al.，2007；Odding et al.，2006；Sigurdardottir et al.，2009；Stanley et al.，2000），全球 5~7 岁儿童的累计患病率为 2.7‰，约 36% 为出生时体重低于 2500g 的婴儿（Rosen and Dickinson，1992）。低体重婴儿存活率增高，随之而来的是幸存者中神经系统受损或残疾的发生率增高（Escobar et al.，1991；Kitchen et al.，1992）。在低体重儿（Odding et al.，2006）和早产儿（Himpens et al.，2008）中脑瘫发生率都比较高。

脑瘫儿童都会出现某种形式的运动受损，据报道，其中绝大多数（72%~91%）表现为痉挛（Odding et al.，2006）。一项研究发现，痉挛型偏瘫的儿童和少年中，73% 伴有软组织挛缩（Odding et al.，2006）。超过 70% 的脑瘫病例可以找到多种危险因素（Bialik and Givon，2009；Jones et al.，2007），这些因素会损伤发育期的大脑，足月产婴儿可以发生在出生前（38%）或围生/初生期（35%）（27% 时间不确定）；早产儿脑损伤在出生前的发生率较低（17%），围生期（49%）或不确定时间（33%）的发生率较高（Himmelmann et al.，2005）。脑瘫儿童可能有一项或多项危险因素，确切的原因难以判断（Jones et al.，2007）。出生前危险因素与感染、孕母吸毒或酗酒、基因缺陷、孕母癫痫发作、智力低下、甲状腺功能亢进、严重毒血症、产前三个月出血和低出生体重（1500g 以下）等有关（Pakula et al.，2009），围生期危险因素与缺氧或分娩时产伤如颅内出血和胎盘问题有关，出生后原因则包括颅脑外伤、脑膜炎、脑炎和脑梗死（Bialik and Givon，2009；Jones et al.，2007）。

近年来，神经影像学研究的证据显示，70%~90% 的脑瘫患儿存在脑损伤病灶，临床上也因此将脑瘫分为：早期大脑畸形、脑室周围白质受损、新生儿脑病和局灶性缺血/出血性脑损伤（Hoon，2005；Robinson et al.，2009；Wu et al.，2006）。神经影像学研究结果的运用，可以帮助医生在明显运动异常出现之前就早期发现损伤（Shimony et al., 2008），也有可能显示出神经解剖结构和功能表现之间的关系（Feys et al., 2010）。

脑性瘫痪的分类

　　由于脑性瘫痪的表现错综复杂，其有多种分类体系（Bax et al., 2005）；运用分类中的亚型，可以帮助医生更好地描述运动障碍表现，对比较、预测和评估长期变化都非常重要。脑瘫的传统分类系统基于运动障碍的受累部位（影响四肢、躯干和口咽），主要关注受累四肢的分布情况（四肢瘫、双瘫、偏瘫、单肢瘫和三肢瘫）（Bialik and Givon, 2009）。

　　最近，有人提出了一种更全面的分类系统（Bax et al., 2005；Bialik and Givon, 2009），它根据运动异常、伴随障碍、受累部位和神经解剖学结果等多种要素，展现脑瘫的全貌。

运动异常

　　根据运动障碍的特征和类型，以及功能性运动能力，运动异常被分成两大主题：

- **运动障碍的特征和类型**：脑瘫可以分成两种主要的生理类型（Jones et al., 2007）——椎体系型和椎体外系型，代表脑受损的部位以及由此导致的主要运动障碍。椎体系型脑瘫是常见的亚型（Andersen et al., 2008；Himmelmann et al., 2006, 2005；Howard et al., 2005；Jain et al., 2008；McClelland et al., 2006），由大脑皮质脊髓束的缺陷或损伤而产生，也称为上运动神经元损伤，它常常有肌肉力弱和运动控制障碍以及痉挛，而痉挛的表现为反射亢进、阵挛和伸肌 Babinski 反应。椎体外系型脑瘫源自椎体束之外基底节或小脑内神经细胞 / 神经传导束受损，它分为两个亚型，不随意运动型和共济失调型。

- **功能性运动能力**：评估脑瘫儿童的功能性表现是治疗的关键，有多个量表可用于全身各部位的功能评估。**粗大运动功能分类系统**（Gross Motor Function Classification System，GMFCS）是经常使用的工具之一，它有关行走和活动受限方面的效度得到世界公认（Hanna et al., 2009；Palisano et al., 1997, 2006；Pfeifer et al., 2009；Rosenbaum et al., 2008）。它是一套按年龄分类的五级评价体系，根据功能性能力和受限情况，将脑瘫儿童运动障碍的严重程度进行分类。婴幼儿部分可用于测试 2 岁以下的孩子并给出一个暂时的分数，直到 2 岁得到较多临床资料时再进行复查（Gorter et al., 2009b）。婴幼儿具备以下能力时被分类为一级：可以在坐位与其他体位之间转换，坐在地板上时可以自由地使用双手去把玩物件；手膝爬行，攀扶东西可以站起，扶着家具向侧方迈步；年龄在 18～24 个月时不需要任何行走辅助器具而行走。分类为五级的婴儿因身体受损而导致自主运动控制受限，在俯卧和坐位时不能对抗重力作用去维持头和躯干的姿势，需要成人的帮助才能翻身。

　　另一种用于婴幼儿运动评估的量表是 Alberta **婴儿运动量表**（Alberta Infant Motor Scale，AIMS），它是一种观察性评估量表，适用于 1 个月到能够独立步行的婴儿。AIMS 根据文献报道的结果，选取了 58 项活动，分为 4 种体位：俯卧、仰卧、坐位和站立；每个项目都描述运动表现的三个方面：持重、姿势和抗重力运动。该量表从单一维度上测量运动的成熟度（Piper et al., 1992；Piper and Darrah, 1994），每种体位的分数相加，得到一个总的原始分数，然后转换成基于加拿大常模的年龄相当百分比序列。AIMS 在测试正常发育的婴儿时，有着很高的重复测试、测试者内部和测试者之间的测试信度（Cui et al., 2009；Jeng et al.,

2000；Pin et al.，2010；Snyder et al.，2008）。

Bayley 婴儿发育量表第 2 版（Bayley Scales of Infant Development，BSID-Ⅱ）用于测试 1～42 个月的婴幼儿，鉴别发育的正常与异常；它包括一个运动量表（11 条运动项目）、一个智能量表（178 条项目）和一个行为分级量表（30 条项目）（Bayley，1993）。

伴随损伤

脑瘫同时伴随的损伤包括癫痫、听力和视力问题、认知和注意力缺陷及情绪和行为问题。描述这些损伤的方式是"有"或"无"；如果"有"，则要记录其对患者功能和活动参与的影响程度。

受累部位和神经解剖结果

部位的分类是依据运动受损或受限所影响的身体部位，而神经解剖结果则以计算机断层扫描或磁共振成像为证据，结果包括脑室扩大、白质减少或脑畸形。近年出现的功能性神经影像技术，采用非侵入性方式，从多个方面研究人脑在损伤发生后产生的功能性重组（Chugani et al.，1996；Maegaki et al.，1999；Staudt et al.，2010）（见第 2、3 章）。

运动受损和肌肉适应性改变

在日常生活活动方面，运动受损的儿童活动多样性减少、完成活动的节奏较慢，需要较长时间才能完成活动和自我照顾（Beckung and Hagberg，2004；Brown and Gordon，1987；Ostensjo et al.，2004），因此，他们参与社会交往、娱乐活动、家务及离家外出活动的机会减少（Brown and Gordon，1987）。尽管活动和参与方面的表现与儿童及其父母的相关性更加直接，但是通过了解脑瘫儿童损伤层面的问题，可以判断干预是否可能有效（Burridge et al.，2009），判断一种损伤或合并多种损伤会在多大程度上限制脑瘫儿童的活动。

上运动神经元受损，例如，那些在胚胎期和围生期发生损伤的婴儿，有可能发展成偏瘫或双瘫，其特征有阳性或阴性之分（Barnes and Johnson，2008；Kerr and Selber，2003；Pandyan et al.，2005）。阳性特征（即出现的特征）包括反射性活动增强（反射活跃），阴性特征（即缺失的特征）有肌肉力弱、肌肉兴奋延迟或不能、灵活性和协调性降低（即选择性或任务针对性运动控制减弱）、感觉缺陷和疲劳，与这些特征相伴随的是日久出现的适应性或继发性改变。有些后续出现的特征与非神经性机械特性改变有关，而这些改变是原发性损伤加上习惯性肢体运用模式或废用的结果（Turk et al.，2008）；形态学和机械特性改变包括肌肉和肌腱长度改变（如挛缩）以及肌肉和结缔组织的机械特性改变（Burridge，et al,. 2009 Mayer，1997）。尽管发生在发育期的脑损伤被认为是非进行性的，但是继发的肌肉骨骼问题会随着孩子的生长和发育而进展（Boyd and Graham，1997）。

到目前为止，我们知道，至少从原因和表现看，损伤和适应性改变与活动受限是互相关联的，但二者之中谁是功能性运动障碍的主要贡献者，知之尚少。无论如何，有一点是肯定的，神经运动损伤的最大影响是肌肉的兴奋性降低或受损，并由此导致肌肉力弱和运动控制或运动协调障碍。临床工作者倾向于关注上运动神经元的异常特征如痉挛，比较忽视肌肉的兴奋性和运动控制异常以及继发性或适应性特征。但是，正是这些综合性的特征导致活动受限如行走和完成其他日常生活活动的困难（Turk et al.，2008）。成人脑卒中和儿童脑瘫神经康复的焦点都正在转向肌肉兴奋性缺乏、运动控制障碍、继发活动能力丧失，以及它们与适应性改变和功能的关系（Ada et al.，2006；Carr and Shepherd，2003；Vaz et al.，2006）。

运动神经元兴奋性受损和运动控制障碍

肌肉力弱是指难以产生和控制完成有效运动所必要的肌肉随意收缩力量（Carr and Shepherd，1998）。脑瘫儿童的一个主要阴性特征是，肌肉力量比普通儿童明显减弱，这一点已经有很多文献报道（Damiano et al.，1995b；Eek and Beckung，2008；Elder et al.，2003；Rose and McGill，2005；Stackhouse et al.，2005；Wiley and Damiano，1998）。多种因素被认为会导致肌肉无法随意地兴奋到适当水平（即产生足够的肌肉力量），包括：运动单位兴奋减少、募集顺序改变、或原动肌兴奋速率改变、拮抗肌同时兴奋、由于体力活动减少或失用导致肌肉形态学和机械特性改变（Damiano et al.，2000；Rose and McGill，1998，2005；Shepherd，2001；Tedroff et al.，2008）。此外，肌肉力弱也可能是某些药物如A型肉毒毒素（A型肉毒杆菌毒素，botulinum A toxin，BoNT-A）治疗的副作用（Edgar，2001；Saguil，2005），但是药物治疗通常不会在2岁以下的婴幼儿使用。

痉挛（牵张反射）

痉挛被认为是影响大多数脑瘫儿童的最常见肌张力增高形式（Sanger et al.，2003），它是"**由牵张反射过度兴奋而产生的、以速度依赖性张力性牵张反射亢进为特征的一种运动障碍，是上运动神经元综合征的表现之一**"（Lance，1980）。上运动神经元综合征是用来表示皮质脊髓束通路中任何一个节点发生中断的临床术语，可以呈现出以痉挛为主的表现形式。皮质脊髓束下行经过辐射冠和内囊，到达脑干、中脑、脑桥和延髓，并在延髓形成椎体束（Filloux，1996；Fitzgerald，1992；Priori et al.，2006），然后在脊髓中下行。

"痉挛"这个词用于描述多种不同的表现，其用法常常很混淆。有代表性的测试痉挛的方法是临床检查肌肉对被动运动的反应。Sanger等（2003）将痉挛的临床特征定义为高张力，包括以下一种或两种征象：①对被动运动的阻力随着牵拉的速度加快而增加，而且随着关节运动的方向改变而变化；②对被动运动的阻力在超过某个速度阈值或关节角度阈值后迅速升高。在第一个条件中，牵拉速度增加并不一定会导致更夸张的被动牵张反应（Powers et al.，1989），但是，快速和慢速被动运动所产生的阻力一定不同（Sanger et al.，2003）。

肌梭的Ⅱ型（次要）和Ⅰa（主要）感觉神经元将有关肌肉长度（张力成分）和长度变化速率（位移成分）的信号分别提供给中枢神经系统，Ⅰa和Ⅱ型神经元与α-运动神经元之间的突触连接导致牵张反射兴奋（Matthew 1972 cited in Salazar-Torres et al.，2004）。但是至今为止，我们对痉挛的了解还很有限，因为痉挛形成的机制有多种，各种机制互相关联，产生不同的临床表现（Sindou，2003）。

从广泛采用的Lance痉挛定义看，痉挛的临床症状是静息状态下的张力性牵张反射对被动运动的反应呈现速度依赖性增高。Gracies（2005b）将此定义的用词进行简化，将痉挛描述为"在没有随意运动的情况下，动态牵张反射的速度依赖性增高"（见第5章）。这一定义强调夸张的牵张反射或反射亢进（被动态肌肉牵拉触发）是痉挛的主要临床表现（Poon and Hui-Chan，2009）。牵张反射具有位移和张力两种成分（Alter，2004）；位移反应是动作电位的初始爆发，导致肌肉张力的迅速增加，与牵拉速度有关；而张力反应是后续的慢速激活阶段（频率较低），持续到牵拉结束，与牵拉的量有关。

过去，痉挛是研究的焦点，认为它可以影响运动和体位，日后可导致挛缩和骨骼肌肉变形，限制功能，增加照顾者日常活动如转移、穿衣等的难度，因此，痉挛是一个造成痛苦的根源（Cardoso et al.，2006；Koman et al.，2004；Petrillo and Knoploch，1988；Suputtitada，2000；Voerman et al.，2007）。但是，挛缩不一定与痉挛有关，降低痉挛不一定预防畸形。Tedroff 等（2009）报告了一项 BoNT-A 对椎体系型脑瘫儿童下肢肌肉远期影响的前瞻性非对照研究的结果。研究对象年龄不等（年龄范围 11 个月至 17 岁 8 个月，中位数 5 岁 4 月），GMFCS 程度不一（Ⅰ级 29%、Ⅱ级 15%、Ⅲ级 16%、Ⅳ级 17%、Ⅴ级 23%），受累部位多样（双瘫 50%、偏瘫 22%、三肢瘫 25%、不随意运动 3%）。只用改良 Ashworth 量表（MAS）和关节活动范围进行结果测量，以此估计肌肉"张力"，至少在每次注射前和注射后 3 个月各测量一次。BoNT-A 反复注射，最多每块肌肉注射 8 次。研究结果发现，每次注射后肌肉张力都有降低，但被动关节活动范围在第一次注射后有所增大，以后却逐渐减小。他们发现，BoNT-A 可以长期有效降低肌肉张力，却不能预防痉挛的肌肉逐渐发生挛缩。由此推论，这种对肌肉张力和关节活动度的不同影响说明，挛缩的形成不仅仅与肌肉张力增高有关，也可能由其他机制产生。

直到现在，尽管被动牵拉和主动运动看似诱发痉挛的不同表现（Fleuren et al.，2009），但有关痉挛在主动运动过程中的作用，研究甚少（Damiano et al.，2006）。临床上，测试痉挛时总是让患者躺卧、放松，即使评估和干预的目标是主动随意运动如行走（Burridge and McLellan，2000）。在主动运动中研究反射性活动非常困难，其原因可能是难以将反射性活动与随意肌肉收缩区分开来（Fleuren et al.，2009）。与主动随意运动过程相比，被动运动过程中的痉挛水平可能更高、相等或较低，因此，不要假定被动检查发现的痉挛一定可以反映出功能性运动中的状态（Burne et al.，2005；Burridge and McLellan，2000；Dietz，2000；Fleuren et al.，2009）。

如果牵张反射亢进只是表现在安静时，而不出现在主动运动中的原动肌，它对痉挛患者的功能性影响就很小（Ada et al.，1998；Burne et al.，2005；Morita et al.，2001；Nielsen et al.，2007）。但是需要指出的是，痉挛对功能的影响不仅仅在原动肌，同样在拮抗肌（Nielsen et al.，2007）。此领域为数不多的研究之一，是 Crenna（1998，1999）进行的主动运动过程中的反射亢进研究。他发现，与步态周期的其他时间点相比，异常牵张反应更容易在足跟着地、肌肉被拉长并收缩时诱发（Crenna，1998）。他认为，足跟着地这一关键动作可能更多依赖于脊髓以上中枢而不是周围神经的控制，步态周期中其他环节的运动异常可能与肌肉力弱、共同收缩和肌肉被动特性相关，而与牵张反应无关。Dietz 和 Sinkjaer（2007）在文献综述中报道，肌肉牵张感受器过度活跃（反射亢进）对运动功能障碍的贡献较小，而肌肉纤维机械特性的继发性改变在痉挛性运动障碍中影响更大。

神经性（牵张反射亢进）和机械性因素的区别

临床工作者和研究人员经常将被动的机械特性与神经介导的现象放在一起，统称为痉挛。我们有必要区分反射介导和非反射介导性僵硬，以理解和真实地评价痉挛的机制，因为这会影响治疗（Zhang et al.，2000）。例如，Burridge 和 McLellan（2000）研究显示，踝关节运动控制障碍和痉挛或反射亢进的脑卒中患者，对功能性电刺激治疗有良好反应，而那些对被动运动表现出机械性抵抗、肌肉兴奋性正常的患者，治疗反应较差。总之，对被动运动出现抵抗，不仅是神经肌肉活动增加的结果，也是肌肉被动机械特性和结缔组织的作用（被动硬度）（Berger et al.，1984；Hufschmidt and Mauritz，1985；Johnson，2002；Sinkjaer et al.，1993）。因此，二者需要区分开来。

挛缩产生时反射敏感性的改变

研究已经证明，由于肌肉废用或制动而产生的肌纤维形态学变化会导致其神经兴奋性的改变。Giroux 等（2005）在动物实验中观察到，制动四周后，Wistar 雌性大鼠的比目鱼肌和腓骨长肌均出现了肌纤维横截面积减小、肌肉重量减轻、体积缩小，与这些组织学变化伴随出现的是集成肌电图振幅增高。Rosant 等（2006）用肌梭效能指数，即肌梭敏感性与硬度增加的比例，将肌梭放电与肌肉 - 肌腱单位僵硬联系起来。他们研究证实，大鼠后肢不负重 21 天后，比目鱼肌硬度改变影响肌梭牵张反应的改变。

有一种可能，牵张反射亢进有时是受伤后的适应性反应，与肌肉长度改变伴随发生。研究发现，肌肉固定在短缩位置后，结缔组织总量会增加，肌肉顺应性降低。在延展性较低的肌肉内，拉力会更有效地传递到肌梭，于是，肌梭对同等牵拉力量的反应增强（Gracies，2005a，2005b；Maier et al.，1972）。因此，当肌纤维和肌梭变短时，肌肉的牵张反射敏感性增高。

Blackburn 等（2008）在人体实验中发现，在小腿三头肌高硬度（男性）或低硬度（女性）的个体中，比目鱼肌的牵张反射潜伏期和幅度都没有差异，但是很多作者并不认同此观点。Kamper 等（2001）认为，脑卒中痉挛性偏瘫的患者，在屈肘肌被动运动时，肌纤维绝对长度在痉挛反射性反应中起着非常重要的作用。与此类似，Meinders 等（1996）发现，牵张反射会因踝关节位置不同而改变。尽管废用诱导神经运动控制障碍的确切机制还很不清楚，但废用导致运动表现降低似乎很可能与神经生理学参数的适应性变化有关（Clark，2009）。

肌肉被动机械特性的适应性改变

对牵拉的被动反应（被动机械特性）

当关节被外力被动活动而产生移位时，即使骨骼肌运动神经元处于静息状态、肌肉纤维没有主动收缩，关节也出现一定的阻力来阻止运动，这种现象称为肌肉被动僵硬（Schleip et al.，2006）。这种阻力来自于肌肉 - 肌腱单位及其相关的结缔组织，也结合了来自于皮肤、关节囊和韧带的阻力。

肌肉机械性成分

一个肌肉 - 肌腱单位（muscle-tendon unit，MTU）的结构成分包括肌纤维、肌腹内部和周围的支持性结缔组织，以及肌腱的致密结缔组织，以确保肌肉 - 肌腱单位牢固地附着在骨性结构上（Gajdosik and Gajdosik，2006）。Hill 模型（图 4.1）将这些结构分为三种不同的成分，用来解释人类运动时弹性能量的作用（Hill 1938，Wilson and Flanagan 引用，2008），它们是收缩性成分（contractile component，CC）、串联弹性成分（series elastic component，

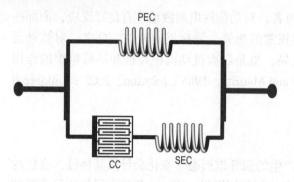

图 4.1 Hill 肌肉功能模型，由一条串联弹性成分（SEC）、一个收缩性成分（CC）和一条与 CC 平行的弹性成分（PEC）组成 [Adapted with slight modifications from Wilson and Flanagan (2008). The role of elastic energy in activities with high force and power requirements: a brief review. J Strength Cond Res, 22, 1705–1715, with permission from Wolters Kluwer Health.]

SEC）和平行弹性成分（parallel elastic component，PEC），它们或是弹性的，或是黏性的，每种成分都贡献整体肌肉张力的一部分（Alter，2004）。

横桥成分是肌纤维内部的主动产力结构，由成千上万个首尾相连的肌节组成。肌节由多个肌动蛋白性和肌球蛋白性肌丝构成，它们和横桥一起产生收缩（Edman，2003；Givli and Bhattacharya，2009）。单条肌纤维或单个肌节可以产生的最大收缩力，可能受到肌肉长度、肌肉收缩速度、收缩类型、刺激频率、运动单位募集、肌纤维排列及类型等影响（Trew and Everett，2005），其主动收缩曲线只能间接获得，方法是从肌肉全范围收缩的总力量曲线中减去被动的长度 - 张力曲线（没有主动刺激时测量所得）（Gajdosik，2001）。

串联弹性成分是肌肉内与肌纤维相串连接的非收缩成分（Hill，1950），它被牵拉时储存能量，是形成人体骨骼肌弹性的主要成分（Hill，1950）。肌腱是串联弹性成分的主要代表，但是肌纤维内部肌动蛋白和肌球蛋白之间的横桥也可能产生弹性作用（Herzog，1997）。在被动牵拉过程中，平行弹性成分发生的变形比肌腱大（Wilson and Flanagan，2008）。串联弹性成分的功能是传递收缩的力量，储存并稍后释放弹性能量（Lindstedt et al.，2002；Roberts，2002；Wilson and Flanagan，2008）。Ishikawa 等（2005）提出，人类自然行走过程中发生的弹性回缩，并不像弹簧式的反弹，而是像一种弹射活动。有研究显示，串联弹性成分根据功能需要调整其性能（Almeida-Silveira et al.，2000；Lindstedt et al.，2002；Roberts，2002）。

肌肉的 PEC 与 CC 平行地储存弹性能量。被动元素（如肌巨蛋白）或与收缩性元素和串联弹性成分二者一起，或只与收缩性元素一起，进行平行活动（MacIntosh and MacNaughton，2005）。增加肌肉长度，牵拉 PEC，会增加肌肉的被动力量或静息张力（被动力量 - 长度关系）（Alter，2004）。Gajdosik（2001）认为，PEC 由肌节的细胞骨架和肌肉内结缔组织构成，是被动张力的来源之一，通过改变 PEC，可以导致 MTU 整体硬度的改变。

被动张力或僵硬的根源

形成 MTU 被动阻力的结构尚未完全明了，但是普遍认为，如果肌肉被牵拉超过其静息长度，结缔组织中胶原蛋白、肌巨蛋白和肌间线蛋白，会成为被动张力的来源（Bensamoun et al.，2006；Gajdosik and Gajdosik，2006；Lindstedt et al.，2002；Wang et al.，1993）。

肌肉的结缔组织分为肌内膜、肌束膜和肌外膜，通常被认为在被动张力的产生过程中起主要作用，而不主动产生力量（Gajdosik，2001）。肌内膜包裹单个肌纤维（肌细胞），肌束膜包绕一组肌纤维而形成肌束，肌外膜则环绕所有的肌束成为完整的肌肉（Purslow，

1989）；这些护套组织总称为筋膜，它包绕着肌肉并最终将肌肉终端与肌腱相连（Van Loocke，2007）。肌束膜会防止对肌纤维束的过度牵拉，由于它在肌肉所有结缔组织成分中相对分量较多，被认为是被动牵拉阻力的主要贡献者（Gajdosik，2001；Purslow，1989）。

肌肉的被动机械特性取决于胶原纤维的数量、类型和建构（Mockford and Caulton，2010）。Booth 等（2001）研究发现，脑瘫儿童痉挛肌肉内部的胶原增加，胶原总量与严重程度有相关性。胶原增加的分布与肌肉僵硬度增高的部位有一致性，而且胶原的成分可以因为不同肌肉运用模式（Herbert，1988；Walterman-Storer et al.，1991）或病理情况（Booth et al.，2001）而改变。

细胞内的蛋白质包括肌巨蛋白、伴肌动蛋白、肌间线蛋白（结蛋白）、肌钙蛋白和原肌球蛋白，其中肌巨蛋白和肌间线蛋白是被动肌肉牵拉过程中阻力的最重要来源（Balogh et al.，2005；Gajdosik and Gajdosik，2006；Prado et al.，2005）。肌巨蛋白（也称为肌联蛋白），是一种亚分子结构的大分子，将肌球蛋白肌丝末端连接到 Z 盘，并在肌节的 Z 盘和 M 带重叠，形成肌纤维内一个连续的弹性肌丝系统（Craig and Padrón，2004；Maruyama and Kimura，2000；Skeie，2000）；因此，肌巨蛋白常常被看成是肌肉静息状态时负责肌节长度均匀分布的主要结构性元素（Goulding et al.，1997；MacIntosh and MacNaughton，2005）。

将肌纤维肌节内细胞骨架的肌巨蛋白和肌节外细胞骨架的肌间线蛋白拉紧，会使肌肉被动拉长时的阻力增加（Bartoo et al.，1997；Gajdosik et al.，2005；Wang et al.，1993）。Anderson（2002）认为，肌间线蛋白的存在是关键。在缺乏肌间线蛋白时，肌巨蛋白似乎并不引起比目鱼肌被动性僵硬明显增加。肌间线蛋白（也称为骨架蛋白）是肌节外细胞骨架的一种中等大小蛋白质，在肌细胞内水平面和矢状面上排列（Tokuyasu et al.，1983；Wang et al.，1993）；它在 Z 带处将肌纤维相互连接，既将单一肌纤维的多个 Z 带串联起来，也将相邻肌纤维平行连接（Tokuyasu et al.，1983）；这种安排产生一种串联和并联共存的机械性连接结构框架，形成被动阻力传递的网络（Boriek et al.，2001；Gajdosik and Gajdosik，2006）。肌节被牵拉时，肌间线蛋白的蛋白质会变长，因此它被认为与肌肉牵拉时被动性僵硬有关（Gajdosik and Gajdosik，2006）。

尽管肌肉痉挛的起因是神经性的，但强有力的证据说明，痉挛的肌肉本身不是正常的，其内部机械性结构因为痉挛（Foran et al.，2005；Friden and Lieber，2003；Lieber and Friden，2002；Smith et al.，2009），加上肌肉失用或使用模式改变的共同作用，发生了改变。Sinkjaer 和 Magnussen（1994）提出，痉挛肢体的最大随意收缩力降低，不是由痉挛肌肉的收缩特性改变而引起。Friden 和 Lieber（2003）发现，从痉挛患者提取的肌肉细胞与正常肌肉细胞相比，肌节静息长度缩短，肌纤维应力 - 应变关系的弹性模数几乎翻倍。因此，他们认为，细胞内（如肌巨蛋白）和细胞外（如胶原蛋白）肌肉结构成分明显重建，是肌肉黏弹性特征增加的结构学基础。有关肌巨蛋白因为痉挛而发生的实际改变，目前还缺乏可以证明的详实数据，但旁证已经提示其可能性（Foran et al.，2005）。

单个肌肉细胞和小型肌纤维束这两种结构的被动机械特性都有可能发生改变。Lieber 等（2003）运用单条纤维和被肌肉结缔组织基质套住的小型肌束（5～50 条纤维），研究痉挛肌肉与正常肌纤维束之间机械特性的差异。他们发现，即使在整体僵硬度比较低的痉挛肌束，其单条肌纤维也比非痉挛的单条肌纤维更僵硬。他们还发现，与正常肌束相比，痉挛的肌束有大量排列紊乱的细胞外物质。此外，痉挛肌束横截面积（CSA）的 40% 属于肌纤维，而正常肌束则达到 95%（Lieber et al., 2004）。Malaiya 等（2007）收集 16 位椎体系型偏瘫儿童（平均年龄 7.8 岁，年龄范围 4～12 岁）和 15 位普通儿童（平均年龄 9.5 岁，年龄范围 4～13 岁）内侧腓肠肌肌腹的 3D 超声影像，发现与非瘫痪肢体相比，瘫痪肢体的肌肉容量和肌肉长度有减少，但是筋膜长度没有降低；作者将这种改变归因于肌肉横截面生长不足，有必要进一步研究。Mirbagheri 等（2008）认为，运用偏瘫儿童的非瘫痪肢体作为对照来研究偏瘫的神经肌肉特性，可能不合适，因为非瘫痪肢体并没有经历普通儿童才有的力量和使用模式。

在组织学研究方面，Rose 等（1994）发现，脑瘫儿童的肌纤维大小和类型分布都有异常改变。肌肉组织架构的改变不仅仅限于被动结构，也影响到肌纤维的收缩性结构（Gao and Zhang, 2008）。Ito 等（1996）运用在骨科手术中获得的 9 名椎体系型脑瘫儿童（年龄范围 6～18 岁）的腓肠肌样本，研究痉挛肌肉的组织学病理。他们发现了肌纤维分布的改变，即Ⅰ型纤维占多数，而Ⅱb 型纤维不足。与此类似，Marbini 等（2002）在肌腱延长手术中，对 20 名 4～16 岁（平均 9.4 岁）脑瘫儿童的长收肌（16 例）和小腿三头肌（4 例）进行肌肉活检，发现了轻度的肌肉病理改变，Ⅰ型纤维占多数，Ⅰ型和Ⅱ型都有萎缩。Mohagheghi 等（2008）运用离体试验对比了 18 名双瘫儿童（年龄范围 2～15 岁）和 50 名普通儿童，发现双瘫儿童的腓肠肌筋膜较短，无论是比较筋膜长度的绝对值或标准化后的相对值（相对于腿长）。Shortland 等（2002）报告了 5 名普通成人（年龄范围 24～36 岁）、5 名普通儿童（年龄范围 7～11 岁）和 7 名伸膝时踝跖屈挛缩超过 10° 的痉挛型双瘫儿童（年龄范围 6～13 岁）的内侧腓肠肌结构变化，结果显示深部肌束角度（随踝跖屈增加而增加）和肌束长度（随踝跖屈增加而减小）都取决于踝关节角度；但是，踝关节在跖屈 30° 或休息位角度时，普通儿童和痉挛型双瘫儿童内侧腓肠肌（肌束长度）的结构没有明显差异。

硬度、迟滞和柔性的定义

硬度是通常运用于描述肌肉被动机械特性的一个术语。被动肌肉肌腱硬度（myotendinous stiffness, MTS）被定义为：非收缩肌肉上施加拉力时的机械性反应（Harlaar et al., 2000），指拉力变化与关节运动相关的肌肉肌腱长度变化之间的比例（Δ 拉力 / Δ 长度）（Blackburn et al., 2004；Herbert, 1993）。在生物力学中，硬度可以用来展示从单条肌纤维到整个肢体许多结构被牵拉时的拉力 / 变形关系（Wilson and Flanagan, 2008）。小腿肌肉肌腱单位，拥有最多的生物学组织，在没有神经激活的情况下，变形活动同时展现出弹性和黏性特征（Alter, 2004；Davidoff, 1992；Taylor et al., 1990）。

当弹性成分被施加外力时，它会马上变形；一旦外力解除，它会马上复原（Hosford, 2010）。因此，弹性物质的载荷和免荷通路是重叠的，其长度随着所施加的外力成一定比例地改变。纯粹的弹性物质在外力施加然后移除过程中不消耗能量（热）（即弹性提供变形和复原的能力，没有能量消耗）（图 4.2）（Gosline et al., 2002）。黏性与施加的外力大小有关，具有时间依赖和改变速率依赖的特征，当被载荷和免荷时表现出逐渐变形和恢复（图 4.2）（Alter, 2004；Levin and Wyman, 1927；Taylor et al., 1990）。

由于载荷和免荷时的应力 - 应变关系不同，黏弹性材料会出现迟滞现象。迟滞可以用载荷和免荷时力矩与运动范围所构成两条曲线之间的面积（迟滞回线）来量化，用牛顿 - 米 - 度（Nm-deg）来表示（Taylor et al., 1990；Trevino et al., 2004）。载荷和免荷曲线之间的面积，表示因为内部衰减造成的能量如热能损失，而免荷曲线下方的面积则是弹性回缩时恢复

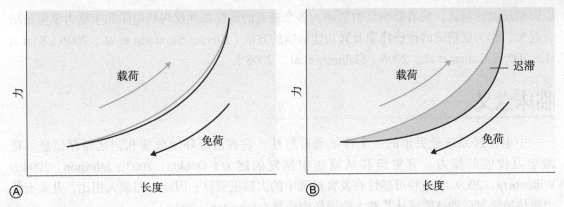

图 4.2　图例说明：（A）弹性材料；（B）黏弹性材料和由踝关节交替跖屈和背屈形成的典型迟滞回线（回线中的面积）

的能量（Hajrasouliha et al., 2005）。换言之，如果迟滞低，关节在连续屈曲和伸展活动时能量消耗比例就小（Kubo et al., 2005）。

有必要区分"肌肉硬度"和"关节柔性"，因为它们不是一码事却常常引起混淆（Aquino et al., 2006）。柔性，也指肌肉延展性，常常用来推断肌肉的长度，却不考虑引起长度改变的力量（Aquino et al., 2006；Blackburn, 2004）。另一方面，被动肌肉硬度反映了肌肉肌腱单位对试图改变其长度的力的阻力；硬度越大，改变其长度需要的力就越大；这可以通过测量关节角度变化相对于力矩变化的比例来量化（硬度 $\{\kappa\} = \Delta$ 力量 $/\Delta$ 长度）（Gavronski et al., 2007）。因此，柔性（Δ 长度）是硬度的一个部分，但是和硬度不一样。Magnusson 等（1996）报告，训练后胭绳肌活动范围有增加，而肌肉 - 肌腱单位的被动硬度没有降低，作者据此推论，关节活动度改善的原因是肌肉对牵拉的耐受性增强，而并非肌肉机械性或黏弹性方面的改变（见第 6、7 章）。

硬度的测量

与其他大多数临床测量工具不同，生物力学测量提供一种更精准的方式，量化一个肌群在静止时对外力所致肢体移位或肌肉牵拉所产生的阻力（Calota and Levin, 2009；Johnson, 2002）。这种测量方法可以在关节全范围被动活动的同时收集力矩和角度数据（Moseley et al., 2001）。过去的研究中都采用踝关节跖屈和背屈来回摆动，提供了一个有效的脚踝被动机械性功能的客观评测（Agarwal and Gottlieb, 1997；Evans et al., 1983；Goddard et al., 1969；Gottlieb et al., 1978）。踝关节的被动力矩 - 角度关系曲线是一条反曲线，即当踝关节被外力在跖屈和背屈的终末范围之间来回运动时，其力矩和角度之间呈 C 形关系（Gottlieb and Agarwal, 1988；Kostyukov, 1998）。不同的操作方式都可以产生踝关节被动活动的正弦曲线，既可以用复杂的力矩电机［如 Kin-Com 等速功率计（Bressel and McNair, 2001）］，也可以用比较简单的便携式、由治疗师手动完成关节摆动的测量方法［如力矩关节活动（torque ROM, TROM）装置（Trevino et al., 2004）］，或者在附录 B 中实验使用的装置。

当结合使用生物力学和神经生理性测量如肌电图（electromyography, EMG）时，可能获得更多的信息。监测 EMG 信号的一个优点是可以发现随意肌肉兴奋，而随意肌肉兴奋可以影响反射的辨认，或者影响反射活动。多个最近的研究都建议将肌电图和生物力学测量结合起来，作为更精确的评价痉挛及其功能影响的方法（Biering-Sorensen et al.，2006；Kim et al.，2005；Kumar et al.，2006；Malhotra et al.，2008）。

临床意义

中枢神经系统最突出的一个特征是可塑性，它有适应环境改变和记忆储存信息以帮助学习技能的能力，有重组和从损伤中恢复的能力（Dobkin，2003；Johnston，2004；Wittenberg，2009），这种可塑性在发育过程中的大脑更明显；因此，与成人相比，儿童有能力更快地学习运动技能或从某些大脑损伤中恢复（Johnston，2009）。

适应性不仅限于中枢神经系统。骨骼肌是适应性很强的组织，会对其工作环境做出回应（McComas，1994；O'Dwyer et al.，1989；Smith et al.，2009）。Hodapp 等（2009）已经证明，脑瘫儿童通过跑台训练，可以改变步态周期中短潜伏期反射的调节。神经肌肉系统是具有适应性的，并且一个系统的适应可能会影响其他系统；例如，McComas 等（1973）发现，成人脑卒中患者皮质脊髓束纤维退行性变化（表示功能性运动单元减少）后会发生突触间联系的改变，继而因为神经失支配，导致肌肉适应性废用；由于废用或训练（功能性需要），骨骼肌适应性改变也逐渐发生。又例如，肌力训练带来的主要形态学适应性改变包括：肌纤维大小和数量增加而导致整块肌肉和单条肌纤维横截面积增加，肌肉增生（肌肉纤维数量增加），纤维类型、肌肉建构和肌丝密度改变，以及结缔组织和肌腱的结构改变（Folland and Williams，2007）；形态学适应性改变与运动强度有关（Fry，2004），可以因为终止训练而逆转（Mujika and Padilla，2000a，2000b）。

理解损伤与适应，便于我们审视不同干预方法的有效性（Shepherd，2001），包括 BoNT-A 注射。骨骼肌根据其使用水平进行调适，是结构和功能关系的典型例子（Lieber，1988；Salmons and Henriksson，1981；Stewart and Rittweger，2006）。Gao 和同事们（Gao and Zhang，2008；Gao et al.，2009）在脑卒中患者发现了源自肌束的关节生物力学改变，即肌束和关节的改变具有相关性；这些改变包括：肌束长度和羽状角度减小、关节活动度降低、踝关节背屈时肌束硬度增加。

尽管有些研究结果认为肌力训练在脑瘫儿童和青少年中没有效果，因为肌肉容量增加不能转化成功能的改善（McNee et al.，2009；Scholtes et al.，2010），但许多其他近期的研究都证明，肌力训练可以是一种有用的改善椎体系型脑瘫患者步态的辅助手段，没有明显的副作用或增加肌张力（Andersson et al.，2003；Damiano et al.，2002；Gorter et al.，2009a；Kenda et al.，2004；Kumar et al.，2010；Lee et al.，2008；Mattern-Baxter et al.，2009；Sterba，2007；Verschuren et al.，2007；Williams and Pountney，2007）。功能性力量训练可能改善年幼儿童的运动发育，对抗青年（Mockford and Caulton，2008；Sorsdahl et al.，2010）和成年时期的功能退化，也可能促进运动学习。因此，肌力训练仍然是所有康复方案的主要内容之一（Givon，2009），而能否有效地将肌力增加转化成功能改善，可能取决于训练的类型；例如，一种是功能性力量训练，从坐到站，逐渐增加负重和重复次数（Liao et al.，2007），另外一种是单一关节抗阻训练（见第 11 章），二者效果可能有差异。

经研究测试过的训练方式包括渐进性抗阻训练（Behm et al.，2008；Damiano et al.，

1995a；Eek et al.，2008；Mockford and Caulton，2008；Morton et al.，2005；Scholtes et al.，2008）、离心性训练（Reid et al.，2010）、以改善运动控制发育为目的的任务导向性肌力训练（Blundell et al.，2003；Katz-Leurer et al.，2009；Liao et al.，2007；Salem and Godwin，2009；Smith et al.，1999；Sorsdahl et al.，2010）和渐进性跑台训练（Willoughby et al.，2009）。训练的重点已经从降低痉挛和由治疗师诱发运动，转移到主动运动训练，因为肌力增加和运动控制提高与运动功能表现更具相关性（Rose and Engsberg，2007），没有证据证明运动训练会增加脑瘫儿童的痉挛（Fowler et al.，2001；Mockford and Caulton，2008）。现在似乎还没有关于婴儿肌肉力量的研究，将来的研究有可能通过超声测量的方式去估计非常年幼儿童的肌力。

已知的结果表明，小腿肌肉僵硬，无论其源自神经或者机械性因素，都会影响脑瘫儿童的功能性运动表现。有研究报道，步行站立相小腿肌肉提早并过度兴奋（Crenna，1998），摆动末期小腿肌肉提早兴奋而引起踝跖屈和内翻增加（Brunt and Scarborough，1988），都导致功能受限和行走绊倒风险增加（Aiona and Sussman，2004）。但是，脑瘫儿童行走的问题并非只是因为神经性因素（痉挛）。Dietz和Berger（1983）报告，站立相小腿三头肌张力增高但没有伴随出现EMG信号增强，Dietz等（1981）还观察发现痉挛和僵硬的患者步行摆动期踝背屈减少，他们认为这些既不是跖屈肌异常牵张反射活动的结果，也不是因为胫前肌募集异常，而是跖屈肌的被动阻力增加所致。被动肌肉力矩增加，也会增加脑瘫儿童步行站立相时胫骨在脚踝上方向前滚动（背屈）的阻力（Tardieu et al.，1989）。此外，被动僵硬度增高也可能通过改变软组织抵抗变形时所储存的和回弹产生的弹性能量，进而潜在影响步行效率（Fonseca et al.，2001）。有研究发现，被动跖屈肌僵硬影响步行速度约11%（Salsich and Mueller，2000），与平衡控制、踝关节本体感觉和外翻峰力矩有显著相关性（Santos and Liu，2008）。

结论和问题陈述

本章回顾了脑瘫儿童下肢肌肉的主动和被动机械特性的各个方面，除了非随意（反射）和随意肌肉兴奋性的改变之外，肌肉和软组织黏弹性的适应性改变可能是影响运动发育和功能表现的重要因素。为了计划和实施有效的治疗，需要对这些改变进行识别和描述。本书第11章讨论下肢负重和功能训练，其中一部分就是关于肌肉的治疗。本书第6、7章介绍有关肌肉的最新研究。

未来的研究可能会着眼于记录从婴儿早期开始的肌肉纵向变化发展情况，以解答那些需要为婴幼儿脑瘫制订计划和实施治疗的专业人员的疑问。肌肉适应性改变的特征是什么？这些改变与肌肉生长发育异常有关吗？身体长期不活动、活动模式单一和运动受限对肌肉的改变起到什么作用？这些改变可以通过针对性运动和训练进行预防吗？

越来越多的关注指向踝关节跖屈肌的被动机械特性，并将它作为一个对脑瘫儿童功能残疾有重要影响的独立因素。有关独立于神经兴奋性之外的肌肉非反射性成分的研究，已经成为目前儿童肌肉痉挛研究的一部分。最近有一个系列研究，包括4个小研究，对象为4~10岁的偏瘫或双瘫儿童，与同年龄无肢体残疾的一组儿童对照；有关此研究的更多介绍和讨论，请见附录B。

（黄卫平 译）

参考文献

Ada, L., Vattanasilp, W., O'Dwyer, N.J., Crosbie, J., 1998. Does spasticity contribute to walking dysfunction after stroke? J. Neurol. Neurosurg. Psychiatry. 64, 628–635.

Ada, L., O'Dwyer, N., O'Neill, E., 2006. Relation between spasticity, weakness and contracture of the elbow flexors and upper limb activity after stroke: an observational study. Disabil. Rehabil. 28, 891–897.

Agarwal, G.C., Gottlieb, G.L., 1977. Oscillation of the human ankle joint in response to applied sinusoidal torque on the foot. J. Physiol. 268, 151–176.

Aiona, M.D., Sussman, M.D., 2004. Treatment of spastic diplegia in patients with cerebral palsy: Part II. J. Pediatr. Orthop. B 13, S13–S38.

Almeida-Silveira, M.I., Lambertz, D., Perot, C., Goubel, F., 2000. Changes in stiffness induced by hindlimb suspension in rat Achilles tendon. Eur. J. Appl. Physiol. 81, 252–257.

Alter, M.G., 2004. Science of Flexibility. Human Kinetics, Champaign, IL.

Andersen, G.L., Irgens, L.M., Haagaas, I., Skranes, J.S., Meberg, A.E., Vik, T., 2008. Cerebral palsy in Norway: prevalence, subtypes and severity. Eur. J. Paediatr. Neurol. 12, 4–13.

Anderson, J., Joumaa, V., Stevens, L., Neagoe, C., Li, Z., Mounier, Y., et al., 2002. Passive stiffness changes in soleus muscles from desmin knockout mice are not due to titin modifications. Pflüg. Arch. Eur. J. Phy. 444, 771–776.

Andersson, C., Grooten, W., Hellsten, M., Kaping, K., Mattsson, E., 2003. Adults with cerebral palsy: walking ability after progressive strength training. Dev. Med. Child Neurol. 45, 220–228.

Aquino, C.F., Goncalves, G.G., Fonseca, S.T., Mancini, M.C., 2006. Analysis of the relation between flexibility and passive stiffness of the hamstrings. Rev. Bras. Med. Esporte 12, 175–179.

Balogh, J., Li, Z., Paulin, D., Arner, A., 2005. Desmin filaments influence myofilament spacing and lateral compliance of slow skeletal muscle fibers. Biophys. J. 88, 1156–1165.

Barnes, M.P., Johnson, G.R., 2008. Upper Motor Neurone Syndrome and Spasticity: Clinical Management and Neurophysiology. Cambridge University Press, Cambridge.

Bartoo, M.L., Linke, W.A., Pollack, G.H., 1997. Basis of passive tension and stiffness in isolated rabbit myofibrils. Am. J. Physiol. 273, C266–C276.

Bax, M., Goldstein, M., Rosenbaum, P., Leviton, A., Paneth, N., Dan, B., Executive Committee for the Definition of Cerebral Palsy, 2005. Proposed definition and classification of cerebral palsy, April 2005. Dev. Med. Child Neurol. 47,
571–576.

Bax, M.C., 1964. Terminology and classification of cerebral palsy. Dev. Med. Child Neurol. 6, 295–297.

Baxter, P., 2009. Preventing cerebral palsy: hidden improvements. Dev. Med. Child Neurol. 51, 335.

Bayley, S. 1993. Bayley scales infant development kit.

Beckung, E., Hagberg, G., 2002. Neuroimpairments, activity limitations, and participation restrictions in children with cerebral palsy. Dev. Med. Child Neurol. 44, 309–316.

Behm, D.G., Faigenbaum, A.D., Falk, B., Klentrou, P., 2008. Canadian Society for Exercise Physiology position paper: resistance training in children and adolescents. Appl. Physiol. Nutr. Metab. 33, 547–561.

Bensamoun, S., Stevens, L., Fleury, M.J., Bellon, G., Goubel, F., Ho Ba Tho, M.C., 2006. Macroscopic-microscopic characterization of the passive mechanical properties in rat soleus muscle. J. Biomech. 39, 568–578.

Berger, W., Horstmann, G., Dietz, V., 1984. Tension development and muscle activation in the leg during gait in spastic hemiparesis: independence of muscle hypertonia and exaggerated stretch reflexes. J. Neurol. Neurosurg. Psychiatry 47, 1029–1033.

Bialik, G.M., Givon, U., 2009. Cerebral palsy: classification and etiology. Acta Orthop. Traumatol. Turc. 43, 77–80.

Biering-Sorensen, F., Nielsen, J.B., Klinge, K., 2006. Spasticity— assessment: a review. Spinal Cord 44, 708–722.

Blackburn, J.T., 2004. The relationship between muscle stiffness and spinal stretch reflex sensitivity in the triceps surae. Ph.D., The University of North Carolina at Chapel Hill.

Blackburn, J.T., Riemann, B.L., Padua, D.A., Guskiewicz, K.M., 2004. Sex comparison of extensibility, passive, and active stiffness of the knee flexors. Clin. Biomech. (Bristol, Avon) 19, 36–43.

Blackburn, J.T., Padua, D.A., Guskiewicz, K.M., 2008. Muscle stiffness and spinal stretch reflex sensitivity in the triceps surae. J. Athl. Train. 43, 29–36.

Blair, E., Stanley, F.J., 1997. Issues in the classification and epidemiology of cerebral palsy. Ment. Retard. Dev. Disabil. Res. Rev. 3, 184–193.

Blundell, S.W., Shepherd, R.B., Dean, C.M., Adams, R.D., Cahill, B.M., 2003. Functional strength training in cerebral palsy: a pilot study of a group circuit training class for children aged 4-8 years. Clin. Rehabil. 17, 48–57.

Booth, C.M., Cortina-Borja, M.J., Theologis, T.N., 2001. Collagen accumulation in muscles of children with cerebral palsy and correlation with severity of spasticity. Dev. Med. Child Neurol. 43, 314–320.

Boriek, A.M., Capetanaki, Y., Hwang, W., Officer, T., Badshah, M., Rodarte, J., et al., 2001. Desmin integrates the three-dimensional mechanical properties of muscles. Am. J. Physiol. Cell Physiol. 280, C46–C52.

Boyd, R., Graham, H.K., 1997. Botulinum toxin A in the management of children with cerebral palsy: indications and outcome. Eur. J. Neurol. 4, S15–S21.

Bressel, E., McNair, P.J., 2001. Biomechanical behavior of the plantar flexor muscle–tendon unit after an Achilles tendon rupture. Am. J. Sports Med. 29, 321–326.

Brown, M., Gordon, W.A., 1987. Impact of impairment on activity patterns of children. Arch. Phys. Med. Rehabil. 68, 828–832.

Brunt, D., Scarborough, N., 1988. Ankle muscle activity during gait in children with cerebral palsy and equinovarus deformity. Arch. Phys. Med. Rehabil. 69, 115–117.

Burne, J.A., Carleton, V.L., O'Dwyer, N.J., 2005. The spasticity paradox: movement disorder or disorder of resting limbs? J. Neurol. Neurosurg. Psychiatry. 76, 47–54.

Burridge, J.H., McLellan, D.L., 2000. Relation between abnormal patterns of muscle activation and response to common peroneal nerve stimulation in hemiplegia. J. Neurol. Neurosurg. Psychiatry 69, 353–361.

Burridge, J.H., Turk, R., Notley, S.V., Pickering, R.M., Simpson, D.M., 2009. The relationship between upper limb activity and impairment in post-stroke hemiplegia. Disabil. Rehabil. 31, 109–117.

Calota, A., Levin, M.F., 2009. Tonic stretch reflex threshold as a measure of spasticity: implications for clinical practice. Top. Stroke Rehabil. 16, 177–188.

Cardoso, E.S., Rodrigues, B.M., Barroso, M., Menezes, C.J., Lucena, R.S., Nora, D.B., et al., 2006. Botulinum toxin type A for the treatment of the spastic equinus foot in cerebral palsy. Pediatr. Neurol. 34, 106–109.

Carr, J.H., Shepherd, R.B., 1998. Neurological Rehabilitation: Optimizing Motor Performance. Butterworth-Heinemann, Oxford; Boston.

Carr, J.H., Shepherd, R.B., 2003. Stroke Rehabilitation: Guidelines for Exercise and Training to Optimize Motor Skill. Butterworth- Heinemann, Scotland; New York.

Chugani, H.T., Muller, R.A., Chugani, D.C., 1996. Functional brain reorganization in children. Brain Dev. 18, 347–356.

Clark, B.C., 2009. In vivo alterations in skeletal muscle form and function after disuse atrophy. Med. Sci. Sports Exerc. 41, 1869–1875.

Craig, R., Padrón, R., 2004. Molecular structure of the sarcomere. In: Engel, A.G., Franzini-Armstrong, C. (Eds.), Myology, third ed. McGraw-Hill, New York, pp. 129–166.

Crenna, P., 1998. Spasticity and 'spastic' gait in children with cerebral palsy. Neurosci. Biobehav. Rev. 22, 571–578.

Crenna, P., 1999. Pathophysiology of lengthening contractions in human spasticity: a study of the hamstring muscles during locomotion. Pathophysiology 5, 283–297.

Cui, W., Yucheng, X., Zhuo, L., 2009. Reliability study of the Alberta infant motor scale in normal infants. Chin. J. Rehabil. Med. 10, 012.

Damiano, D.L., 2006. Activity, activity, activity: rethinking our physical therapy approach to cerebral palsy. Phys. Ther. 86, 1534–1540.

Damiano, D.L., Kelly, L.E., Vaughn, C.L., 1995a. Effects of quadriceps femoris muscle strengthening on crouch gait in children with spastic diplegia. Physi. Ther. 75, 658–667. (discussion 668–671).

Damiano, D.L., Vaughan, C.L., Abel, M.F., 1995b. Muscle response to heavy resistance exercise in children with spastic cerebral palsy. Dev. Med. Child Neurol. 37, 731–739.

Damiano, D.L., Martellotta, T.L., Sullivan, D.J., Granata, K.P., Abel, M.F., 2000. Muscle force production and functional performance in spastic cerebral palsy: relationship of cocontraction. Arch. Phys. Med. Rehabil. 81, 895–900.

Damiano, D.L., Dodd, K., Taylor, N.F., 2002. Should we be testing and training muscle strength in cerebral palsy? Dev. Med. Child Neurol. 44, 68–72.

Damiano, D.L., Laws, E., Carmines, D.V., Abel, M.F., 2006. Relationship of spasticity to knee angular velocity and motion during gait in cerebral palsy. Gait Posture 23, 1–8.

Davidoff, R.A., 1992. Skeletal muscle tone and the misunderstood stretch reflex. Neurology 42, 951–963.

Dietz, V., 2000. Spastic movement disorder. Spinal Cord 38, 389–393.

Dietz, V., Berger, W., 1983. Normal and impaired regulation of musclestiffness in gait—a new hypothesis about muscle hypertonia. Exp. Neurol. 79, 680–687.

Dietz, V., Sinkjaer, T., 2007. Spastic movement disorder: impaired reflex function and altered muscle mechanics. Lancet Neurol. 6, 725–733.

Dietz, V., Quintern, J., Berger, W., 1981. Electrophysiological studies of gait in spasticity and rigidity. Evidence that altered mechanical properties of muscle contribute to hypertonia. Brain 104, 431–449.

Dobkin, B., 2003. The Clinical Science of Neurologic Rehabilitation. Oxford University Press, New York.

Eames, N.W.A., Baker, R.J., Cosgrove, A.P., 1997. Defining gastrocnemius length in ambulant children. Gait Posture 6, 9–17.

Edgar, T.S., 2001. Clinical utility of botulinum toxin in the treatment of cerebral palsy: comprehensive review. J. Child Neurol. 16, 37–46.

Edman, K., 2003. Contractile performance of skeletal muscle

fibres. In: Komi, P.V. (Ed.), Strength and Power in Sport, second ed. Blackwell Science, Osney Mead, Oxford; Malden, MA.

Eek, M.N., Beckung, E., 2008. Walking ability is related to muscle strength in children with cerebral palsy. Gait Posture 28, 366–371.

Eek, M.N., Tranberg, R., Zugner, R., Alkema, K., Beckung, E., 2008. Muscle strength training to improve gait function in children with cerebral palsy. Dev. Med. Child Neurol. 50, 759–764.

Elder, G.C., Kirk, J., Stewart, G., Cook, K., Weir, D., Marshall, A., et al., 2003. Contributing factors to muscle weakness in children with cerebral palsy. Dev. Med. Child Neurol. 45, 542–550.

Escobar, G., Littenberg, B., Petitti, D., 1991. Outcome among surviving very low birthweight infants: a metaanalysis. Arch. Dis. Child. 66, 204.

Evans, C.M., Fellows, S.J., Rack, P.M., Ross, H.F., Walters, D.K., 1983. Response of the normal human ankle joint to imposed sinusoidal movements. J. Physiol. 344, 483–502.

Feys, H., Eyssen, M., Jaspers, E., Klingels, K., Desloovere, K., Molenaers, G., et al., 2010. Relation between neuroradiological findings and upper limb function in hemiplegic cerebral palsy. Eur. J. Paediatr. Neurol. 14, 169–177.

Filloux, F.M., 1996. Neuropathophysiology of movement disorders in cerebral palsy. J. Child Neurol. 11 (Suppl. 1), S5–S12.

Fitzgerald, M.J.T., 1992. Neuroanatomy: Basic and Clinical. Bailliere Tindall, London.

Fleuren, J.F., Snoek, G.J., Voerman, G.E., Hermens, H.J., 2009. Muscle activation patterns of knee flexors and extensors during passive and active movement of the spastic lower limb in chronic stroke patients. J. Electromyogr. Kinesiol. 19, e301–e310.

Folland, J.P., Williams, A.G., 2007. The adaptations to strength training: morphological and neurological contributions to increased strength. Sports Med. 37, 145–168.

Fonseca, S.T., Holt, K.G., Saltzman, E., Fetters, L., 2001. A dynamical model of locomotion in spastic hemiplegic cerebral palsy: influence of walking speed. Clin. Biomech. (Bristol, Avon) 16, 793–805.

Foran, J.R., Steinman, S., Barash, I., Chambers, H.G., Lieber, R.L., 2005. Structural and mechanical alterations in spastic skeletal muscle. Dev. Med. Child Neurol. 47, 713–717.

Fowler, E.G., Ho, T.W., Nwigwe, A.I., Dorey, F.J., 2001. The effect of quadriceps femoris muscle strengthening exercises on spasticity in children with cerebral palsy. Phys. Ther. 81, 1215–1223.

Friden, J., Lieber, R.L., 2003. Spastic muscle cells are shorter and stiffer than normal cells. Muscle Nerve 27, 157–164.

Fry, A.C., 2004. The role of resistance exercise intensity on muscle fibre adaptations. Sports Med. 34, 663–679.

Gajdosik, C.G., Cicirello, N., 2001. Secondary conditions of the musculoskeletal system in adolescents and adults with cerebral palsy. Phys. Occup. Ther. Pediatr. 21, 49–68.

Gajdosik, C.G., Gajdosik, R.L., 2006. Musculoskeletal development and adaptation. In: Campbell, S.K., Vander Linden, D.W., Palisano, R.J. (Eds.), Physical Therapy for Children, third ed. Saunders Elsevier, Philadelphia, PA.

Gajdosik, R.L., 2001. Passive extensibility of skeletal muscle: review of the literature with clinical implications. Clin. Biomech. (Bristol, Avon) 16, 87–101.

Gajdosik, R.L., Vander Linden, D.W., McNair, P.J., Riggin, T.J., Albertson, J.S., Mattick, D.J., et al., 2005. Viscoelastic properties of short calf muscle–tendon units of older women: effects of slow and fast passive dorsiflexion stretches in vivo. Eur. J. Appl. Physiol. 95, 131–139.

Gao, F., Zhang, L.Q., 2008. Altered contractile properties of the gastrocnemius muscle poststroke. J. Appl. Physiol. 105, 1802–1808.

Gao, F., Grant, T.H., Roth, E.J., Zhang, L.Q., 2009. Changes in passive mechanical properties of the gastrocnemius muscle at the muscle fascicle and joint levels in stroke survivors. Arch. Phys. Med. Rehabil. 90, 819–826.

Gavronski, G., Veraksits, A., Vasar, E., Maaroos, J., 2007. Evaluation of viscoelastic parameters of the skeletal muscles in junior triathletes. Physiol. Meas. 28, 625–637.

Giroux-Metges, M.A., Pennec, J.P., Petit, J., Morel, J., Talarmin, H., Droguet, M., et al., 2005. Effects of immobilizing a single muscle on the morphology and the activation of its muscle fibers. Exp. Neurol. 194, 495–505.

Givli, S., Bhattacharya, K., 2009. A coarse-grained model of the myofibril: overall dynamics and the evolution of sarcomere non-uniformities. J. Mech. Phys. Solids 57, 221–243.

Givon, U., 2009. Muscle weakness in cerebral palsy. Acta Orthop. Traumatol. Turc. 43, 87–93.

Goddard, R., Dowson, D., Longfield, M.D., Wright, V., 1969. The measurement of stiffness in human joints. Rheol. Acta 8, 229–234.

Gorter, H., Holty, L., Rameckers, E.E., Elvers, H.J., Oostendorp, R.A., 2009a. Changes in endurance and walking ability through functional physical training in children with cerebral palsy. Pediatr. Phys. Ther. 21, 31–37.

Gorter, J.W., Ketelaar, M., Rosenbaum, P., Helders, P.J.M., Palisano, R., 2009b. Use of the GMFCS in infants with CP: the need for reclassification at age 2 years or older. Dev. Med. Child Neurol. 51, 46–52.

Gosline, J., Lillie, M., Carrington, E., Guerette, P., Ortlepp, C., Savage, K., 2002. Elastic proteins: biological roles and mechanical properties. Philos. Trans. R. Soc. Lond. B, Biol.

Sci. 357, 121–132.

Gottlieb, G.L., Agarwal, G.C., 1988. Compliance of single joints: elastic and plastic characteristics. J. Neurophysiol. 59, 937–951.

Gottlieb, G.L., Agarwal, G.C., Penn, R., 1978. Sinusoidal oscillation of the ankle as a means of evaluating the spastic patient. J. Neurol. Neurosurg. Psychiatry 41, 32–39.

Goulding, D., Bullard, B., Gautel, M., 1997. A survey of in situ sarcomere extension in mouse skeletal muscle. J. Muscle Res. Cell Motil. 18, 465–472.

Gracies, J.M., 2005a. Pathophysiology of spastic paresis. I: paresis and soft tissue changes. Muscle Nerve 31, 535–551.

Gracies, J.M., 2005b. Pathophysiology of spastic paresis. II: emergence of muscle overactivity. Muscle Nerve 31, 552–571.

Hajrasouliha, A.R., Tavakoli, S., Esteki, A., Nafisi, S., Noorolahi- Moghaddam, H., 2005. Abnormal viscoelastic behaviour of passive ankle joint movement in diabetic patients: an early or a late complication? Diabetologia 48, 1225–1228.

Hanna, S.E., Rosenbaum, P.L., Bartlett, D.J., Palisano, R.J., Walter, S.D., Avery, L., et al., 2009. Stability and decline in gross motor function among children and youth with cerebral palsy aged 2 to 21 years. Dev. Med. Child Neurol. 51, 295–302.

Harlaar, J., Becher, J.G., Snijders, C.J., Lankhorst, G.J., 2000. Passive stiffness characteristics of ankle plantar flexors in hemiplegia.Clin. Biomech. (Bristol, Avon) 15, 261–270.

Herbert, R., 1988. The passive mechanical properties of muscle and their adaptations to altered patterns of use. Aust. J. Physiother. 34, 141–149.

Herbert, R., 1993. Preventing and treating stiff joints. In: Crosbie, J., McConnell, J. (Eds.), Physiotherapy Foundation for Practice: Key Issues in Musculoskeletal Physiotherapy. Butterworth-Heinemann, Oxford.

Herzog, W., 1997. What is the series elastic component in skeletal muscle? J. Appl. Biomech. 13, 443–448.

Hill, A.V., 1950. The series elastic component of muscle. Proc. R. Soc. Lond. B, Biol. Sci. 137, 273–280.

Himmelmann, K., Hagberg, G., Beckung, E., Hagberg, B., Uvebrant, P., 2005. The changing panorama of cerebral palsy in Sweden. IX. Prevalence and origin in the birthyear period 1995–1998. Acta Paediatr. 94, 287–294.

Himmelmann, K., Beckung, E., Hagberg, G., Uvebrant, P., 2006. Gross and fine motor function and accompanying impairments in cerebral palsy. Dev. Med. Child Neurol. 48, 417–423.

Himpens, E., Van Den Broeck, C., Oostra, A., Calders, P., Vanhaesebrouck, P., 2008. Prevalence, type, distribution, and severity of cerebral palsy in relation to gestational age: a meta-analytic review. Dev. Med. Child Neurol. 50,

334–340.

Hirtz, D., Thurman, D.J., Gwinn-Hardy, K., Mohamed, M., Chaudhuri, A.R., Zalutsky, R., 2007. How common are the 'common' neurologic disorders? Neurology 68, 326–337.

Hodapp, M., Vry, J., Mall, V., Faist, M., 2009. Changes in soleus H-reflex modulation after treadmill training in children with cerebral palsy. Brain 132, 37–44.

Hoon JR., A.H., 2005. Neuroimaging in cerebral palsy: patterns of brain dysgenesis and injury. J. Child Neurol. 20, 936–939.

Hosford, W.F., 2010. Mechanical Behavior of Materials. Cambridge University Press, Cambridge; New York.

Howard, J., Soo, B., Graham, H.K., Boyd, R.N., Reid, S., Lanigan, A., et al., 2005. Cerebral palsy in Victoria: motor types, topography and gross motor function. J. Paediatr. Child Health 41, 479–483.

Hufschmidt, A., Mauritz, K.H., 1985. Chronic transformation of muscle in spasticity: a peripheral contribution to increased tone. J. Neurol. Neurosurg. Psychiatry 48, 676–685.

Ishikawa, M., Komi, P.V., Grey, M.J., Lepola, V., Bruggemann, G.P., 2005. Muscle–tendon interaction and elastic energy usage in human walking. J. Appl. Physiol. 99, 603–608.

Ito, J., Araki, A., Tanaka, H., Tasaki, T., Cho, K., Yamazaki, R., 1996. Muscle histopathology in spastic cerebral palsy. Brain Dev. 18, 299–303.

Jain, S., Mathur, N., Joshi, M., Jindal, R., Goenka, S., 2008. Effect of serial casting in spastic cerebral palsy. Indian J. Pediatr. 75, 997–1002.

Jeng, S.F., Yau, K.I.T., Chen, L.C., Hsiao, S.F., 2000. Alberta infant motor scale: reliability and validity when used on preterm infants in Taiwan. Phys. Ther. 80, 168.

Johnson, G.R., 2002. Outcome measures of spasticity. Eur. J. Neurol. 9 (Suppl. 1), 10–16 (discussion 53–61).

Johnston, M.V., 2004. Clinical disorders of brain plasticity. Brain Dev. 26, 73–80.

Johnston, M.V., 2009. Plasticity in the developing brain: implications for rehabilitation. Dev. Disabil. Res. Rev. 15, 94–101.

Jones, M.W., Morgan, E., Shelton, J.E., Thorogood, C., 2007. Cerebral palsy: introduction and diagnosis (part I). J. Pediatr. Health Care 21, 146–152.

Kamper, D.G., Schmit, B.D., Rymer, W.Z., 2001. Effect of muscle biomechanics on the quantification of spasticity. Ann. Biomed. Eng. 29, 1122–1134.

Kanda, T., Pidcock, F.S., Hayakawa, K., Yamori, Y., Shikata, Y., 2004. Motor outcome differences between two groups of children with spastic diplegia who received different intensities of early onset physiotherapy followed for 5 years. Brain Dev. 26, 118–126.

Katz-Leurer, M., Rotem, H., Keren, O., Meyer, S., 2009. The

effects of a 'home-based' task-oriented exercise programme on motor and balance performance in children with spastic cerebral palsy and severe traumatic brain injury. Clin. Rehabil. 23, 714–724.

Kerr, G.H., Selber, P., 2003. Musculoskeletal aspects of cerebral palsy. J. Bone Joint Surg. Br. 85, 157–166.

Kim, D.Y., Park, C.I., Chon, J.S., Ohn, S.H., Park, T.H., Bang, I.K., 2005. Biomechanical assessment with electromyography of post-stroke ankle plantar flexor spasticity. Yonsei Med. J. 46, 546–554.

Kitchen, W.H., Rickards, A.L., Doyle, L.W., Ford, G.W., Kelly, E.A., Callanan, C., 1992. Improvement in outcome for very low birthweight children: apparent or real? Med. J. Aust. 157, 154–158.

Klingbeil, H., Baer, H.R., Wilson, P.E., 2004. Aging with a disability. Arch. Phys. Med. Rehabil. 85, S68–S73. (quiz S74–75).

Koman, L.A., Smith, B.P., Shilt, J.S., 2004. Cerebral palsy. Lancet 363, 1619–1631.

Kostyukov, A.I., 1998. Muscle hysteresis and movement control: a theoretical study. Neuroscience 83, 303–320.

Kubo, K., Kanehisa, H., Fukunaga, T., 2005. Effects of viscoelastic properties of tendon structures on stretch—shortening cycle exercise in vivo. J. Sports Sci. 23, 851–860.

Kumar, A., Kabeer, S., Aikat, R., Juneja, M., 2010. Effect of strength training of muscles of lower limb of young children with cerebral palsy on gross motor function. Indian J. Physiother. Occup. Ther. 4, 4–7.

Kumar, R.T., Pandyan, A.D., Sharma, A.K., 2006. Biomechanical measurement of post-stroke spasticity. Age Ageing 35, 371–375.

Lance, J.W., 1980. Symposium synopsis. In: Feldman, R.G., Young, R.R., Koella, W.P. (Eds.), Spasticity: Disordered Motor Control. Symposia Specialists, Chicago.

Lee, J.H., Sung, I.Y., Yoo, J.Y., 2008. Therapeutic effects of strengthening exercise on gait function of cerebral palsy. Disabil. Rehabil. 30, 1439–1444.

Levin, A. & Wyman, J. 1927. The viscous elastic properties of muscle. Proceedings of the Royal Society of London. Series B, Containing Papers of a Biological Character 101, 218–243.

Liao, H.F., Liu, Y.C., Liu, W.Y., Lin, Y.T., 2007. Effectiveness of loaded sit-to-stand resistance exercise for children with mild spastic diplegia: a randomized clinical trial. Arch. Phys. Med. Rehabil. 88, 25–31.

Lieber, R.L., 1988. Comparison between animal and human studies of skeletal muscle adaptation to chronic stimulation. Clin. Orthop. Relat. Res., 19–24.

Lieber, R.L., Friden, J., 2002. Spasticity causes a fundamental rearrangement of muscle–joint interaction. Muscle Nerve

25, 265–270.

Lieber, R.L., Runesson, E., Einarsson, F., Friden, J., 2003. Inferior mechanical properties of spastic muscle bundles due to hypertrophic but compromised extracellular matrix material. Muscle Nerve 28, 464–471.

Lieber, R.L., Steinman, S., Barash, I.A., Chambers, H., 2004. Structural and functional changes in spastic skeletal muscle. Muscle Nerve 29, 615–627.

Lindstedt, S.L., Reich, T.E., Keim, P., Lastayo, P.C., 2002. Do muscles function as adaptable locomotor springs? J. Exp. Biol. 205, 2211–2216.

MacIntosh, B.R., MacNaughton, M.B., 2005. The length dependence of muscle active force: considerations for parallel elastic properties. J. Appl. Physiol. 98, 1666–1673.

Maegaki, Y., Maeoka, Y., Ishii, S., Eda, I., Ohtagaki, A., Kitahara, T., et al., 1999. Central motor reorganization in cerebral palsy patients with bilateral cerebral lesions. Pediatr. Res. 45, 559–567.

Magnusson, S.P., Simonsen, E.B., Aagaard, P., Sorensen, H., Kjaer, M., 1996. A mechanism for altered flexibility in human skeletal muscle. J. Physiol. 497 (Pt 1), 291–298.

Maher, C.A., Williams, M.T., Olds, T., Lane, A.E., 2007. Physical and sedentary activity in adolescents with cerebral palsy. Dev. Med. Child Neurol. 49, 450–457.

Maier, A., Eldred, E., Edgerton, V.R., 1972. The effects on spindles of muscle atrophy and hypertrophy. Exp. Neurol. 37, 100–123.

Malaiya, R., McNee, A.E., Fry, N.R., Eve, L.C., Gough, M., Shortland, A.P., 2007. The morphology of the medial gastrocnemius in typically developing children and children with spastic hemiplegic cerebral palsy. J. Electromyogr. Kinesiol. 17, 657–663.

Malhotra, S., Cousins, E., Ward, A., Day, C., Jones, P., Roffe, C., et al., 2008. An investigation into the agreement between clinical, biomechanical and neurophysiological measures of spasticity. Clin. Rehabil. 22, 1105–1115.

Marbini, A., Ferrari, A., Cioni, G., Bellanova, M.F., Fusco, C., Gemignani, F., 2002. Immunohistochemical study of muscle biopsy in children with cerebral palsy. Brain Dev. 24, 63–66.

Maruyama, K., Kimura, S., 2000. Connectin: from regular to giant sizes of sarcomeres. Adv. Exp. Med. Biol. 481, 25–33.

Mattern-Baxter, K., Bellamy, S., Mansoor, J.K., 2009. Effects of intensive locomotor treadmill training on young children with cerebral palsy. Pediatr. Phys. Ther. 21, 308–318.

Mayer, N.H., 1997. Clinicophysiologic concepts of spasticity and motor dysfunction in adults with an upper motoneuron lesion. Muscle Nerve Suppl. 6, S1–13.

McClelland, J.F., Parkes, J., Hill, N., Jackson, A.J., Saunders, K.J., 2006. Accommodative dysfunction in children with cerebral palsy: a population-based study. Invest. Ophthalmol. Vis. Sci. 47, 1824–1830.

McComas, A.J., 1994. Human neuromuscular adaptations that accompany changes in activity. Med. Sci. Sports. Exerc. 26, 1498–1509.

McComas, A.J., Sica, R.E., Upton, A.R., Aguilera, N., 1973. Functional changes in motoneurones of hemiparetic patients. J. Neurol. Neurosurg. Psychiatry 36, 183–193.

McNee, A.E., Gough, M., Morrissey, M.C., Shortland, A.P., 2009. Increases in muscle volume after plantarflexor strength training in children with spastic cerebral palsy. Dev. Med. Child Neurol. 51, 429–435.

Meinders, M., Price, R., Lehmann, J.F., Questad, K.A., 1996. The stretch reflex response in the normal and spastic ankle: effect of ankle position. Arch. Phys. Med. Rehabil. 77, 487–492.

Mirbagheri, M.M., Alibiglou, L., Thajchayapong, M., Rymer, W.Z., 2008. Muscle and reflex changes with varying joint angle in hemiparetic stroke. J. Neuroeng. Rehabil. 5, 6.

Mockford, M., Caulton, J.M., 2008. Systematic review of progressive strength training in children and adolescents with cerebral palsy who are ambulatory. Pediatr. Phys. Ther. 20, 318–333.

Mockford, M., Caulton, J.M., 2010. The pathophysiological basis of weakness in children with cerebral palsy. Pediatr. Phys. Ther. 22, 222–233.

Mohagheghi, A.A., Khan, T., Meadows, T.H., Giannikas, K., Baltzopoulos, V., Maganaris, C.N., 2007. Differences in gastrocnemius muscle architecture between the paretic and non-paretic legs in children with hemiplegic cerebral palsy. Clin. Biomech. (Bristol, Avon) 22, 718–724.

Mohagheghi, A.A., Khan, T., Meadows, T.H., Giannikas, K., Baltzopoulos, V., Maganaris, C.N., 2008. In vivo gastrocnemius muscle fascicle length in children with and without diplegic cerebral palsy. Dev. Med. Child Neurol. 50, 44–50.

Morita, H., Crone, C., Christenhuis, D., Petersen, N.T., Nielsen, J.B., 2001. Modulation of presynaptic inhibition and disynaptic reciprocal Ia inhibition during voluntary movement in spasticity. Brain 124, 826–837.

Morton, J.F., Brownlee, M., McFadyen, A.K., 2005. The effects of progressive resistance training for children with cerebral palsy. Clin. Rehabil. 19, 283–289.

Moseley, A.M., Crosbie, J., Adams, R., 2001. Normative data for passive ankle plantarflexion–dorsiflexion flexibility. Clin. Biomech. (Bristol, Avon) 16, 514–521.

Mujika, I., Padilla, S., 2000a. Detraining: loss of training-induced physiological and performance adaptations. Part I: short term insufficient training stimulus. Sports Med. 30, 79–87.

Mujika, I., Padilla, S., 2000b. Detraining: loss of training-induced physiological and performance adaptations. Part II: long term insufficient training stimulus. Sports Med. 30, 145–154.

Nielsen, J.B., Crone, C., Hultborn, H., 2007. The spinal pathophysiology of spasticity–from a basic science point of view. Acta Physiol. (Oxf.) 189, 171–180.

O'Dwyer, N.J., Neilson, P.D., Nash, J., 1989. Mechanisms of muscle growth related to muscle contracture in cerebral palsy. Dev. Med. Child Neurol. 31, 543–547.

Odding, E., Roebroeck, M.E., Stam, H.J., 2006. The epidemiology of cerebral palsy: incidence, impairments and risk factors. Disabil. Rehabil. 28, 183–191.

Ostensjo, S., Carlberg, E.B., Vollestad, N.K., 2004. Motor impairments in young children with cerebral palsy: relationship to gross motor function and everyday activities. Dev. Med. Child Neurol. 46, 580–589.

Pakula, A.T., Van Naarden Braun, K., Yeargin-Allsopp, M., 2009. Cerebral palsy: classification and epidemiology. Phys. Med. Rehabil. Clin. N. Am. 20, 425–452.

Palisano, R., Rosenbaum, P., Walter, S., Russell, D., Wood, E., Galuppi, B., 1997. Development and reliability of a system to classify gross motor function in children with cerebral palsy. Dev. Med. Child Neurol. 39, 214–223.

Palisano, R.J., Cameron, D., Rosenbaum, P.L., Walter, S.D., Russell, D., 2006. Stability of the gross motor function classification system. Dev. Med. Child Neurol. 48, 424–428.

Pandyan, A.D., Gregoric, M., Barnes, M.P., Wood, D., Wijck, V.A.N., Burridge, F., et al., 2005. Spasticity: clinical perceptions, neurological realities and meaningful measurement. Disabil. Rehabil. 27, 2–6.

Petrillo, C.R., Knoploch, S., 1988. Phenol block of the tibial nerve for spasticity: a long-term follow-up study. Int. Disabil. Stud. 10, 97–100.

Pfeifer, L.I., Silva, D.B.R., Funayama, C.A.R., Santos, J.L., 2009. Classification of cerebral palsy association between gender, age, motor type, topography and gross motor function. Arq. Neuropsiquiatr. 67, 1057–1061.

Pin, T.W., De Valle, K., Eldridge, B., Galea, M.P., 2010. Clinimetric properties of the Alberta infant motor scale in infants born preterm. Pediatr. Phys. Ther. 22, 278–286.

Pincus, D., 2000. Everything You Need to Know about Cerebral Palsy. Rosen Publishing Group, New York.

Piper, M.C., Darrah, J., 1994. Motor Assessment of the Developing Infant. Saunders, Alberta.

Piper, M.C., Pinnell, L.E., Darrah, J., Maguire, T., Byrne, P.J., 1992. Construction and validation of the Alberta infant motor scale (AIMS). Can. J. Public Health 83 (Suppl. 2), S46–S50.

Poon, D.M., Hui-Chan, C.W., 2009. Hyperactive stretch reflexes, cocontraction, and muscle weakness in children with cerebral palsy. Dev. Med. Child Neurol. 51, 128–135.

Powers, R.K., Campbell, D.L., Rymer, W.Z., 1989. Stretch reflex dynamics in spastic elbow flexor muscles. Ann. Neurol. 25, 32–42.

Prado, L.G., Makarenko, I., Andresen, C., Kruger, M., Opitz, C.A., Linke, W.A., 2005. Isoform diversity of giant proteins in relation to passive and active contractile properties of rabbit skeletal muscles. J. Gen. Physiol. 126, 461–480.

Priori, A., Cogiamanian, F., Mrakic- Sposta, S., 2006. Pathophysiology of spasticity. Neurol. Sci. 27, s307–s309.

Purslow, P.P., 1989. Strain-induced reorientation of an intramuscular connective tissue network: implications for passive muscle elasticity. J. Biomech. 22, 21–31.

Reid, S., Hamer, P., Alderson, J., Lloyd, D., 2010. Neuromuscular adaptations to eccentric strength training in children and adolescents with cerebral palsy. Dev. Med. Child Neurol. 52, 358–363.

Roberts, T.J., 2002. The integrated function of muscles and tendons during locomotion. Comp. Biochem. Physiol. A, Mol. Integr. Physiol. 133, 1087–1099.

Robinson, M.N., Peake, L.J., Ditchfield, M.R., Reid, S.M., Lanigan, A., Reddihough, D.S., 2009. Magnetic resonance imaging findings in a population-based cohort of children with cerebral palsy. Dev. Med. Child Neurol. 51, 39–45.

Rosant, C., Nagel, M.D., Perot, C., 2006. Adaptation of rat soleus muscle spindles after 21 days of hindlimb unloading. Exp. Neurol. 200, 191–199.

Rose, J., McGill, K.C., 1998. The motor unit in cerebral palsy. Dev. Med. Child Neurol. 40, 270–277.

Rose, J., McGill, K.C., 2005. Neuromuscular activation and motorunit firing characteristics in cerebral palsy. Dev. Med. Child Neurol. 47, 329–336.

Rose, J., Haskell, W.L., Gamble, J.G., Hamilton, R.L., Brown, D.A., Rinsky, L., 1994. Muscle pathology and clinical measures of disability in children with cerebral palsy. J. Orthop. Res. 12, 758–768.

Rosen, M.G., Dickinson, J.C., 1992. The incidence of cerebral palsy. Am. J. Obstet. Gynecol. 167, 417–423.

Rosenbaum, P.L., Palisano, R.J., Bartlett, D.J., Galuppi, B.E., Russell, D.J., 2008. Development of the gross motor function classification system for cerebral palsy. Dev. Med. Child Neurol. 50, 249–253.

Ross, S., Engsberg, J., 2007. Relationships between spasticity, strength, gait, and the GMFM-66 in persons with spastic diplegia cerebral palsy. Arch. Phys. Med. Rehab. 88, 1114–1120.

Saguil, A., 2005. Evaluation of the patient with muscle weakness. Am. Fam. Physician 71, 1327–1336.

Salazar-Torres J., J.D.E., Pandyan, A.D., Price, C.I., Davidson, R.I., Barnes, M.P., Johnson, G.R., 2004. Does spasticity result from hyperactive stretch reflexes? Preliminary findings from a stretch reflex characterization study. Disabil. Rehabil. 26, 756–760.

Salem, Y., Godwin, E.M., 2009. Effects of task-oriented training on mobility function in children with cerebral palsy. NeuroRehabilitation 24, 307–313.

Salmons, S., Henriksson, J., 1981. The adaptive response of skeletal muscle to increased use. Muscle Nerve 4, 94–105.

Salsich, G.B., Mueller, M.J., 2000. Effect of plantar flexor muscle stiffness on selected gait characteristics. Gait Posture 11, 207–216.

Sanger, T.D., Delgado, M.R., Gaebler- Spira, D., Hallett, M., Mink, J.W., Task Force On Childhood Motor Disorders 2003. Classification and definition of disorders causing hypertonia in childhood. Pediatrics 111, e89–e97.

Santos, M.J., Liu, W., 2008. Possible factors related to functional ankle instability. J. Orthop. Sports Phys. Ther. 38, 150–157.

Schleip, R., Naylor, I.L., Ursu, D., Melzer, W., Zorn, A., Wilke, H.J., et al., 2006. Passive muscle stiffness may be influenced by active contractility of intramuscular connective tissue. Med. Hypotheses 66, 66–71.

Scholtes, V.A., Dallmeijer, A.J., Rameckers, E.A., Verschuren, O., Tempelaars, E., Hensen, M., et al., 2008. Lower limb strength training in children with cerebral palsy—a randomized controlled trial protocol for functional strength training based on progressive resistance exercise principles. BMC Pediatr. 8, 41.

Scholtes, V.A., Becher, J.G., Comuth, A., Dekkers, H., Van Dijk, L., Dallmeijer, A.J., 2010. Effectiveness of functional progressive resistance exercise strength training on muscle strength and mobility in children with cerebral palsy: a randomized controlled trial. Dev. Med. Child Neurol. 52, e107–e113.

Shepherd, R.B., 2001. Exercise and training to optimize functional motor performance in stroke: driving neural reorganization? Neural Plast. 8, 121–129.

Shimony, J.S., Lawrence, R., Neil, J.J., Inder, T.E., 2008. Imaging for diagnosis and treatment of cerebral palsy. Clin. Obstet. Gynecol. 51, 787–799.

Shortland, A.P., Harris, C.A., Gough, M., Robinson, R.O., 2002. Architecture of the medial gastrocnemius in children with spastic diplegia. Dev. Med. Child Neurol. 44, 158–163.

Sigurdardottir, S., Thorkelsson, T., Halldorsdottir, M., Thorarensen, O., Vik, T., 2009. Trends in prevalence and characteristics of cerebral palsy among Icelandic children born 1990 to 2003. Dev. Med. Child Neurol. 51, 356–363.

Sindou, M., 2003. History of neurosurgical treatment of spasticity. Neurochirurgie 49, 137–143.

Sinkjaer, T., Magnussen, I., 1994. Passive, intrinsic and reflex-mediated stiffness in the ankle extensors of hemiparetic patients. Brain 117 (Pt 2), 355–363.

Sinkjaer, T., Toft, E., Larsen, K., Andreassen, S., Hansen, H.J., 1993. Non-reflex and reflex mediated ankle joint stiffness in multiple sclerosis patients with spasticity. Muscle Nerve 16, 69–76.

Skeie, G.O., 2000. Skeletal muscle titin: physiology and pathophysiology. Cell. Mol. Life Sci. 57, 1570–1576.

Smith, G.V., Silver, K.H., Goldberg, A.P., Macko, R.F., 1999. 'Taskoriented' exercise improves hamstring strength and spastic reflexes in chronic stroke patients. Stroke 30, 2112–2118.

Smith, L.R., Ponten, E., Hedstrom, Y., Ward, S.R., Chambers, H.G., Subramaniam, S., et al., 2009. Novel transcriptional profile in wrist muscles from cerebral palsy patients. BMC Med. Genomics 2, 44.

Snyder, P., Eason, J.M., Philibert, D., Ridgway, A., McCaughey, T., 2008. Concurrent validity and reliability of the Alberta infant motor scale in infants at dual risk for motor delays. Phys. Occup. Ther. Pediatr. 28, 267–282.

Sorsdahl, A.B., Moe-Nilssen, R., Kaale, H.K., Rieber, J., Strand, L.I., 2010. Change in basic motor abilities, quality of movement and everyday activities following intensive, goal-directed, activity-focused physiotherapy in a group setting for children with cerebral palsy. BMC Pediatr. 10, 26.

Stackhouse, S.K., Binder-Macleod, S.A., Lee, S.C., 2005. Voluntary muscle activation, contractile properties, and fatigability in children with and without cerebral palsy. Muscle Nerve 31, 594–601.

Stanley, F., Blair, E., Alberman, E., 2000. Cerebral Palsies: Epidemiology and Causal Pathways. MacKeith, London.

Staudt, M., 2010. Reorganization after pre- and perinatal brain lesions. J. Anat. 217, 469–474.

Sterba, J.A., 2007. Does horseback riding therapy or therapist-directed hippotherapy rehabilitate children with cerebral palsy? Dev. Med. Child Neurol. 49, 68–73.

Stewart, C.E., Rittweger, J., 2006. Adaptive processes in skeletal muscle: molecular regulators and genetic influences. J. Musculoskelet. Neuronal Interact. 6, 73–86.

Suputtitada, A., 2000. Managing spasticity in pediatric cerebral palsy using a very low dose of botulinum toxin type A—Preliminary report. Am. J. Phys. Med. Rehabil. 79, 320–326.

Tardieu, C., Lespargot, A., Tabary, C., Bret, M.D., 1989. Toe-walking in children with cerebral palsy: contributions of contracture and excessive contraction of triceps surae muscle. Phys. Ther. 69, 656–662.

Taylor, D.C., Dalton JR., J.D., Seaber, A.V., Garrett JR., W.E., 1990. Viscoelastic properties of muscle– tendon units. The biomechanical effects of stretching. Am. J. Sports Med. 18, 300–309.

Tedroff, K., Knutson, L.M., Soderberg, G.L., 2008. Co-activity during maximum voluntary contraction: a study of four lower-extremity muscles in children with and without cerebral palsy. Dev. Med. Child Neurol. 50, 377–381.

Tedroff, K., Granath, F., Forssberg, H., Haglund-Akerlind, Y., 2009. Longterm effects of botulinum toxin A in children with cerebral palsy. Dev. Med. Child Neurol. 51, 120–127.

Tokuyasu, K.T., Dutton, A.H., Singer, S.J., 1983. Immunoelectron microscopic studies of desmin (skeletin) localization and intermediate filament organization in chicken skeletal muscle. J. Cell Biol. 96, 1727–1735.

Trevino, S.G., Buford Jr., W.L., Nakamura, T., John Wright, A., Patterson, R.M., 2004. Use of a Torque-Range-of-Motion device for objective differentiation of diabetic from normal feet in adults. Foot Ankle Int. 25, 561–567.

Trew, M., Everett, T., 2005. Human Movement: An Introductory Text. Elsevier/Churchill Livingstone, Edinburgh; New York.

Turk, R., Notley, S.V., Pickering, R.M., Simpson, D.M., Wright, P.A., Burridge, J.H., 2008. Reliability and sensitivity of a wrist rig to measure motor control and spasticity in poststroke hemiplegia. Neurorehabil. Neural Repair 22, 684–696.

Van Loocke, M., 2007. Passive mechanical properties of skeletal muscle in compression. Ph.D., the University of Dublin.

Vaz, D.V., Cotta Mancini, M., Fonseca, S.T., Vieira, D.S., De Melo Pertence, A.E., 2006. Muscle stiffness and strength and their relation to hand function in children with hemiplegic cerebral palsy. Dev. Med. Child Neurol. 48, 728–733.

Verschuren, O., Ketelaar, M., Gorter, J.W., Helders, P.J., Uiterwaal, C.S., Takken, T., 2007. Exercise training program in children and adolescents with cerebral palsy: a randomized controlled trial. Arch. Pediatr. Adolesc. Med. 161, 1075–1081.

Voerman, G.E., Burridge, J.H., Hitchcock, R.A., Hermens, H.J., 2007. Clinometric properties of a clinical spasticity measurement tool. Disabil. Rehabil. 29, 1870–1880.

Wang, K., McCarter, R., Wright, J., Beverly, J., Ramirez-Mitchell, R., 1993. Viscoelasticity of the sarcomere matrix of skeletal muscles. The titin-myosin composite filament is a dual-stage molecular spring. Biophys. J. 64, 1161–1177.

Waterman-Storer, C., 1991. The cytoskeleton of skeletal muscle: is it affected by exercise? A brief review. Med. Sci. Sports Exerc. 23, 1240–1249.

Wiley, M.E., Damiano, D.L., 1998. Lower-extremity strength profiles in spastic cerebral palsy. Dev. Med. Child Neurol. 40, 100–107.

Williams, H., Pountney, T., 2007. Effects of a static bicycling programme on the functional ability of young people with cerebral palsy who are nonambulant. Dev. Med. Child Neurol. 49, 522–527.

Willoughby, K.L., Dodd, K.J., Shields, N., 2009. A systematic review of the effectiveness of treadmill training for children with cerebral palsy. Disabil. Rehabil. 31, 1971–1979.

Wilson, J.M., Flanagan, E.P., 2008. The role of elastic energy in activities with high force and power requirements: a brief review. J. Strength Cond. Res. 22, 1705–1715.

Wittenberg, G.F., 2009. Motor mapping in cerebral palsy. Dev.

Med. Child Neurol. 51 (Suppl. 4), 134–139.

Wu, Y.W., Lindan, C.E., Henning, L.H., Yoshida, C.K., Fullerton, H.J., Ferriero, D.M., et al., 2006. Neuroimaging abnormalities in infants with congenital hemiparesis. Pediatr. Neurol. 35, 191–196.

Zhang, L.Q., Wang, G., Nishida, T., Xu, D., Sliwa, J.A., Rymer, W.Z., 2000. Hyperactive tendon reflexes in spastic multiple sclerosis: measures and mechanisms of action. Arch. Phys. Med. Rehabil. 81, 901–909.

附录 B 肌肉被动机械特性系列研究的结果

Adel Abdullah Alhusaini

本章内容

进行性跖屈肌功能障碍很常见，尤其是在偏瘫或双瘫儿童，其原因可能是肌肉兴奋性、肌肉肌腱长度和硬度等改变（Becher et al.，1998）。当脑性瘫痪（简称脑瘫）孩子的一块未收缩（静息状态）肌肉被牵拉时，对运动的阻力部分源于肌肉的被动机械特性，部分源于痉挛肌肉被引发的异常兴奋。但是，这种阻力普遍被认为主要是牵张反射活动性增强的表现（Mirbagheri et al.，2000），是运动的首要阻力。研究者们常常将被动肌肉肌腱僵硬归类在痉挛 / 挛缩的大标签之下，没有将其作为一种单独的损伤来处理。多年来，异常肌肉兴奋被认为是运动阻力的主要来源，但是 Dietz 和 Berger（1983）首先提出，在脑瘫成人和儿童中的痉挛患者行走时的肌肉僵硬更多是因为肌肉的被动机械特性改变，而不是牵张反射亢进。

脑瘫儿童被动肌肉肌腱僵硬对被动或主动关节运动的影响，基本上没有得到充分的报告。对被动肌肉肌腱硬度的适应性特点认识不足，可能导致不良的功能性结果，并且难以产生明显的治疗进展。加深此领域的知识和了解，对制订有效的康复措施非常关键，也可能有助于更好地了解功能性活动中这些受累肌肉的作用。

下面将回顾有关此问题的一些研究。某些研究的目的是为了确定肌肉肌腱单位被动机械特性作为运动阻力来源的相对重要性，这一阻力因素对下肢功能的影响少有报道，尤其是在脑瘫儿童。

方法

以下所有研究都经过了澳大利亚悉尼 Westmead 儿童医院的医院伦理委员会和悉尼大学人类研究伦理委员会的双重审批，通过 Westmead 儿童医院的儿童评估中心招募研究参与者，通过公开告示招募普通儿童。参与者年龄 4～10 岁，按照入选标准、排除标准和参与者意愿进行选择；每项研究的参与者详情，包括入选标准、排除标准、参与者个人信息和临床状况等，在研究原始出版报告中可见。

有关这方面的研究都采用一个特别制作的、与 Moseley（2001）描述类似的踝关节测量装置（图 B.1），它包括一个用铰链装在腿支撑架上的足板、一个与外踝对齐的旋转电位计 (Model 157, RS Australia, Sydney)；足板和旋转轴可以调节，与儿童身材大小相配；一个450N 的载荷传感器 (XTRAN S1W, Applied Measurement Australia Pty, Oakleigh) 垂直固定于足板，以测量运动的阻力；足板上装有一个手柄，可以通过手摇动足板。

通过硬的支杆将脚踝放置在运动弧中若干个不同位置，同时用电位计记录电信号，由此来检查和校准角度信号；以上过程重复 5 次，每次重复时的校准回归方程都保持一致，角度与信号的相关系数是 0.9998。同样，通过采用数个不同的已知重量，同时记录信号输出，对相应范围的载荷传感器进行反复校准；每次测试的线性回归方程都保持一致，力量与信号的相关系数是 0.9999。

早期文献已经报道，采用相似方法测量被动力矩和踝关节角度，测量者之间和测量者自身的测量信度高（内部相关系数 ICC>0.86 ）（ Chesworth and Vandervoort，1988 ），而且已经证明，该测试程序反映软组织硬度改变的敏感性很高（ Sinkjaer et al.，1988 ）。

将外加力的量与施力点到足板旋转轴的垂直距离相乘，计算出外加力矩的值。为了修正足板重量的影响，采用了一个校准方程，其中足板的力矩被计算成足板角度和重量的函数；根据足板的位置，这个力矩可以是正值或负值，它被加到外加力矩中。

由于踝关节在单一平面上旋转，并采用杆状手柄减少垂直方向施力的风险，载荷传感器能够测得一个单轴载荷；力矩和角度采样频率为 125Hz。

测试时，每个孩子都采用仰卧位，脚在踝关节装置中放好，目测将内外踝之间矢状面的中点对准装置的旋转轴；用尼龙扣带将受试者的脚稳固于足板上，测试者在膝盖上方的大腿

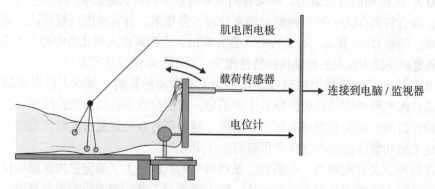

图 B.1 踝关节测量装置和实验过程示意图。肌电图电极记录内侧腘绳肌、比目鱼肌和胫前肌的肌电活动；载荷传感器测得的力与传感器到旋转轴（电位计）的垂直距离相乘，计算出外加力矩；小腿悬空于支撑台面

处轻轻加压，以保持膝关节在伸直位置；小腿悬空，不接触任何物体。脑瘫孩子的患侧或者比较严重受累的一侧，被用来测试，而普通孩子则随机选择一侧测试。研究者从完全跖屈到完全背屈角度（根据脚跟离地的差距目测确定）之间按正弦波形来回摆动受试者的脚，同时指示孩子保持腿部放松，避免辅助或抵抗正弦运动。

　　数据记录前，先将装置重复全范围运动 2~3 次，以准备和熟悉测试过程。每个孩子至少按照 0.5Hz 的频率被动牵拉 10 次，重复 3 遍，确保受试儿童放松并配合，避免引发反射性肌肉活动；这样，至少有一次被动牵拉和恢复的完整周期可用于分析。踝关节背屈角度为正值，跖屈角度为负值；踝关节 90°（脚掌着地时角度）作为中立位，值为 0。

　　踝关节摆动的同时，用一台 16 通道遥测 EMG 装置（Telemyo 2400 R G2 system, Noraxon, Arizona）同步记录比目鱼肌、内侧腘绳肌和胫前肌的肌电活动，采样频率为 3000Hz。我们使用一次性自黏 Ag/AgCl 双极性表面电极（Kendall Medi-Trace Mini 130 Foam ECG Electrodes, Neurotronics, Randwick, NSW），成对电极按照与肌肉纤维一致的方向摆放，电极之间有一定距离；电极摆放之前，用医用酒精清洗皮肤。电极按照目前普遍推荐（Hermens et al., 2000）的位置放置，收集肌电图信号以监测测试中的肌肉活动。

　　运用一台 16 位模数转换器（DAQCard-6036E, National Instruments, Austin, Texas）同时收集力量和角度数据。应用软件（PhysioDAQXS version 3.0, the University of Sydney）有一个用 Borland C++ builder 设计的绘图用户界面，通过 National Instruments 的回访功能检索由数据采集卡收集的数据；绘图用户界面支持实时数据采集、展示和储存。数据采集前，先确认力量和角度信号的可重复性和线性性质。

　　检查肌电图仪（Spike2 software version 2.09, Cambridge Electronic Design, Cambridge）出现活动信号，以确定孩子配合指令、保持放松，既未辅助又未阻抗运动。在那些有关被动机械特性的研究中，选择没有肌电活动的一个完整载荷和免荷周期来进行数据分析，确保总体僵硬度中没有来源于反射性活动的部分。当有多个周期满足此要求时，选择随机产生。每项研究的分析规则详情在相关文章中有描述。

　　按照预定的方案，提取一定背屈角度（0°、5°和 10°；图 B.2 中 A、B 和 C 点）的力矩值，这些数值表示被测试对象踝关节移动到以上位置所需要的力矩。计算出背屈 0°~5°之间连线的斜率表示僵硬度，而与踝关节角度相对应的载荷和免荷力矩曲线所包围的面积就是迟滞度，代表肌肉肌腱单位载荷/免荷周期中的能量吸收。

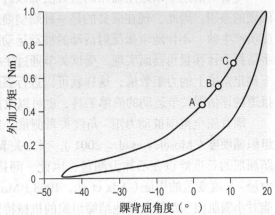

图 B.2　踝关节力矩－角度关系图例说明。被动机械特性分析的数据处理规则见正文说明

研究 1：脑性瘫痪儿童的非反射性肌肉僵硬

　　此研究显示，脑瘫儿童跖屈肌的机械顺应性比普通同龄儿童明显降低（Alhusaini et al., 2010a），他们的预定关节角度的力矩、踝关节僵硬度（曲线的斜率）和迟滞度

几乎是普通儿童的 3 倍（ $P < 0.001$ ）。

这些研究结果很重要，因为众所周知，脑瘫儿童非反射性僵硬度还没有被描述或量化，适应性改变如肌肉延展性降低对运动发育的影响尚未得到认可（Lambertz et al.，2003）。因此，这些结果可能促进对肌肉内在特性改变的了解，扩展物理治疗师对肌肉变化如何影响脑瘫儿童的认识，进而改善临床实践。

研究中，运用与步态周期站立相出现的角速度和运动范围类似的正弦运动，尝试将小腿肌肉放置于类似正常步态的条件中（Ada et al.，1998；Becher et al.，1998），同时避免刺激小腿肌肉的高反射性活动。尽管这些条件不一定容易达到，孩子对要求放松的反应能力也不一样，但是每次测试中都可以产生至少一个完整的没有肌电活动信号出现的周期，由此满足肌肉肌腱被动特性测量的要求。只有高达 70°/s 速度的力矩-角度曲线才能够展示组织牵拉的特征图形（van der Salm et al.，2005）。在一个成人痉挛性张力增高的研究中，即使牵拉速度达到 120°/s 时，15 例受试者中也只有 4 例的小腿三头肌出现反射性活动（Rabita et al.，2005）。因此，我们觉得，研究中使用正弦运动的速度作为测量肌肉肌腱被动僵硬度参数是合适的，不会诱发同步的反射性活动。尽管各项研究所采用的往返频率有显著差异，但在更容易出现高反射性活动的脑瘫儿童，牵拉速度会有所降低，并同时主观上要求保持放松。

研究 2：脑性瘫痪儿童反射性和非反射性肌肉僵硬的临床鉴别

在另一项研究中，我们强调了区分被动牵拉阻力中反射性和非反射性成分，以及在临床上运用一套工具评估脑瘫儿童软组织顺应性的重要性（Alhusaini et al.，2010b）。Ashworth 量表或者改良版本是临床痉挛评估的最常用方法（Pandyan et al.，1999），但是它的效度和信度受到质疑（Alibiglou et al.，2008；Pandyan et al.，1999；Yam and Leung，2006），甚至被 Fleuren 等（2010）最近在一项研究中建议停止使用。Alhusaini 等（2010b）支持这些观点，并通过研究证明，Tardieu 量表能够发现挛缩是否存在及其严重性，具有较强的临床使用意义。但是，和 Ashworth 量表一样，它根据被动运动阻力对痉挛（牵张反射亢进）进行分级（Kumar et al.，2006），其结果中可能混杂了非神经性肌肉僵硬度改变（Tardieu 量表更新版本，见第 5 章）。

尽管目前还难以运用临床测量方法加以区分，专业人员需要知晓神经性和非神经性肌肉僵硬的差别。因此，现在需要的是一种新型简易量化工具能够专门评估由非神经性肌肉僵硬度所产生的、不伴随牵张反射活动的被动运动阻力增加的，这点有可能通过使用临床常见的手持握力计和量角器而实现。受试关节通过手持握力计在预定范围内缓慢被动地运动，记录下预定角度上的力矩数值，这样就可以进行僵硬度的简单计算，并与正常值比较。之前研究报道的评估踝关节运动的简单工具，也可以改良后用于此目的（Moseley and Adams，1991）。

踝背屈全范围被动力矩-角度关系测量，比被动运动范围的单点量化能够更精确地判断组织僵硬度（Moseley et al.，2001），因为关节运动越接近最大范围，被动力矩增高越迅速。跖屈肌的长度难以在活体上测量，因此，间接测量外加力矩时出现的角度改变，可以作为力量-长度变量的指征（Ada et al.，1998；Moseley et al.，2001）。以上实验所采用的方案没能对小腿肌肉和跟腱及其他结缔组织的机械特性进行区分，也没能排除其他组织如皮肤、韧带、关节囊和软骨等的影响。不过，以上这些结构一般只会在最大踝背屈范围时才对僵硬度有贡献（Abellaneda et al.，2009）；当测量踝关节中立位到背屈 5° 载荷曲线的斜率时，其僵硬度的值可能排除了这些附属组织的任何贡献，因为角度范围远比受试者的最大背屈范围小，肌肉肌腱单位可以被认为是踝关节被动背屈的主要阻碍（Riemann et al.，2001）。

为了使分析尽可能全面，我们从表示踝跖屈肌肉被动僵硬度的离散数据（如三个角度的力矩）和连续数据（如曲线的斜率、迟滞度）中提取出了多个变量。令人欣慰的是，无论是在自然背屈范围内所采集的数据，或是在预定的关节角度上采集的数据，没有出现不一致的结果，这也支持有关脑瘫儿童组织顺应性的结论。

研究 3：非反射性僵硬可以影响脑性瘫痪儿童的运动表现

第三项研究的结果让人们开始关注一种可能，即小腿肌肉被动僵硬度的增加，是影响脑瘫儿童步行和爬楼梯能力的一个关键因素（Crosbie et al.，2012）；在这项研究中我们发现，小腿肌肉的被动机械特性、等长收缩力量和踝关节活动范围，与脑瘫儿童步行参数具有高度一致的相关性。

小腿肌肉对被动牵拉的反应，可以部分揭示下肢功能性活动中的控制以及脑损伤后肌肉适应性改变的机制，如脑瘫儿童出现的适应性改变。正常人类行走包含了复杂的运动模式，我们需要详细了解神经肌肉系统内部的各种成分如何互相作用，尤其是当像脑瘫这样的病理情况出现的时候。在病理情况下，身体会调整步态，以适应各种神经肌肉的局限性，因此常常会出现新的效果较差、能效较低的步态模式。肌肉的被动机械特性在功能性运动表现及其发展方面发挥着重要作用。

以步态为例，小腿肌肉的顺应性和力量使脚跟得以着地，并控制脚掌着地时踝关节向前滚动，这有助于从站立相全程到脚跟离地时体重向前推进；在此期间，踝关节必须自由地运动到背屈而不受到软组织的过多阻力，这种阻力会使脚跟提前抬起。肌肉延展性也有助于弹性能量的储存和释放（低迟滞性），会增加运动效率。肌纤维机械特性的继发性改变不应该被认为是病理性的，而是针对某种原发性异常的适应，以代偿神经源性驱动的缺失，如步行时能够支撑体重的需要（Dietz and Sinkjaer，2007）。因此，有关肌肉机械特性变化特点的知识是理解功能及其障碍的基础。

从偏瘫儿童的数据，探索和寻找有关肌肉顺应性、肌肉力弱或痉挛与步行特点各种变量之间的关联，结果说明小腿肌肉僵硬与步行能力之间有显著的正性相关关系（Crosbie et al.，2012）。该研究引起了对肌肉顺应性之功能影响的关注，此问题之前未曾解决，尤其是在儿童。

研究 4：肉毒杆菌毒素注射对脑性瘫痪儿童非反射性僵硬的作用

此研究的结果显示，A 型肉毒毒素（A 型肉毒杆菌毒素，botulinum A toxin，BoNT-A）注射后，尽管牵张反射亢进有降低，但小腿肌肉的僵硬度保持不变，继续对踝关节的被动运动产生明显阻力。因此，在处理儿童小腿肌肉痉挛时，需要其他的治疗方法来补充 BoNT-A 注射的效果。Alhusaini 等（2011）发现，轻微脑瘫儿童注射 BoNT-A 后，虽然总的关节活动范围有所增加，但跖屈肌的被动肌肉僵硬度和迟滞度没有降低。这一研究更加强调了弄清楚发育早期跖屈肌僵硬度和长度适应性改变的需要。所以，当 BoNT-A 明显降低牵张反射的亢进后，如果活动和参与水平没有改善，可能与肌肉的内在僵硬度保持不变有关。需要进一步的研究，找出能够减少肌肉内在僵硬度适应性增高及其他适应性肌肉变化，又最具功能疗效的临床方法，如以主动牵拉为目的的运动和活动。此外，如果我们希望提高脑瘫儿童的功能，还需要更多的研究来评测 BoNT-A 对肌肉形态学、生长和发育的影响。

此研究的样本量较小，可能曲解了结果；但是，当采用回顾性效能分析确定非显著性结果中 II 型误差发生的可能性时，我们发现，若要找出 BoNT-A 治疗前后结果的统计学显著性差异，要求 500～3000 的样本量，即便如此，其效应量也很可能没有临床意义。

未来研究的建议

以上研究结果与儿童康复有着极高的临床相关性，它们提出了很多值得研究的问题。需要进一步的研究，来探索脑瘫婴幼儿和儿童出生后肌肉生长和发育的时间框架，以及运动受限给肌肉被动机械特性主要是硬度和迟滞方面带来的适应性结果（见第 5、6 章）。这些适应会给肌肉发育和功能性运动控制的发育带来负面影响。最近，Pierce 等（2010）认为，随着脑瘫孩子年龄增长，肌肉被动僵硬可能比反射性亢进发挥更大的作用。他们还发现，痉挛型双瘫儿童的年龄与膝关节屈曲肌平均被动力矩有显著正性相关关系。骨骼肌有很强的适应性，它们会根据习惯性使用的水平和方式而改变其功能和形态。更好地理解肌肉肌腱单位生物力学特性的适应和改变，可能有助于我们深刻认识脑瘫儿童功能性运动的问题，发展出新的、更具针对性的康复方法。

应该考虑改进踝关节装置以适应婴幼儿，跟踪从出生后早期到生长发育时期肌肉发生适应性改变的时间过程。从婴儿期开始持续监测软组织延展性和被动肌肉僵硬度，同时进行更多功能性测试如粗大运动功能评估（gross motor function measure，GMFM）和儿童残疾评估清单（paediatric evaluation of disability inventory，PEDI），其可行性和有效性需要在将来的研究中进一步验证。重要的是，要获得有关功能状态发展进程及相关因素的更多知识，以预测未来的参与受限，设定治疗和训练目标。维持软组织延展性，预防被动僵硬度过度增高，应该对活动和参与能力的发展有积极影响。

本书的研究为将来围绕损伤具体特点和干预措施的研究奠定了基础。未来有关潜在损伤和干预的研究方向，可能涉及运用超声诊断将肌肉适应性改变与肌腱和其他关节结构的适应性改变区分开来。尽管这里所介绍的研究都是想要测量肌肉肌腱僵硬度，但是最近由 Zhao 等（2009）完成的研究已经表明，给被动牵拉造成较大阻力的是肌腹，而不是肌腱部分。他们发现，脑卒中后偏瘫侧的小腿肌肉变硬并缩短，导致肌肉到跟腱的中点向近端偏移，因此，患侧的跟腱实际上被拉长，其僵硬度比健侧要低。Mohagheghi 等（2007）用超声扫描，活体评估 8 名脑瘫儿童瘫痪侧和非瘫痪侧腓肠肌肌肉结构，结果发现，脑瘫儿童瘫痪侧的腓肠肌虽然羽状角与健侧相似，但肌束较短、较薄，说明患侧肌肉内串序排列和平行排列的肌小节都有丢失。

早期采用针对性主动练习和训练，以促进运动学习和发展、促进肌肉骨骼生长和发育为目的，有可能减少儿童的这些适应性改变。考虑到婴幼儿练习和训练的难度，可能需要运用简单的机械性训练辅助器具。

有必要研究不同治疗方式从婴儿期开始对被动僵硬度和肌肉力弱的疗效，研究具体方法如离心抗阻训练或等速抗阻训练的作用。如果进行较长时间的研究，探讨被动机械性改变和长期力量训练方案之间的关系，一定会为将来的研究开辟一条大道。

结论

　　骨骼肌的特点不仅仅是收缩特性，也包括黏弹性，后者没有被研究人员和临床专业人员充分报道。这里介绍的一系列研究都已经说明，脑瘫儿童小腿肌肉的被动机械特性与普通儿童有显著性差异，并对有些功能产生影响。这些研究还表明，尽管临床上还难以将它们与反射亢进加以区分（运用 Ashworth 或者 Tardieu 量表），但是非常有必要将肌肉继发性、适应性改变进行量化。因此，需要将临床评估方法进行优化，或许通过将生物力学与电生理测量相结合的途径。脑瘫儿童的干预可能要关注更早期，加强对肌肉被动机械特性的关注，而不仅仅关注运动神经元兴奋性。如果损伤的主要原因是肌肉阻力增加，而不是反射亢进，BoNT-A 在改善功能方面将难以发挥作用。

（黄卫平　译）

参考文献

Abellaneda, S., Guissard, N., Duchateau, J., 2009. The relative lengthening of the myotendinous structures in the medial gastrocnemius during passive stretching differs among individuals. J. Appl. Physiol. 106, 169–177.

Ada, L., Vattanasilp, W., O'Dwyer, N.J., Crosbie, J., 1998. Does spasticity contribute to walking dysfunction after stroke? J. Neurol. Neurosurg. Psychiatry 64, 628–635.

Alhusaini, A., Crosbie, J., Shepherd, R., Dean, C., Scheinberg, A., 2010a. Passive mechanical properties of the calf muscles in children with cerebral palsy compared to healthy children. Dev. Med. Child Neurol. 52, e101–e106.

Alhusaini, A.A.A., Dean, C.M., Crosbie, J., Shepherd, R.B., Lewis, J., 2010b. Evaluation of spasticity in children with cerebral palsy using Ashworth and Tardieu scales compared with laboratory measures. J. Child Neurol. 25, 1242.

Alhusaini, A.A.A., Crosbie, J., Shepherd, R.B., Dean, C.M., Scheinberg, A., 2011. No change in calf muscle passive stiffness after botulinum toxin injection in children with cerebral palsy. Dev. Med. Child Neurol. 53, 553–558.

Alibiglou, L., Rymer, W.Z., Harvey, R.L., Mirbagheri, M.M., 2008. The relation between Ashworth scores and neuromechanical measurements of spasticity following stroke. J. Neuroeng. Rehabil. 5, 18.

Ansari, N.N., Naghdi, S., Moammeri, H., Jalaie, S., 2006. Ashworth Scales are unreliable for the assessment of muscle spasticity. Physiother. Theory Pract. 22, 119–125.

Becher, J.G., Harlaar, J., Lankhorst, G.J., Vogelaar, T.W., 1998. Measurement of impaired muscle function of the gastrocnemius, soleus, and tibialis anterior muscles in spastic hemiplegia: a preliminary study. J. Rehabil. Res. Dev. 35, 314–326.

Chesworth, B.M., Vandervoort, A.A., 1988. Reliability of a torque motor system for measurement of passive ankle joint stiffness in control subjects. Physiother. Can. 40, 300–303.

Crosbie, J., Alhusaini, A.A., Dean, C.M., Shepherd, R.B., 2012. Plantarflexor muscle and spatiotemporal gait characteristics of children with hemiplegic cerebral palsy: an observational study. Dev. Neurorehabil. 15, 114–118.

Dietz, V., Berger, W., 1983. Normal and impaired regulation of muscle stiffness in gait: a new hypothesis about muscle hypertonia. Exp. Neurol. 79, 680–687.

Dietz, V., Sinkjaer, T., 2007. Spastic movement disorder: impaired reflex function and altered muscle mechanics. Lancet Neurol. 6, 725–733.

Fleuren, J.F., Voerman, G.E., Erren- Wolters, C.V., Snoek, G.J., Rietman, J.S., Hermens, H.J., et al., 2010. Stop using the Ashworth Scale for the assessment of spasticity. J. Neurol. Neurosurg. Psychiatry 81, 46–52.

Hermens, H.J., Freriks, B., Disselhorst- Klug, C., Rau, G., 2000. Development of recommendations for SEMG sensors and sensor placement procedures. J. Electromyogr. Kinesiol. 10, 361–374.

Kumar, R.T., Pandyan, A.D., Sharma, A.K., 2006. Biomechanical measurement of post-stroke spasticity. Age Ageing 35, 371–375.

Lambertz, D., Mora, I., Grosset, J.F., Perot, C., 2003. Evaluation of musculotendinous stiffness in prepubertal children and adults, taking into account muscle activity. J.

Appl. Physiol. 95, 64–72.

Mirbagheri, M.M., Barbeau, H., Kearney, R.E., 2000. Intrinsic and reflex contributions to human ankle stiffness: variation with activation level and position. Exp. Brain Res. 135, 423–436.

Mohagheghi, A.A., Khan, T., Meadows, T.H., Giannikas, K., Baltzopoulos, V., Maganaris, C.N., 2007. Differences in gastrocnemius muscle architecture between the paretic and non-paretic legs in children with hemiplegic cerebral palsy. Clin. Biomech. (Bristol, Avon) 22, 718–724.

Moseley, A., Adams, R., 1991. Measurement of passive ankle dorsiflexion: procedure and reliability. Aust. J. Physiother. 373, 175–181.

Moseley, A.M., Crosbie, J., Adams, R., 2001. Normative data for passive ankle plantarflexion–dorsiflexion flexibility. Clin. Biomech. (Bristol, Avon) 16, 514–521.

Mutlu, A., Livanelioglu, A., Gunel, M.K., 2008. Reliability of Ashworth and modified Ashworth scales in children with spastic cerebral palsy. BMC Musculoskelet. Disord. 9, 44.

Pandyan, A.D., Johnson, G.R., Price, C.I., Curless, R.H., Barnes, M.P., Rodgers, H., 1999. A review of the properties and limitations of the Ashworth and modified Ashworth Scales as measures of spasticity. Clin. Rehabil. 13, 373–383.

Pierce, S.R., Prosser, L.A., Lauer, R.T., 2010. Relationship

between age and spasticity in children with diplegic cerebral palsy. Arch. Phys. Med. Rehabil. 91, 448–451.

Rabita, G., Dupont, L., Thevenon, A., Lensel-Corbeil, G., Perot, C., Vanvelcenaher, J., 2005. Quantitative assessment of the velocity-dependent increase in resistance to passive stretch in spastic plantarflexors. Clin. Biomech. (Bristol, Avon) 20, 745–753.

Riemann, B.L., Demont, R.G., Ryu, K., Lephart, S.M., 2001. The effects of sex, joint angle, and the gastrocnemius muscle on passive ankle joint complex stiffness. J. Athl. Train. 36, 369–375.

Sinkjaer, T., Toft, E., Andreassen, S., Hornemann, B.C., 1988. Muscle stiffness in human ankle dorsiflexors: intrinsic and reflex components. J. Neurophysiol. 60, 1110–1121.

Van Der Salm, A., Veltink, P.H., Hermens, H.J., Ijzerman, M.J., Nene, A.V., 2005. Development of a new method for objective assessment of spasticity using full range passive movements. Arch. Phys. Med. Rehabil. 86, 1991–1997.

Yam, W.K., Leung, M.S., 2006. Interrater reliability of modified Ashworth scale and modified Tardieu scale in children with spastic cerebral palsy. J. Child Neurol. 21, 1031–1035.

Zhao, H., Ren, Y.P., Wu, Y.N., Liu, S.Q., Zhang, L.Q., 2009. Ultrasonic evaluations of Achilles tendon mechanical properties poststroke. J. Appl. Physiol. 106, 843–849.

第 5 章

致畸性痉挛型瘫痪综合征：病理、评估和治疗

Nicolas Bayle，Jean-Michel Gracies

本章内容

    当中枢神经系统（central nervous system，CNS）损伤影响到与运动指令执行有关的中枢运动通路时，会产生致畸性痉挛型瘫痪综合征，即牵张敏感性瘫痪，伴随软组织短缩和牵张敏感性肌肉过度活跃（Gracies，2005a,b）。这些损伤既可能源自常见的婴儿性瘫痪（我们觉得此术语比脑瘫更合适），也可能源自成人性障碍如脑卒中、脑外伤、多发性硬化、脊髓损伤、缺氧性脑损伤、原发性侧索硬化和遗传性痉挛性截瘫。

    我们将 Lance 等（1980）的痉挛定义简化为：痉挛是"对动态牵拉的速度依赖性反射增

强"（Gracies，2005b）。静息状态下测试时，这种增强既表现为牵张反应的阈值降低，也表现为牵张反应的效应增强（Gracies，2005b）。因此，因肌肉过度活跃而导致的残疾中，痉挛可能并非是最主要的因素。但是，致畸性痉挛型瘫痪综合征总体上会引起肢体变形、运动受限，进而妨碍社会生活、行走移动和日常生活活动。本章回顾致畸性痉挛型瘫痪的三重表现（牵张敏感性瘫痪、软组织挛缩和肌肉过度活跃），包括不同类型肌肉过度活跃的定义、临床评估方法和目前通过对照研究形成的治疗方法，尤其是对患婴儿性瘫痪的孩子。

致畸性痉挛型瘫痪的表现和分类

当与运动指令执行有关的中枢通路受损后，会发生三个基本现象：牵张敏感性瘫痪、软组织挛缩和肌肉过度活跃。

牵张敏感性瘫痪

瘫痪，即当试图产生力量或运动时，通向原动肌的随意指令数量不够，是中枢神经系统受损影响到皮质脊髓通路时首先并立刻出现的结果（Gracies，2005a）。这种随意兴奋性的缺乏包括同步性不够、放电频率不够和募集到的运动单位兴奋阈值较高。**"牵张敏感性瘫痪"** 这一术语，特指当挛缩的、痉挛性拮抗肌被牵拉时，原动肌运动单位募集的能力更加降低（Gracies，2005b），发生在关节两侧较少挛缩的一侧肌肉。

软组织挛缩

由于瘫痪，部分肌肉及其周围的软组织被固定于短缩的位置，这与患者整天处于某种特别体位（经常斜躺或仰卧位）时的重力影响有关；而与之拮抗的肌肉和组织也因为瘫痪而不动，只是固定于正常或者被拉长的位置。这是引起关节周围肌肉不对称性改变的首要原因，其中一些肌肉（常常是下肢伸肌和上肢屈肌、内旋肌和旋前肌）与拮抗肌相比发生更明显的挛缩。如果被固定于短缩位置，肌肉重塑在固定几小时之后就启动，表现为基因改变和转录，导致肌纤维内部蛋白质合成发生调整（Baptista et al.，2010；Giger et al.，2009）。研究人员已经在患婴儿性瘫痪的孩子身上观察和分析了这些被调整的转录情况（Smith et al.，2009）。这些肌肉改变被称为 **"挛缩"**，它至少包括：①形体上短缩，以适应软组织（肌肉、肌腱、韧带、关节囊、皮肤、血管和神经）被放置的新长度；②延展性降低；③肌肉收缩特性改变，例如原来的慢肌纤维转变成快肌纤维（Baptista et al.，2010；Giger et al.，2009；Gracies，2005a；Smith et al.，2009）。这些是初期的改变，如果完全缺乏或不采用足够的预防性治疗，会在制动后的数日和数周内加剧（Gracies，2005b），产生致畸性痉挛型瘫痪的特征性身体变形。引起神经性瘫痪的最初损伤发生在围生期，而肌肉挛缩随后会影响骨骼生长，因为骨骼生长是与肌肉的正常拉长相伴发生的（Hof，2001）。目前的治疗似乎没有对儿童瘫痪的这种挛缩予以适当处理，最近一项对跖屈肌的大型回顾性研究显示，患婴儿性瘫痪的孩子在出生后至 18 岁，踝背屈活动范围降低了 19°（Hägglund and Wagner，2011）。如果不采用适当的预防性或治疗性手段，这些变形会给患者在社会心理方面带来越来越大的挑战。

痉挛性肌肉过度活跃

皮质脊髓通路受损后，高级中枢和脊髓内部发生由损伤和行为诱导的适应性改变（Gracies，2005b）。失去神经支配的脊髓节段前角产生生长因子、黏附分子、导向分子和其他促进突触再生的元素，脊髓内部会发生重组（Giger et al.，2010；Maier et al.，2008；Raineteau et al.，2002）。成熟或发育中的下行运动束（脑干下行通路和非受损侧皮质脊髓通路）通过局部提示信号，引导突触新芽在失神经支配的脊髓内重新建立连接（Maier et al.，2008；Raineteau et al.，2002）。更高级中枢过度募集脑干下行通路（红核脊髓束、顶盖脊髓束、网状脊髓束、前庭脊髓束）和非受损侧皮质脊髓通路（可能是通过脑损伤后额叶或跨胼胝体去抑制效应），以接管部分运动指令的执行（Ghosh et al.，2009；Giger et al.，2010；Maier et al.，2008；Raineteau et al.，2002；Riddle and Baker，2010）。这些脑干下行通路在安静状态下仍然保持兴奋，并通过它们新生的运动神经元联系，将持续的下行性活动作用于敏感的、过度兴奋的运动神经元（参见以下段落中的"失神经支配性过度敏感"），产生持久的、张力障碍的肌肉活动状态。

在每一个脊髓平面，相邻中间神经元加速突触发芽，并和失支配的运动神经元胞体细胞膜之间产生异常突触连接。这些新的节段间或节段内的突触连接，构成运动神经元过度兴奋和新型异常反射通路或原有反射通路增强的基础（Gracies，2005b）。增强的下行冲动和反射信号相互叠加，输入到过度兴奋的运动神经元上，导致肌肉整体上过度活跃，并表现为不同形式。

痉挛

在这些逐渐发生的反射性改变中，痉挛是最常见的表现。沿用一个简单的定义，**"速度依赖性牵张反射亢进"**（Gracies，2005b），静息状态下可以通过观察对肌肉牵拉或肌腱叩击的过度反应而发现痉挛。与正常人相比，患有致畸性痉挛型瘫痪的患者，静息状态时牵拉诱导的肌肉收缩阈值降低、幅度增强。

因此，发现和评估痉挛的最佳条件是**安静时采用动态牵拉（即牵拉运动）**。除了在试图快速或冲击式主动运动时，或当牵张诱导性阵挛被触发并影响护理或穿衣等活动的姿势或运动时，痉挛并不是一种高致残性的肌肉过度活跃形式。

痉挛性张力障碍

通过运动皮质或前运动皮质消融的动物实验，Denny-Brown 创造了痉挛性张力障碍这个术语，来描述痉挛肌肉安静时出现的紧张性、持续性肌肉活动，这种症状被 Laplane 在有类似损伤的人类身上得到了证实（Denny-Brown，1966；Gracies，2005b；Laplane et al.，1977）。痉挛性张力障碍表现为安静状态下自发性肌肉过度活跃，没有具体的触发因素。简单观察安静状态下的致畸性痉挛型瘫痪患者，经常可以见到这种类型的肌肉过度活跃，它会加剧关节和身体姿势的变形。因此，痉挛性张力障碍是引起形体改变和社会残疾主要的附加因素，因为它加重了软组织挛缩的外表变形效果。

因此，发现和评估痉挛性张力障碍的最佳条件是**安静状态下自然观察，不做动态或静态牵拉**。简单的实验证据证明，持续牵拉可以减低痉挛性张力障碍的程度（Gracies and

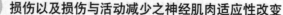

Simpson，2004）。所以，选择使用**痉挛性**张力障碍这一术语有两个理由：一是这种张力障碍出现在痉挛的基础上，二是它自身是牵张敏感性的。

痉挛性共同收缩

痉挛性共同收缩是指在原动肌随意运动过程中出现不必要的、过强的拮抗肌活动，当共同收缩的肌肉受到牵拉时会加剧（Gracies，2005b；Gracies et al.，1997）。痉挛性共同收缩是一种下行现象，很可能是由随意运动过程中脊髓以上驱动的指向错误而产生（Gracies，2005b；Gracies et al.，1997；Kukke and Sanger，2011），并因随意运动过程中原动肌返回抑制过强、拮抗肌交互抑制缺乏而被加剧（Crone et al.，2003；Gracies，2005b；Gracies et al.，2009；Vinti et al.，2012）。痉挛性共同收缩会因为用力强度和时间增加而加强（Gracies et al.，1997；Vinti et al.，2012）。

因此，发现和评估痉挛性共同收缩的最佳条件是**原动肌按照指令进行运动，是否牵拉肌肉都没关系**。痉挛性共同收缩是致畸性痉挛型瘫痪和婴儿性瘫痪儿童中最致残的一种肌肉过度活跃形式，因为它阻碍力量或运动的产生，减少主动运动范围，抵抗交替性运动（Damiano et al.，2000；Kukke and Sanger，2011；Vinti et al.，2012）。

肌肉过度活跃的其他类型

肌肉过度活跃的其他类型可能没有明显的牵张敏感。过度活跃的行式包括夸张的超节段共同收缩，它们被命名为"联带运动""溢出""关联运动"；亦或根据运动的快捷性或速度或者命名者的专业而被命名为"徐动病"或"舞蹈病"（Chiu et al.，2010；Kukke and Sanger，2011）。过度超节段共同收缩是一种不想要的、离随意运动相关的原动肌较远（不同节段水平）的肌肉异常高募集状态（Gracies et al.，2005b）。超节段共同收缩可能在婴儿性瘫痪的孩子身上尤为明显，成为"动态性畸形"和社会障碍及功能残疾的一种独立原因，这点曾经在一项研究中已被证明与痉挛有相关性（Chiu et al.，2010）。

皮肤反应或伤害性反应过度是肌肉过度活跃的另一种重要形式，它常常在某些类型的婴儿性瘫痪或者像脊髓损伤或多发性硬化之类的情况下表现明显并影响功能。最后，患儿在自动性或反射性活动（如呼吸、咳嗽和哈欠）过程中，出现不适当的运动募集，这是致畸性痉挛型瘫痪大多数形式中的另一种特征性表现（Gracies et al.，2005b）。

致畸性痉挛型瘫痪的临床评价

周围性瘫痪的临床评估，包括对每组肌肉作为原动肌的分级评估，**即评估它产生运动或主动力量的能力**，如运用医学研究院的手法测量量表（John，1984）。这种量表用 0～5 之间的数字代表获取的原动肌执行指令的量，它在致畸性痉挛型瘫痪中没有评估价值，因为在拮抗肌出现共同收缩的情况下，原动肌力量无法通过手法评估到（Crone et al.，2003；Gracies et al.，1997，2009；Kukke and Sanger，2011；Vinti et al.，2012）。

正好相反，在致畸性痉挛型瘫痪评估中，我们建议将每组肌肉都作为拮抗肌进行评估，**即评估它对抗运动的能力**（Gracies et al.，2010a）。这种方法起源于 Tardieu 的理念，即致畸性痉挛型瘫痪的运动损伤更多是因为软组织延展性降低和拮抗肌过度兴奋而产生的阻力，而不是原动肌执行指令减少（Tardieu，1966）。我们推荐采用一个五步评估法，前三步（慢速被动、快速被动和被测肌肉对抗主动运动）测量肌肉对抗被动和主动运动的能力；每一步用被测试的拮抗肌对每种测试运动产生阻力的关节角度来量化（Gracies et al.，2010a）。在这种方法中，0° 始终是被测试拮抗肌的最小牵拉角度（Tardieu 量表）（Gracies，2001a；Gracies et al.，2010a，b；Patrick and Ada，2006；Tardieu，1966）。第四步测试肌肉对抗反复主动运动的能力，最后一步评价肢体功能（Gracies et al.，2010a）。

步骤一：最大被动活动范围（X_{V1}）

　　专业人员对每组肌肉施以非常缓慢而有力的牵拉，运动必须尽量缓慢（V1，慢速），以减少诱发牵张反射的可能；力量必须尽量大，以克服大部分痉挛性张力障碍，最后被近似于纯粹的被动性软组织阻力所阻止。运动被软组织阻力所阻止的最大角度（因为无法克服的阻力、患者痛苦或者专业人员感觉软组织有断裂危险）被定义为所测试拮抗肌对抗的被动活动范围。在有些案例（尤其是测试大肌群时），严重的痉挛性张力障碍可能无法完全克服，无法与软组织挛缩区分开来，这时可能需要在使用局部运动神经麻醉阻滞后进行补充测试（Gracies and Simpson，2003）。

步骤二：卡绊角度（X_{V3}）和痉挛分级（Y）

　　专业人员用非常快的牵拉对肌群进行评估，速度尽可能快（V3，快速），使诱发牵张反射的可能性达到最大。极其重要的一点是，施行此快速牵拉手法前，要让肌肉放松、静止；可以使用抑制性手法，如在即将施行快速牵拉手法的相反方向进行快速重复性被动运动（Gracies，2001a；Gracies et al.，2010b）。此步骤得出 2 个参数：卡绊或阵挛的角度（X_{V3}），代表反射的阈值；痉挛分级（Y），描述在 X_{V3} 处观察到的肌肉反应类型和强度（Gracies，2001a；Gracies et al.，2010a，b；Patrick and Ada，2006）。

步骤三：主动活动范围

　　请患者主动运动，对抗被测试的拮抗肌，模仿之前评估的被动运动。要求尽可能达到最大范围，直到原动肌产生的主动力量与被动阻力和被牵拉拮抗肌的痉挛性共同收缩力量之和达到平衡，由此得到被测试肌肉对抗的最大主动活动范围（Gracies et al.，2010a）。

步骤四：最大幅度交替运动的频率

　　患者在第三步测得的最大范围内进行同样的主动运动，然后返回起始位置，如此反复，在一定的时间（如 15s）内尽可能多次重复。虽然持续活动中因为疲劳，痉挛性共同收缩很可能会急剧增加，但是仍然用最大幅度运动的次数表示患者重复快速主动运动的能力（Gracies et al.，2009；Vinti et al.，2012）。重复交替性运动的能力对大多数日常活动（行走、书写、拿食物入口、说话）都很重要。事实上，前四种测试手法可能在技巧构成上最接近主动肢体功能。

步骤五：肢体功能

上肢

可以按照患者在评估者面前的客观表现进行评价，也可以根据访谈或问卷结果，由评估者或患者本人对患者表现的主观感受进行评价。为了客观地评价患者的表现，作者们常常用分数来评价运动损伤，但是这些都不包括真实生活中的任务（Desrosiers，1993；Fugl-Meyer et al.，1975；Heller et al.，1987；Lindmark and Hamrin，1988；Lyle，1981；Mathiowetz et al.，1985；Rapin et al.，1966）；在婴儿性瘫痪的儿童中，类似的损伤测试包括 Bruininks-Oseretsky 运动技能测试（Bruininks-Oseretsky Test of Motor Proficiency）（Bruininks，1978；Doll，1946）和上肢技能质量测试（Quality of Upper Extremity Skills Test，QUEST）（DeMatteo et al.，1992）。其他一些量表，以直接评估真实生活活动为目的；用于成人的有：Frenchay 手臂测试（Frenchay Arm Test）、Rivermead 运动评估（Rivermead Motor Assessment）、Wolf 运动功能测试（Wolf Motor Function Test）、Jebsen-Taylor 手功能测试（Jebsen-Taylor Hand Function Test）或改良 Frenchay 量表（Modified Frenchay Scale）（Blanton and Wolf，1999；Collen et al.，1990；Gracies et al.，2002；Jebsen et al.，1969；Lincoln and Leadbitter，1979；Wade et al.，1983）；在婴儿性瘫痪的孩子中，Jebsen-Taylor 手功能测试也被采用。还有特别采用录像记录的测试如 Melbourne 评估（Melbourne Assessment）（Johnson et al.，1994）和用于单侧障碍的辅助手评估（Assisting Hand Assessment）（Krumlinde-Sundholm and Eliasson，2003）。

残疾评估量表（Disability Assessment Scale，DAS）从四个方面（肢体摆位、卫生、穿衣、疼痛）评估成年偏瘫患者的上肢功能主观感受，其信度和效度已经在成人治疗性研究中证明（Brashear et al.，2002）。在婴儿性瘫痪的儿童中，加拿大作业表现量表（Canadian Occupational Performance Measure，COPM）运用半结构化访谈，得出表现和表现满意度二个分数，用于评估自我照顾、活动和休闲方面的结果（Law et al.，1990）。在手操作能力分类系统（Manual Ability Classification System）中，询问父母、教师或孩子本人有关孩子在重要日常活动（如游戏和休闲、进食和穿衣）中操控物件的能力（Eliasson et al.，2006）。

目标达成量表（Goal Attainment Scaling）可能与众不同，因为其目的是根据事先在评估者与患者之间、或评估者与患者父母之间达成一致而确定的具体治疗目标，评估治疗措施的效果（Clark and Caudrey，1983；Sakzewski et al.，2007），这种评估对脑瘫儿童的变化有较好的敏感性（Sakzewski et al.，2007）。但是，要预测某种治疗措施会对某个特定患者产生什么最重要的效果，常常难以做到；而且，"成功"或"失败"本身就可能有主观性，因为它取决于为治疗措施设定的目标有多高；最后，这种评估无法反映患者的功能水平，只说明是否成功改变了其水平。因此，目标达成量表可以作为以上功能性评估的一种补充，可能无法替代那些更系统的评估。

下肢

下肢的一项主要功能是行走。行走测试（10 米步行测试、2 分钟或 6 分钟步行耐力测试）有益于客观地评估下肢功能，因为步行速度有良好的生态效度，与偏瘫患者的大多数步态运动学参数（速度，步长）相关（Moseley et al.，2004）。在患婴儿性瘫痪的儿童中，步幅、步行速度和运动范围与整个身体的残障严重程度相关。在步行测试中，除步长和步频外，也可能测试生理消耗指数，即速度除以活动前后的心率之差（Butler et al., 1984；Rose et al., 1985）。实验室运动学仪器分析可以作为这种评估的补充，尤其是在考虑采用外科手术或其他特定治疗方法的时候（Hutin et al., 2010；Skrotzky, 1983）。最后，还有多个基于问卷的主观功能性量表可供使用，如功能性行走分类（Functional Ambulation Classification）或 SIP68 行走分表，以评估日常生活中的行走（Dobkin et al., 2010；Post et al., 1996）。粗大运动功能分类系统（Gross Motor Function Classification System，GMFCS）是一种婴儿性瘫痪儿童的分类工具，它将儿童自发的行走能力分为 I 级（行走不受限）至 V 级（被人用手动轮椅转移）（Palisano et al., 2008）。但是，这类量表适合于将患者行走能力按特征进行分类，却可能对短时间内的治疗效果缺乏敏感性（Dobkin et al., 2010；Post et al., 1996）。

儿童致畸性痉挛型瘫痪的处理

软组织短缩变形的治疗：高负荷和持久的牵拉

这里需要重申的是，此概念看似简单，但现今大多数康复机构并未适当运用，尤其是脑瘫的孩子，他们到 7 岁时，肌肉延展性已经比同龄普通儿童明显降低，到 18 岁时踝关节背屈被动活动范围降低了 19°（Alhusaini et al., 2010；Hägglund and Wagner, 2011）。我们自己的经验是，当脑瘫孩子长到成年时，造成他们运动受损的原因更多是来自软组织的阻力（机械性），而不是中枢控制障碍（神经性），但成年获得性损伤的患者正好相反。

在致畸性痉挛型瘫痪中，肌肉挛缩与牵张敏感性肌肉过度活跃相互纠缠（Pollock and Davis, 1930；Ranson and Dixon, 1928；Tardieu et al., 1979），加剧并巩固非对称性短缩，原动肌因为过度活跃而更加突出，出现日益明显的固定性畸形（Gracies, 2005b）。这里，我们将回顾有关大量证据，说明持久牵拉对抗软组织短缩，减少牵张敏感性肌肉过度活跃，对致畸性痉挛型瘫痪有益（Gracies, 2001b）。

动物实验表明，长期牵拉促进肌肉生长，通过基因、超微结构、生化（蛋白质内容增加）、组织学（肌小节重量、长度、成串排列的数目、I 型肌纤维横截面积）和血管再生（Carson and Booth, 1998；Cox et al., 2000；Egginton et al., 2001；Goldspink, 1999；Kelly, 1996），增加肌肉质量，比肌肉训练更明显。每天短时间间断牵拉，能可逆性地增加固定在短缩位置肌肉的容积（bates, 1993；Carson et al., 1995；Sparrow, 1982；Williams, 1990）。短暂肌肉牵拉也抑制随后的牵张反射，因为当肌肉回复到正常长度时梭内纤维松弛，减少肌梭传入性背景放电（Burke and Gandevia, 1995；Matthews, 1972；Proske et al., 1993）。

在痉挛型瘫痪儿童中的应用

短暂和持久牵拉：对痉挛性过度活跃和随意收缩的短效影响

在健康人中，与从静息状态下开始收缩相比，先进行短暂牵拉后开始肌肉最大随意向心性收缩产生的力量更大（Chapman et al., 1985）。在致畸性痉挛型瘫痪的成人中，被动关节运动减低张力；肌肉在牵拉的位置下发生收缩后，牵张反射被抑制（Jahnke et al., 1989；Schmit et al.，2000；Wilson et al.，1999）。在致畸性痉挛型瘫痪病例，单次 30 分钟至 3 小时的持久牵拉降低痉挛，特别是当加在痉挛肌肉上的牵拉力量达到最大时（Gracies et al.，2000；Odeen and Knutsson，1981；Tremblay et al.，1990）。短暂肌肉牵拉，也改善随后的肌肉收缩。在痉挛性截瘫，30 分钟牵拉治疗后，用力进行髋外展时，痉挛性髋内收肌的共同收缩减少（Odeen，1981）。持久牵拉也可能降低皮质脊髓束兴奋性，同时改善被牵拉肌肉及其拮抗肌的随意控制（Carey，1990；Childers et al.，1999；Hummelsheim et al.，1994；Tremblay et al.，1990）。

长期牵拉：每日牵拉时间和受伤后最佳时间安排 – 与治疗过度活跃相结合

长期牵拉预防或治疗痉挛性瘫痪成人和儿童患者的挛缩，降低张力，其效果与每日牵拉时间和牵拉天数相关。研究证明，关节活动范围增加的量与用在全范围牵拉的时间（到达终末范围的总体时间，TERT）成正比，特别是在患婴儿性瘫痪的孩子（Flowers and LaStayo，1994；McPherson et al.，1985；Tardieu et al.，1988；Zachazewski et al.，1982）。石膏或动态夹板的对照研究发现，长期牵拉降低痉挛和痉挛性张力障碍，增加关节活动范围，效果优于传统的被动关节活动范围训练（Brouwer et al.，2000；Harvey et al.，2009；Kaplan，1962；Lin et al.，1999；McPherson，1981；Otis et al.，1985）。每天 24 小时石膏牵拉，为期一周就可能矫正脑外伤成人患者的踝关节跖屈肌挛缩，但是肌肉僵硬和过度活跃在解除制动短时间后即回复（Ada and Canning，1990；Brennan，1959；Moseley，1997；Tona and Schneck et al.，1993）。肌肉在短缩位置制动几小时，很快就会出现可察觉的改变（Gracies，2005a），因此，中枢神经系统受伤后立刻对易挛缩的肌肉采用持久牵拉可能会有益，不过目前还缺乏有关中枢神经系统受伤后超早期持久牵拉效果的对照研究证据（Ada and Canning，1990；Conine et al.，1990）。此外，婴幼儿瘫痪孩子的临床研究证实了动物实验结果，即过度活跃和短缩最好同时治疗：当结合化学或物理性放松肌肉治疗时，使肌肉延长的物理治疗方法会得到更好效果（Eames et al.，1999；McLachlan，1983）。

实用牵拉方法

被动活动范围训练

在这项传统的技术中，治疗师用手法强力牵拉肌肉数秒至 1~2 分钟 [强力短暂牵拉（high-load brief stretch，HLBS）]，可以限制肌小节丧失、肌肉萎缩，并轻度增加痉挛性瘫痪的关节活动范围。但是这种传统方法与运用石膏和动态夹板的低负荷长时间牵拉相比，在降低痉挛性高张力和增加关节活动范围方面的效果较差（Harvey et al.，2009；Light et al.，1984；Otis et al.，1985）。在婴儿性瘫痪的孩子，被动牵拉拮抗肌同时，加上原动肌 30 分钟电刺激，每周 3 次，可以改善被牵拉拮抗肌的被动活动范围（Khalili and Hajihassanie，2008）。

日常摆位牵拉

依据使用高负荷或低负荷牵拉，文献报道的结果有不同。在成人亚急性脑卒中病例，用可调节支撑架和软带，将肩关节放置在最大外旋位置（高负荷），每天 30 分钟，可降低肩关节内旋肌挛缩发生的速度（Ada et al.，2005）。痉挛性截瘫或四肢瘫痪病例的下肢痉挛，低负荷牵拉（跖屈肌 7.5Nm，腘绳肌 30Nm），每天 30 分钟，4 周后产生一定效果（Harvey et al., 2000，2003）。必须谨记注意事项，因为当牵拉姿势交由病房普通工作人员操作时，依从性和效果可能不一样（Turton and Britton，2005）。

自我牵拉

据我们所知，对自我姿势牵拉的效果，还缺乏对照研究的证据（Alkandari et al.，2012）。根据身体及认知能力、主动性和从治疗师或医生处接收的指令，患者可以自行至少针对肢体远端的肌肉，采用这种方法。这种自我牵拉方法可能有以下优势：

- 每天每块肌肉牵拉的时间比较长，取决于患者的自律性和可用时间
- 牵拉的负荷比较高，取决于患者的力量和耐力，尤其是健侧的力量和耐力
- 增加肢体意识，减少废用，整体上提高患者对于自我康复的责任感和归属感
- 节省治疗师时间，具有成本效益

动态夹板

决定对痉挛肢体使用夹板及使用何种夹板，常常依据个人经验而定，缺乏实质性对照研究证据（Lannin et al.，2007a）。在神经康复领域，静态夹板的缺点包括：加重废用，依从性差的患者实用性低；如果牵拉力量太大，可能有疼痛、皮肤磨损和破裂；如果牵拉力量不够，可能有肌肉萎缩（Krajnik and Bridle，1992）。动态夹板在20世纪70年代首次应用于骨科术后，避免完全制动的情况下提供长期牵拉（Cannon and Strickland，1985；Feldman，1990）；后来，它越来越多地应用于痉挛性瘫痪的成人和儿童，尤其是在上肢的应用（Blair et al.，1995；Casey and Kratz，1988；Scherling and Johnson，1989）。在众多单关节模式设计中，个性定制的 Lycra™ 夹板和手套拥有同时牵拉几个关节的优势，如旋后和伸肘同时伸腕和伸指（Blair et al.，1995；Gracies et al.，2000）。但是，这种夹板只能提供低负荷牵拉，而且患者可能难以自己独立穿脱（Milazzo and Gillen，1998）。

静态夹板

尽管有上述缺点，但是静态夹板可以提供长期牵拉，患者容易穿脱，这点不同于石膏；它有利于监测活动范围、皮肤和血管情况，而且在穿戴日程中可以提供被动和主动运动的时间窗。但是，不同于动态夹板，穿戴静态夹板时会妨碍肢体的使用，减少感觉输入和手部自我管理（Milazzo and Gillen，1998）。因此，静态夹板有可能加剧废用或习得性废用（Wolf et al.，1989）。

现在已经知道，过去认为用夹板将肌肉支撑在最大运动范围"加剧痉挛"的概念（Bobath，1979；Feldman，1990）是不正确的，因为持续和长期牵拉对痉挛性肌肉过度活跃的抑制效果已经得到证明（如上所述）（Childers et al.，1999；Hummelsheim et al.，1994）。此外，研究还显示，当软组织处于或靠近最大范围时实施牵拉会更有效（Flowers and LaStayo，1994；Tardieu et al.，1988）。但是，一些早期的"抗痉挛"理论已经产生了持久的影响，传统指南中仍然常常推荐将关节在"休息位"制动，即前臂中立没有旋前或旋后、腕关节伸展10°~30°、掌指和指间关节屈曲45°，正如放在"休息夹板"和"次极范围夹板"（Feldman，1990；McPherson et al.，1985；Milazzo and Gillen，1998）。对痉挛患者按照这个标准使用休息位制动，可能是因为不清楚骨科康复和神经康复之间的区别；在骨科治疗中，

患者更喜欢用休息位来提供关节两侧软组织的适当平衡，而致畸性痉挛型瘫痪患者，制动可能必须故意地"不平衡"，即对过度活跃的肌肉产生高负荷牵拉，偏离"休息位"。采用肌肉最大范围或最大范围以内 5°～10° 位置牵拉，非盲开放试验已经取得了好的结果（Brennan，1959；Kaplan，1962；King，1982；Lowe，1995；Mills，1984），还需要对照研究进行证实（Lannin et al., 2007a）。关于使用时间，夜间使用静态夹板常常被认为比白天穿戴要好，因为白天穿戴夹板可能加剧习得性废用。但是，关于使用静态夹板几周就可明显而持久减少被牵拉肌肉的挛缩，还缺乏对照研究证据（Lannin and Ada, 2011；Milazzo and Gillen, 1998）。在脑瘫儿童，文献报道中关于牵拉技术的对照研究相对较少，但是有一项踝关节夹板的长期随机对照研究正在进行中（Maas et al., 2012）。

石膏和系列石膏

已有很多不同种类的石膏被用来治疗严重挛缩，以提供稳定牵拉，用在上肢或下肢、成人或儿童，包括间断使用的两瓣石膏（Barnard et al., 1984；Booth et al., 1983；Cottalorda et al., 1997；Flett et al., 1999；Hylton and kahn, 1973；King，1982；Law et al., 1991；McNee et al., 2007；Sussman and Cusick, 1979；Verplancke et al., 2005；Westberry et al., 2006；Westin and Dye, 1983；Yasukawa, 1990；Zachazewski et al., 1982）。全接触式石膏对皮肤产生持续压力，这样会阻断温度和快速适应性触觉感受器，减少对运动神经元的兴奋（Barnard et al., 1984；Feldman, 1990）。系列石膏，根据挛缩的严重性和佩戴石膏肢体的局部状况（循环、感觉和运动），每个石膏保留 1～10 天；一个石膏后增加的活动范围被加入到下一个石膏中，常常采用次极范围，即最大范围减去 5°～10°（Feldman, 1990；Westberry et al., 2006）。因此，系列石膏可以渐进性牵拉，通常患者的依从性较好，尤其是儿童（Booth et al., 1983；Cottalorda et al., 1997；Feldman, 1990；Flett et al., 1999；Law et al., 1991；McNee et al., 2007；Verplancke et al., 2005；Westberry et al., 2006；Westin and Dye, 1983；Yasukawa, 1990）。研究显示，尽管父母经常抱怨系列石膏不方便，但它降低步行脑瘫儿童小腿肌肉紧张的效果与肉毒杆菌毒素注射相等（Flett et al., 1999）。带屈曲限制的支具或夹板，可以用螺丝刀手动增加伸展范围，如每周一次，起到和系列石膏一样的效果，且没有拆换石膏的麻烦（Feldman, 1990）。

使用石膏的最佳条件是在对肌肉过度活跃进行局部治疗后，以减少软组织受损（皮肤破损、肿胀和循环障碍）和神经麻痹的风险（Feldman, 1990；Westberry et al., 2006）。患者的警觉度和认知能力也是要考虑的重要问题，如果神志不清、注意力障碍、记忆力受损或偏侧忽略，都不适合使用，因为他们无法表达由石膏不合适造成的疼痛或不适（Ough et al., 1981）。不稳定性骨折、皮肤破损或循环不良都是使用石膏的禁忌（Joachim-Grizaffi, 1998）。开放试验结果表明，青少年使用石膏的效果可能没有年幼儿童好（Lannin et al., 2007b）。遗憾的是，在婴儿性瘫痪的孩子中，交叉研究显示系列石膏的效果有限，而平行随机对照研究的结果没有包括与非牵拉组进行比较（Lannin et al., 2007b；McNee et al., 2007）。

牵拉：关于负荷与时间的问题

尽管文献回顾的结果并不令人乐观，但最近报道的有关使致畸性痉挛型瘫痪成人软组织延长所需牵拉量的对照研究，其结果带来了新的曙光。在痉挛性瘫痪成年患者的小腿肌肉，低负荷牵拉只能达到很有限的效果，但偏瘫侧腿负重站立 30 分钟可能提供足够强的高负荷牵拉，使小腿肌肉逐渐延长（Ben et al., 2005；Harvey et al., 2000, 2003；Katalinic et al., 2010）。成年患者上肢，每天在最大外旋位牵拉 30 分钟，减少内旋肌挛缩的发生；而每天在肩屈曲 90°牵拉肩关节伸肌 30 分钟（明显低于次极量牵拉负荷）则没有效果（Ada et al., 2005）。

瘫痪的治疗（或预防）：儿童运动训练

从事致畸性痉挛型瘫痪工作的治疗师，应该不遗余力地改善肌肉的随意选择性运动募集能力，其病理生理学基础与运动指令预备和执行通路的可塑性有关。因此，治疗师必须充分利用大脑通过生活经历而发生改变和适应的天然能力（Aisen et al., 2011）。很多干预措施可能增强中枢神经系统的可塑性，如环境丰富、亲子互动、红细胞生成素、化学制剂（抗抑郁药、血管活性肠肽、血清素制剂）、经颅磁刺激、经颅直流电刺激、低温治疗、营养增补剂和干细胞（Budhedo and Rajapaksa, 2011；Holt and Mikati, 2011；Passemard et al., 2011）。可塑性增强后，会受到两种基本事件的**引导**：损伤和训练（Nudo, 2006）。

婴儿性瘫痪儿童损伤引导之可塑性

婴儿性瘫痪儿童的损伤后可塑性有其明显的特征性，因为损伤发生在未成熟的神经系统内，在其发育过程中比成人大脑更有能力形成旁路绕过病损灶（Panighraphy et al., 2012）。显而易见的是，婴儿左侧偏瘫和右侧偏瘫没有大的差别，这可能就是未成熟大脑可塑性比较大的结果（Khaw et al., 1994）；尤其是语言功能，幼年大面积左半球脑损伤的患者，通过大脑右半球组织语言功能，甚至可以完全正常；而在正常人，语言组织功能发生在脑地形图的经典左半球语言区（Staudt, 2010）。皮质脊髓束（corticospinal tract, CST）存在出生后延迟发育，因此，在围生期脑和脊髓损伤后具备一个延迟的修复潜能或易受伤害的阶段（Matin et al., 2011）。进入妊娠晚期的时候，皮质脊髓运动纤维投射就已经到达脊髓的目的地，开始时为双侧大脑半球投射（Staudt, 2010）。正常发育过程中，同侧投射逐渐退出，让对侧投射负责大部分运动指令（Staudt, 2010）；在此阶段中，如果单侧大脑受损，妨碍一侧半球的皮质脊髓投射，从对侧大脑半球而来的同侧投射就会继续存在，接替对偏瘫肢体的运动控制，补充对侧的控制（Carr, 1996；Farmer et al., 1991）。根据受损的时间，这种可塑性也可能包括未受损伤的皮质脊髓束长出新芽进入同侧去神经支配的一半脊髓（Vanek et al., 1998）。双侧皮质受损后同侧指令增多的现象也曾被观察到（Maegaki et al., 1999）。这种重组机制在出生前和围生期都有，其效能随着受伤年龄增加（可能随着髓鞘的形成）而减弱，尽管到成年期还存在（参见下文）（Clowry, 2007；Staudt, 2010）。然而，年幼时受伤也可能妨碍、偏离或改变正常的大脑成熟过程，脊髓因缺乏逐渐成熟的下行皮质脊髓信号输入和存在残留运动系统的异常连接，其运动控制不能正常发育（Clowry, 2007；Staudt, 2010）。

对于躯体感觉系统，上行的丘脑 - 皮质躯体感觉投射在进入妊娠晚期时尚未到达它们在皮质的目的地（Staudt, 2010），它们可以根据这一阶段大脑受到的损伤而调节，绕过脑室周围的白质受损区而到达它们原本在中央后回的目的地；所以，即使是大面积脑室周围受损的患者，其躯体感觉功能可以保留得非常好（Staudt, 2010）。与之相反，在中央后回受损的患者，则未曾观察到重组表现，他们的躯体感觉功能出现异常（Rose et al., 2011；Staudt, 2010）。脑瘫的运动表现可能反映出既有皮质脊髓束连接缺失，也有感觉运动丘脑通路的缺失，还存在脊髓运动回路残留运动系统的异常连接（Carr，1996；Clowry，2007；Farmer et al.，1991；Maegaki et al.，1999；Matin et al.，2011；Rose et al.，2011；Staudt，2010；Vanek et al.，1998）。

行为引导之可塑性和脑瘫高危婴儿运动训练

首先，大脑受损婴儿可能存在着行为引导的不良可塑性，如果不进行治疗（参见下文），他们会表现出自发运动减少和张力降低，这也可能与感知觉受损有关（Stigger et al.，2011）。这点非常类似于在新生啮齿动物观察到的"感觉运动限制"，无论预制何种大脑损伤，都诱导出运动神经元大小和分支减少（Stigger et al.，2011）。

但是，受 Vojta 概念的影响，很多作者倡导超早期强化训练（尽可能在出生后 9 个月内），以利用该时期较高的行为 - 诱导大脑可塑性水平（Banaszek，2010；Cvjeticanin and Polovina，1999；Hayasi and Arizono，1999；Lesny et al.，1958；Vojta，1973a）。为了确保这些训练适当，早期诊断是关键（Amiel-Tison，1968，2002；Grenier，1982；Grenier et al.，1995；Vojta，1965）。除了特别适合婴儿的神经检查（Amiel-Tison，1968，2002；Grenier，1982；Grenier et al.，1995；Vojta，1965），也有人建议，出生后早期的掌纹和指纹可能有助于发现脑损伤，然后给这些孩子进行强化运动训练（Cvjeticanin and Polovina，1999）；但是，据我们所知，掌指纹理变化与脑损伤严重程度之间的相关性在其他文献未曾被提及。

对幼儿进行训练，已经被人倡导多年，训练方法取决于孩子的功能年龄。也有人主张将"训练"一词及其包含的技术改成更温和的"教育"（Barrett and Jones，1967；Le Métayer，1981；Monfraix and Tardieu，1956；Vojta，1973b）。目前已有大量文献报道及越来越多采用恰当方法的研究，但有关干预方法的科学基础方面并未取得实质性进展（Siebes et al.，2002）。在 Vojta 治疗中，早期强化训练包括大量面向家庭的物理治疗方案，运用触觉刺激进行肌肉等长力量训练，每日重复数次，以重建支撑、躯干竖直和直立机制，改善自动姿势控制和下肢协调运动。早期强化训练还需要随机对照研究来证明其效果（Lesny et al.，1985；Vojta，1973a）。但是，结合运用婴儿性瘫痪孩子专用的高敏感性评估方法，单病例研究已经做出了有价值的贡献（Bodkin et al.，2003；Siebes et al.，2002），特别是功能性电刺激诱导下跑台和自行车训练，在神经运动残疾高危婴儿的可行性已经被证明（Bodkin et al.，2003；Trevis et al.，2012）。目前为止，完成的对照性试验还不多。一项非随机研究，观察 10 名胎龄小于 33 周、出生时体重低于 2000g 的早产婴儿，3 个月之前（早产校正年龄）进行第一次检查；其中 5 名婴儿采用 Vojta 治疗方法，另外 5 名则不进行治疗；接受治疗的 5 名婴儿中，4 名在治疗 52 个月后可以独立站稳 5 秒或行走；而没有接受治疗或治疗不充分的 5 名婴儿中，治疗开始 64 个月后没有一名能够完成同样的任务（P=0.03）。作者得出的结论是，坚持运用物理治疗，导致这组有发生"痉挛型双瘫"风险的孩子有比较好的运动功能（Kanda et al.，2004）。

中国的一个儿童康复小组在北京发表了一篇报道，研究超早期训练降低高危儿脑瘫发生率的效果，这是引人关注的尝试（Bao，2005）。依据中国早产儿脑瘫发生率是足月产儿的 25 倍，作者确定了研究对象的纳入标准；总共 1053 名早产婴儿（胎龄 37 周以下，排除有先天畸形和遗传性代谢性疾病者），根据父母是否接受或打算积极参加早期干预，分为 2 组，551 名进入早期干预组，502 名进入常规照顾组。出生后一年内开始干预，干预组婴儿除了接受常规照顾之外，从医院出院后即开始接受早期干预；校正年龄 6 个月前每月 1 次，6 个月后每 2 个月 1 次，指导父母促进婴儿的认知、语言、情绪和交流能力，给婴儿施行按摩并进行包括主动运动训练的练习；常规照顾组只接受常规照顾。两组婴儿在孕期合并症、胎龄、出生体重、小于胎龄（small for gestational age，SGA）的比例、单胎和多胎的比例、胎儿窘迫、出生后窒息、新生儿缺氧缺血性脑病（hypoxic ischaemic encephalopathy，HIE）和颅内出血的发生率、Apgar 评分和胎龄 40 周时新生儿神经行为评分（Neonatal Behavioral Neurological Assessment Score）等方面都没有差异。1 岁时脑瘫发生率，干预组为 0.9%（5/551，3 例轻度、2 例重度），而常规照顾组为 3.2%（16/502，7 例中度、9 例重度）（$P < 0.01$）。作者推断，早期干预可以减少早产婴儿的脑瘫发生率。尽管这些结果令人信服，但结论还有待真正的随机研究证实（Bao，2005）。最近一篇 Cochrane 回顾认为，对早产儿（＜37 周）进行早期（出生后 1 年以内）干预在短时间及中等时长内（＜5 岁）仅仅对认知能力有正面的影响，但是干预方法差异很大（Spittle et al.，2007）。最近报道的多个对照研究，有的缺乏非训练组或强化训练组，有的则常常是前后对照设计（Hielkema et al.，2011；Law et al.，2011；Whittingham et al.，2011）。为了应对这种资料短缺，向婴儿性瘫痪高危儿家庭提供有证据支持的干预方法，解决儿童行为和情绪问题以及抚养的困难，随机对照的研究方案正在进行中（Hielkema et al.，2011；Oberg et al.，2012；Wallender et al.，2010）。

针对已经诊断为婴儿性脑性瘫痪（瘫痪）的治疗方法中，较年长儿童可能有必要采用限制性诱导运动治疗，与成年获得性脑损伤患者相比，它可能更适合用于这组人群。在一项限制性诱导运动治疗的随机临床对照研究中，18 名被诊断为偏瘫型脑瘫的儿童（7～96 个月大）随机分组，分别接受限制性诱导治疗或常规治疗，结果显示限制性诱导治疗明显且持久地改善了偏瘫儿童的运动功能（Taub et al.，2004）。另外一项针对 18 个月以上婴幼儿的非随机对照研究的结果与此一致；它评估个性化改良限制性诱导治疗方案与常规治疗的效果，在接受治疗 2 个月和 6 个月时，限制性诱导治疗组的孩子与对照组相比，使用瘫痪手的能力（辅助手评估，Assisting Hand Assessment）明显改善（Eliasson et al.，2005）。

观点：儿童或成年脑瘫患者与成年获得性脑损伤患者几乎没有本质区别

和成人脑损伤一样，临床上有很多可以使用的康复技术，只要有足够的训练强度、高重复次数、专注力和肌肉激活，就可以促进和引导大脑可塑性，提高致畸性痉挛型瘫痪儿童的运动功能（见第 1、2 章；Bayle and Gracies，2012）。其中有些技术现在已经得到大量文献支持（持久牵拉、部分运动训练方法、阻滞剂），而其他则需要更多临床对照研究来证实或使其临床效益最大化（如非侵入性大脑或外周刺激），以及确立临床相关性和长期耐受性（如针对大脑受损的化学制剂）。新近提出的一种方法，依赖治疗师和患者之间的合约关系，以培养患者的责任感和自律性，被称为"**自我康复合约**"，也需要对照研究证据（Alkandari et al.，2012；Bayle and Gracies，2012；Gracies，2003）。

结论

治疗成年致畸性痉挛型瘫痪脑损伤患者的临床工作人员发现，长大的脑瘫人群最难以有改善，这似乎看起来有些不幸；他们可能还观察到，在这些成年脑瘫患者中，需要解决的明显软组织改变（与停止康复治疗一二十年的成年获得性脑损伤患者的表现相似）远比神经控制紊乱的问题要多。当说到有关脑瘫治疗的研究文献时，很明显有两个没有满足的需求：①缺乏对严重短缩肌肉进行长时间、高负荷牵拉效果的随机对照研究，而这种方法有可能使肌肉重新塑形，为生长高峰和成年期良好功能做准备；②缺乏对高危脑瘫婴儿强化性训练方法进行效果测试的随机对照研究，而这种方法有可能使运动回路重新塑形成较好的功能单位，因而降低预期的残障水平。

（黄卫平 译）

参考文献

Ada, L., Canning, C., 1990. Anticipating and avoiding muscle shortening. In: Ada, L., Canning, C. (Eds.), Key Issues in Neurological Physiotherapy. Butterworth-Heinmann, Oxford, pp. 219–236.

Ada, L., Goddard, E., McCully, J., Stavrinos, T., Bampton, J., 2005. Thirty minutes of positioning reduces the development of shoulder external rotation contracture after stroke: a randomized controlled trial. Arch. Phys. Med. Rehabil. 86, 230–234.

Aisen, M.L., Kerkovich, D., Mast, J., Mulroy, S., Wren, T.A., Kay, R.M., et al., 2011. Cerebral palsy: clinical care and neurological rehabilitation. Lancet Neurol. 10 (9), 844–852.

Alhusaini, A.A., Crosbie, J., Shepherd, R.B., Dean, C.M., Scheinberg, A., 2010. Mechanical properties of the plantarflexor musculotendinous unit during passive dorsiflexion in children with cerebral palsy compared with typically developing children. Dev. Med. Child Neurol. 52 (6), e101–e106.

Alkandari, S., Chahrour, R., Alkandari, M., Bayle, N., Tlili, L., Colas, C., et al., 2012. Effects of guided selfrehabilitation contracts together with repeated botulinum neurotoxin injections on walking speed in chronic hemiparesis. A prospective open-label study. Eur. J. Phys. Med. Rehabil. in press.

Amiel-Tison, C., 1968. Neurological evaluation of the maturity of newborn infants. Arch. Dis. Child. 43 (227), 89–93.

Amiel-Tison, C., 2002. Update of the Amiel-Tison neurologic assessment for the term neonate or at 40 weeks corrected age. Pediatr. Neurol. 27 (3), 196–212.

Banaszek, G., 2010. Vojta's method as the early neurodevelopmental diagnosis and therapy concept. Przegl. Lek. 67 (1), 67–76.

Bao, X.L., 2005. National Cooperative Research Group for Lowering Incidence of Cerebral Palsy of Premature Infants through Early Intervention. Lowering incidence of Cerebral Palsy of Premature Infants through Early Intervention. Zhonghua Er Ke Za Zhi 43 (4), 244–247.

Baptista, I.L., Leal, M.L., Artioli, G.G., Aoki, M.S., Fiamoncini, J., Turri, A.O., et al., 2010. Leucine attenuates

skeletal muscle wasting via inhibition of ubiquitin ligases. Muscle Nerve 41, 800–808.

Barnard, P., Dill, H., Eldredge, P., Held, J.M., Judd, D.L., Nalette, E., 1984. Reduction of hypertonicity by early casting in a comatose head-injured individual. A case report. Phys. Ther. 64, 1540–1542.

Barrett, M.L., Jones, M.H., 1967. The 'sensory story'. A multisensory training procedure for toddlers. 1. Effect on motor function of hemiplegic hand in cerebral palsied children. Dev. Med. Child Neurol. 9 (4), 448–456.

Bates, G.P., 1993. The relationship between duration of stimulus per day and the extent of hypertrophy of slow-tonic skeletal muscle in the fowl, Gallus gallus. Comp. Biochem. Physiol. Comp. Physiol. 106, 755–758.

Bayle, N., Gracies, J.M., 2012. Management of deforming spastic paresis. In: Selzer, Textbook of Neural Repair and Rehabilitation. Cambridge University Press, in press.

Ben, M., Harvey, L., Denis, S., Glinsky, J., Goehl, G., Chee, S., et al., 2005. Does 12 weeks of regular standing prevent loss of ankle mobility and bone mineral density in people with recent spinal cord injuries? A randomized controlled trial. Aust. J. Physiother. 51, 251–256.

Blair, E., Ballantyne, J., Horsman, S., Chauvel, P., 1995. A study of a dynamic proximal stability splint in the management of children with cerebral palsy. Dev. Med. Child Neurol. 37, 544–554.

Blanton, S., Wolf, S.L., 1999. An application of upper-extremity constraint-induced movement therapy in a patient with subacute stroke. Phys. Ther. 79, 847–853.

Bobath, B., 1979. The application of physiological principles to stroke rehabilitation. Practitioner 223, 793–794.

Bodkin, A.W., Baxter, R.S., Heriza, C.B., 2003. Treadmill training for an infant born preterm with a grade III intraventricular hemorrhage. Phys. Ther. 83 (12), 1107–1118.

Booth, B.J., Doyle, M., Montgomery, J., 1983. Serial casting for the management of spasticity in the head-injured adult. Phys. Ther. 63, 1960–1966.

Brashear, A., Gordon, M.F., Elovic, E., 2002. Intramuscular

injection of botulinum toxin for the treatment of wrist and finger spasticity after a stroke. N. Engl. J. Med. 347, 395–400.

Brennan, B.J., 1959. Response to stretch of hypertonic muscle groups in hemiplegia. Br. Med. J. 1, 1504–1507.

Brouwer, B., Davidson, L.K., Olney, S.J., 2000. Serial casting in idiopathic toe-walkers and children with spastic cerebral palsy. J. Pediatr. Orthop. 20, 221–225.

Bruininks, R.H., 1978. Bruininks– Oseretsky Test of Motor Proficiency– Owner's Manual. American Guidance Service, Circle Pines, MN.

Budhdeo, S., Rajapaksa, S., 2011. Functional recovery in cerebral palsy may be potentiated by administration of selective serotonin reuptake inhibitors. Med. Hypotheses 77 (3), 386–388.

Burke, D., Gandevia, S.C., 1995. The muscle spindle and its fusimotor control. In: Ferrell, W.R., Proske, U. (Eds.), Neural Control of Movement. Plenum Press, New York, pp. 19–25.

Butler, P., Engelbrecht, M., Major, R.E., Tait, J.H., Stallard, J., Patrick, J.H., 1984. Physiological cost index of walking for normal children and its use as an indicator of physical handicap. Dev. Med. Child Neurol. 26, 607–612.

Cannon, N.M., Strickland, J.W., 1985. Therapy following flexor tendon surgery. Hand Clin. 1, 147–165.

Carey, J.R., 1990. Manual stretch: effect on finger movement control and force control in stroke subjects with spastic extrinsic finger flexor muscles. Arch. Phys. Med. Rehabil. 71, 888–894.

Carr, L.J., 1996. Development and reorganization of descending motor pathways in children with hemiplegic cerebral palsy. Acta. Paediatr. Suppl. 416, 53–57.

Carson, J.A., Booth, F.W., 1998. Myogenin mRNA is elevated during rapid, slow, and maintenance phases of stretch-induced hypertrophy in chicken slow-tonic muscle. Pflugers Arch. 435, 850–858.

Carson, J.A., Alway, S.E., Yamaguchi, M., 1995. Time course of hypertrophic adaptations of the anterior latissimus dorsi muscle to stretch overload in aged Japanese quail. J. Gerontol. A. Biol. Sci. Med. Sci. 50, B391–B398.

Casey, C.A., Kratz, E.J., 1988. Soft splinting with neoprene: the thumb abduction supinator splint. Am. J. Occup. Ther. 42, 395–398.

Chapman, A.E., Caldwell, G.E., Selbie, W.S., 1985. Mechanical output following muscle stretch in forearm supination against inertial loads. J. Appl. Physiol. 59, 78–86.

Childers, M.K., Biswas, S.S., Petroski, G., Merveille, O., 1999. Inhibitory casting decreases a vibratory inhibition index of the H-reflex in the spastic upper limb. Arch. Phys. Med. Rehabil. 80, 714–716.

Chiu, H.C., Ada, L., Butler, J., Coulson, S., 2010. Characteristics of associated reactions in people with hemiplegic cerebral palsy. Physiother. Res. Int. [Epub ahead of print].

Clark, M.S., Caudrey, D.J., 1983. Evaluation of rehabilitation services: the use of goal attainment scaling. Int. Rehabil. Med. 5, 41–45.

Clowry, G.J., 2007. The dependence of spinal cord development on corticospinal input and its significance in understanding and treating spastic cerebral palsy. Neurosci. Biobehav. Rev. 31 (8), 1114–1124.

Collen, F.M., Wade, D.T., Bradshaw, C.M., 1990. Mobility after stroke: reliability of measures of impairment and disability. Int. Disabil. Stud. 12, 6–9.

Conine, T.A., Sullivan, T., Mackie, T., Goodman, M., 1990. Effect of serial casting for the prevention of equinus in patients with acute head injury. Arch. Phys. Med. Rehabil. 71, 310–312.

Cottalorda, J., Gautheron, V., Charmet, E., Chavrier, Y., 1997. Muscular lengthening of the triceps by successive casts in children with cerebral palsy. Rev. Chir. Orthop. Reparatrice Appar. Mot. 83, 368–371.

Cox, V.M., Williams, P.E., Wright, H., James, R.S., Gillott, K.L., Young, I.S., et al., 2000. Growth induced by incremental static stretch in adult rabbit latissimus dorsi muscle. Exp. Physiol. 85, 193–202.

Crone, C., Johnsen, L.L., Biering- Sorensen, F., Nielsen, J.B., 2003. Appearance of reciprocal facilitation of ankle extensors from ankle flexors in patients with stroke or spinal cord injury. Brain 126, 495–507.

Cvjeticanin, M., Polovina, A., 1999. Quantitative analysis of digitopalmar dermatoglyphics in male children with central nervous system lesion by quantification of clinical parameters of locomotor disorder. Acta. Med. Croatica 53 (1), 5–10.

Damiano, D.L., Martellotta, T.L., Sullivan, D.J., Granata, K.P., Abel, M.F., 2000. Muscle force production and functional performance in spastic cerebral palsy: relationship of cocontraction. Arch. Phys. Med. Rehabil. 81 (7), 895–900.

DeMatteo, C., Law, M., Russell, D., Pollock, N., Rosenbaum, P., Walter, S., 1992. QUEST: Quality of Upper Extremity Skills Test. McMaster University, Neurodevelopmental Clinical Research Unit, Hamilton, ON.

Denny-Brown, D., 1966. The Cerebral Control of Movement. University Press, Liverpool, pp. 124–143.

Desrosiers, J., Hébert, R., Dutil, E., Bravo, G., 1993. Development and reliability of an upper extremity function test for the elderly: the Tempa. Can. J. Occup. Ther. 60, 9–16.

Dobkin, B.H., Plummer-d'Amato, P., Elashoff, R., Lee, J., SIRROWS Group, 2010. International randomized clinical trial, stroke inpatient rehabilitation with reinforcement of walking speed (SIRROWS), improves outcomes. Neurorehabil. Neural Repair 24, 235–242.

Doll, E.A., 1946. The Oseretsky Tests of Motor Proficiency. American Guidance Service, Circle Pines, MN.

Eames, N.W., Baker, R., Hill, N., Graham, K., Taylor, T., Cosgrove, A., 1999. The effect of botulinum toxin A on gastrocnemius length: magnitude and duration of response. Dev. Med. Child Neurol. 41, 226–232.

Egginton, S., Zhou, A., Brown, M.D., Hudlicka, O., 2001. Unorthodox angiogenesis in skeletal muscle. Cardiovasc Res. 49, 634–646.

Eliasson, A.C., Krumlinde-Sundholm, L., Shaw, K., Wang, C., 2005. Effects of constraint-induced movement therapy in young children with hemiplegic cerebral palsy: an adapted model. Dev. Med. Child Neur. 47 (4), 266–275.

Eliasson, A.C., Krumlinde-Sundholm, L., Rösblad, B., Beckung, E., Arner, M., Öhrvall, A.M., et al., 2006. The Manual Ability Classification System (MACS) for children with cerebral palsy: scale development and evidence of validity and reliability. Dev. Med. Child Neur. 48, 549–554.

Farmer, S.F., Harrison, L.M., Ingram, D.A., Stephens, J.A., 1991. Plasticity of central motor pathways in children with hemiplegic cerebral palsy. Neurology 41 (9), 1505–1510.

Feldman, P.A., 1990. Upper extremity casting and splinting. In: Glenn, Whyte, The Practical Management of Spasticity in Children and Adults. Lea & Febiger, Philadelphia–London, p. 149.

Flett, P.J., Stern, L.M., Waddy, H., Connell, T.M., Seeger, J.D., Gibson, S.K., 1999. Botulinum toxin A versus fixed cast stretching for dynamic calf tightness in cerebral palsy. J. Paediatr. Child Health 35, 71–77.

Flowers, K.R., LaStayo, P., 1994. Effect of total end range time on improving passive range of motion. J. Hand Ther. 7, 150–157.

Fugl-Meyer, A.R., Jaasko, L., Leyman, I., Olsson, S., Steglind, S., 1975. The post-stroke hemiplegic patient. A method for evaluation of physical performance. Scand. J. Rehab. Med. 7, 13–31.

Ghosh, A., Sydekum, E., Haiss, F., Peduzzi, S., Zörner, B., Schneider, R., et al., 2009. Functional and anatomical reorganization of the sensory-motor cortex after incomplete spinal cord injury in adult rats. J. Neurosci. 29, 12210–12219.

Giger, J.M., Bodell, P.W., Zeng, M., Baldwin, K.M., Haddad, F., 2009. Rapid muscle atrophy response to unloading: pretranslational processes involving MHC and actin. J. Appl. Physiol. 107, 1204–1212.

Giger, R.J., Hollis 2nd, E.R., Tuszynski, M.H., 2010. Guidance molecules in axon regeneration. Cold Spring Harb. Perspect Biol. 2 (7), a001867.

Goldspink, G., 1999. Changes in muscle mass and phenotype and the expression of autocrine and systemic growth factors by muscle in response to stretch and overload. J. Anat. 194, 323–334.

Gracies, J.M., 2001a. Evaluation de la spasticité–Apport de l'echelle de tardieu. Motricité Cérébrale 22, 1–16.

Gracies, J.M., 2001b. Pathophysiology of impairment in spasticity, and use of stretch as a treatment of spastic hypertonia. Phys. Med. Rehabil. Clin. N. Am. 12 (4), 747–768.

Gracies, J.M., 2003. Autoprise en charge du membre supérieur chez l'hémiplégique: expérience pilote d'un programme intensif d'étirements et de mouvements alternatifs rapides à domicile au long cours. Ann. Med. Phys. 46 (7), 429.

Gracies, J.M., 2005a. Pathophysiology of spastic paresis. I: paresis and soft tissue changes. Muscle Nerve 31, 535–551.

Gracies, J.M., 2005b. Pathophysiology of spastic paresis. II: Emergence of muscle overactivity. Muscle Nerve 31, 552–571.

Gracies, J.M., Simpson, D., 2003. Focal injection therapy. In: Hallett, M. (Ed.), The Handbook of Clinical Neurophysiology. Elsevier Science B.V., Philadelphia, pp. 651–695.

Gracies, J.M., Simpson, D.M., 2004. Spastic dystonia. In: Brin, M.F., Comella, C., Jankovic, J. (Eds.), Dystonia: Etiology, Classification, and Treatment. Lippincott Williams & Wilkins, Philadelphia, pp. 192–210.

Gracies, J.M., Wilson, L., Gandevia, S.C., Burke, D., 1997. Stretched position of spastic muscles aggravates their co-contraction in hemiplegic patients. Ann. Neurol. 42, 438–439.

Gracies, J.M., Marosszeky, J.E., Renton, R., Sandanam, J., Gandevia, S.C., Burke, D., 2000. Short-term effects of dynamic Lycra splints on upper limb in hemiplegic patients. Arch. Phys. Med. Rehabil. 81, 1547–1555.

Gracies, J.M., Hefter, H., Simpson, D., Moore, P., 2002. Botulinum toxin in spasticity. In: Moore, P., Naumann, M. (Eds.), Handbook of Botulinum Toxin. Blackwell Science, New York, NY, pp. 221–274.

Gracies, J.M., Lugassy, M., Weisz, D.J., Vecchio, M., Flanagan, S., Simpson, D.M., 2009. Botulinum toxin dilution and endplate targeting in spasticity: a double-blind controlled study. Arch. Phys. Med. Rehab. 90, 9–16.

Gracies, J.M., Bayle, N., Vinti, M., Alkandari, S., Vu, P., Loche, C.M., et al., 2010a. Five-step clinical assessment in spastic paresis. Eur. J. Phys. Rehabil. Med. 46 (3), 411–421.

Gracies, J.M., Burke, K., Clegg, N.J., Browne, R., Rushing, C., Fehlings, D., et al., 2010b. Reliability of the Tardieu scale for assessing spasticity in children with cerebral palsy. Arch. Phys. Med. Rehabil. 91, 421–428.

Grenier, A., 1982. Early diagnosis of cerebral palsy … Why do it? Ann. Pediat. (Paris) 29 (7), 509–514.

Grenier, A., Hernandorena, X., Sainz, M., Contraires, B., Carré, M., Bouchet, E., 1995. Complementary neuromotor examination of infants at risk for sequelae. Why? How? Arch. Pediatr. 2 (10), 1007–1012.

Hägglund, G., Wagner, P., 2011. Spasticity of the gastrosoleus muscle is related to the development of reduced passive dorsiflexion of the ankle in children with cerebral palsy: a registry analysis of 2,796 examinations in 355 children. Acta Orthop. 82 (6), 744–748.

Harvey, L.A., Batty, J., Crosbie, J., Poulter, S., Herbert, R.D., 2000. A randomized trial assessing the effects of 4 weeks of daily stretching on ankle mobility in patients with spinal cord injuries. Arch. Phys. Med. Rehabil. 81, 1340–1347.

Harvey, L.A., Byak, A.J., Ostrovskaya, M., Glinsky, J., Katte, L., Herbert, R.D., 2003. Randomised trial of the effects of four weeks of daily stretch on extensibility of hamstring muscles in people with spinal cord injuries. Aust. J. Physiother. 49, 176–181.

Harvey, L.A., Herbert, R.D., Glinsky, J., Moseley, A.M., Bowden, J., 2009. Effects of 6 months of regular passive movements on ankle joint mobility in people with spinal cord injury: a randomized controlled trial. Spinal Cord 47 (1), 62–66.

Hayasi, M., Arizono, Y., 1999. Experience of very early Vojta therapy in two infants with severe perinatal hypoxic encephalopathy. No To Hattatsu 31 (6), 535–541.

Heller, A., Wade, D.T., Wood, V.A., Sunderland, A., Hewer, R.L., Ward, E., 1987. Arm function after stroke: measurement and recovery over the first three months. J. Neurol. Neurosurg. Psychiatry 50, 714–719.

Hielkema, T., Hamer, E.G., Reinders- Messelink, H.A., Maathuis, C.G., Bos, A.F., Dirks, T., et al., 2010. LEARN 2 MOVE 0–2 years: effects of a new intervention program in infants at very high risk for cerebral palsy; a randomized controlled trial. BMC Pediatr. 10, 76.

Hielkema, T., Blauw-Hospers, C.H., Dirks, T., Drijver-Messelink, M., Bos, A.F., Hadders-Algra, M., 2011. Does physiotherapeutic intervention affect motor outcome in high-risk infants? An approach combining a randomized controlled trial and process evaluation. Dev. Med. Child Neurol. 53 (3), e8–e15.

Hof, A.L., 2001. Changes in muscles and tendons due to neural motor disorders: implications for therapeutic intervention. Neural Plast. 8 (1–2), 71–81.

Holt, R.L., Mikati, M.A., 2011. Care for child development: basic science rationale and effects of interventions. Pediatr. Neurol. 44 (4), 239–253.

Hummelsheim, H., Munch, B., Butefisch, C., Neumann, S., 1994. Influence of sustained stretch on late muscular responses to magnetic brain stimulation in patients with upper motor neuron lesions. Scand. J. Rehabil. Med. 26, 3–9.

Hutin, E., Pradon, D., Barbier, F., Gracies, J.M., Bussel, B., Roche, N., 2010. Lower limb coordination in hemiparetic subjects: impact of botulinum toxin injections into rectus femoris. Neurorehabil. Neural Repair 24 (5), 442–449.

Hylton, N., Kahn, N., 1973. Casting used as an adjunct to N.D.T. Bobath Alumni Newsletter.

Jahnke, M.T., Proske, U., Struppler, A., 1989. Measurements of muscle stiffness, the electromyogram and activity in single muscle spindles of human flexor muscles following conditioning by passive stretch or contraction. Brain Res. 493, 103–112.

Jebsen, R.H., Taylor, N., Trieschmann, R.B., Trotter, M.J., Howard, L.A., 1969. An objective and standardized test of hand function. Arch. Phys. Med. Rehabil. 50, 311–319.

Joachim-Grizaffi, L., 1998. Casting applications. In: Gillen, G., Burkhardt, A. (Eds.), Stroke Rehabilitation. A Function-Based Algorithm. Mosby, St Louis, pp. 185–204.

John, J., 1984. Grading of muscle power: comparison of MRC and analog scales by physiotherapists. Medical Research Council. Int. J. Rehabil. Res. 7, 173–181.

Johnson, L.M., Randall, M.J., Reddihough, D.S., Oke, L.E., Byrt, T.A., Bach, T.M., 1994. Development of a clinical assessment of quality of movement for unilateral upper-limb function. Dev. Med. Child Neurol. 36 (11), 965–973.

Kanda, T., Pidcock, F.S., Hayakawa, K., Yamori, Y., Shikata, Y., 2004. Motor outcome differences between two groups of children with spastic diplegia who received different intensities of early onset physiotherapy followed for 5 years. Brain Dev. 26 (2), 118–126.

Kaplan, N., 1962. Effect of splinting on reflex inhibition and sensorimotor stimulation treatment of spasticity. Arch. Phys. Med. Rehabil. 43, 565–569.

Katalinic, O.M., Harvey, L.A., Herbert, R.D., Moseley, A.M., Lannin, N.A., Schurr, K., 2010. Stretch for the treatment and prevention of contractures. Cochrane Database Syst. Rev. 8 (9), CD007455.

Kelley, G., 1996. Mechanical overload and skeletal muscle fiber hyperplasia: a meta-analysis. J. Appl. Physiol. 81, 1584–1588.

Khalili, M.A., Hajihassanie, A., 2008. Electrical simulation in addition to passive stretch has a small effect on spasticity and contracture in children with cerebral palsy: a randomised within-participant controlled trial. Aust. J. Physiother. 54 (3), 185–189.

Khaw, C.W., Tidemann, A.J., Stern, L.M., 1994. Study of hemiplegic cerebral palsy with a review of the literature. J. Paediatr. Child Health 30 (3), 224–229.

King, T.I., 1982. Plaster splinting as a means of reducing elbow flexor spasticity: a case study. Am. J. Occup. Ther.

36, 671–673.

Krajnik, S.R., Bridle, M.J., 1992. Hand splinting in quadriplegia: current practice. Am. J. Occup. Ther. 46, 149–156.

Krumlinde-Sundholm, L., Eliasson, A.-C., 2003. Development of the assisting hand assessment, a Rasch-built measure intended for children with unilateral upper limb impairments. Scand. J. Occup. Ther. 10, 16–26.

Kukke, S.N., Sanger, T.D., 2011. Contributors to excess antagonist activity during movement in children with secondary dystonia due to cerebral palsy. J. Neurophysiol. 105 (5), 2100–2107.

Lance, J.W., Feldman, R.G., Young, R.R., Koeller, C., 1980. Spasticity: Disorder of Motor Control. Year Book Medical, Chicago, IL, pp. 485–494.

Lannin, N.A., Ada, L., 2011. Neurorehabilitation splinting: theory and principles of clinical use. NeuroRehabilitation 28 (1), 21–28.

Lannin, N.A., Cusick, A., McCluskey, A., Herbert, R.D., 2007a. Effects of splinting on wrist contracture after stroke: a randomized controlled trial. Stroke 38, 111–116.

Lannin, N.A., Novak, I., Cusick, A., 2007b. A systematic review of upper extremity casting for children and adults with central nervous system motor disorders. Clin. Rehabil. 21 (11), 963–976.

Laplane, D., Talairach, J., Meininger, V., Bancaud, J., Bouchareine, A., 1977. Motor consequences of motor area ablations in man. J. Neurol. Sci. 31 (1), 29–49.

Law, M., Baptiste, S., McColl, M., Opzoomer, A., Polatajko, H., Pollock, N., 1990. The Canadian occupational performance measure: an outcome measure for occupational therapy. Can. J. Occup. Ther. 57 (2), 82–87.

Law, M., Cadman, D., Rosenbaum, P., Walter, S., Russell, D., DeMatteo, C., 1991. Neurodevelopmental therapy and upper-extremity inhibitive casting for children with cerebral palsy. Dev. Med. Child Neurol. 33, 379–387.

Law, M.C., Darrah, J., Pollock, N., Wilson, B., Russell, D.J., Walter, S.D., et al., 2011. Focus on function: a cluster, randomized controlled trial comparing child–versus context-focused intervention for young children with cerebral palsy. Dev. Med. Child Neurol. 53 (7), 621–629.

Le Méayer, M., 1981. [Contribution to the investigation of neuro-motor patterns in the newborn and the infant: benefit for early therapeutic education (author's transl)]. Neuropsychiatr. Enfance. Adolesc. 29 (11–12), 587–600.

Lesny, I., Dittrich, J., Opatrny, E., Vojta, V., 1958. Therapeutic methods used at the Institute for the treatment of perinatal encephalopathy (cerebral palsy). Cesk Pediatr. 13 (5), 437–444.

Light, K.E., Nuzik, S., Personius, W., Barstrom, A., 1984. Low-load prolonged stretch vs. high-load brief stretch in

treating knee contractures. Phys. Ther. 64, 330–333.

Lin, J.P., Brown, J.K., Walsh, E.G., 1999. Continuum of reflex excitability in hemiplegia: influence of muscle length and muscular transformation after heel-cord lengthening and immobilization on the pathophysiology of spasticity and clonus. Dev. Med. Child Neurol. 41, 534–548.

Lincoln, N.B., Leadbitter, D., 1979. Assessment of motor function in stroke. Physiotherapy 65, 48–51.

Lindmark, B., Hamrin, E., 1988. Evaluation of functional capacity after stroke as a basis for active intervention. Validation of a modified chart for motor capacity assessment. Scand. J. Rehabil. Med. 20, 111–115.

Lowe, C.T., 1995. Construction of hand splints. In: Trombly, C.A. (Ed.), Occupational Therapy for Physical Dysfunction, fourth ed. Williams & Wilkins, Baltimore, Md, pp. 583–597.

Lyle, R.C., 1981. A performance test for assessment of upper limb function in physical rehabilitation treatment and research. Intl. J. Rehabil. Res. 4, 483–492.

Maas, J.C., Dallmeijer, A.J., Huijing, P.A., Brunstrom-Hernandez, J.E., van Kampen, P.J., Jaspers, R.T., et al., 2012. Splint: the efficacy of orthotic management in rest to prevent equinus in children with cerebral palsy, a randomised controlled trial. BMC Pediatr. 12, 38.

Maegaki, Y., Maeoka, Y., Ishii, S., Eda, I., Ohtagaki, A., Kitahara, T., et al., 1999. Central motor reorganization in cerebral palsy patients with bilateral cerebral lesions. Pediatr. Res. 45, 559–567.

Maier, I.C., Baumann, K., Thallmair, M., Weinmann, O., Scholl, J., Schwab, M.E., 2008. Constraint induced movement therapy in the adult rat after unilateral corticospinal tract injury. J. Neurosci. 28, 9386–9403.

Martin, J.H., Chakrabarty, S., Friel, K.M., 2011. Harnessing activity-dependent plasticity to repair the damaged corticospinal tract in an animal model of cerebral palsy. Dev. Med. Child Neurol. 53 (Suppl. 4), 9–13.

Mathiowetz, V., Volland, G., Kashman, N., Weber, K., 1985. Adult norms for the box and block test of manual dexterity. Am. J. Occup. Ther. 39, 386–391.

Matthews, P.B.C., 1972. Mammalian Muscle Receptors and their Central Actions. Williams & Wilkins, London.

McLachlan, E.M., 1983. Modification of the atrophic effects of tenotomy on mouse soleus muscles by various hind limb nerve lesions and different levels of voluntary motor activity. Exp. Neurol. 81, 669–682.

McNee, A.E., Will, E., Lin, J.P., Eve, L.C., Gough, M., Morrissey, M.C., et al., 2007. The effect of serial casting on gait in children with cerebral palsy: preliminary results from a crossover trial. Gait Posture 25 (3), 463–468.

McPherson, J.J., 1981. Objective evaluation of a splint designed to reduce hypertonicity. Am. J. Occup. Ther. 35,

189–194.

McPherson, J.J., Becker, A.H., Franszczak, N., 1985. Dynamic splint to reduce the passive component of hypertonicity. Arch. Phys. Med. Rehabil. 66, 249–252.

Milazzo, S., Gillen, G., 1998. Splinting applications. In: Glen, G., Burkhardt, Stroke Rehabilitation. A Function-based Algorithm. Mosby, St Louis, pp. 161–184.

Mills, V.M., 1984. Electromyographic results of inhibitory splinting. Phys. Ther. 64, 190–193.

Monfraix, C., Tardieu, G., 1956. Concept of functional age; its application to the therapeutic training of cerebral motor handicaps. Rev. Prat. 6 (20), 2244–2252.

Moseley, A.M., 1997. The effect of casting combined with stretching on passive ankle dorsiflexion in adults with traumatic head injuries. Phys. Ther. 77, 240–247.

Moseley, A.M., Lanzarone, S., Bosman, J.M., van Loo, M.A., de Bie, R.A., Hassett, L., et al., 2004. Ecological validity of walking speed assessment after traumatic brain injury: a pilot study. J. Head Trauma Rehabil. 19 (4), 341–348.

Nudo, R.J., 2006. Plasticity. NeuroRx 3 (4), 420–427.

Oberg, G.K., Campbell, S.K., Girolami, G.L., Ustad, T., Jørgensen, L., Kaaresen, P.I., 2012. Study protocol: an early intervention program to improve motor outcome in preterm infants: a randomized controlled trial and a qualitative study of physiotherapy performance and parental experiences. BMC Pediatr. 12, 15.

Odeen, I., 1981. Reduction of muscular hypertonus by long-term muscle stretch. Scand. J. Rehabil. Med. 13, 93–99.

Odeen, I., Knutsson, E., 1981. Evaluation of the effects of muscle stretch and weight load in patients with spastic paraplegia. Scand. J. Rehabil. Med. 13, 117–121.

Otis, J.C., Root, L., Kroll, M.A., 1985. Measurement of plantar flexor spasticity during treatment with tone-reducing casts. J. Pediatr. Orthop. 5, 682–686.

Ough, J.L., Garland, D.E., Jordan, C., Waters, R.L., 1981. Treatment of spastic joint contractures in mentally disabled adults. Orthop. Clin. North Am. 12, 143–151.

Palisano, R.J., Rosenbaum, P., Bartlett, D., Livingston, M.H., 2008. Content validity of the expanded and revised gross motor function classification system. Dev. Med. Child Neurol. 50 (10), 744–750.

Panigrahy, A., Wisnowski, J.L., Furtado, A., Lepore, N., Paquette, L., Bluml, S., 2012. Neuroimaging biomarkers of preterm brain injury: toward developing the preterm connectome. Pediatr. Radiol. 42 (Suppl 1), S33–S61.

Passemard, S., Sokolowska, P., Schwendimann, L., Gressens, P., 2011. VIP-induced neuroprotection of the developing brain. Curr. Pharm. Des. 17 (10), 1036–1039.

Patrick, E., Ada, L., 2006. The Tardieu Scale differentiates contracture from spasticity whereas the Ashworth Scale is confounded by it. Clin. Rehabil. 20, 173–182.

Pollock, L.J., Davis, L., 1930. Studies in decerebration. VI. The effect of deafferentation upon decerebrate rigidity. Am. J. Physiol. 98, 47–49.

Post, M.W., de Bruin, A., de Witte, L., Schrijvers, A., 1996. The SIP68: a measure of health-related functional status in rehabilitation medicine. Arch. Phys. Med. Rehabil. 77, 440–445.

Proske, U., Morgan, D.L., Gregory, E., 1993. Thixotropy in skeletal muscle and in muscle spindles: a review. Prog. Neurobiol. 41, 705–721.

Raineteau, O., Fouad, K., Bareyre, F.M., Schwab, M.E., 2002. Reorganization of descending motor tracts in the rat spinal cord. Eur. J. Neurosci. 16 (9), 1761–1771.

Ranson, S.W., Dixon, H.H., 1928. Elasticity and ductility of muscle in myostatic contracture caused by tetanus toxin. Am. J. Physiol. 86, 312–319.

Rapin, I., Tourk, L.M., Costa, L.D., 1966. Evaluation of the Purdue Pegboard as a screening test for brain damage. Dev. Med. Child Neurol. 8, 45–54.

Riddle, C.N., Baker, S.N., 2010. Convergence of pyramidal and medial brain stem descending pathways onto macaque cervical spinal interneurons. J. Neurophysiol. 103, 2821–2832.

Rose, J., Medeiros, J.M., Parker, R., 1985. Energy cost index as an estimate of energy expenditure of cerebral-palsied children during assisted ambulation. Dev. Med. Child Neurol. 27 (4), 485–490.

Rose, S., Guzzetta, A., Pannek, K., Boyd, R., 2011. MRI structural connectivity, disruption of primary sensorimotor pathways, and hand function in cerebral palsy. Brain Connect. 1 (4), 309–316.

Sakzewski, L., Boyd, R., Ziviani, J., 2007. Clinimetric properties of participation measures for 5- to 13-year-old children with cerebral palsy: a systematic review. Dev. Med. Child Neurol. 49 (3), 232–240.

Scherling, E., Johnson, H., 1989. A tone-reducing wrist-hand orthosis. Am. J. Occup. Ther. 43, 609–611.

Schmit, B.D., Dewald, J.P., Rymer, W.Z., 2000. Stretch reflex adaptation in elbow flexors during repeated passive movements in unilateral brain-injured patients. Arch. Phys. Med. Rehabil. 81, 269–278.

Siebes, R.C., Wijnroks, L., Vermeer, A., 2002. Qualitative analysis of therapeutic motor intervention programmes for children with cerebral palsy: an update. Dev. Med. Child Neurol. 44 (9), 593–603.

Skrotzky, K., 1983. Gait analysis in cerebral palsied and nonhandicapped children. Arch. Phys. Med. Rehab. 64 (7), 291–295.

Smith, L.R., Pontén, E., Hedström, Y., Ward, S.R., Chambers, H.G., Subramaniam, S., et al., 2009. Novel transcriptional profile in wrist muscles from cerebral palsy patients. BMC

Med. Genomics 2, 44.

Sparrow, M.P., 1982. Regression of skeletal muscle of chicken wing after stretch-induced hypertrophy. Am. J. Physiol. 242, C333–C338.

Spittle, A.J., Orton, J., Doyle, L.W., Boyd, R., 2007. Early developmental intervention programs post hospital discharge to prevent motor and cognitive impairments in preterm infants. Cochrane Database Syst. Rev. (2)), CD005495.

Staudt, M., 2010. Reorganization after pre- and perinatal brain lesions. J. Anat. 217 (4), 469–474.

Stigger, F., do Nascimento, P.S., Dutra, M.F., Couto, G.K., Ilha, J., Achaval, M., et al., 2011. Treadmill training induces plasticity in spinal motoneurons and sciatic nerve after sensorimotor restriction during early postnatal period: new insights into the clinical approach for children with cerebral palsy. Int. J. Dev. Neurosci. 29 (8), 833–838.

Sussman, M.D., Cusick, B., 1979. Preliminary report: the role of shortleg, tone-reducing casts as an adjunct to physical therapy of patients with cerebral palsy. Johns Hopkins Med. J. 145, 112–114.

Tardieu, C., Tardieu, G., Colbeau- Justin, P., Huet de la Tour, E., Lespargot, A., 1979. Trophic muscle regulation in children with congenital cerebral lesions. J. Neurol. Sci. 42, 357–364.

Tardieu, C., Lespargot, A., Tabary, C., Bret, M.D., 1988. For how long must the soleus muscle be stretched each day to prevent contracture? Dev. Med. Child Neurol. 30, 3–10.

Tardieu, G., 1966. Evaluation et caractères distinctifs des diverses raideurs d'origine cérébrale. Chapitre VB1b, Les feuillets de l'infirmité motrice cérébrale, Association Nationale des IMC Ed., Paris,1–28.

Taub, E., Ramey, S.L., DeLuca, S., Echols, K., 2004. Efficacy of constraint-induced movement therapy for children with cerebral palsy with asymmetric motor impairment. Pediatrics 113 (2), 305–312.

Tona, J.L., Schneck, C.M., 1993. The efficacy of upper extremity inhibitive casting: a single-subject pilot study. Am. J. Occup. Ther. 47, 901–910.

Tremblay, F., Malouin, F., Richards, C.L., Dumas, F., 1990. Effects of prolonged muscle stretch on reflex and voluntary muscle activations in children with spastic cerebral palsy. Scand. J. Rehabil. Med. 22, 171–180.

Trevisi, E., Gualdi, S., De Conti, C., Salghetti, A., Martinuzzi, A., Pedrocchi, A., et al., 2012. Cycling induced by functional electrical stimulation in children affected by cerebral palsy: case report. Eur. J. Phys. Rehabil. Med. 48 (1), 135–145.

Turton, A.J.T., Britton, E., 2005. A pilot randomized controlled trial of a daily muscle stretch regime to prevent contractures in the arm after stroke. Clin. Rehabil. 19, 600–612.

Vanek, P., Thallmair, M., Schwab, M.E., Kapfhammer, J.P., 1998. Increased lesion-induced sprouting of corticospinal fibres in the myelin-free rat spinal cord. Eur. J. Neurosci. 10 (1), 45–56.

Verplancke, D., Snape, S., Salisbury, C.F., Jones, P.W., Ward, A.B., 2005. A randomized controlled trial of botulinum toxin on lower limb spasticity following acute acquired severe brain injury. Clin. Rehabil. 19 (2), 117–125.

Vinti, M., Couillandre, A., Hausselle, J., Bayle, N., Primerano, A., Merlo, A., et al., 2012. Influence of effort intensity and gastrocnemius stretch on co-contraction and torque production in the healthy and paretic ankle. Clin. Neurophysiol. in press.

Vojta, V., 1965. Early diagnosis of a spastic infantile syndrome. Beitr. Orthop. Traumatol. 12 (9), 543–545.

Vojta, V., 1973a. Early management of children with cerebral palsy hazards. Analysis of final results. Monatsschr. Kinderheilkd. 121 (7), 271–273.

Vojta, V., 1973b. Early diagnosis and therapy of cerebral movement disorders in childhood. C. Reflexogenous locomotion–reflex creeping and reflex turning. C2. Its use in 207 risk children. Analysis of the final results. Z. Orthop. Ihre. Grenzgeb. 111 (3), 292–309.

Wade, D.T., Langton-Hewer, R., Wood, V.A., Skilbeck, C.E., Ismail, H.M., 1983. The hemiplegic arm after stroke: measurement and recovery. J. Neurol. Neurosurg. Psychiatry 46, 521–524.

Wallander, J.L., McClure, E., Biasini, F., Goudar, S.S., Pasha, O., Chomba, E., et al., 2010. Brain-hit investigators. Brain research to ameliorate impaired neurodevelopment–homebased intervention trial (Brain-Hit). BMC Pediatr. 10, 27.

Westberry, D.E., Davids, J.R., Jacobs, J.M., Pugh, L.I., Tanner, S.L., 2006. Effectiveness of serial stretch casting for resistant or recurrent knee flexion contractures following hamstring lengthening in children with cerebral palsy. J. Pediatr. Orthop. 26 (1), 109–114.

Westin, G.W., Dye, S., 1983. Conservative management of cerebral palsy in the growing child. Foot Ankle 4, 160–163.

Whittingham, K., Wee, D., Boyd, R., 2011. Systematic review of the efficacy of parenting interventions for children with cerebral palsy. Child Care Health Dev. 37 (4), 475–483.

Williams, P.E., 1990. Use of intermittent stretch in the prevention of serial sarcomere loss in immobilised muscle. Ann. Rheum. Dis. 49, 316–317.

Wilson, L.R., Gracies, J.M., Burke, D., Gandevia, S.G., 1999. Evidence for fusimotor drive in stroke patients based on muscle spindle thixotropy. Neurosci. Lett. 264, 109–112.

Wolf, S.L., Lecraw, D.E., Barton, L.A., Jann, B.B., 1989. Forced use of hemiplegic upper extremities to reverse the effect of learned nonuse among chronic stroke and headinjured patients. Exp. Neurol. 104, 125–132.

Yasukawa, A., 1990. Upper extremity casting: adjunct treatment for a child with cerebral palsy hemiplegia. Am. J. Occup. Ther. 44, 840–846.

Zachazewski, J.E., Eberle, E.D., Jefferies, M., 1982. Effect of toneinhibiting casts and orthoses on gait. A case report. Phys. Ther. 62, 453–455.

脑性瘫痪之骨骼肌改变

Richard L. Lieber，Lucas R. Smith

本章内容

脑性瘫痪相关骨骼肌结构和功能回顾

骨骼肌收缩的基本原理

    随意运动活动所需机械力由骨骼肌产生。本节将回顾神经信号如何转变为运动所需的力及动作。

骨骼肌的激活需大量蛋白质和分子的共同作用。当一个运动神经元兴奋时，乙酰胆碱作为神经递质被释放到神经肌肉接头处的突触间隙。肌肉上被激活的乙酰胆碱受体触发动作电位，经由 T 小管系统扩播至整个肌细胞（Block et al.，1988）。当动作电位通过时，电压门控 Ca^{2+} 通道开放允许 Ca^{2+} 进入细胞。肌细胞内位于电压门控 Ca^{2+} 通道旁的是肌质网（又称肌浆网）上的 ryanodine 受体，该受体产生由钙离子触发的肌质网内 Ca^{2+} 释放。细胞质（胞浆）Ca^{2+} 与骨骼肌肌丝上的调节装置相结合，导致肌钙蛋白 - 原肌球蛋白复合体移位，从而暴露出肌动蛋白上的肌球蛋白结合位点（Zot and Potter，1987）。肌钙蛋白、原肌球蛋白和肌动蛋白统称为细肌丝。力的产生来自于粗肌丝的肌球蛋白与细肌丝相结合，其经过一个动力冲程使肌丝间产生相互滑动，该过程由肌丝滑行理论首次提出（Huxley and Hanson，1954，Huxley and Niedergerke，1954）。

一组互相交错的粗肌丝和细肌丝被称为肌节，是肌肉收缩的基本功能单位。Z 盘（肌间盘）是肌节的边界，其将相邻肌节的细肌丝互相连接，从而将一系列肌节形成肌原纤维。肌球蛋白横桥头为 ATP 酶，它作用于 ATP 以便释放细肌丝，并重复产生形成横桥周期的力（Maruyama and Gergely，1962）。当 Ca^{2+} 被泵回肌质网，原肌球蛋白回到细肌丝上的抑制位点，从而使得肌肉放松。脑性瘫痪患儿的肌肉没有基因缺陷，这些调控和力的产生过程应该是完好的。然而，发育中的改变可影响运动神经元活动转换成肌肉力量的效率。

运动神经通过两种重要的方法控制肌肉产生的力量。一是达到产生力的时间总和，当序列触发的动作电位时间短于肌肉放松所需的时间时即可获得。在频率 100Hz 以下，胞浆钙（细胞质钙离子）未达到饱和的情况下，频率越快，细胞内的钙离子浓度越高，形成的肌球蛋白横桥越多，产生的力越大（Blinks et al.，1978）。二是空间总和，指同时兴奋多个运动神经元，相应地激活更多肌纤维。激活的肌纤维越多，可以促进横桥周期，从而产生更大的力。

肌丝滑行理论衍生出重要的功能意义，其由肌节长度、粗肌丝和细肌丝之间的重叠量推断得出，称为长度 - 张力曲线（图 6.1）（Gordon et al.，1966）。长度 - 张力曲线的建立基于粗肌丝和细肌丝重叠得越多则肌节产生力越大的事实，通常划分成三个区域。因此，当细肌丝与粗肌丝可产生最大力的时候即为最佳重叠长度，称为力量平台，这种情况下的肌节长度是"最理想"的。随着肌节的伸长，肌丝间的重叠越少，因此产生的力越小，在曲线图上表现为降支。如果肌节从平台水平开始缩短，那么细肌丝就不能中断横桥的形成，同时力学上也不允许任何短于粗肌丝长度的收缩，这部分在曲线图上表现为升支。肌节长度 - 张力曲线对于理解脑性瘫痪患儿的肌肉是至关重要的。在临床上，脑性瘫痪患儿的肌肉被认为短缩或伸长，然而相对于

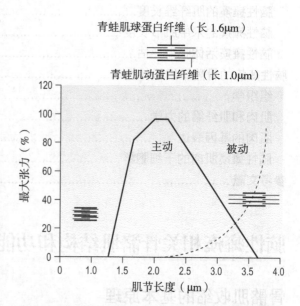

图 6.1　通过单个肌纤维连续的等长收缩所获得的青蛙骨骼肌肉的肌节长度 - 张力曲线。长度 - 张力曲线不同区域的肌丝图解如图所示。虚线代表被动肌肉张力

正常的肌肉而言，脑性瘫痪患儿的肌肉在其运动时的长度 - 张力曲线情况尚不明确。

这些肌节长度都是基于静态的或等长收缩时的肌肉长度而言。为了明白肌肉产生的力，我们必须了解它的长度和速度，因其与力 - 速度曲线相关。当肌肉缩短时，或者向心性收缩时，产生的力与缩短的速度成反比（Huxley，1969；Katz，1939）。这种现象源于横桥周期速率，因为当肌丝间滑动相互越过时横桥形成的机会就少。而如果肌肉在伸长（离心收缩）的情况下被激活，那么肌肉产生的力大于等长收缩情况下产生的力。由离心收缩所产生的较大力量很大程度上不依赖于肌肉伸长的速度，这一特性目前尚未被充分理解（Harry et al.，1990）。因为脑性瘫痪患儿的肌肉病变通常被认为并非静止，所以了解力如何随着运动而改变，对于了解功能障碍是至关重要的。

空间总和表明肌肉的大小，是肌肉活动的重要部分。此外，肌纤维的排列即肌肉结构，在本质上决定了肌肉功能（图 6.2）。产生力的能力与肌纤维的数量和大小（肌肉横截面积）成正比（Gans and Bock，1965）。很多肌纤维不是从肌肉起点至附着点贯穿整个肌肉，甚至与肌肉活动不平行，存在一定角度，称为羽状角。羽状角可用以把肌肉横截面积校正为生理横截面积，后者是肌肉产生力的重要预测指标（Powell et al.，1984）。

另一个重要的结构参数是纤维长度，以肌节长度作为标准。标准化的肌纤维长度与肌肉位移、肌肉能够产生力的长度范围有关（Wickiewica et al.，1984；Winters et al.，2011）。这对于研究脑性瘫痪患儿的肌肉是非常重要的，因为挛缩的发展会严重限制肌肉能够产生力的长度范围。此外，因为肌纤维和肌节长度会随着肌肉收缩而变化，所以把肌肉与标准化的肌纤维长度进行比较尤为重要。这可通过参考肌节长度得以完成。然而，患者的肌节长度比肌

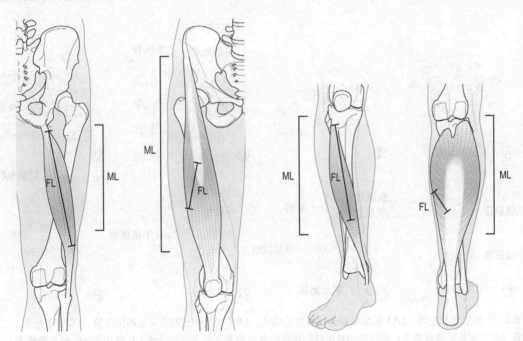

图6.2　人下肢大肌肉群的肌肉结构特征的图解说明。股四头肌和跖屈肌纤维长度 / 肌肉长度比值较低，且生理横截面积较大，在功能上，这样的结构有利于力量产生。相反，腘绳肌和足背屈肌纤维长度 / 肌肉长度比值较高，且生理横截面积相对较小，这样的结构有利于大幅度位移和具有一定速度。ML：肌肉长度；FL：纤维长度

纤维长度更难测量。本质上，肌肉结构测量是为了评估平行肌节的数量（生理横截面积）和串联肌节的数量（标准化肌纤维长度）。基于对力量和位移能力的功能需求，不同的肌肉有特定的结构特征。例如，股四头肌肌纤维相对较短、生理横截面积相对较大，非常适合产生大的力量；而腘绳肌肌纤维相对较长，生理横断面相对较小，适合产生大的位移（图 6.2）。

上述讨论主要集中于肌细胞本身，然而在骨骼肌中还存在许多其他类型的细胞。其中，成纤维细胞和内皮细胞为肌细胞的活动提供环境。在受损或病变的肌肉中，有许多炎症细胞的浸润，这些细胞能够减少或促进肌肉再生（Tidball，2005；Tidball and Villalta，2010）。卫星细胞是负责肌肉再生的主要细胞，是位于肌肉中的干细胞群，因其靠近肌纤维外侧、位于基膜下方而得名（图 6.3）。研究显示卫星细胞可以迁移至肌肉损伤部位，并能分化成卫星细胞和成肌细胞，前者可补充卫星细胞池，后者可分化并融入已有的肌纤维中，或与其他成肌细胞融合以形成新的肌管，最终形成肌纤维（Mauro，1961；Yablonka-Reuveni，2011）。脑性瘫痪患儿肌肉挛缩的病理状态是上述细胞群相互作用的结果。

肌肉被动力学特性基本原理

上文阐述了骨骼肌肉被神经系统激活时是如何产生力和工作的。然而，即使没有横桥周期，肌肉在牵伸时也能产生相当大的被动张力（图 6.4）。因此，被动的长度 - 张力曲线被叠加于上文描述的主动长度 - 张力曲线中。肌肉被动张力可限制某些关节的活动范围，例如腘绳肌在屈髋的情况下可限制膝关节伸直。这种情况在脑性瘫痪患儿中尤其常见，因为肌肉的被动张力可以导致关节挛缩。肌肉被动张力产生的原因一直存在争议，且不同肌肉各不相同。该领域一项开创性研究显示，在青蛙肌肉中，大多数被动张力是由单个肌原纤维产生的

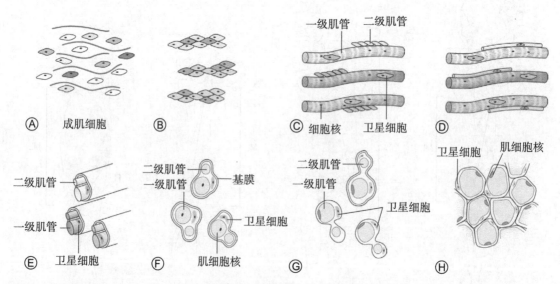

图 6.3　骨骼肌发育图解。（A）原始细胞分化为成肌细胞。（B）成肌细胞融合形成原始肌管。（C~F）然后，二级肌管上升到原始肌管基膜下。成肌细胞放射状和纵向融合，在基膜下形成肌纤维（E 到 H 显示的是其横断面）。另外，一些没有融合的成肌细胞作为卫星细胞，也存在于成熟的组织中。（G）随着肌肉成熟，初级肌管和二级肌管分离，且二者均包含肌细胞核和卫星细胞，成为成熟的肌纤维。（H）最终，随着肌纤维的成长，它们成为紧密相连的多角细胞，具有成人肌肉的特征

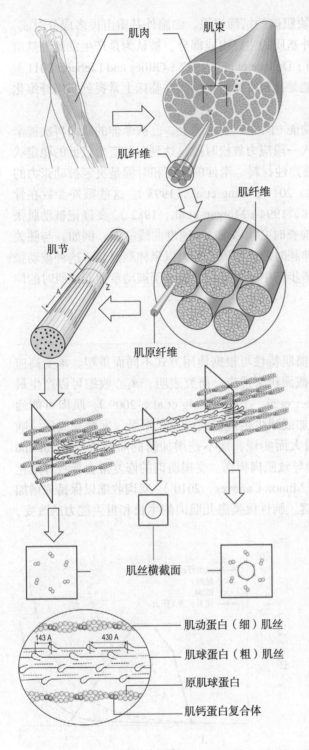

图 6.4　骨骼肌肉的结构层次。整块骨骼肌（这里显示的是一个二头肌）由大量肌纤维束组成。肌纤维由平行排列的肌原纤维组成。肌原纤维由肌节连接而成。肌节由肌动蛋白肌丝和肌球蛋白肌丝互相交错组成。包含肌节的、相互交叉的肌球蛋白肌丝和肌动蛋白肌丝呈六角形排列。肌球蛋白肌丝由肌球蛋白分子组成，肌动蛋白肌丝由肌动蛋白单体组成。两个调控蛋白肌钙蛋白和原肌球蛋白沿着肌动蛋白肌丝间隔排列。横桥通过肌节不同部分，显示出肌丝系统的交错结合。这种分节研究法用以解释肌肉收缩的机制（A-A 带，I-I 带，Z-Z 带）

（Magid and Law，1985）。这表明，在青蛙肌肉中，胶原、中间丝和细胞骨架结构在被动张力生成中并未起到很大作用。该研究同时证明了其他细胞外基质成分在整块肌肉被动张力产生过程中起很小作用。

　　在没有发现肌联蛋白之前，肌节在没有横桥的情况下如何具有被动张力这一问题始终未知。肌联蛋白是目前已知最大的蛋白，能从 Z 盘至粗肌丝中央跨越半个肌节，并且能提供肌丝间的物理连接（Horowits et al.，1986）。这使得肌联蛋白成为肌原纤维内产生被动张力的一个主要的可能结构。事实上，实验显示，酶解去除肌联蛋白可使纤维顺应性非常高（Funatsu et al.，1990）。此外，实验证明肌联蛋白具有许多剪接变异体，表现为 PEVK 扩展区具有大量长度变异（富含脯氨酸、谷氨酸、缬氨酸、赖氨酸）。研究表明，肌联蛋白分子的大小、相应长度大致与硬度相关，越短的亚型，硬度越高（Freiburg et al.，2000；Horowits，1992）。这为肌联蛋白是肌肉被动张力主要来源提供了有力证据。因此，可能脑性瘫痪患儿肌肉中的肌联蛋白亚型的分子变得更小，从而使被动张力增加。

　　之后有实验显示，哺乳动物组织内的肌联蛋白不能承载像青蛙肌肉那样多的被动负荷，如兔子（Prado et al.，2005）。在这种情况下承载负荷的主要成分存在于细胞外基质中。细胞外基质作为骨架可在多水平将肌纤维连接在一起。肌内膜围绕单个肌纤维，肌束膜围绕成组的肌纤维即成肌束，肌外膜是一层包裹整块肌肉的结缔组织。细胞外基质由很多成分组成，包括胶原和蛋白多糖。胶原是肌肉内细胞外基质的主要组成部分，被认为是产生细胞外基质硬度的主要原因（Borg and Caulfield，1980；Duance et al.，1977；Gillies and Lieber，2011）。在脑性瘫痪患儿中，细胞外基质的变化可能是比较常见的，因为在临床上常提到肌肉纤维化（见下文）。

骨骼肌的被动张力不仅仅具有牵伸的功能（图 6.5），实际上，已被牵伸的肌肉再次被牵伸时，先会迅速以较大的力抵抗，然后进入一段应力放松时段，达到一种应力较低的稳定状态。这种应力 - 松弛原理使肌肉成为一种黏弹性材料，牵伸的速度和时程是决定被动张力的重要成分（Magnusson，1998；Meyer et al.，2011；Wang et al.，1993）。这些额外参数在骨骼肌被动张力中形成复杂的模型（Best et al.，1994；Morgan et al.，1982）。要谨记被动肌张力在体内不是静止的，正如在做主动张力检查时必须考虑力 - 速度曲线一样。例如，与膝关节缓慢伸直的情况相比，步行中股四头肌伸膝时需产生更大的力以牵伸腘绳肌。这种被动张力的特性也见于脑性瘫痪，如在典型的屈膝步态中膝关节的伸展小于被动牵伸腘绳肌时的伸展情况。

肌肉可塑性的基本原理

骨骼肌是适应性很强的组织，前述骨骼肌特性可根据使用方式不同而重塑。承受高应力的肌肉可以通过肌肉肥大和增加生理横截面积来适应。研究表明，离心收缩可以产生最大的应力，引发的增生信号亦最大（Hather et al.，1991；Roig et al.，2009）。肌肉可能通过改变纤维的数量或现有纤维的大小来增加或减少生理横截面积。然而，发育完成后，哺乳动物的肌肉肥大主要是通过肌纤维的增大而实现，而不是增加新的肌纤维（Taylor and Wilkinson，1986）。高应力的离心收缩也会导致肌肉损伤。受损肌肉的修复常会导致纤维化反应（Kaariainen et al.，2000；Serrano and Munoz-Canoves，2010）。肌肉收缩以保持或增加肌肉组织和导致损伤之间的临界点相当关键。脑性瘫痪患儿肌肉的生长和再生能力的改变，使得临界点的掌控更为重要。

相反，肌肉在不使用的情况下将会发生萎缩，如肢体制动、卧床休息或太空飞行（Lecker et al.，2004）。肌肉萎缩不仅是肥大对立面，也是靶向蛋白质降解的主动过程，以保存肌肉维持所需的高能量需求。为了使肌肉合理地萎缩，蛋白质被泛素"标记"而降解，泛素通过一种称为泛素连接酶的蛋白质与靶蛋白连接。主动萎缩的肌肉中有两种泛素连接酶，该酶的表达用以对需要降解的收缩蛋白进行特殊标记（Bodine et al.，2001）。肌肉萎缩的激活往往伴随着肌肉纤维化，纤维化组织占据肌纤维所空出的部分空间。脑性瘫痪中不适当的萎缩程序激活可导致肌肉损伤。

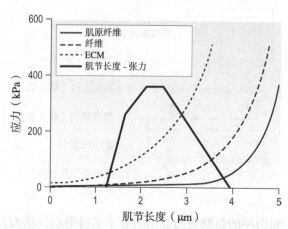

图 6.5　肌原纤维和 ECM 被动应力、模拟纤维平均被动应力与肌节长度 - 张力曲线叠加图。肌原纤维被动应力、ECM 被动应力和肌节长度 - 张力关系由他人研究推测而得

　　提到肌肉的可塑性则经常会提到肌纤维类型的改变。肌纤维类型对肌肉功能有重要影响。人类肌肉主要有 3 种类型肌纤维，分型主要是基于肌球蛋白重链同种型的表达。与其他类型相比，Ⅰ型或慢型肌纤维横桥周期率较慢，产生的力较小。然而，Ⅰ型肌纤维高度氧化，可反复收缩而不易疲劳。与Ⅰ型肌纤维相比，Ⅱa 型肌纤维横桥周期率较快，产生的力较大。此型肌纤维仍可维持氧化代谢，具有一定的抗疲劳性。Ⅱx 型是人类肌肉中收缩最快、力量最大的一类肌纤维。然而，此型肌纤维氧化能力非常低，能量需求依靠糖酵解代谢，因此易于疲劳。运动单位中的一个肌纤维主要由一种类型纤维组成。这就允许慢肌纤维和快肌纤维相继激活，慢运动单位负责重复性、小力量收缩，然后快肌纤维进行短时间、大力量收缩（Buller et al.，1960a，1960b）。不同肌肉的慢肌纤维和快肌纤维组成比例不同，这取决于肌肉的功能（图 6.6）。通过不同的使用方式可以改变肌肉内肌纤维类型的比例，过度活动可导致慢肌纤维表型，而减少活动可导致快肌纤维表型。人类肌肉这些改变的潜力尚有争议。然而，脑性瘫痪患儿的肌肉激活模式发生改变，实际可能是一种信号，其能在脑性瘫痪患儿肌肉中诱导大量肌纤维的可塑性。

　　肌肉不但可以通过并排方式增加肌节来提高力量，还可以通过串联方式增加肌节形成长肌纤维，从而获得更大的位移。很多相关研究都在猫身上进行，结果显示当肌肉被制动于短缩状态时，串联的肌节会减少，而制动于拉长状态时，肌节会增加，以处于肌节长度 - 张力曲线相同的位置（Tabary et al.，1972）。这种肌肉特性在骨骼发育中具有重要作用，随着肢体的生长肌肉长度会被延长；在外科手术中也会因肌肉长度的改变而体现出这种特性（Boakes et al.，2007）。然而，我们发现制动或手术引起的肌肉长度改变，常伴有其他肌肉可塑性改变，使情况变得复杂。尤其是病变肌肉似乎不具备为了保持最佳肌节长度而自动改变肌节数量的能力。脑性瘫痪患者的肌肉常常被认为是"短缩的"，这就提出了一个疑问：这些肌肉能否改变其长度和串联肌节数量。

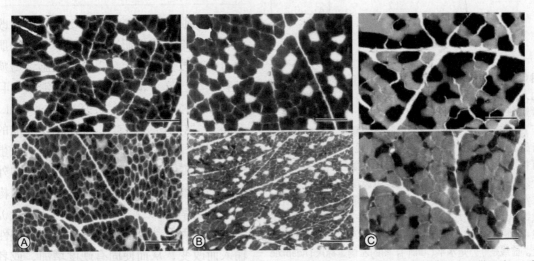

图 6.6　（A）股外侧肌、（B）股内侧肌和（C）股直肌的光学显微镜照片。上面一层为正常肌肉显微照片，下面一层为制动肌肉显微照片。所有显微照片都在相同的放大倍数下拍摄。深色为快肌纤维，浅色为慢肌纤维。标尺为 100μm〔Reprinted with permission from Lieber, R.L., Friden, J.O., Hargens, A.R., Danzin, L.A., Gershuni, D.H., 1998. Differential response of the dog quadriceps muscle to external skeletal fixation of the knee. Muscle Nerve 11, 193-201, with permission from John Wiley & Sons, Inc.〕

肢体痉挛机制的生物力学与神经生理学研究

反射活跃

　　脑性瘫痪患儿的骨骼肌常被称为"痉挛肌肉"。痉挛被定义为对牵伸的速度依赖性抵抗，是肌肉抵抗牵伸或捕获的主动反应（Lance，1980）。一块痉挛肌肉可能并没有真正的肌肉病变，而是神经系统反射亢进的结果。痉挛和肌肉固有的改变很难区分。以往研究描述了多发性硬化症患儿痉挛肌肉的被动、固有以及反射介导的硬度均有增加。虽然这些患儿未患脑性瘫痪，然而研究结果显示他们亦可衍生为脑性瘫痪患儿。这些数据的获得非常复杂，通过使用肌力测定法、肌电图、神经电刺激结合信号处理方法，把肌肉固有硬度从测得的包括了反射成分在内的肌肉总硬度中区分出来（图6.7）（Lieber et al.，2004）。两项研究都观察到了反射介导的硬度增加，同时也发现了被动肌肉硬度（Mirbagheri et al.，2001；Sinkjaer and Magnussen，1994）。在活动范围末端的被动张力最高，此时被动硬度的增加最为明显。这表明脑性瘫痪患儿肌肉的被动生物力学特征发生改变，从而加剧了关节僵硬，尤其在固定性挛缩的情况下更显著，虽然这种情况下没有反射作用，但是肌肉硬度增加限制了关节活动。这种现象在行肌肉延长术的脑性瘫痪患儿中显而易见，此时患儿接受全身麻醉，从而没有反射活动，而患儿的关节挛缩可以通过肌肉或肌腱延长马上解除。

固有硬度

　　骨骼肌会根据疾病状态出现可塑性改变，在这部分我们研究脑性瘫痪引起的肌肉可塑性改变。由于缺乏公认的脑性瘫痪动物模型，这一领域的研究相对滞后，且只能在人体上进行综合研究（Foran et al.，2005）。这些研究调查了固有硬度增加的可能起源，其为多水平的，包括：肌联蛋白异构体变小、肌细胞硬度增加、细胞外基质硬度增加、导致肌肉劳损的肌肉结构变化、或者是以上因素的综合（图6.8）。上述每个因素都可能因原发性神经病理性输入而改变，从而使固有硬度增加，或者这些因素也可能因为负荷或治疗方案改变而改变。我们还需考虑到脑性瘫痪患者体内与肌肉相连的肌腱往往可能发生可塑性改变。澄清固有硬度增加的本质还需进一

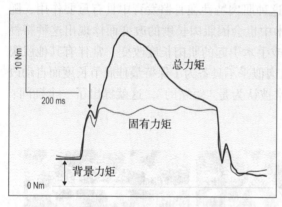

图6.7　这是一例踝关节受力学干扰和电刺激时所测得的人体力矩曲线。在进行这个试验时，跖屈肌首先自主激活到预定水平，这例的预定水平约为5Nm（"背景力矩"），然后在已知的时间点（向下的箭头）踝关节快速背屈。这样形成"总力矩"轨迹（粗线），它与肌肉的固有特性以及由牵伸反射引起的肌肉反射活动有关。另一个试验采用经胫神经三头肌神经肌肉电刺激的方法，再次测量跖屈力矩。但是，这个试验记录的力矩只与肌肉收缩产生的固有力矩有关，不包括（推测）神经成分（细线）。根据这些以nm/° 为单位的力矩/角数据，计算硬度。虚线是0力矩水平（0Nm）。图的左侧是标尺[Adapted with permission from Sinkjaer, T., Magnussen, I., 1994. Passive, intrinsic and reflex-mediated stiffness in the ankle extensors of hemiparetic patients. Brain 117, 355-363, with permission from Oxford University Press.]

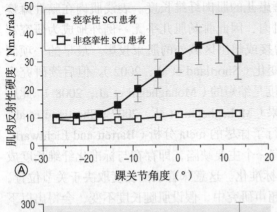

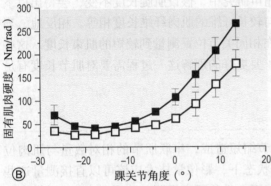

图6.8　使用"平行级联"方法，测量痉挛性脊髓损伤患者（实心方块）与非痉挛性脊髓损伤患者（空心方块）的关节动力学对比图。（A）反射性硬度。（B）固有硬度。注意痉挛肢体的固有肌肉硬度和反射活跃同时增加，尤其在踝关节背屈时。这也与临床经验一致，即痉挛随肌肉长度的增加而加剧。SCI为脊髓损伤 [Adapted from Mirbagheri, M.M., Barbeau, H., Ladouceur, M., Kearney, R.E., 2001. Intrinsic and reflex stiffness in normal and spastic, spinal cord−injured subjects. Exp. Brain Res. 141 (4), 446−459, with kind permission from Springer Science + Business Media.]

步研究。

　　人们倾向于利用对去神经、制动、增加使用或减少使用等模型的认知对脑性瘫痪患儿肌肉可塑性改变进行理解。除了神经信号输入变化外，脑性瘫痪患儿的下运动神经元的功能几乎没有异常（Rose and McGill, 2005），从而表明去神经模型不足以解释脑瘫患儿肌肉可塑性的改变。与下运动神经元连接的丧失可导致上运动神经元综合征的阴性特征。而上运动神经元信号多为抑制信号，抑制缺失会导致上运动神经元综合征的阳性特征。这与以往建立的肌肉可塑性模型不能精确吻合，是一种复杂的组合。

　　虽然脑性瘫痪患儿的上运动神经元病变为非进行性，但是继发病变往往呈进行性。脑性瘫痪常导致肌力减弱、易疲劳，这些阴性特征是由于下运动神经元驱动减少所致。平衡功能差和其他感觉缺陷也是常见的脑性瘫痪阴性特征。上运动神经元综合征的阳性特征包括反射亢进、阵挛、协同收缩和痉挛，其中最常见的是痉挛。特定的阳性和阴性特征混合常导致肌肉挛缩，然而，其机制仍不明确（Kerr Graham and Selber, 2003）。肌肉被动的伸展不能导致了肌肉挛缩，并限制关节活动。挛缩是脑性瘫痪患儿残疾的主要形式。此外，关节挛缩有进一步的下行效应，会造成骨骼扭曲、关节不稳和常见的退行性关节炎。肌肉群的挛缩常常以测量关节被动活动范围进行描述。纤维长度在各项主动和被动关节运动力学的间接研究中并不一致（Smeulders et al., 2004；Tardieu et al., 1982a, b）。为了解挛缩是如何发展的，我们必须从多重生物水平研究骨骼肌的适应性，并进一步研究这些肌肉改变如何对肌腱特征产生的三级影响。

脑性瘫痪的骨骼肌活体形态

脑性瘫痪的肌纤维长度

　　临床上普遍认为肌肉挛缩是肌肉缩短的结果。在人群中验证这种理论需要一项无创技术，但因诸如需长时间放松、痉挛加剧、儿童患者居多和成本等原因，采用MRI技术尚有困难。因此，最近许多研究使用超声测量脑瘫患儿的肌肉纤维长度。表浅肌肉在脑性瘫痪患儿中存在挛缩，而超声检查最适用于表浅肌肉，因此腓肠肌几乎无一例外地成为研究部位（图 6.9）。测量方法较复杂，包括多区域剪接或超出区域外的肌束投影。最早的一项研究显示，脑性瘫痪患儿的肌束长度并无显著变化（Shortland et al., 2002）。但后续研究表明，当肌束长度没有用骨长度标准化时，其长度是缩短的（Mohagheghi et al., 2008）。此后基于肌肉和标准化方法的研究得出了混合性结果（Mohagheghi et al., 2007；Shortland et al., 2002）。在此推荐一篇综述，其对文献数据进行了详尽的 meta 分析（Barrett and Lichtwark, 2010）。然而，我们必须指出所有超声研究都有一个主要缺陷，即存在与标准化纤维长度成比例的误差，并且这些研究均未行肌肉内在的标准化。这意味着肌肉长度取决于关节位置，从而在这些研究中产生了另一个复杂因素。在超声研究中，假设肌腱长度不变，会得出以下结果：被牵伸到特定关节位置的较短纤维长度与较长纤维的肌肉纤维长度相等。相反地，当肌肉的肌节由于肌腱伸长而变短时，就有可能在相同关节位置测量到较短的肌束长度。这些误差不能通过骨长度标准化或肌腱长度而消除。要更好的理解这一过程需要对肌节长度有足够的认识和更多非创伤性方法。

脑性瘫痪的术中肌节长度

我们已经了解肌纤维缩短可能由肌肉内肌节缩短造成，串联肌节的相对数量与肌肉位移相关，其可影响脑性瘫痪患儿的功能。理想状态下，影像学技术应该可以直接测量这些患儿的串联肌节数量，但目前尚无该项技术。然而，动物研究表明，除了肌肉 - 肌腱结合处的肌节外，肌肉内肌节长度与肌肉长度保持相对稳定的关系（Huxley and Peachey, 1961；Paolini et al., 1976）。这有利于采用激光衍射法对肌肉单一部位肌节进行研究。激光衍射利用了骨骼肌具有条纹这一特性，产生一个视觉衍射图，该图的形成基于条纹间距，即肌节长度（Cleworth and Edman, 1969）。

已有一系列研究在术中使用该技术研究脑性瘫痪的肌肉。最初的研究测量了脑性瘫痪患儿腕屈肌的肌节长度，意外地发现即使在肌肉短缩的情况下，肌节长度显著增加（图 6.10）（Lieber and Friden, 2002）。在一块被认为短缩的肌肉中发现肌节增长与"直觉"相悖。然而，这说明串联肌节可能大量减少，导致现存肌节被过度拉伸，结果产生标准化纤维长度还是明显缩短。为了进一步强调增加的拉力对该类肌节的重要性，一项后续研究表明，对于腕屈肌挛缩，腕伸展角度障碍与腕屈肌中肌节长度相关，而与腕伸肌肌节长度无关（Lieber and Friden, 2002；Ponten et al., 2005）。虽然这支持了标准化纤维长度变短的假设，但进一步研究引发了新的问题。例如，肌节长度活体实时测量可在关节旋转时进行肌节长度测量。当这些患者的腕

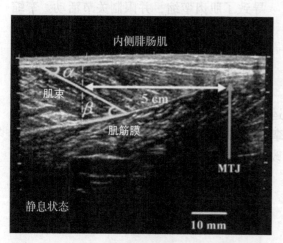

图 6.9　静息状态下内侧腓肠肌纵向超声图像。图像顶部为皮肤，图像左侧对应身体近端。垂直箭头所示为肌肉肌腱结合处（MTJ）。α 和 β 分别是后羽状角、前羽状角（也见彩图 6.9）

部运动时，肌节长度的改变在脑性瘫痪患者和对照者中相同。这表明即使在肌肉被拉伸时，脑性瘫痪患者的肌肉有相同数量的肌节。这意味着可能存在其他适应性变化机制，如肌腱短缩、肌肉羽状角度改变或者力臂的增长（Lieber and Friden，2002）。

为了进一步研究痉挛性腕屈肌的肌节长度变化，一项研究在肌腱移位术中测量了肌肉长度变化时的肌力情况。如果参照长度 - 张力曲线的下降支中肌节长度被过度拉伸的情况，那么在屈曲位会出现最大的力，而在完全伸展位，主动张力非常小，而被动阻力较高。然而，该研究表明肌肉似乎主要在长度 - 张力曲线平台段运作（Smeulders et al.，2004）。当然，出于手术要求，该研究未直接测量肌节，且未与正常人群比较长度 - 张力特征。重要的是，虽然许多患者没有固定挛缩，但是有动态挛缩，且在麻醉时减轻。

最近一项研究测量了脑性瘫痪患者的活体腘绳肌肌节长度。该研究使用专门的夹钳进行肌肉活检，以确保活检的肌纤维在切除及整个固定过程中保持恒定的长度（Ward et al.，2009）。与之前相似，测得的肌节长度与正常人群的肌节长度相比显著增长（Smith et al.，2011）。这可能提示标准化纤维短缩，最终说明脑性瘫痪患者的肌肉承受的张力增加。目前，还没有研究通过同时测量肌节和纤维长度的方法，直接明确标准化纤维长度，从而提示如何限制脑性瘫痪患儿的肌肉测量误差。除了肌肉测量误差，所观察到的肌节张力增加意味着这些肌肉收缩时处于长度 - 张力曲线的降支，这是解释肌力损失的重要影响因素。

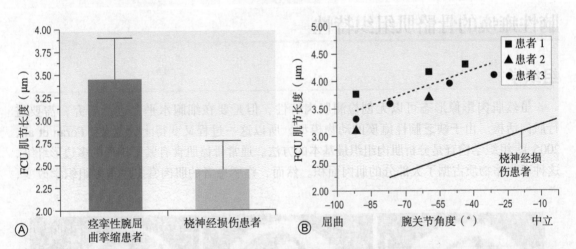

图 6.10 （A）在痉挛性腕屈肌挛缩患者和桡神经损伤患者的尺侧腕屈肌（FCU）中测得的肌节长度。桡神经损伤患者的腕伸肌失神经支配，而其尺侧腕屈肌未受损。因此我们以桡神经损伤患者的尺侧腕屈肌作为对照。值得注意的是，尽管挛缩者的肌肉异常短缩，但肌肉中的肌节却异常增长。每组数据以均值 ± 标准差表示（根据 Lieber 和 Frieden，2002 的数据重制图表）。（B）痉挛性腕关节挛缩术中尺侧腕屈肌所测得肌节长度。肌肉的肌节长度在腕关节旋转时进行测量。每个标志类型代表一个患者的数据。值得注意的是，从三个挛缩患者中测得的线性回归关系（虚线）平行于正常肌节长度－关节角度关系（实线），后者在桡神经损伤患者的尺侧腕屈肌测得。这是一种间接方法，表明两种患者的肌纤维长度相同 [Adapted with permission from Lieber, R.L., Friden, J., 2002. Spasticity causes a fundamental rearrangement of muscle-joint interaction. Muscle Nerve 25, 265–270. Reprinted with permission of John Wiley & Sons, Inc.]

脑性瘫痪活体张力评估

在脑性瘫痪的肌肉中纤维长度对位移起重要作用，而生理性横截面积对肌力亦起重要作用。大量研究显示脑性瘫痪患儿自主产生力量的能力减弱，从而影响功能（MacPhail and Kramer，1995；Ross and Engsberg，2007）。不同于纤维长度，诸多研究一致发现生理性横截面积均减少。对偏瘫患儿的 MRI 研究提供了非常好的肌肉面积对照比较（Elder et al.，2003），偏瘫侧肌肉面积显著减少（图 6.11）。我们应知晓，该研究中的肌肉面积未进行羽状角校正，因此该值并不是精确的生理性横截面积。该研究接着报道了脑性瘫痪患儿肌肉的特定张力也减少，特定张力是指单位面积肌肉产生的力。正如作者所说，该结果由肌肉完整性损伤所致，同样可能由羽状角减小或者相当于处在长度 - 张力曲线降支的肌节长度引起。

超声已被证实在脑性瘫痪患儿肌肉成像模式中应用最广，更多的研究采用超声检测肌肉面积。有研究采用超声对肌肉厚度进行检测来作为肌肉面积的相关指标，以支持面积减少的研究结果（Moreau et al.，2009，2010）。这一现象可见于股外侧肌，在股直肌中更典型。在测量羽状角后，发现其对生理性横截面积未产生影响。随后一项研究计算了生理性横截面积，证实其在脑性瘫痪患儿肌肉中减小（Barber et al.，2011）。尽管这些超声研究仅检测了肌肉面积而未测量主动张力以计算特定张力，但患者功能状态与其相关强调了肌肉面积的重要性（Bandholm et al.，2009；Mohagheghi et al.，2007；Moreau et al.，2009）。因此，增加肌肉面积的方法可能会对脑性瘫痪患儿产生一定治疗效果。

脑性瘫痪的骨骼肌组织特性

组织学

虽然肌肉影像形态可以无创检测肌肉特性，但是要在细胞水平上进行研究，需要进行肌肉活检。由于缺乏脑性瘫痪的动物模型，所以这一过程又变得十分复杂（Foran et al.，2005）。组织学检查是分析肌肉组织最基本的方法。通常骨骼肌含有紧密排列的多边形纤维，这种可收缩物质占据了大部分的肌肉面积。然而，痉挛患者的肌肉常发生很多组织学改变，

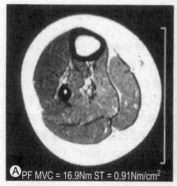 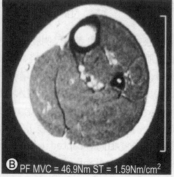 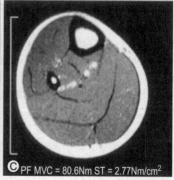

（A）PF MVC = 16.9Nm ST = 0.91Nm/cm²　（B）PF MVC = 46.9Nm ST = 1.59Nm/cm²　（C）PF MVC = 80.6Nm ST = 2.77Nm/cm²

图 6.11　偏瘫患儿双腿 MRI 图像：（A）偏瘫患侧腿、（B）偏瘫健侧腿和（C）对照儿童的一侧腿，其年龄、体重和身高与患儿匹配。研究报告了肢体跖屈（PF）的最大自主收缩（MVC）和特定张力（ST）。标尺为 8cm。Nm：牛顿米

包括肌纤维大小的变异性增加，异常形态的肌纤维数量增多和细胞外基质空间增大（图 6.12）（Booth et al et al., 2001；Castle et al., 1979；Dietz et al., 1986；Ito et al., 1996；Romanini et al., 1989）。类似的肌肉组织学改变还可见于不同的肌肉疾病，包括 Duchenne 型肌营养不良。尽管这些组织学改变导致的功能后果难以预测，但这有力地证明了脑性瘫痪患儿的肌肉确实存在病理改变。

采用组织染色法可以检测肌纤维类型的分布情况。针对氧化过程或肌球蛋白重链异构体的不同染色可区分肌纤维类型，而肌纤维种类分布受肌球蛋白重链含量的影响（Fry et al., 1994）。上运动神经元综合征的阴性特征可提示肌肉使用减少和快肌表型，而诸如痉挛的阳性特征则可提示肌肉使用增加并向慢肌表型转变。数项研究报道了上运动神经元综合征患者的慢肌纤维比例增加（Dietz et al., 1986；Ito et al., 1996；Marbini et al., 2002），而另一些研究则发现肌纤维分布向快肌纤维转变（Ponten and Stal, 2007, 2008；Sjostrom et al., 1980）。然而更多的研究结果显示肌纤维类型没有发生改变（Castle et al., 1979；Romanini et al., 1989），这也证实了缺乏可代表脑性瘫痪肌肉活动的一致性活动模型。这强调了神经元信号的复杂性，其在脑性瘫痪患者的上下肢、甚至是肌肉与肌肉之间都不尽相同。

此外有实验采用免疫组化技术对瘫痪患者的肌肉的特定蛋白进行研究。鉴于已知病因为神经源性，一项研究对神经肌肉接头进行了探究。典型的神经肌肉接头功能定义如下：乙酰胆碱酯酶作为主要的蛋白分解乙酰胆碱，终止突触传递，并使突触前神经再摄取神经递质。对脊柱融合术的脑性瘫痪患儿进行椎旁肌活检，发现乙酰胆碱受体常存在于神经肌肉接头外的组织中（Theroux et al., 2002），提示脑性瘫痪患儿的神经肌肉接头遭到破坏，且肌肉企图募集新的肌纤维及增加收缩运动。

研究人员亦使用类似的免疫组织学技术探测脑瘫患儿肌肉的纤维状胶原含量（Booth et al., 2001）。组织学证据证实肌内膜作为胶原堆积的主要区域，其胶原密度增加，这一发现支持脑性瘫痪患儿肌肉纤维化的概念。最近一项研究中，定量分析表明 I 型胶原纤维和层粘连蛋白（基膜的主要组成成分）亦有增加（Smith et al., 2011）。两项研究均采用羟脯氨酸对总胶原含量进行定量，并发现其在脑性瘫痪患儿中增加。强调纤维化作用的同时，胶原含量与 GMFCS 具有显著相关性（Booth et al., 2001）。脑性瘫痪患儿肌肉中胶原和细胞外基质的增加其所起的作用尚不清楚。胶原和细胞外基质的增加也许可抑制肌肉再生，或者是这些肌肉的被动张力增加的始作俑者。

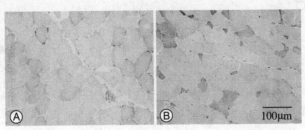

图 6.12 痉挛肌肉肌纤维的异常形态。一名 19 岁偏瘫男孩肌肉的光学显微镜图。（A）无痉挛的桡侧腕短伸肌，NADH 氧化酶组织化学染色处理后，I 型和 II A 型纤维显示颜色较深，II B 型纤维则显示颜色较淡；（B）痉挛的尺侧腕屈肌，痉挛肌肉具有较大的纤维大小变异度（也见彩图 6.12）[Micrographs courtesy of Dr Eva Pontén, Karolinska Institute, Stockholm, Sweden.]

肌肉和肌纤维的力学

　　既往研究表明，肌肉结构是挛缩肌肉硬度增加的原因，但是肌肉内在硬度特性改变也可能是原因。虽然无法分离人体的整块肌肉进行被动硬度测定，但可从肌肉活检中分离肌纤维，进行力学测量。一项早期研究收集了各种在脑性瘫痪患儿和对照者术中取得的肌肉活检组织，并在一系列牵伸后测量其肌纤维肌节长度和被动张力，研究者确定脑性瘫痪患儿的肌纤维硬度约为对照组的 2 倍（Friden and Lieber，2003）。值得注意的是，这些力都于肌纤维静态应力放松 2 分钟后测得，且忽视了肌纤维的黏性成分。这些结果也与脑性瘫痪患儿肌肉静息状态肌节长度较短相一致。对脑卒中患者进行类似研究也发现，痉挛性患者的肌纤维硬度增加，但仅限于 Ⅱx 型肌纤维（Olsson et al.，2006）。这些数据表明，肌纤维自身的内在改变可导致肌肉挛缩。随后一项类似的研究对更大样本的腘绳肌肌纤维进行测量，以比较脑性瘫痪患儿与对照者的区别（Smith et al.，2011）。与以往研究结果不同，此项研究发现单一肌纤维硬度在脑性瘫痪组与对照组之间并无差异。以上研究结果的差异可能是由于实验设计不同而导致，尽管第一项研究认为肌纤维硬度对肌肉挛缩有影响（Friden and Lieber，2003），而第二项研究则表明脑性瘫痪时肌肉硬度的改变并非是必然的适应性变化（Smith et al.，2011）。

　　任何肌纤维硬度的增加源于大分子肌联蛋白的可能性最大，因其为粗肌丝和细肌丝提供物理连接。既往研究显示，脑性瘫痪肌联蛋白分子变短预示着硬度增加和静息状态下肌节长度变短（Friden and Lieber，2003）。然而，当检测单个肌纤维或肌肉活检组织中的肌联蛋白分子时，发现脑性瘫痪组与对照组下肢肌肉中的肌联蛋白大小无显著差异（Smith et al.，2011）。尽管如此，除了分子大小，肌联蛋白的其他成分如磷酸化状态，同样可改变肌纤维

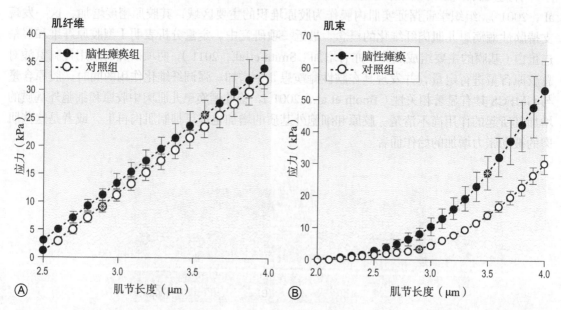

图 6.13　应力松弛后肌纤维和肌束肌节长度之功能表现——被动张力图。该图显示了来自每一单独样本的均数 ± 标准差，应力与肌节长度在肌纤维中呈线性关系（A），在肌束中呈二次方关系（B）。在脑性瘫痪组，股薄肌肌纤维与对照组无显著差异，而股薄肌肌束肌节长度增大时，应力显著高于对照组。（＊）表示髋、膝关节屈曲 90° 时的近似肌节长度

硬度（Kruger et al., 2009）。此外，如果肌肉硬度发生变化，肌纤维外的成分可能也会在此过程中起一定作用。

肌纤维外的细胞外基质可能也是引起被动硬度的一个原因。检测细胞外基质的方法之一就是对包括细胞外基质成分在内的肌纤维束进行力学检测，然后减去由同一活检组织所测得的肌纤维硬度。这种方法表明，对照组和脑性瘫痪组的肌纤维束硬度均大于肌纤维的硬度，从而强调了细胞外基质在被动力学特性中的作用。出乎意料的是，这个研究揭示脑性瘫痪患儿活检组织的肌纤维束顺应性优于对照组。尽管这些肌纤维束更具顺应性，但其细胞外基质面积比例较大，印证了既往的研究结果。这项混杂的结果表明，即使在肌纤维硬度增加和细胞外基质增多的情况下，细胞外基质以特定方式进行排列，以大幅度减少对组织产生的力学硬度（Lieber et al., 2003）。这也与"硬度是由肌肉特性的内在变化而产生"这一假设相悖。随后一项针对腘绳肌的研究再次发现了相反的结果。该研究结果再次证实了肌纤维束刚性大于肌纤维，但这种情况仅在肌节长度较长时出现，此时细胞外基质被认为是产生被动张力的主要原因。与正常对照者相比，脑性瘫痪患儿肌肉硬度增加，将该组织水平的结果外推于关节水平亦具有合理性。这个研究显示肌纤维束硬度增加类似于胶原蛋白含量增加，提示胶原蛋白是细胞外基质硬度增加和肌肉纤维化的起因（Smith et al., 2011）。

在对肌肉特性进行独立研究后，也就可能通过综合这些特性来预测活体肌肉的总体张力。尤其是当对同类患者人群肌束力学特性与肌节长度的共同测量后，则可预测活体的肌肉张力（图 6.13）（Smith et al., 2011）。肌肉组织本身可使硬度增加 2 倍，而在活体同一关节位置、且肌节长度相等时，硬度的预测结果为增加 6 倍。这也证实了需将对肌肉组织特性改变的认识与脑性瘫痪活体结构研究相结合的重要性。

肌肉的基因表达

微阵列技术可以同时采集数千个基因的表达数据（图 6.14），在需要明确哪些细胞机制互相作用而引起病理状态时，该技术提供了一种无偏倚的组织研究方法。研究中所讨论的肌肉参数其根本原因可能为肌肉转录改变。（应记住这些研究的背景，即基因表达水平与蛋白质水平不一定相关。）最近一项研究比较了脑性瘫痪患儿和行腕部骨折术对照者的腕屈肌、腕伸肌，发现脑性瘫痪患儿的肌肉聚合与对照者不同，两组间肌肉转录模式有显著区别（Smith et al., 2009）。

脑性瘫痪肌肉活检显示 205 个基因发生显著改变，涉及了一系列细胞过程。将基因表达与生理过程融合后，结果证实脑性瘫痪痉挛肌肉通过改变细胞外基质、纤维类型和肌源性电位来适应肌肉转录变化。细胞外基质适应性变化主要表现于基膜处，而纤维胶原成分亦有增加。与正常肌肉相比，纤维类型向快肌亚型转变，已由收缩基因亚型和氧化代谢基因转录减少证实。有趣的是，种种迹象表明了肌肉的不成熟性，如胚胎型肌球蛋白重链的大量增加。然而肌肉在肌纤维增生的生理过程中有两条互相竞争且矛盾的途径，即 IGF1 基因增多的同时伴有肌肉生长抑制素基因增多，前者为合成代谢基因而后者负责阻止肌肉生长。作为第一项对脑性瘫痪患儿痉挛肌肉转录模式的研究，所发现的适应性改变与其他疾病状态的特征不同，从而强调了脑性瘫痪独特的肌肉病理过程（Smith et al., 2009）。

此后一项研究对腘绳肌活检组织进行了微阵列检测（Smith et al., 2012a），这项研究更加完善，采用了 40 个微阵列和良好控制的患者人群。通过聚类算法分析，再次证实脑性瘫

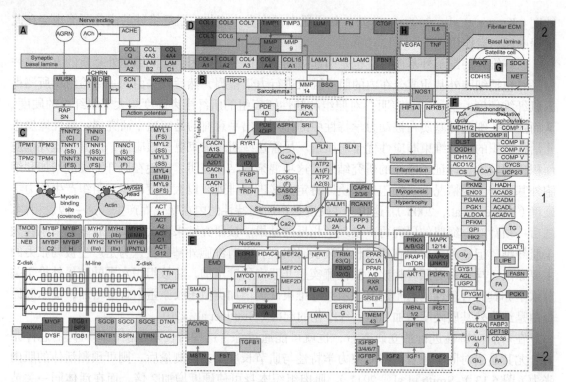

图 6.14　功能性肌肉基因网络连接图。颜色由表达率而定［脑性瘫痪（CP）/正常发育］。灰色表示芯片上未显示或低于下限。绿色连线表示激活，红色连线表示抑制，箭头表示作用方向。通路代表意义如下：A 神经肌肉接头；B 兴奋收缩偶联；C 肌肉收缩；D 细胞外基质；E 肌肉信号；F 炎症；G 能量代谢；H 卫星细胞（也见彩图 6.14）

瘫患儿有特有的转录模式。而随着数据处理能力的提高，共发现1398个基因发生显著性改变，从而有必要进行更全面的分析。基因实体分析显示脑性瘫痪患儿的数类基因均发生改变，由此扩展研究其通路、转录因子和微小 RNA。

此外，代表肌肉不成熟性的标记物在脑性瘫痪患儿中被上调，支持了"肌肉在神经输入改变时无法正常发育"这一观念。在细胞外基质中发现很多转录上调现象，进一步强调了纤维化的作用。然而，与上肢研究结果不同，该研究中出现快肌纤维向慢肌纤维的转变。腘绳肌的肌肉生长抑制素信号亦与上肢不同，表现为下调，意味着可使肌肉增生的信号。事实上，令人出乎意料的是，除了细胞外基质基因的增加，上肢和下肢的特定转录改变几乎没有重叠（Smith et al., 2009）。

对同一腘绳肌活检组织进行转录变化及力学检测可研究转录变化引起的功能结果（Smith et al., 2011, 2012a）。目前被论证最

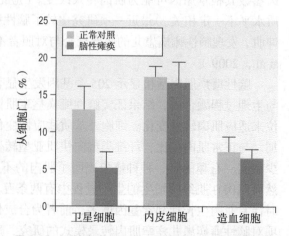

图 6.15　脑性瘫痪患儿及正常对照组肌肉活检细胞分布图。图中所列细胞类型为卫星细胞、内皮细胞、造血细胞。脑性瘫痪患儿的肌肉活检中，卫星细胞显著减少，提示肌肉修复和生长潜能受损

多的结论是，与肌束刚性显著相关的基因是细胞外基质的组成部分。这再次强调了脑性瘫痪患儿肌肉纤维化的功能结果。然而，这些转录研究均不能确定肌肉中哪些细胞发生基因表达改变，需要更有针对性的检测技术使治疗靶向作用于基因改变细胞群。

脑性瘫痪肌肉的干细胞群

了解肌肉挛缩的细胞群改变，有助于进一步理解脑性瘫痪肌肉实验研究结果。流式细胞术长期以来用于血液和液体组织进行细胞群定量，最近该技术被应用于酶解的肌肉组织，得以分析单核细胞（Montarras et al.，2005）。尽管该方法不能分离成熟的肌纤维，但可标识并纯化单核细胞群，以研究它们在肌肉组织中的作用。肌肉的单核细胞包括成纤维细胞、巨噬细胞、内皮细胞（图6.15）及可通过适当标记物定量的其他细胞。通过分析肌肉组织中的细胞，可有助于探究导致挛缩发展的组织成分：例如，观察到的纤维化是否为肌肉成纤维细胞增多的结果？最近有文献证实，小鼠肌肉中存在一种新型细胞群，其可分化为成纤维细胞、脂肪细胞、甚至可促进肌肉再生（Joe et al.，2010；Uezumi et al.，2010）。此外，还可研究直接影响肌肉再生和生长的肌肉固有卫星细胞群。唯一一项对人类肌肉进行的流式细胞术显示，卫星细胞群随着离心性运动而增加（McKay et al.，2010）。

已有研究对脑性瘫痪患儿腘绳肌活检组织采用流式细胞术检测并采集了初步数据（Smith et al.，2012b）。经过酶解和过滤分离单核细胞后，利用不同荧光抗体标记细胞，NCAM抗体联合PAX7以标记卫星细胞（McKay et al.，2010），CD45标记造血细胞（Tchilian et al.，2001），CD34标记造血细胞和内皮细胞（Elknerová et al.，2007），ER-TR7标记成纤维细胞（Strutz et al.，1995），PDGFRα标记纤维/脂肪祖细胞（Uezumi et al.，2010）。初始结果显示NCAM和PAX7共同定位，从而确定在后续实验中可单独使用NCAM，其他研究也证实了这一点（McKay et al.，2010）。初始结果还显示脑性瘫痪患儿肌肉活检组织的卫星细胞数量减少近一半（Smith et al.，2012b）。其他细胞群未发生变化或未被有效标记，这也为脑性瘫痪肌肉生长潜力受抑制提供了细胞学解释，由此可引出细胞疗法治疗肌肉挛缩的可能性。为了更好地在细胞水平上理解脑性瘫痪肌肉的适应性变化仍需进一步的研究，并为治疗和预防肌肉挛缩的新一代疗法指明方向。

（杜　青　龚春丹　译）

参考文献

Bandholm, T., Magnusson, P., Jensen, B.R., Sonne-Holm, S., 2009. Dorsiflexor muscle-group thickness in children with cerebral palsy: relation to cross-sectional area. NeuroRehabilitation 24 (4), 299–306.

Barber, L., Hastings-Ison, T., Baker, R., Barrett, R., Lichtwark, G., 2011. Medial gastrocnemius muscle volume and fascicle length in children aged 2 to 5 years with cerebral palsy. Dev. Med. Child Neurol. 53 (6), 543–548.

Barrett, R.S., Lichtwark, G.A., 2010. Gross muscle morphology and structure in spastic cerebral palsy: a systematic review.

Dev. Med. Child Neurol. 52 (9), 794–804.

Best, T.M., McElhaney, J., Garrett Jr., W.E., Myers, B.S., 1994. Characterization of the passive responses of live skeletal muscle using the quasi-linear theory of viscoelasticity. J. Biomech. 27 (4), 413–419.

Blinks, J.R., Rudel, R., Taylor, S.R., 1978. Calcium transients in isolated amphibian skeletal muscle fibres: detection with aequorin. J. Physiol. 277, 291–323.

Block, B.A., Imagawa, T., Campbell, K.P., Franzini-Armstrong, C., 1988. Structural evidence for direct interaction between the molecular components of the transverse tubule/ sarcoplasmic reticulum junction in skeletal muscle. J. Cell Biol. 107 (6 Pt 2), 2587–2600.

Boakes, J.L., Foran, J., Ward, S.R., Lieber, R.L., 2007. Muscle adaptation by serial sarcomere addition 1 year after femoral lengthening. Clin. Orthop. Relat. Res. 456, 250–253.

Bodine, S.C., Latres, E., Baumhueter, S., Lai, V.K., Nunez, L., Clarke, B.A., et al., 2001. Identification of ubiquitin ligases required for skeletal muscle atrophy. Science 294 (5547), 1704–1708.

Booth, C.M., Cortina-Borja, M.J., Theologis, T.N., 2001. Collagen accumulation in muscles of children with cerebral palsy and correlation with severity of spasticity. Dev. Med. Child Neurol. 43 (5), 314–320.

Borg, T.K., Caulfield, J.B., 1980. Morphology of connective tissue in skeletal muscle. Tissue Cell 12 (1), 197–207.

Buller, A.J., Eccles, J.C., Eccles, R.M., 1960a. Differentiation of fast and slow muscles in the cat hind limb. J. Physiol. 150, 399–416.

Buller, A.J., Eccles, J.C., Eccles, R.M., 1960b. Interactions between motoneurones and muscles in respect of the characteristic speeds of their responses. J. Physiol. 150, 417–439.

Castle, M.E., Reyman, T.A., Schneider, M., 1979. Pathology of spastic muscle in cerebral palsy. Clin. Orthop. Relat. Res. 142, 223–232.

Cleworth, D., Edman, K.A., 1969. Laser diffraction studies on single skeletal muscle fibres. Science 163 (864), 296–298.

Dietz, V., Ketelsen, U.P., Berger, W., Quintern, J., 1986. Motor unit involvement in spastic paresis. Relationship between leg muscle activation and histochemistry. J. Neurol. Sci. 75 (1), 89–103.

Duance, V.C., Restall, D.J., Beard, H., Bourne, F.J., Bailey, A.J., 1977. The location of three collagen types in skeletal muscle. FEBS Lett. 79 (2), 248–252.

Elder, G.C., Kirk, J., Stewart, G., Cook, K., Weir, D., Marshall, A., et al., 2003. Contributing factors to muscle weakness in children with cerebral palsy. Dev. Med. Child Neurol. 45 (8), 542–550.

Elknerová, K., Lacinová, Z., Soucek, J., Marinov, I., Stöckbauer, P., 2007. Growth inhibitory effect of the antibody to hematopoietic stem cell antigen CD34 in leukemic cell lines. Neoplasma 54 (4), 311–320.

Foran, J.R., Steinman, S., Barash, I., Chambers, H.G., Lieber, R.L., 2005. Structural and mechanical alterations in spastic skeletal muscle. Dev. Med. Child Neurol. 47 (10), 713–717.

Freiburg, A., Trombitas, K., Hell, W., Cazorla, O., Fougerousse, F., Centner, T., et al., 2000. Series of exon-skipping events in the elastic spring region of titin as the structural basis for myofibrillar elastic diversity. Circ. Res. 86 (11), 1114–1121.

Friden, J., Lieber, R.L., 2003. Spastic muscle cells are shorter and stiffer than normal cells. Muscle Nerve 27 (2), 157–164.

Fry, A.C., Allemeier, C.A., Staron, R.S., 1994. Correlation between percentage fibre type area and myosin heavy chain content in human skeletal muscle. Eur. J. Appl. Physiol. Occup. Physiol. 68 (3), 246–251.

Funatsu, T., Higuchi, H., Ishiwata, S., 1990. Elastic filaments in skeletal muscle revealed by selective removal of thin filaments with plasma gelsolin. J. Cell Biol. 110 (1), 53–62.

Gans, C., Bock, W.J., 1965. The functional significance of muscle architecture—a theoretical analysis. Ergeb. Anat. Entwicklungsgesch 38, 115–142.

Gillies, A.R., Lieber, R.L., 2011. Structure and function of the skeletal muscle extracellular matrix. Muscle Nerve 44 (3), 318–331.

Gordon, A.M., Huxley, A.F., Julian, F.J., 1966. The variation in isometric tension with sarcomere length in vertebrate muscle fibres. J. Physiol. 184 (1), 170–192.

Harry, J.D., Ward, A.W., Heglund, N.C., Morgan, D.L., McMahon, T.A., 1990. Cross-bridge cycling theories cannot explain high-speed lengthening behavior in frog muscle. Biophys. J. 57 (2), 201–208.

Hather, B.M., Tesch, P.A., Buchanan, P., Dudley, G.A., 1991. Influence of eccentric actions on skeletal muscle adaptations to resistance training. Acta Physiol. Scand. 143 (2), 177–185.

Horowits, R., 1992. Passive force generation and titin isoforms in mammalian skeletal muscle. Biophys. J. 61 (2), 392–398.

Horowits, R., Kempner, E.S., Bisher, M.E., Podolsky, R.J., 1986. A physiological role for titin and nebulin in skeletal muscle. Nature 323 (6084), 160–164.

Huxley, H., Hanson, J., 1954. Changes in the cross-striations of muscle during contraction and stretch and their structural interpretation. Nature 173 (4412), 973–976.

Huxley, H.E., 1969. The mechanism of muscular contraction. Science 164 (886), 1356–1365.

Huxley, A.F., Niedergerke, R., 1954. Structural changes in muscle during contraction; interference microscopy of living muscle fibres. Nature 173 (4412), 971–973.

Huxley, A.F., Peachey, L.D., 1961. The maximum length for contraction in vertebrate striated muscle. J. Physiol. 156, 150–165.

Ito, J., Araki, A., Tanaka, H., Tasaki, T., Cho, K., Yamazaki, R., 1996. Muscle histopathology in spastic cerebral palsy. Brain Dev. 18 (4), 299–303.

Joe, A.W., Yi, L., Natarajan, A., Le Grand, F., So, L., Wang, J., et al., 2010. Muscle injury activates resident fibro/ adipogenic progenitors that facilitate myogenesis. Nat. Cell Biol. 12 (2), 153–163.

Kaariainen, M., Jarvinen, T., Jarvinen, M., Rantanen, J., Kalimo, H., 2000. Relation between myofibres and connective tissue during muscle injury repair. Scand. J. Med. Sci. Sports 10 (6), 332–337.

Katz, B., 1939. The relation between force and speed in muscular contraction. J. Physiol. 96 (1), 45–64.

Kerr Graham, H., Selber, P., 2003. Musculoskeletal aspects of cerebral palsy. J. Bone Joint Surg. Br. 85 (2), 157–166.

Kruger, M., Kotter, S., Grutzner, A., Lang, P., Andresen, C., Redfield, M.M., et al., 2009. Protein kinase G modulates human myocardial passive stiffness by phosphorylation of the titin springs. Circ. Res. 104 (1), 87–94.

Lance, J.W. (Ed.), 1980. Symposium Synopsis. Ed Spasticity: Disordered Motor Control. Year Book; Chicago.

Lecker, S.H., Jagoe, R.T., Gilbert, A., Gomes, M., Baracos, V., Bailey, J., et al., 2004. Multiple types of skeletal muscle atrophy involve a common program of changes in gene expression. FASEB J. 18 (1), 39–51.

Lieber, R.L., Friden, J., 2000. Functional and clinical significance of skeletal muscle architecture. Muscle Nerve 23 (11), 1647–1666.

Lieber, R.L., Friden, J., 2002. Spasticity causes a fundamental rearrangement of muscle–joint interaction. Muscle Nerve 25 (2), 265–270.

Lieber, R.L., Runesson, E., Einarsson, F., Friden, J., 2003. Inferior mechanical properties of spastic muscle bundles due to hypertrophic but compromised extracellular matrix material. Muscle Nerve 28 (4), 464–471.

Lieber, R.L., Steinman, S., Barash, I.A., Chambers, H., 2004. Structural and functional changes in spastic skeletal muscle. Muscle Nerve 29 (5), 615–627.

MacPhail, H.E., Kramer, J.F., 1995. Effect of isokinetic strength-training on functional ability and walking efficiency in adolescents with cerebral palsy. Dev. Med. Child Neurol. 37 (9), 763–775.

Magid, A., Law, D.J., 1985. Myofibrils bear most of the resting tension in frog skeletal muscle. Science 230 (4731), 1280–1282.

Magnusson, S.P., 1998. Passive properties of human skeletal muscle during stretch maneuvers. A review. Scand. J. Med. Sci. Sports 8 (2), 65–77.

Marbini, A., Ferrari, A., Cioni, G., Bellanova, M.F., Fusco, C., Gemignani, F., 2002. Immunohistochemical study of muscle biopsy in children with cerebral palsy. Brain Dev. 24 (2), 63–66.

Maruyama, K., Gergely, J., 1962. Interaction of actomyosin with adenosine triphosphate at low ionic strength. I. Dissociation of actomyosin during the clear phase. J. Biol. Chem. 237, 1095–1099.

Mauro, A., 1961. Satellite cell of skeletal muscle fibres. J. Biophys. Biochem. Cytol. 9, 493–495.

McKay, B.R., Toth, K.G., Tarnopolsky, M.A., Parise, G., 2010. Satellite cell number and cell cycle kinetics in response to

acute myotrauma in humans: immunohistochemistry versus flow cytometry. J. Physiol. 588 (Pt 17), 3307–3320.

Meyer, G.A., McCulloch, A.D., Lieber, R.L., 2011. A nonlinear model of passive muscle viscosity. J. Biomech. Eng. 133 (9), 091007.

Mirbagheri, M.M., Barbeau, H., Ladouceur, M., Kearney, R.E., 2001. Intrinsic and reflex stiffness in normal and spastic, spinal cord injured subjects. Exp. Brain Res. 141 (4), 446–459.

Mohagheghi, A.A., Khan, T., Meadows, T.H., Giannikas, K., Baltzopoulos, V., Maganaris, C.N., 2007. Differences in gastrocnemius muscle architecture between the paretic and non-paretic legs in children with hemiplegic cerebral palsy. Clin. Biomech. (Bristol, Avon) 22 (6), 718–724.

Mohagheghi, A.A., Khan, T., Meadows, T.H., Giannikas, K., Baltzopoulos, V., Maganaris, C.N., 2008. In vivo gastrocnemius muscle fascicle length in children with and without diplegic cerebral palsy. Dev. Med. Child Neurol. 50 (1), 44–50.

Montarras, D., Morgan, J., Collins, C., Relaix, F., Zaffran, S., Cumano, A., et al., 2005. Direct isolation of satellite cells for skeletal muscle regeneration. Science 309 (5743), 2064–2067.

Moreau, N.G., Teefey, S.A., Damiano, D.L., 2009. In vivo muscle architecture and size of the rectus femoris and vastus lateralis in children and adolescents with cerebral palsy. Dev. Med. Child Neurol. 51 (10), 800–806.

Moreau, N.G., Simpson, K.N., Teefey, S.A., Damiano, D.L., 2010. Muscle architecture predicts maximum strength and is related to activity levels in cerebral palsy. Phys. Ther. 90 (11), 1619–1630.

Morgan, D.L., Mochon, S., Julian, F.J., 1982. A quantitative model of intersarcomere dynamics during fixed-end contractions of single frog muscle fibres. Biophys. J. 39 (2), 189–196.

Olsson, M.C., Kruger, M., Meyer, L.H., Ahnlund, L., Gransberg, L., Linke, W.A., et al., 2006. Fibre type-specific increase in passive muscle tension in spinal cord-injured subjects with spasticity. J. Physiol. 577 (Pt 1), 339–352.

Paolini, P.J., Sabbadini, R., Roos, K.P., Baskin, R.J., 1976. Sarcomere length dispersion in single skeletal muscle fibres and fibre bundles. Biophys. J. 16 (8), 919–930.

Ponten, E., Friden, J., Thornell, L.E., Lieber, R.L., 2005. Spastic wrist flexors are more severely affected than wrist extensors in children with cerebral palsy. Dev. Med. Child Neurol. 47 (6), 384–389.

Ponten, E., Lindstrom, M., Kadi, F., 2008. Higher amount of MyHC IIX in a wrist flexor in tetraplegic compared to hemiplegic cerebral palsy. J. Neurol. Sci. 266 (1-2), 51–56.

Ponten, E.M., Stal, P.S., 2007. Decreased capillarization and a shift to fast myosin heavy chain IIx in the biceps brachii muscle from young adults with spastic paresis. J. Neurol. Sci. 253 (1-2), 25–33.

Powell, P.L., Roy, R.R., Kanim, P., Bello, M.A., Edgerton, V.R., 1984. Predictability of skeletal muscle tension from architectural determinations in guinea pig hindlimbs. J. Appl. Physiol. 57 (6), 1715–1721.

Prado, L.G., Makarenko, I., Andresen, C., Kruger, M., Opitz, C.A., Linke, W.A., 2005. Isoform diversity of giant proteins in relation to passive and active contractile properties of rabbit skeletal muscles. J. Gen. Physiol. 126 (5), 461–480.

Roig, M., O'Brien, K., Kirk, G., Murray, R., McKinnon, P., Shadgan, B., et al., 2009. The effects of eccentric versus concentric resistance training on muscle strength and mass in healthy adults: a systematic review with meta-analysis. Br. J. Sports Med. 43 (8), 556–568.

Romanini, L., Villani, C., Meloni, C., Calvisi, V., 1989. Histological and morphological aspects of muscle in infantile cerebral palsy. Ital. J. Orthop. Traumatol. 15 (1), 87–93.

Rose, J., McGill, K.C., 2005. Neuromuscular activation and motorunit firing characteristics in cerebral palsy. Dev. Med. Child Neurol. 47 (5), 329–336.

Ross, S.A., Engsberg, J.R., 2007. Relationships between spasticity, strength, gait, and the GMFM-66 in persons with spastic diplegia cerebral palsy. Arch. Phys. Med. Rehabil. 88 (9), 1114–1120.

Serrano, A.L., Munoz-Canoves, P., 2010. Regulation and dysregulation of fibrosis in skeletal muscle. Exp. Cell Res. 316 (18), 3050–3058.

Shortland, A.P., Harris, C.A., Gough, M., Robinson, R.O., 2002. Architecture of the medial gastrocnemius in children with spastic diplegia. Dev. Med. Child Neurol. 44 (3), 158–163.

Sinkjaer, T., Magnussen, I., 1994. Passive, intrinsic and reflex-mediated stiffness in the ankle extensors of hemiparetic patients. Brain 117 (Pt 2), 355–363.

Sjostrom, M., Fugl-Meyer, A.R., Nordin, G., Wahlby, L., 1980. Post-stroke hemiplegia; crural muscle strength and structure. Scand. J. Rehabil. Med. Suppl. 7, 53–67.

Smeulders, M.J., Kreulen, M., Hage, J.J., Huijing, P.A., van der Horst, C.M., 2004. Overstretching of sarcomeres may not cause cerebral palsy muscle contracture. J. Orthop. Res. 22 (6), 1331–1335.

Smith, L.R., Ponten, E., Hedstrom, Y., Ward, S.R., Chambers, H.G., Subramaniam, S., et al., 2009. Novel transcriptional profile in wrist muscles from cerebral palsy patients. BMC Med. Genomics 2, 44.

Smith, L.R., Lee, K.S., Ward, S.R., Chambers, H.G., Lieber, R.L., 2011. Hamstring contractures in children with spastic cerebral palsy result from a stiffer extracellular matrix and increased in vivo sarcomere length. J. Physiol. 589 (Pt 10), 2625–2639.

Smith, L.R., Chambers, H.G., Subramaniam, S., Lieber, R.L., 2012a. Transcriptional abnormalities of hamstring muscle contractures in children with cerebral palsy. PLoS One 7 (8), e40686. (Epub 2012 Aug 16).

Smith, L.R., Chambers, H.G., Lieber, R.L., December 5, 2012b. Reduced satellite cell population may lead to contractures in children with cerebral palsy. Dev. Med. Child Neurol. doi: 10.1111/dmcn.12027 [Epub ahead of print](in press).

Strutz, F., Okada, H., Lo, C.W., Danoff, T., Carone, R.L., Tomaszewski, J.E., et al., 1995. Identification and characterization of a fibroblast marker: FSP1. J. Cell Biol. 130 (2), 393–405.

Tabary, J.C., Tabary, C., Tardieu, C., Tardieu, G., Goldspink, G., 1972. Physiological and structural changes in the cat's soleus muscle due to immobilization at different lengths by plaster casts. J. Physiol. 224 (1), 231–244.

Tardieu, C., Huet de la Tour, E., Bret, M.D., Tardieu, G., 1982a. Muscle hypoextensibility in children with cerebral palsy: I. Clinical and experimental observations. Arch. Phys. Med. Rehabil. 63 (3), 97–102.

Tardieu, G., Tardieu, C., Colbeau-Justin, P., Lespargot, A., 1982b. Muscle hypoextensibility in children with cerebral palsy: II. Therapeutic implications. Arch. Phys. Med. Rehabil. 63 (3), 103–107.

Taylor, N.A., Wilkinson, J.G., 1986. Exercise-induced skeletal muscle growth. Hypertrophy or hyperplasia? Sports Med. 3 (3), 190–200.

Tchilian, E.Z., Wallace, D.L., Wells, R.S., Flower, D.R., Morgan, G., Beverley, P.C., 2001. A deletion in the gene encoding the CD45 antigen in a patient with SCID. J. Immunol. 166 (2), 1308–1313.

Theroux, M.C., Akins, R.E., Barone, C., Boyce, B., Miller, F., Dabney, K.W., 2002. Neuromuscular junctions in cerebral palsy: presence of extrajunctional acetylcholine receptors. Anesthesiology 96 (2), 330–335.

Tidball, J.G., 2005. Inflammatory processes in muscle injury and repair. Am. J. Physiol. Regul., Integr. Comp. Physiol. 288 (2), R345–R353.

Tidball, J.G., Villalta, S.A., 2010. Regulatory interactions between muscle and the immune system during muscle regeneration. Am. J. Physiol. Regul., Integr. Comp. Physiol. 298 (5), R1173–R1187.

Uezumi, A., Fukada, S., Yamamoto, N., Takeda, S., Tsuchida, K., 2010. Mesenchymal progenitors distinct from satellite cells contribute to ectopic fat cell formation in skeletal muscle. Nat. Cell Biol. 12 (2), 143–152.

Wang, K., McCarter, R., Wright, J., Beverly, J., Ramirez-Mitchell, R., 1993. Viscoelasticity of the sarcomere matrix of skeletal muscles. The titin–myosin composite filament is a dual-stage molecular spring. Biophys. J. 64 (4), 1161–1177.

Ward, S.R., Takahashi, M., Winters, T.M., Kwan, A., Lieber, R.L., 2009. A novel muscle biopsy clamp yields accurate in vivo sarcomere length values. J. Biomech. 42 (2), 193–196.

Wickiewicz, T.L., Roy, R.R., Powell, P.L., Perrine, J.J., Edgerton, V.R., 1984. Muscle architecture and force–velocity relationships in humans. J. Appl. Physiol. 57 (2), 435–443.

Winters, T.M., Takahashi, M., Lieber, R.L., Ward, S.R., 2011. Whole muscle length–tension relationships are accurately modeled as scaled sarcomeres in rabbit hindlimb muscles. J. Biomech. 44 (1), 109–115.

Yablonka-Reuveni, Z., 2011. The skeletal muscle satellite cell: still young and fascinating at 50. J. Histochem. Cytochem. 59 (12), 1041–1059.

Zot, A.S., Potter, J.D., 1987. Structural aspects of troponin–tropomyosin regulation of skeletal muscle contraction. Annu. Rev. Biophys. Biophys. Chem. 16, 535–559.

脑性瘫痪患儿早期肌肉发育：对远期肌肉生长、肌肉功能和长期移动能力的影响

第7章

Martin Gough，Adam P. Shortland

本章内容

为何非进行性的中枢神经系统病变可导致进行性的骨骼肌肉畸形和功能障碍？脑性瘫痪（脑瘫）患儿的肌肉畸形最早出现在什么时期？婴儿期和儿童早期进行干预以改变肌肉畸形进展是否可行？尽管缺乏实验证据，但是随着对正常骨骼肌生长发育的深入理解，我们认为脑瘫患儿肌肉畸形可能与生长障碍及与之伴随的使用方式改变有关。为探讨这一概念及其含义，我们首先回顾正常骨骼肌的结构和功能，及脑瘫肌肉的改变，随后讨论正常骨骼肌的生长发育。此后考虑脑瘫患儿肌肉发育改变最早何时发生，伴随的使用方式如何影响骨骼肌的，以及干预的意义。肌肉结构和功能、脑瘫患儿肌肉的改变已在本书第六章进行讨论，皮质脊髓束和脊髓网络的发育已在第二章进行介绍。下面将简单介绍相关内容，以利于就上述问题展开讨论。

骨骼肌结构和功能

肌动蛋白和肌球蛋白的相互作用产生骨骼肌收缩。这些蛋白形成肌丝，并重叠于肌节内，肌节是肌细胞的基本功能单位。在钙离子的作用下，肌动蛋白与肌球蛋白结合，改变肌球蛋白的构象，引起肌动蛋白和肌球蛋白丝的位置发生相对改变。需要一系列结构蛋白促进和稳定这一交互作用过程。细胞内其他蛋白形成支持结构，称为横格素（costameres），它可

通过细胞膜传递由肌动蛋白和肌球蛋白丝相互作用产生的力。横格素连接肌节与基膜，并依次与包绕肌纤维、肌束和整个肌肉的连续三维结缔组织网连接，肌肉则与内部、外部肌腱及周围筋膜相连接（Purslow，2002）。

肌纤维内含有一系列不同的肌球蛋白重链（myosin heavy chain，MHC）亚型，因而并非只有一种独立的肌纤维类型，人体肌肉可根据 MHC 亚型的主导类型分为慢肌（MHCⅠβ）和快肌（MHCⅡa，MHCⅡx）（Pette and Staron，2000）。甲状腺激素可上调快肌 MHC 亚型的基因表达，而 MHCⅠβ 的表达通过基因神经活动 - 依赖性转录进行调节，其对慢肌纤维的发育和维持是十分必要的（Schiaffino et al.，2007）。肌肉细胞的 MHC 亚型表达取决于肌肉使用方式：活动频繁和张力性肌肉活动可引起 MHC 亚型向慢肌转变；而活动较少或阶段性肌肉活动则使 MHC 亚型向快肌转变（Pette and Staron，2000；Schiaffino et al.，2007）。

肌动蛋白 / 肌球蛋白的相互作用、肌肉收缩后肌浆网快速存储 Ca^{2+}、细胞内蛋白质的合成和降解均需要消耗能量，这些能量主要来源于细胞内细胞器——线粒体。"慢收缩"纤维产生力的过程缓慢，放松亦然，但由于它采用有氧代谢，故可长时间维持产力。"快收缩"纤维产生力的过程迅速，放松亦迅速，但当能量需求超过其氧化能力时则不能维持产力。

骨骼肌是适应性很强的组织，可通过改变细胞核内基因表达来适应需求改变。影响肌肉基因表达的因素包括神经元激活模式、能量底物供给、局部激素和生长因子（图 7.1）。信号通路使肌肉主动蛋白质合成和主动蛋白质降解维持平衡，该过程决定了肌细胞大小和功

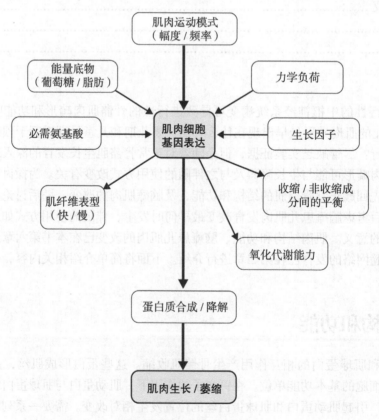

图 7.1 影响肌肉生长的因素

能（Gundersen，2011）。神经支配、生长因子和营养可促进蛋白质合成，而去神经、制动、系统性炎症和营养缺乏会导致蛋白质降解和肌肉萎缩（Gundersen，2011）（图 7.2）。生长因子对不同肌肉成分可能会发挥不同的作用：肌肉生长抑制素可抑制肌纤维生长，这在肌肉修复中发挥重要作用，并可促进结缔组织基质的生长（Zhu et al.，2007）。肌肉运动时释放胰岛素样生长因子（IGF-1），可促进肌纤维合成，其机制涉及哺乳动物类雷帕霉素（又称西罗莫司）靶蛋白（mTOR）（Clemmons，2009；Otto and Patel，2010）。必需氨基酸尤其是亮氨酸的摄入亦可直接刺激肌肉的蛋白质合成，主要通过 mTOR 起作用（Drummond et al.，2009）。然而，在饥饿或应激状态下，这种摄入必需氨基酸产生的效果会被抑制（Fujita et al.，2007）。

肌节线粒体含量、肌节利用葡萄糖或脂肪等能量底物的能力受细胞内通道的影响，而这些通道对神经细胞支配敏感，如钙调磷酸酶 - 活化 T 细胞核因子（nuclear activated factor of T cells，NFAT）系统介导的激活（Schiaffino et al.，2007；Westerblad et al.，2010）。钙调磷酸酶 -NFAT 在 MHC 表达类型方面亦起重要作用，MHC 表达类型可影响肌肉收缩速度（Pette and Staron，2000；Schiaffino et al.，2007）。因此，骨骼肌使用的增加和减少均可对自身产生影响：例如石膏固定可以导致肌纤维蛋白质合成减少，肌纤维内出现蛋白质降解的趋势。这是一个主动过程，在蛋白质水解前通过泛素标记肌纤维，肌肉生长抑制素亦参与其中（Gundersen，2011）。人类股四头肌在石膏固定后 48 小时内即可出现蛋白质合成减少（Urso et al.，2006），同时肌肉对氨基酸摄入的正常蛋白质合成反应亦降低（Glover et al.，2008）。

肌纤维由复合而复杂的网络构成，其收缩和非收缩物质间保持着紧密的平衡与相互作用，该过程受诸多因素影响，包括神经支配、施加的力学负荷以及局部或全身生长因子。在这些因素中，神经元激活模式、离子变化和收缩相关的力学应力是最重要的因素。在神经切断术（Kim et al.，2010；Nikolau et al.，2011）或 A 型肉毒毒素（A 型肉毒杆菌毒素，BoNT-A）去神经术（Kim et al.，2009）所致的臂丛神经损伤新生小鼠模型中，可见肌肉生

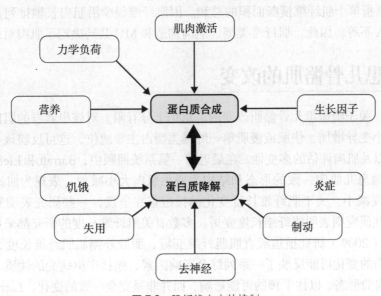

图 7.2 肌纤维大小的控制

长障碍病灶处肌纤维被脂肪和纤维组织取代。对慢性脊髓损伤患者行神经肌肉电刺激，可减少肌肉体积的下降，减缓脂肪含量的增加和肌肉氧化能力的下降（Biering-Sorenson et al., 2009）。

肌肉蛋白质合成在主动收缩时受抑制，但随后蛋白质合成增加（Atherton and Rennie, 2009）。人体腘绳肌在不收缩的情况下被牵伸，不会引起蛋白质合成（Fowles et al., 2000），人工培养的肌细胞在无激活的力学牵伸后，其蛋白质合成被持续抑制（Atherton et al., 2009）。反复被动牵伸可促进大鼠比目鱼肌萎缩通路的表达，而非引起肌肉生长（Gomes et al., 2006）。Van Dyke 等（2012）最近的研究结果显示，与未牵伸的肌腱切除的肌肉相比，对成年大鼠肌腱切除的比目鱼肌行被动牵伸并不能改变肌节丢失速率；牵伸和肌肉电刺激同时进行时，肌节丢失减少，但并不能预防肌节丢失。

每条骨骼肌纤维受一个 α 运动神经元支配（alpha-motor neuron, αMN），αMN 及其所支配的肌纤维构成一个运动单位（motor unit, MU）。MU 和 αMN 的大小，与 MU 产生的力之间密切相关。小 MU 只有少量的慢肌纤维，这些肌纤维受小的 αMN 支配；而大 MU 有大量的快肌纤维，这些肌纤维受大的 αMN 支配。这些 MU 广泛分布于肌肉中，可产生不同等级的收缩力（Henneman and Olson, 1965）；小 MU 首先被激活，随着力的需求增加，大 MU 被募集，且单个运动单位的收缩率也增加。这使得有更好耐力的小纤维被经常使用，并储备耗能多的大 MU 用于收缩速度和力量十分重要的运动。肌肉是由大量分布于肌肉中的 MU 组成：具有力学稳定性结缔组织结构与广泛分布 MU 网络相结合，可以平稳地传递侧方和轴向的力。

多数骨骼肌是羽状的，即肌纤维与肌腱之间成角排列。虽然这使单个肌纤维的力有少量损失，但因能增加每单位肌肉体积可容纳的纤维数而获得更大的力量得以弥补。肌肉产生的力与生理横断面积有关。肌肉收缩速度和范围受肌纤维长度影响，较长的肌纤维（串联的肌节更多）收缩速度更快、范围更大，较短的肌肉（平行的肌节更多）可在一个较小的范围内产生更多的力。力的生成受肌肉生理横断面积（physiological cross-sectional area, PCSA）的影响，PCSA 是指单个肌纤维横断面积的总和。因肌纤维很少沿肌肉长轴排列，所以解剖横断面积和 PCSA 不等。因此，肌纤维类型、肌肉构造和 MU 共同决定了肌肉对刺激的反应。

脑性瘫痪患儿骨骼肌的改变

迄今为止，关于脑瘫患儿骨骼肌改变的信息仍十分有限。对该患者群的肌肉活检研究发现，肌纤维大小变异增加，快肌或慢肌单一纤维类型占主导地位，这可反映该类患儿不尽一致的功能水平以及肌肉评估的多变性。在最近的一篇系统回顾中，Barrett 和 Lichtwark（2010）发现痉挛型脑瘫患儿肌肉一致的形态和结构改变为肌肉大小减少，表现为肌肉体积、横断面积、肌肉厚度减小。关于肌纤维长度变化的报道存在争议，一些研究表明肌纤维长度无变化，而另一些研究则表明肌纤维长度变短。多数有关肌纤维长度的研究都采用腓肠肌。最近，Moreau 等（2009）研究报道股直肌肌纤维变短，而股外侧肌肌纤维长度无变化，这提示脑瘫患儿肌肉的变化可能反映了一系列综合影响因素，包括中枢病变的性质、儿童的功能水平、单个肌肉的形态、以往干预的可能影响，而并非呈完全一致的变化。Lieber 等（2004）评估了接受手术的患儿尺侧腕屈肌的形态，发现肌节长度和肌纤维的硬度都增加，但这些变化是原发还是继发尚不明确。最近一项研究中，研究小组对 17 名脑瘫患儿和 14 名对照者的半腱肌和股薄肌活检组织进行评估（Smith et al., 2011），他们发现肌纤维直径和肌肉横断面积显著减少。在静息状态下，脑瘫患儿的肌节长度似乎大于对照组，这一现象在畸形和功能受限严重的情况下更显著，而相关肌肉也因为胶原含量增加而变得更僵硬。

脑瘫患儿的肌肉功能亦有改变。Stackhouse 等（2005）研究了脑瘫患儿的股四头肌和小腿三头肌。他们发现脑瘫患儿的肌肉力量出现下降，其原因在于肌肉激活障碍及拮抗肌协同收缩。与对照组相比，脑瘫组患儿股四头肌的自主激活下降 33%，小腿三头肌下降 45%，这表明当脑瘫患儿需求增加时，其肌纤维激活程度受限。速率编码也可能受到一定限制，速率编码是指肌肉通过增加收缩频率来增加收缩力的能力。Rose 和 McGill（2005）观察了脑瘫患儿腓肠肌和胫前肌的自主激活，他们发现，在较低的激活频率下，脑瘫患儿肌肉的激活率与对照组相似，但脑瘫患儿不能增加小 MU 的激活频率。而 Stackhouse 等（2005）研究发现脑瘫患儿不能募集较大的 MU（阈值较高）。肌肉收缩和放松的速度可能也发生改变。Downing 等（2009）对可行走脑瘫患儿下肢关节产生力矩和放松时的速率进行了研究，发现与对照组相比，脑瘫患儿产生峰力矩的过程延长 89%，减少力矩的过程延长 71%。这种情况在下肢远端肌肉尤为明显，同时作者认为该严重程度足以影响行走能力。Smith 等（2009）发现这可能与脊髓网络的 α MN 激活改变或延长、肌细胞的氧化代谢能力或肌细胞内钙调控改变有关。

肌节内基因激活和表达变化可反映脑瘫患儿的大肌肉功能和形态的改变。Smith 等（2009）研究了脑瘫患儿尺侧腕屈肌的基因表达模式，发现患儿肌肉中有儿童中少见的 MHC 表达，肌肉向快肌表型转变。其表达的 MHCs 包括胎儿期和围生期的同种型，甚至 MHC Ⅱ b，MHC Ⅱ b 正常情况下不在人体中表达，尽管肌肉上调了缓慢氧化纤维类型确定的通路。他们还发现小清蛋白增多，这是一种钙结合蛋白，可影响放松速率。研究者认为其研究结果并不适用于肌肉使用增加或肌肉失用的单一模型。Ponten 等（2008）观察了不同功能水平脑瘫患儿尺侧腕屈肌的 MHC 表达，发现功能水平越高的患儿，其 MHC Ⅰ 表达更多，而上肢功能减弱的患儿，其 MHC Ⅱ 亚型的表达更多。

脑瘫患儿肌肉畸形开始时间尚不清楚。内侧腓肠肌体积、生理横断面积和肌束长度减少可见于 2 ~ 5 岁痉挛型脑瘫患儿，并伴有被动背屈受限（Barber et al., 2011），提示肌肉发生改变的年龄可能早于普遍认识的年龄。在讨论这种现象如何发生之前，简单回顾正常肌肉的生长发育可能会有所帮助。

正常骨骼肌的生长发育

在 8 孕周（post-conception weeks, PCW）左右，初级肌管在胚胎中形成，并随着肌母细胞迁移至发育中的肢芽（Ijkema-Paassen and Gramsbergen, 2005）。肌管形成后不久，α MN 即可激活肌纤维，在 8 ~ 10 孕周时可观察到肌肉收缩（Prechtl, 1993）。这种肌肉收缩出现在皮质脊髓束（corticospinal tract, CST）内向生长之前，似乎可代表固有脊髓网络活动具有不依赖于皮质脊髓或传导输入而有序放电的能力（Vinay et al., 2002）。在 7.5 孕周时，骨骼肌的传入（感觉）轴突达到脊髓灰质，8.5~9 孕周时与运动支配神经元形成密集连接（随后会被修饰），14 孕周时建立单突触反射通路（详见 Clowry, 2007）。成人的肌纤维均由一个轴突支配，但在最初每个肌纤维都由大量 α MN 支配，这称为多神经元神经支配。在大鼠比目鱼肌中多神经元神经支配的退化早于运动的发生（Ijkema-Paassen and Gramsbergen，2005），但在人类中神经元退化和单神经元激活发育时间方面的证据仍十分有限。Gramsbergen 等（1997）研究了人类腰大肌纤维的神经支配，发现出生后 12 周出现单神经元激活。

　　运动功能的发育主要取决于皮质脊髓束向脊髓的内向生长（图 7.3）。皮质脊髓束具有很多功能，包括传导输入控制、脊髓反射控制、直接和间接兴奋运动神经元、抑制运动神经元，并对发育中脊髓网络产生营养作用（Lemon and Griffiths，2005）。人类的皮质脊髓束轴突在17 ~ 29 孕周期间长入脊髓，31 ~ 35 孕周时支配脊髓前角，影响脊髓网络的发育，尤其是影响抑制性中间神经元的发育（Clowry，2007）。Martin 等（2005）确定了皮质脊髓束的三个发育阶段：即轴突向脊髓生长阶段、灰质处末端修饰阶段和运动控制发育阶段。他认为，在人类中脊髓突触的修饰和消除发生于 1 ~ 2 岁之间，可能与发育中的皮质脊髓束末端和其他脊髓神经系统间的功能 - 依赖竞争相关。随着皮质脊髓系统和脊髓网络的发育，运动皮质可通过突触后易化、神经递质表达增加和皮质脊髓束轴突侧支增多而以较低水平的输入激活脊髓回路和 αMN（Chakrabarty and Martin，2010）。当肌肉开始受到皮质脊髓束神经支配后，多神经元神经支配即退化（Clowry，2007），并可能受皮质脊髓束对于脊髓网络作用的影响。

　　脊髓网络的修饰对 αMN 功能十分重要。Eken 等（2008）研究了大鼠腓肠肌的 MU 活动，发现肌肉平均活动时长在出生后 7 天为 3.4 秒，至成年期增加至 62 秒，而大部分肌肉活动时长的增加发生在 3 周龄后。他们认为，出生后比目鱼肌 MU 紧张式放电的发育依赖于在 αMN 中同时出现的单胺依赖性平台期电位，其由发育中的皮质脊髓束和固有脊髓网络之间的相互作用而引起。在这期间神经肌肉接头也在发育。研究发现大鼠的神经肌肉有一渐变过程，即从不成熟、低阈值的乙酰胆碱受体相关的钙通道逐渐变为成熟肌肉中更快、阈值更高的通道（Navarrete and Vrbova，1993）。这些不成熟的通道可能会在去神经后再次表达（Hughes

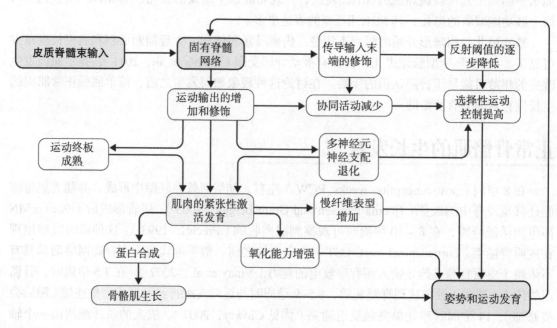

图 7.3　正常运动发育概述

et al.，2006）。通过与皮质脊髓束相互作用，固有脊髓网络得以修饰，使皮质脊髓束的输入放大、肌肉紧张性活化发育、神经肌肉接头成熟、多神经元神经支配退化和传导输入修饰（Chakrabarty and Martin，2010；Clowry，2007；Eken et al.，2008；Martin，2005）。

初级肌管表达胚胎型 MHC，在成人慢肌中可见 Iβ 型 MHC 形成（MHC Iβ）（Biressi et al.，2007）。随后一系列成肌细胞迁移形成次级肌管，表达胚胎期和围生期的 MHC 亚型。虽然 MHC 在初级肌管中的表达与神经支配无关，但之后肌纤维发育及它们 MHC 亚型的表达都与神经支配模式密切相关（Ijkema-Paassen and Gramsbergen，2005）。有关人类胎儿的 MHC 表达的数据仍十分有限。Schloon 等（1979）发现，34 孕周前快肌纤维占主导地位（95%），至足月时慢肌纤维的比例增加至 40%，但此研究采用的组织化学分类包括了发育型 MHC 亚型（胚胎型和围生期型）和 MHC II 肌纤维。小鼠研究（Agbulut et al.，2003）发现，由于发育型（胚胎型和围生期型）亚型的下调、成熟 MHC 亚型的上调和稳定，在其出生后呈 MHC II a 和 MHC II x 亚型的依序表达。

肌纤维生长与肌肉结缔组织网络发育在产前和围生期尤为显著。从妊娠中期到足月期间，人类缝匠肌肌纤维的直径增加了一倍（Moore et al.，1971），且在 35 孕周到足月期间，肌纤维总体呈加速生长（Schloon et al.，1979）。这种早期显著的肌纤维生长有赖于以氨基酸形式的蛋白质供给充足，这种情况在猪的孕晚期和围生期时最明显（Brameld et al.，1998）。新生猪的肌肉蛋白质合成与其对生长激素、胰岛素和氨基酸的敏感性增加有关，这种敏感性会随着年龄增长而下降（Suryawan et al.，2007），新生猪的这种敏感性增加与其线粒体数量和活动增加有关（Schmidt and Herpin，1997）。有关动物营养缺乏时间影响的研究亦提示了早期营养对肌肉生长的重要性。大鼠断奶前出现营养不良可造成肌肉生长的长期落后。与之相反，断奶后营养不良产生的影响通常可被逆转（Bedi et al.，1982）。骨骼肌似乎是高蛋白质需求组织，如产前或围生期发生营养障碍，肌肉生长受到选择性抑制。在后期胎盘功能不全／宫内发育迟缓的绵羊动物模型中，其胎儿骨骼肌生长出现相对抑制，提示在早期营养不足时机体优先下调骨骼肌生长（Thorn et al.，2009）。

由于骨骼肌的羽状特性，骨骼肌生长包括肌纤维直径和长度的改变。Oertel 等（1988）对人类尸体的股外侧肌和三角肌进行研究后发现，肌纤维平均直径在刚出生后为 10~12μm，15~20 岁时增加至 40~60μm。Lexell 等（1992）发现人体标本的股外侧肌肌纤维平均直径在 5~20 岁间增加两倍以上，且肌肉横截面积亦有类似的增加，两者密切相关。他们发现股外侧肌的快肌纤维比例从 5 岁时的 35%，增加至 20 岁时的 50%，提示慢肌纤维向快肌纤维转变。随着肌肉生长，肌纤维激活幅度的增加可能促进了快肌纤维百分比增加和大 MU 发育，虽然快速 MHC 亚型在出生时就已存在，但其随后的表达取决于神经支配和激素因子（Agbulut et al.，2003）。小鼠腓肠肌肌腹的纵向生长主要依靠肌纤维增生，而非肌纤维长度增加（White et al.，2010），但在人体中这种情况更为复杂。Binzoni 等（2001）研究发现人体腓肠肌内侧头的羽状角随着生长而增加，被认为是肌纤维增大的表现。Benard 等（2011）使用超声对 5~12 岁儿童腓肠肌内侧头的生长进行研究，发现肌纤维长度和直径随着生长而增加，但由于腓肠肌的羽状特性，肌纤维纵向生长的作用仅占腓肠肌内侧头肌腹纵向生长的 20%，其余的 80% 则与肌纤维直径增加有关。肌纤维长度和直径增加对肌腹纵向生长和体积增大所起的作用取决于肌肉的形态。

肌纤维生长发育的同时，也伴随着肌肉内结缔组织结构的发展和组织，从而使肌肉内的肌纤维有序排列。肌肉生长抑制素在大鼠围生期和出生后早期的肌肉生长过程中受到抑制，可能是为了促进肌肉收缩成分的发育（Nishimura et al., 2007）。肌纤维的生长发育、肌纤维的代谢能力和肌肉结缔组织的发育可映射若干因素的相互作用，这些因素包括神经元、营养、激素因子及肌肉初始和后续的模式。前述臂丛神经损伤的新生小鼠模型研究表明（Kim et al., 2009, 2010; Nikolau et al., 2011），肌肉的神经元激活模式或许对生后肌纤维生长和肌肉表型发育尤为重要。

肌肉的生长发育并非孤立。肌肉骨骼系统和皮质脊髓系统的相互作用可促进运动控制的发展（Vinay et al., 2002）。Forssberg（1985）回顾了人类新生儿时期（<2 个月）、需辅助运动时期（6~12 个月）、早期独立行走时期（10~18 个月）的运动模式，发现主动肌和拮抗肌共同收缩。作者认为脊髓中的固有模式发生器产生婴儿跨步，也形成了成人的基本运动节律，而人类特有的神经回路将原始的、非跖行运动变成了跖行运动模式。Sutherland 等（1988）发现在 1~2 岁儿童中，胫前肌（支撑相活动延长）、股内侧肌（摆动相活动延长）、腓肠肌和比目鱼肌（摆动中期的活动延长）的激活模式不同，这些模式随后逐渐发生改变，直到 4 岁时多数肌肉表现出更为成熟的运动模式。这些改变与儿童过滤传导输入、交互抑制的能力提高有关。O'Sullivan 等（1991）发现，在正常发育儿童中，诱发单突触反射需要的刺激强度逐渐增加，从出生时较低的水平增加至 6 岁时的成人水平。阈值提高可使其他肌肉减少活化，包括反射反应中的拮抗肌。

尽管我们从 CNS 的传导输出方面考虑肌肉控制的发展，但源自肌肉的传导输入与运动产生的传导输入同样重要。例如，猫的皮质运动图发育取决于活动和运动经验（Martin et al., 2005）。皮质脊髓束末端及其在脊髓中的连接、肌肉传入纤维的修饰均受运动驱使。对生后 3~7 周的小猫行肉毒毒素注射以阻断其四肢活动，可引起皮质脊髓束轴突末端长期形态异常和长期抓握障碍（Martin et al., 2004）。Clowry 等（2006）认为这可能与皮质脊髓束、肌肉感觉纤维和其他输入对脊髓突触的竞争有关，其在大鼠生后第 2 周行肉毒毒素注射使四肢暂时性麻痹，发现了相似结果。这些研究结果提示，肌肉的发育、功能以及持续的运动发育是相互密切影响的，而骨骼肌是反馈回路中的一个重要组成部分。

站立及迈步能力的获得，不仅需要适当的运动控制，还需要下肢伸肌可产生足够的力量，并进行充分的新陈代谢以维持力的产生。肌肉发育障碍将导致运动和功能受损，可能会加重运动控制受限。在下一节中，我们将讨论众多可能导致脑瘫患儿肌肉生长发育改变的可能途径。

脑性瘫痪肌肉生长发育改变的可能机制

尽管尚缺乏脑瘫患儿早期骨骼肌发育的信息，但正如上文所述，神经、营养和内分泌因子间相互作用的变化可对肌肉发育产生影响，其方式与这些变化引起肌肉形态和功能发生继发改变的方式一致。皮质脊髓束对发育中的脊髓网络的输入减少和其导致的脊髓网络发育障碍（已在第 1 章中讨论），很可能是影响随后肌肉功能和运动发育的重要因素（图 7.4）。由于脊髓网络发育不完全，可导致肌纤维持续性多神经元神经支配及不能最大化激活肌纤维，进一步可导致单个 MU 发育和激活能力下降、运动终板发育障碍。以上所述对运动控制发育的不利影响可被下列因素加以恶化：传导输入末端修饰障碍或失败、皮质脊髓束输入减少所

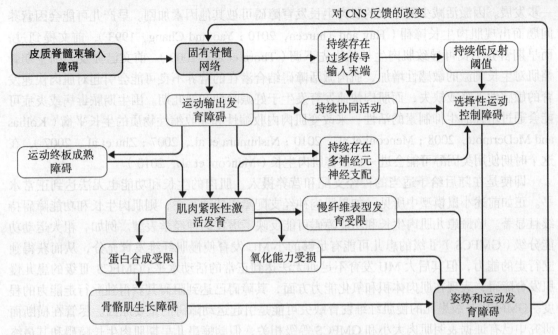

图 7.4　脑瘫患儿早期肌肉生长和功能障碍的可能机制

导致的突触前抑制障碍，这会导致对传导输入的运动反应呈持续性强化及拮抗肌持续激活。痉挛，即肌肉对牵伸的速度 - 依赖性阻力，可能与脊髓的感觉输入末端修饰障碍和过滤过多输入的能力持续下降有关，这提示痉挛在脑瘫患儿肌肉生长障碍中起相关性作用，而非原因性作用。

　　皮质脊髓束输入障碍可导致固有脊髓网络发育障碍，进一步可引起肌肉紧张性激活障碍，如前文所述，这项功能为促进慢肌纤维的发育和生长所必需，而慢肌纤维在姿势及步行的发展中必不可少。正如前文所述，由于骨骼肌的羽状特性，肌纤维直径减少可影响肌肉肌腹长度，生长期肌纤维增大的速率变慢，在临床上表现为进行性肌腹缩短。这可能与肌腱长度改变有关，或可解释 Fry 等（2004）的研究结果，即脑瘫患儿肌腱长度相对增长，而肌腹长度相对变短。临床检查可能无法发现这些肌肉形态的变化，因临床检查一般注重关节被动活动度的测量。临床测量对脑瘫婴幼儿肌肉组织形态变化的敏感性不高，其原因或为这个年龄段的肌肉肌腱单位被作为一个整体来看待，而这可能影响了我们对肌肉畸形发展的理解。早期肌肉生长发育障碍可解释上述 Barber 等（2011）的研究结果，即 2 岁儿童的腓肠肌大小和体积均减少。神经支配模式的改变也会影响肌肉代谢能力，通过前文所提钙调磷酸酶 -NFAT 介导的某些通路，肌肉激活减少可导致肌肉氧化能力下降（Schiaffino et al., 2007；Westerblad et al., 2010）。这将降低肌肉耐力，从而影响肌肉功能。相反，与对照组儿童相比，可行走脑瘫患儿的股四头肌相对不易疲劳（Stackhouse et al., 2005），这可能是对使用增加的一种反应。

　　前文提到的新生小鼠臂丛神经损伤模型研究（Kim et al., 2009, 2010；Nikolau et al., 2011）表明肌肉激活减少可引起肌肉生长障碍，肌肉被脂肪和纤维组织取代，已有畸形的进一步发展。因激活减少而导致的肌肉生长发育障碍可被其他因素加剧。早产儿可能会因营养问题而出现肌肉生长障碍（Hay and Thureen，2010；Yao and Chang，1993），前文提到过，而早期营养不良可导致肌肉生长的优先下调（Thorn et al.，2009）。前文已提及，围生期骨骼肌对生长刺激的敏感性增加，肌肉激活障碍结合潜在的营养不良可能会引起对肌肉快速发育的敏感性下降或缺失，而肌肉快速发育发生于妊娠晚期和婴儿期。围生期脓毒病或炎症可能会通过增强肌生抑制素的活性，来改变肌肉内收缩性和非收缩性物质的生长平衡（Kollias and McDermott，2008；Menconi et al.，2010；Nishimura et al.，2007；Zhu et al.，2007），在这个时期使用类固醇可能会进一步损害肌肉生长（Menconi et al.，2010）。

即使是在随后给予适当的神经支配和营养摄入，肌肉的生长和功能也无法达到正常水平。正如前述小鼠模型中所见，如果肌肉神经支配障碍持续存在，则肌肉生长和功能障碍持续且显著。脑瘫患儿肌肉生长和功能障碍可能反映了潜在的神经学表型。例如，粗大运动功能分级（GMFCS）Ⅱ级的患儿可能有足够的小 MU 发育使慢肌纤维发育充分，从而获得独立行走的能力，但其后大 MU 发育不足而无法达到正常的活动水平；GMFCS Ⅲ级的患儿慢肌发育障碍，表现在肌肉体积和氧化能力方面，其障碍已达到阻碍其获得独立行走能力的程度。GMFCS Ⅴ级患儿的慢肌纤维发育缺失可能是引起运动障碍的重要原因。尽管在横断面研究中已有证据表明肌肉大小和 GMFCS 等级相关，但脑瘫患儿早期肌肉生长障碍和其最终GMFCS 等级之间的关系尚未充分阐明（Ohata et al.，2008）。

脑瘫患儿的肌肉比同龄正常发育的儿童小（Barrett and Lichtwark，2011），这种情况也见于低年龄患儿（Barber et al.，2011）。此外，其肌肉激活和放松延迟达到一定严重程度，而干扰正常步态（Downing et al.，2009），并使募集肌纤维困难，从而进一步限制了其产力的能力。脑瘫患儿肌肉变小、肌肉激活减少且调整能力差、持续的协同收缩、肌束长度和直径减少的联合作用可能是形成马蹄足步态模式的潜在原因，这种步态模式下，肌肉激活减少而非增加，且调整能力差（Berger，1998；Berger et al.，1982）。虽然马蹄足步态可能降低了对踝跖屈肌活动的要求，但是它可能引起这些肌肉的离心负荷增加。Gagliano 等（2009）的研究结果支持这一现象，研究发现脑瘫患儿肌腱中负责胶原转换的基因表达发生改变，显示了其对高应力水平的适应。

对弱小肌肉增加负荷，尤其是离心负荷，可能会引起损伤，并且随后会促进肌肉结缔组织网络，并可能通过肌肉生成抑制素的作用而抑制肌纤维生长（Zhu et al.，2007）。这可解释为什么结缔组织增加的脑瘫患儿其半腱肌的肌节长度在静息状态时增长（Smith et al.，2011）。负荷变化所致的肌肉损伤也可引起纤维化和肌纤维被脂肪取代（Serrano and Munoz-Canoves，2010），由于存在潜在的神经损伤，肌肉损伤可使肌肉形态的改变加剧。可行走儿童的肌肉纤维化和脂肪变可能与过度使用和慢性损伤有关，而无法行走儿童的肌肉改变可能与神经支配减少所致的早期肌肉发育障碍有关。Barrett 和 Lichtwark（2010）回顾活检研究发现，可行走儿童的肌肉过度使用会引起损伤，并使某些肌纤维萎缩、某些肌纤维肥大。

因此，脑瘫患儿骨骼肌肌肉大小减少、肌纤维大小变化、肌间脂肪（Johnson et al.，2009）和结缔组织增加可能与早期肌肉生长发育障碍相关，后者则在神经、营养、内分泌因子以及对使用适应性改变的综合作用下发生。这些因素的相互作用可能受潜在的肌肉形态、表型和肌肉使用模式影响。干预治疗也可能对其产生影响，这将在下一节进行讨论。

早期干预的意义

我们经常对儿童骨骼肌进行早期干预，其目的是维持或增加肌 - 腱单位的长度，被动关节活动度常作为其替代检查项目。目前针对脑瘫患儿骨骼肌畸形发展的模式包括肌肉生长障碍的概念，通常认为因为肌肉存在痉挛，所以肌肉对牵伸的抵抗增加，从而造成肌肉畸形。延长肌肉的非手术干预措施通常包含短时间或长时间的肌肉牵伸，其目的是为了防止肌肉畸形，并通过增加肌纤维的肌节来促进肌肉生长。当存在痉挛时则通过注射肉毒毒素使肌肉去神经支配进行治疗，其目的在于改善肌肉对被动牵伸的反应能力，从而促进肌肉的生长和功能。共识声明推荐，脑瘫患儿从 6 月龄开始可进行持续性被动牵伸（Gericke，2006），2 岁开始可进行重复肌内肉毒毒素注射（Heinen et al.，2010）。

被动肌肉牵伸即对肌肉施加牵拉，而非从本质上促进肌肉收缩。通过矫形器（Morris，2002）或系列石膏固定（Blackmore et al.，2007）进行被动肌肉牵伸，无论是否作为治疗计划的一部分（Butler and Darrah，2001；Pin et al.，2006），均提示不能矫正畸形或促进肌肉生长。最近一篇 Cochrane 综述（Katalinic et al.，2010）总结道，对于神经学病变的患者，中高质量证据表明被动牵伸对关节活动能力无重要临床效果，无论即时、短期或长期。如上文所述，这也反映了被动牵伸在肌肉生长方面作用有限。即使牵伸肌肉确实可以促进肌节生长，但其对肌腹长度的增加作用有限，因为肌纤维长度对肌 - 腱单位长度的作用有限（Benard et al.，2011）。肉毒毒素注射后，肌 - 腱单位长度发生适度的、短期的改变，这似乎与去神经支配后肌肉活动减少有关；这种微弱的短期疗效是否能抵消潜在的肌肉生长相关障碍，仍存在争议（Gough et al.，2005）。

肉毒毒素结合肌肉制动或被动牵伸对肌肉生长可能没有积极的促进作用，反而会有负面作用。神经支配对肌肉生长和维持肌肉功能的重要性及制动对肌肉生长的负面作用已在前文论述。有研究报导对成年动物肌肉注射肉毒毒素可引起显著性肌萎缩（Gough，2009；Gough et al.，2005）。干预方法的副作用可能会对生长期肌肉造成肌肉大小和体积的永久损伤。例如：对 29 天的大鼠进行肉毒毒素注射，出现显著肌萎缩和肌肉生长障碍，且对后续运动治疗无反应（Velders et al.，2008）。迄今为止，尚无研究对肉毒毒素对脑瘫患儿肌肉生长和功能的长期影响进行评估。Tedroff 等（2009）回顾了肉毒毒素注射治疗脑瘫患儿痉挛或关节活动受限的结局，发现关节被动活动度最初有所改善，但随后出现进行性降低。他们总结道，肉毒毒素不能预防肌肉畸形，反而可能会促进畸形发展。Schroeder 等（2010）最近撰文对儿童使用肉毒毒素表达了关注，因为他们发现成人肌肉注射肉毒毒素后，出现了长久性肌肉萎缩和去神经支配（Schroeder et al.，2009）。

如前文所述，收缩性活动可以改变线粒体基因表达、增加线粒体基因的数量（Bigard et al.，2000；Hood，2001）。正因如此，骨骼肌制动和去神经支配不仅对肌肉生长产生负面作用，而且还会影响肌肉在代谢能力和抗疲劳方面的发育。收缩活动通过钙调磷酸酶 -NFAT 通道而产生，其可促进脂质和葡萄糖代谢相关基因表达，从而影响肌肉代谢通路和产生能量所需的代谢底物（Long et al.，2007）。当考虑到脂质代谢、碳水化合物代谢及作为胰岛素作用终末器官对肌肉的重要性时，上述对基因及代谢通路的影响显得尤为重要，肌肉代谢途径发育的早期改变对潜在增加 II 型糖尿病、心血管疾病或肥胖的发生风险有长期影响（Barnes and Ozanne, 2011; Bauman, 2009)。

使用肉毒毒素减少神经支配也可能对运动终板的发育造成负面影响，运动终板在去神经支配后，出现不成熟钙通道的表达（Hughes et al., 2006）。这对脑瘫患儿显得尤为重要，患儿的神经肌肉接头结构紊乱，神经肌肉接头的同质异形改变与运动障碍严重性有关（Theroux et al., 2005）。多神经元神经支配向单神经元神经支配转变这一过程高度依赖神经支配，而神经支配的减少则延迟或阻止该过程（Brown et al., 1982）。这一过程对选择性运动控制的发展有意义。

要谨记，骨骼肌不仅仅是一个可提供运动所需的力、具有高度可塑性的器官，其同时也是反馈回路中最基本的环节，可使中枢神经系统网络和运动发展所必需的皮质地形图得以发育。这已在前文有关脊髓网络的部分中叙述。在经典的运动发育中，与运动相关的骨骼肌的传导纤维末端修饰可减低牵张反射的阈值，并减少拮抗肌和主动肌的共同收缩（Gibson and Clowry, 1999）。而骨骼肌活动也会促进大脑皮质感觉和运动表现的发育（Chakrabarty and Martin, 2000, Martin et al., 2004, 2005）。对成年动物进行制动，四肢使用减少会对其皮质感觉地图（Coq and Xervi, 1999）和皮质运动地图（Liepert et al., 1995）产生负面作用。

对婴儿采取骨骼肌制动或去神经支配可能也会产生类似的负面作用。Hoon 等（2009）采用弥散张量成像评估脑瘫早产儿皮质脊髓束和后丘脑皮质放射冠，发现这两个通路均出现异常。而且他们发现与皮质脊髓束的改变相比，后丘脑皮质放射冠的改变与对侧触觉阈下降、本体感觉降低和运动障碍严重程度关系更为密切。Marin-Padilla（1997）认为，脑瘫患儿白质轴突病变导致其灰质的输入缺失和输出分离，这又反过来导致皮质分化和成熟改变。结合肌肉被动牵伸、制动和去神经支配的早期干预主要目的为增加肌-腱单元长度，但并不有效，而这些早期干预可能加剧脑瘫患儿已存在的运动和感觉缺陷。

从积极面而言，根据发育中肌肉的可塑性、肌肉使用和运动在 CNS 发育中所起的作用可预见令人兴奋的干预前景。早期侧重于促进肌肉生长和功能，可能有益于肌肉生长和代谢能力，从而减少肌肉骨骼畸形的发生率，提高肌肉耐力和功能。这也为影响中枢神经系统发育提供了一种途径。早期干预也可改善或防止后期因使用减少和负荷改变而出现的肌肉适应性变化，从而促进肌肉生长，使之后肌肉力量训练或肌-腱单位延长术等干预疗效最优化。

早产儿早期干预并未改善其运动结局，但是这个领域的研究证据十分有限（详见 Orton et al., 2009）。Hadders-Algra（2011）认为对存在发育障碍风险的婴儿进行自主运动的早期促进，可改善其运动结局。这对脑瘫患儿尤为重要，而脑瘫患儿肌肉生长发育的重要性及其与运动发育的相关性在以往未得到重视。早期肌肉生长发育的关键在于促进肌肉使用和肌肉收缩，特别注重于鼓励和促进脑瘫患儿肌肉使用的早期干预项目，有利于其随后的肌肉生长和运动发育。这一问题已在第1章中进行讨论。第11章将叙述以主动牵伸肌肉为目标的训练方法，而主动牵伸肌肉是特定任务训练和运动项目的一部分。执行早期干预要求早期识别脑瘫高危儿童，并早期转诊行物理治疗，同时也需发展更有针对性的、个性化定制物理治疗方案，使婴儿肌肉的使用最大化，从而加强肌肉生长和功能。

至今，我们只能对其他潜在的早期干预方法进行推测和思索。正如前文所述，目前我们侧重于减少围生期炎症和感染、出生后给予最佳的营养，也可能有利于促进肌肉生长、促进肌肉收缩成分的发育，而不促进结缔组织网络的发育。目前为止，我们尚缺乏支持或增强皮质脊髓束对发育中脊髓网络的输入并以此促进肌肉生长发育的方法，诸如经皮质磁刺激的干预方法今后可能会有一定作用，但还需要进一步的大量研究。类似地，对局部和全身生长因子作用有更好地理解后，或许可操控出生后早期和婴儿期的肌肉生长发育。考虑到肌肉生长涉及的诸多因素，结合促进和鼓励肌肉使用、改善肌肉神经支配模式和营养支持、使用肌肉生长因子的综合方案可能是最有效的。然而这只是一种推测，就目前而言，对于脑瘫婴幼儿推荐进行早期促进和鼓励肌肉使用，谨慎早期肌肉制动、被动牵伸和去神经支配疗法。

结论

　　脑瘫患儿肌肉畸形的发展反映了肌肉生长障碍，这由大量相互作用的因素导致。其中，最主要的因素是肌肉神经支配减少或发育障碍，这可能与脊髓固有网络发育障碍、皮质脊髓束输入减少所导致的传入和传出连接发育障碍相关。年龄较大的脑瘫患儿的肌肉改变与生长障碍、适应性改变有关，这种情况可避免或者至少是可以减轻的。现行的早期肌肉畸形治疗方法包括短期或长期肌肉牵伸、肌肉去神经支配，不能去除引起肌肉生长障碍的因素，而且可能会进一步促进生长障碍和肌肉随后的发育改变。此外还可损伤 CNS 发育，因其受肌肉激活和活动的影响。早期促进肌肉使用可能是一种更有效的治疗方法。

　　虽然针对脑瘫患儿肌肉进行早期干预有可能会促进肌肉生长，继而促进运动发育、长期活动能力和代谢功能，但这一概念的探索和发展需要进一步研究，并需要临床医师和基础医学科学家之间的密切交流互动。在现阶段，已有证据建议对存在脑瘫风险的患儿给予早期诊断、转诊，要注重促进肌肉的早期使用，利用具有个体针对性的物理治疗项目避免肌肉废用。脑瘫患儿的骨骼肌仍具可塑性，我们面临的挑战是，我们应该如何利用这种适应性来促进脑瘫患儿的肌肉生长和功能，从而预防或减少畸形，并促进目前和将来的功能。

（杜 青　龚春丹　译）

参考文献

Agbulut, O., Noirez, P., Beaumont, F., Butler-Browne, G., 2003. Myosin heavy chain isoforms in postnatal muscle development of mice. Biol. Cell 95, 399–406.

Atherton, P.J., Rennie, M.J., 2009. It's no go for protein when it's all go. J. Physiol. 587 (7), 1373–1374.

Atherton, P.J., Szewczyk, N.J., Selby, A., Rankin, D., Hillier, K., Smith, K., et al., 2009. Cyclic stretch reduces myofibrillar protein synthesis despite increases in FAK and anabolic signalling in L6 cells. J. Physiol. 587 (14), 3719–3727.

Barber, L., Hastings-Ison, T., Baker, R., Barrett, R., Lichtwark, G., 2011. Medial gastrocnemius volume and fascicle length in children aged 2 to 5 years with cerebral palsy. Dev. Med. Child. Neurol. 53, 543–548.

Barnes, S.K., Ozanne, S.E., 2011. Pathways linking the early environment to long-term health and lifespan. Prog. Biophys. Mol. Biol. 106, 323–336.

Barrett, R.S., Lichtwark, G.A., 2010. Gross muscle morphology and structure in spastic cerebral palsy: a systematic review. Dev. Med. Child Neurol. 52, 794–804.

Bauman, W.A., 2009. The potential metabolic consequences of cerebral palsy: inferences from the general population and persons with spinal cord injury. Dev. Med. Child Neurol. 51 (Suppl. 4), 64–78.

Bedi, K.S., Birzgalis, A.R., Mahon, M., Smart, J.L., Wareham, A.C., 1982. Early life undernutrition in rats. Br. J. Nutr. 47, 417–431.

Benard, M.R., Harlaar, J., Becher, J.G., Huijing, P.A., Jaspers, R.T., 2011. Effects of growth on geometry of gastrocnemius muscle in children: a three-dimensional ultrasound analysis. J. Anat. 219, 388–402.

Berger, W., 1998. Characteristics of locomotor control in children with cerebral palsy. Neurosci. Biobehav. Rev. 22,

579–582.

Berger, W., Quintern, J., Dietz, V., 1982. Pathophysiology of gait in children with cerebral palsy. Electroenceph. Clin Neurophysiol. 53, 538–548.

Biering-Sorensen, B., Kristensen, I.B., Kjaer, M., Biering-Sorensen, F., 2009. Muscle after spinal cord injury. Muscle Nerve 40, 499–519.

Bigard, X., Sanchez, H., Zoll, J., 2000. Calcineurin co-regulates contractile and metabolic components of slow muscle phenotype. J. Biol. Chem. 275, 19653–19660.

Binzoni, T., Bianchi, S., Hanquinet, S., Kaelin, A., Sayegh, Y., Dumont, M., et al., 2001. Human gastrocnemius medialis pennation angle as a function of age: from newborn to the elderly. J. Physiol. Anthropol. 20, 293–298.

Biressi, S., Molinaro, M., Cossu, G., 2007. Cellular heterogeneity during vertebrate skeletal muscle development. Dev. Biol. 308, 281–293.

Blackmore, A.M., Boettcher-Hunt, E., Jordan, M., Chan, M.D., 2007. A systematic review of the effects of casting on equinus in children with cerebral palsy. Dev. Med. Child Neurol. 49, 781–790.

Brameld, J.M., Buttery, P.J., Dawson, J.M., Harper, J.M.M., 1998. Nutritional and hormonal control of skeletal-muscle cell growth and differentiation. Proc. Nutr. Soc. 57, 207–217.

Brown, M.C., Hopkins, W.G., Keynes, R.J., 1982. Short and long-term effects of paralysis on the motor innervation of two different neonatal mouse muscles. J. Physiol. 329, 439–450.

Butler, C., Darrah, J., 2001. Effects of neurodevelopmental treatment (NDT) for cerebral palsy: an AACPDM evidence report. Dev. Med. Child Neurol. 43, 778–790.

Chakrabarty, S., Martin, J.H., 2000. Postnatal development of the motor representation in primary motor cortex. J. Neurophysiol. 84, 2582–2594.

Chakrabarty, S., Martin, J.H., 2010. Postnatal development of a segmental switch enables corticospinal tract transmission to spinal forelimb motor circuits. J. Neurosci. 30, 2277–2288.

Clemmons, D.R., 2009. Role of IGF-I in skeletal muscle mass maintenance. Trends Endocrinol. Metabol. 20, 349–356.

Clowry, G., 2007. The dependence of spinal cord development on corticospinal input and its significance in understanding and treating spastic cerebral palsy. Neurosci. Behav. Rev. 31, 1114–1124.

Clowry, G.J., Walker, L., Davies, P., 2006. The effects of botulinum toxin induced muscle paresis during a critical period upon muscle and spinal cord development in the rat. Exp. Neurol. 202, 456–469.

Coq, J.O., Xervi, C., 1999. Tactile impoverishment and sensorimotor restriction deteriorate the forepaw cutaneous map in the primary somatosensory cortex of adult rats. Exp.

Brain. Res. 129, 518–531.

Downing, A.L., Ganley, K.J., Fay, D.R., Abbas, J.J., 2009. Temporal characteristics of lower extremity moment generation in children with cerebral palsy. Muscle Nerve 39, 800–809.

Drummond, M.J., Dreyer, H.C., Fry, C.S., Glynn, E.L., Rasmussen, B.B., 2009. Nutritional and contractile regulation of human skeletal muscle protein synthesis and mTORC1 signaling. J. Appl. Physiol. 106, 1374–1384.

Eken, T., Elder, G.C.B., Lomo, T., 2008. Development of tonic firing behaviour in rat soleus muscle. J. Neurophysiol. 99, 1899–1905.

Forssberg, H., 1985. Ontogeny of human locomotor control I: infant stepping, supported locomotion and transition to independent locomotion. Exp. Brain Res. 57, 480–493.

Fowles, J.R., MacDougall, J.D., Tarnopolsky, M.A., Sale, D.G., Roy, B.D., Yarasheski, K.E., 2000. The effects of acute passive stretch on muscle protein synthesis in humans. Can. J. Appl. Physiol. 25, 165–180.

Fry, N.R., Gough, M., Shortland, A.P., 2004. Three-dimensional realisation of muscle morphology and architecture using ultrasound. Gait Posture 20, 177–182.

Fujita, S., Dreyer, H.C., Drummond, M.J., Glynn, E.L., Cadenas, J.G., Yoshizawa, F., et al., 2007. Nutrient signaling in the regulation of human muscle protein synthesis. J. Physiol. 582 (2), 813–823.

Gagliano, N., Pelillo, F., Chiriva-Internati, M., Picciolini, O., Costa, F., Schutt, R.C., et al., 2009. Expression profiling of genes involved in collagen turnover in tendons from cerebral palsy patients. Conn. Tiss. Res. 50, 203–208.

Gericke, T., 2006. Postural management for children with cerebral palsy: consensus statement. Dev. Med. Child Neurol. 48, 244.

Gibson, C.L., Clowry, G.J., 1999. Retraction of muscle afferents from the rat ventral horn during development. NeuroReport 10, 231–235.

Glover, E.I., Phillips, S.M., Oates, B.R., Tang, J.E., Tarnopolsky, M.A., Selby, A., et al., 2008. Immobilization induces anabolic resistance in human myofibrillar protein synthesis with low and high dose amino acid infusion. J. Physiol. 586 (24), 6049–6061.

Gomes, A.R., Soares, A.G., Peviani, S., Nascimento, R.B., Moriscot, A.S., Salvini, T.F., 2006. The effect of 30 minutes of passive stretch on the myogenic differentiation, myostatin, and atrogin-1 gene expressions. Arch. Phys. Med. Rehabil. 87, 241–246.

Gough, M., 2009. Does botulinum toxin prevent or promote deformity in children with cerebral palsy? Dev. Med. Child. Neurol. 51, 89–90. (Commentary).

Gough, M., Fairhurst, C., Shortland, A.P., 2005. Botulinum toxin and cerebral palsy: time for reflection? Dev. Med.

Child Neurol. 47, 709–712. (Review).

Gramsbergen, A., Ijkema-Paasen, J., Nikkels, P.G.J., Hadders-Algra, M., 1997. Regression of polyneuronal innervation in the human psoas muscle. Early Hum. Dev. 49, 49–61.

Gundersen, K., 2011. Excitationtranscription coupling in skeletal muscle: the molecular pathways of exercise. Biol. Rev. Camb. Philos. Soc. 86, 564–600.

Hadders-Algra, M., 2011. Challenges and limitations in early intervention. Dev. Med. Child Neurol. 53 (Suppl. 4), 52–55.

Hay, W.W., Thureen, P., 2010. Protein for preterm infants: how much is needed? How much is enough? How much is too much? Pediatr. Neonatol. 51, 198–207.

Heinen, F., Desloovere, K., Schroeder, A.S., et al., 2010. The updated European Consensus 2009 on the use of Botulinum toxin for children with cerebral palsy. Eur. J. Paediatr. Neurol. 14, 45–66.

Henneman, E., Olson, C.B., 1965. Relations between structure and function in the design of skeletal muscles. J. Neurophysiol., 581–598.

Hood, D.A., 2001. Invited review: contractile activity-induced mitochondrial biogenesis in skeletal muscle. J. Appl. Physiol. 90, 1137–1157.

Hoon, A.H., Stashinko, E.E., Nagae, L.M., et al., 2009. Sensory and motor deficits in children with cerebral palsy born preterm correlate with diffusion tensor imaging abnormalities in thalamocortical pathways. Dev. Med. Child. Neurol. 51, 697–704.

Hughes, B.W., Kusner, L.L., Kaminski, H.J., 2006. Molecular architecture of the neuromuscular junction. Muscle Nerve 33, 445–461.

Ijkema-Paassen, I., Gramsbergen, A., 2005. Development of postural muscles and their innervation. Neural Plast. 12, 141–151.

Johnson, D.L., Miller, F., Subramanian, P., Modlesky, C.M., 2009. Adipose tissue infiltration of skeletal muscle in children with cerebral palsy. J. Pediatr. 154, 715–720.

Katalinic, O.M., Harvey, L.A., Herbert, R.D., Moseley, A.M., Lannin, N.A., Schurr, K., 2010. Stretch for the treatment and prevention of contractures (Review). Cochrane Database Syst. Rev. (9).

Kim, H.M., Galatz, L.M., Das, R., Patel, N., Thomopoulos, S., 2009. Recovery potential after postnatal shoulder paralysis: an animal model of neonatal brachial plexus palsy. J. Bone Joint Surg. Am. 91, 879–891.

Kim, H.M., Galatz, L.M., Das, R., Patel, N., Thomopoulos, S., 2010. Musculoskeletal deformities secondary to neurotomy of the superior trunk of the brachial plexus in neonatal mice. J. Orthop. Res. 28, 1391–1398.

Kollias, H.D., McDermott, J.C., 2008. Transforming growth factor-β and myostating signaling in skeletal muscle. J. Appl. Physiol. 104, 579–587.

Leon, R.N., Griffiths, J., 2005. Comparing the function of the corticospinal system in different species: organizational differences for motor specialization? Muscle Nerve 32, 261–279.

Lexell, J., Sjostrom, M., Nordlund, A.-S., Taylor, C.C., 1992. Growth and development of human muscle: a quantitative morphological study of whole vastus lateralis from childhood to adult age. Muscle Nerve 15, 404–409.

Lieber, R.L., Steinman, S., Barash, I.A., Chambers, H., 2004. Structural and functional changes in spastic skeletal muscle. Muscle Nerve 29, 615–627.

Liepert, J., Tegenthoff, M., Malin, J.P., 1995. Changes of cortical motor area size during immobilization. Electroenceph. Clin. Neurol. 97, 382–386.

Long, Y.C., Glund, S., Garcia-Roves, P.M., Zierath, J.R., 2007. Calcineurin regulates skeletal muscle metabolism via coordinated changes in gene expression. J. Biol. Chem. 282, 1607–1614.

Marin-Padilla, M., 1997. Developmental neuropathology and impact of perinatal brain damage. II: white matter lesions of the neocortex. J. Neuropathol. Exp. Neurol. 56, 219–235.

Martin, J.H., 2005. The corticospinal system: from development to motor control. Neuroscientist 11, 161–173.

Martin, J.H., Choy, M., Pullman, S., Meng, Z., 2004. Corticospinal system development depends on motor experience. J. Neurosci. 24, 2122–2132.

Martin, J.H., Engber, D., Meng, Z., 2005. Effect of forelimb use on postnatal development of the forelimb motor representation in primary motor cortex of the cat. J. Neurophysiol. 93, 2822–2831.

Menconi, M.J., Arany, Z.P., Alamdari, N., Aversa, Z., Gonnella, P., O'Neal, P., et al., 2010. Sepsis and glucocorticoids downregulate the expression of the nuclear cofactor PGC-1beta in skeletal muscle. Am. J. Physiol. Endocrinol. Metab. 299, E533–E543.

Moore, M.J., Rebeiz, J.J., Holden, M., Adams, R.D., 1971. Biometric analyses of normal skeletal muscle. Acta Neuropath. 19, 51–69.

Moreau, N.G., Teefey, S.A., Damiano, D.L., 2009. In vivo muscle architecture and size of the rectus femoris and vastus lateralis in children and adolescents with cerebral palsy. Dev. Med.. Child Neurol. 51, 800–806.

Morris, C., 2002. A review of the efficacy of lower-limb orthoses used for cerebral palsy. Dev. Med. Child Neurol. 44, 205–211.

Navarrete, R., Vrbova, G., 1993. Activity-dependent interactions between motoneurons and muscles: their role in the development of the motor unit. Prog. Neurobiol. 41, 93–124.

Nikolaou, S., Peterson, E., Kim, A., Wylie, C., Cornwall, R., 2011. Impaired growth of denervated muscle contributes to contracture formation following neonatal brachial plexus injury. J. Bone Joint Surg. Am. 93, 461–470.

Nishimura, T., Oyama, K., Kishioka, Y., Wakamatsu, J., Hattori, A., 2007. Spatiotemporal expression of decorin and myostatin during rat skeletal muscle development. Biochem. Biophys. Res. Comm. 361, 896–902.

Oertel, G., 1988. Morphometric analysis of normal skeletal muscles in infancy, childhood and adolescence: an autopsy study. J. Neurol. Sci. 88, 303–313.

Ohata, K., Tsuboyama, T., Haruta, T., Ichihashi, N., Kato, T., Nakamura, T., 2008. Relation between muscle thickness, spasticity, and activity limitations in children and adolescents with cerebral palsy. Dev. Med. Child. Neurol. 50, 152–156.

Orton, J., Spittle, S., Doyle, L., Anderson, P., Boyd, R., 2009. Do early intervention programmes improve cognitive and motor outcomes for preterm infants after discharge? A systemic review. Dev. Med. Child. Neurol. 51, 851–859.

Otto, A., Patel, K., 2010. Signalling and the control of skeletal muscle size. Exp. Cell Res. 316, 3059–3066.

O'Sullivan, M.C., Eyre, J.A., Miller, S., 1991. Radiation of phasic stretch reflex in biceps brachii to muscles of the arm in man and its restriction during dvelopment. J. Physiol. 439, 529–543.

Pette, D., Staron, R.S., 2000. Myosin isoforms, muscle fibre typcs, and transitions. Microsc. Res. Tech. 50, 500–509.

Pin, T., Dyke, P., Chan, M., 2006. The effectiveness of passive stretching in children with cerebral palsy. Dev. Med. Child Neurol. 48, 855–862.

Ponten, E., Lindstrom, M., Kadi, F., 2008. Higher amount of MyHC IIX in a wrist flexor in tetraplegic compared to hemiplegic cerebral palsy. J. Neurol. Sci. 266, 51–56.

Prechtl, H.F.R., 1993. Principles of early motor development in the human. In: Kalverboer, A.F., Hopkins, B., Gueze, R. (Eds.), Motor Development in Early and Later Childhood: Longitudinal Approaches. Cambridge University Press, pp. 35–50.

Purslow, P.P., 2002. The structure and functional significance of variations in the connective tissue within muscle. Comp. Biochem. Physiol. Part A 133, 947–966.

Rose, J., McGill, K.C., 2005. Neuromuscular activation and motorunit firing characteristics in cerebral palsy. Dev. Med. Child Neurol. 47, 329–336.

Schiaffino, S., Sandri, M., Murgia, M., 2007. Activity-dependent signaling pathways controlling muscle diversity and plasticity. Physiology 22, 269–278.

Schloon, H., Schlottmann, J., Lenard, H.G., Goebel, H.H., 1979. The development of skeletal muscles in premature infants I: fibre size and histochemical differentiation. Eur. J. Pediatr. 131, 49–60.

Schmidt, I., Herpin, P., 1997. Postnatal changes in mitochondrial protein mass and respiration in skeletal muscle from the newborn pig. Comp. Biochem. Physiol. 118B, 639–647.

Schroeder, A.S., Ertl-Wagner, B., Britsch, S., et al., 2009. Muscle biopsy substantiates long-term MRI alterations one year after a single dose of botulinum toxin injected into the lateral gastrocnemius muscle of healthy volunteers. Mov. Disord. 24, 1494–1503.

Schroeder, A.S., Koerte, I., Berweck, S., Ertl-Wagner, B., Heinen, F., 2010. How doctors think – and treat with botulinum toxin. Dev. Med. Child Neurol. 52, 875–876. (letter).

Serrano, A.L., Munoz-Canoves, P., 2010. Regulation and dysregulation of fibrosis in skeletal muscle. Exp. Cell Res. 316, 3050–3058.

Smith, L.R., Pontén, E., Hedström, Y., Ward, S.R., Chambers, H.G., Subramaniam, S., et al., 2009. Novel transcriptional profile in wrist muscles from cerebral palsy patients. BMC Med. Genomics 2, 44.

Smith, L.R., Lee, K.S., Ward, S.R., Chambers, H.G., Lieber, R.L., 2011. Hamstring contractures in children with spastic cerebral palsy result from a stiffer ECM and increased in vivo sarcomere length. J. Physiol. 589, 2625–2639.

Stackhouse, S.K., Binder-Macleod, S.A., Lee, S.C.K., 2005. Voluntary muscle activation, contractile properties, and fatigability in children with and without cerebral palsy. Muscle Nerve 31, 594–601.

Suryawan, A., Orellana, R.A., Nguyen, H.V., Jeyapalan, A.S., Fleming, J.R., Davis, T.A., 2007. Activation by insulin and amino acids of signaling components leading to translation initiation in skeletal muscle of neonatal pigs is developmentally regulated. Am. J. Physiol. Endocrinol. Metab. 293, E1597–E1605.

Sutherland, D.H., Olshen, R.A., Biden, E.N., Wyatt, M.P., 1988. The development of mature walking. Clinics in Developmental Medicine No. 104/105. MacKeith Press, Oxford, pp. 154–162.

Tedroff, K., Granath, F., Forssberg, H., Haglund-Akerling, Y., 2009. Long-term effects of botulinum toxin A in children with cerebral palsy. Dev. Med. Child Neurol. 51, 120–127.

Theroux, M.C., Oberman, K.G., Lahaye, J., et al., 2005. Dysmorphic neuromuscular junctions associated with motor ability in cerebral palsy. Muscle Nerve 32, 626–632.

Thorn, S.R., Regnault, T.R.H., Brown, L.D., Rozance, P.J., Keng, J., Roper, M., et al., 2009. Intrauterine growth restriction increases fetal gluconeogenic capacity and reduces messenger ribonucleic acid translation initiation and nutrient sensing in fetal liver and skeletal muscle. Endocrinologica 150, 3021–3030.

Urso, M.L., Scrimgeour, A.G., Chen, Y.W., Thompson, P.D., Clarkson, P.M., 2006. Analysis of human skeletal muscle after 48 h immobilization reveals alteration in mRNA and protein for extracellular matrix components. J. Appl. Physiol. 101, 1136–1148.

Van Dyke, J., Bain, J.L.W., Riley, D.A., 2012. Preserving sarcomere number after tenotomy requires stretch and contraction. Muscle Nerve 45, 367–375.

Velders, M., Legerlotz, K., Falconer, S., et al., 2008. Effect of botulinum toxin A-induced paralysis and exercise training on mechanosensing and signalling gene expression in juvenile rat gastrocnemius muscle. Exp. Physiol. 93, 1273–1283.

Vinay, L., Brocard, F., Clarac, F., Norreel, J.C., Pearlstein, E., Pflieger, J.F., 2002. Development of posture and locomotion: an interplay of endogenously generated activities and neurotrophic actions of descending pathways.

Brain Res. Rev. 40, 118–129.

Westerblad, H., Bruton, J.D., Katz, A., 2010. Skeletal muscle: energy metabolism, fibre types, fatigue and adaptability. Experim. Cell Res. 316, 3093–3099.

White, R.B., Bierinx, A.-S., Gnocchi, V.F., Zammit, P.S., 2010. Dynamics of muscle fibre growth during postnatal mouse development. BMC Dev. Biol. 10, 21.

Yao, K.T., Chang, M.-H., 1993. Growth and body composition of preterm, small-for-gestational age infants at a postmenstrual age of 37–40 weeks. Early Hum. Dev. 33, 117–131.

Zhu, J., Li, Y., Shen, W., Qiao, C., Ambrosio, F., Lavasani, M., et al., 2007. Relationships between transforming growth factor-beta1, myostatin and decorin: implications for skeletal muscle fibrosis. J. Biol. Chem. 282, 25852–25863.

第4篇
早期积极干预以优化生长、发育和功能性运动表现

脑性瘫痪的早期诊断和预后

第 8 章

Giovanni Cioni，Vittorio Belmonti，Christa Einspieler

本章内容

　　在过去几十年中，对于出生时伴有极低出生体重或者其他神经学高危因素的婴儿，医疗护理质量已经取得了极大的进步。这些孩子的存活率和生存质量已经很大程度地提高了，但是他们仍然有神经学损伤的危险，而这些危险因素是由围生期感染、缺血缺氧性损伤、出血性损伤或者同时合并这几种因素所致。不良的发育结局包括：脑性瘫痪（脑瘫）、认知障碍、感知觉障碍、行为失调以及其他。

　　尽管认知和行为问题更常见，但是脑瘫的发生率已经被看成是新生儿医疗护理质量的指标之一，而且在很多研究中作为发育结局的测量指标。那些更轻微的障碍，对儿童的社会参与和生活质量来说是重要的，但在出生后的最初几周或几个月是很难诊断的。与此相反，由于一系列的原因，人们广泛认可即使在新生儿阶段，脑瘫的早期诊断应当是可能的，甚至应当是必要的。

　　尽管从新生儿重症监护室（neonatal intensive care unit，NICU）出院且有潜在神经发育障碍发育风险的所有婴儿都应该进入随访项目，但是诊断为脑瘫高风险儿童需要足够的医疗和社会资源，这些资源在一些国家是受限的。此外，脑瘫的早期识别对于开展早期干预，制定适合婴儿需要的方案，正向调节婴儿发育状况的自然进程，以及评价干预结果都是必要的。在基于神经保护药物、环境变化等因素的早期干预试验中，研究对象的随机化需要详细的预后数据。

最后，致力于脑瘫早期诊断工作的另一主要原因是为婴儿父母提供所需要的相关信息。这些父母会明确地询问他们孩子的神经发育结局，他们将提问："他 / 她将会走路吗？"或者"他 / 她的手会拿起并使用物品吗？"

尽管在新生儿阶段我们就需要有关未来脑瘫诊断的预后信息，但是许多教科书和手册仍然推迟了脑瘫诊断的可能性，致使出现了所谓的"缄默期"，该"缄默期"持续数周，甚至对于轻度脑瘫新生婴儿来说在足月后数月都处于"缄默期"。

根据不同形式脑瘫典型脑损伤的类型和时相，新生儿神经影像能够识别可能导致脑瘫的大脑病理的可能性如今已被广泛接受（Krageloh-Mann，2004），尽管一些学者会质疑（O'Shea et al.，1998）。"脑瘫不能由正确应用的新生儿神经影像技术来预测"这种"谬见"已经被 Vries 等（2001）的最近一篇文章所阐明。作者们从一些文章中发现了证据，大多数无法行走的最严重的脑瘫能够通过足月时连续对脑超声和磁共振成像来获得预测。通过评估 PLIC（内囊后肢）髓鞘化以及弥散加权成像技术能够获得其他有用的信息。此外，一些采用高级磁共振成像技术开展的研究可能进一步提高新生儿神经影像技术在低严重程度脑瘫中的预测价值。

然而，在大多数医疗中心，脑磁共振成像的实施需要将婴儿从新生儿重症监护室中转移。除此之外，脑磁共振成像的设备极其昂贵，因此不能为所有的医疗中心和国家所负担得起。

同时也不得不承认的一点是，即使是最先进的神经影像技术，它也只能显示脑结构的改变，而不能提供神经系统功能状况的信息。由于这样或那样的原因，临床评估总是必要的。

新生儿神经系统的临床评估技术

新生儿神经学检查通常使用传统的神经学方法，这些方法主要基于肌张力和新生儿反射。然而，现在广泛认同的是，人类神经系统从妊娠头几周起就能够表达许多复杂和快速变化的功能。胎儿和新生儿是产生许多内源生成行为的复杂有机体。

一些标准的神经学检查方法仍然受到来自成人神经学以及动物实验的影响，尽管它们代表着现代婴儿神经学的里程碑。例如，Saint-Anne Dargassies（1977）基于主动和被动张力的评估开发了一种前沿的检查方案。其他方法在后续几十年中相继出现，项目包括肌张力和姿势运动里程碑等，某些方法纳入了行为方面的条目。

在同一时期 Prechtl（1977）提出的神经学检查方法（不要与该作者后期提出的方法相混淆）仅用于足月儿的检查，是已经经过标准化和验证的。这种神经学检查方法包含了行为状态这一极其重要的概念，但是它的许多条目仍以中枢神经系统较低水平的肌张力和反应为基础。此外，该方法相当耗时，而且不能用于早产儿。

新生儿行为评估量表（Neonatal Behavioural Assessment Scale，NBAS）是由 Brazelton（Brazelton and Nugent，1995）创制的用于检查足月儿在出生后几个月内行为的一种技术。它的概念基础建立在一种假设上，即新生儿对环境的刺激能够做出主动的和特异的反应，而不是被动的行为。在 NBAS 的基础上，Als（1984）将早产儿行为量表（Assessment of Preterm

Infant Behaviour，APIB）标准化，用于新生儿重症监护室，提供和监测个体化干预方案。这些技术耗时，在临床条件下不易实施。而且，应用同样测验（Sameroff，1978）后发现婴儿的反应存在较高的个体内在的每天变异性。它们主要用于科研以及早期干预方案。

目前，针对早产儿和足月儿，最近更新的并经广泛验证的神经学检查方法是Hammersmith 新生儿神经学检查（Hammersmith Neonatal Neurological Examination，HNNE），该方法由 Dubowitz 和 Dubowitz 首次出版（1981）以及 Dubowitz 等更新（1999）。这些作者纳入了 Prechtl、Saint-Anne Dargassies 以及 Brazelton 等以往的经验，形成了一种形式简化、容易使用的方法，其条目包含了 Prechtl 及其同事的自发性运动活动（见下面）的概念。这些条目分成 6 个部分：姿势和张力、张力模式、反射、运动、异常体征以及行为。典型的正常和异常模式在手册中被广泛地描述（Dubowitz et al.，1999），并已证明能轻易识别并在诊断和预后中有临床效应。为了研究的目的，还计算了足月儿和早产新生儿的最优性得分（Mercuri et al.，2003）。

在新生儿检查的基础上，同一批作者也发展了一种用于新生儿阶段至 24 月龄婴儿的方法：Hammersmith 婴儿神经学检查（Hammersmith Infant Neurological Examination，HINE）（Dubowitz et al.，1999）。该方法分成了 3 部分：①非依赖年龄的神经学条目；②提供了运动发育里程碑的总结；③由 3 个简单的行为条目组成。研究发现关于运动结局的预后价值在31 孕周之前的早产儿（Frisone et al.，2002）以及伴有缺氧缺血性脑病的足月儿（Haataja et al.，2001）中都很高。

尽管 HNNE 和 HINE 在几种临床条件和科研条件下均被检验过，但是它们仍然会有一些局限性。大部分的条目仍然与肌张力和反射有关，而且正常和异常模式的区别在一定程度上会显现得刻板、概要，几乎不能综合婴儿模式的整体复杂性。此外，尽管一些研究已经报道了临床发现与中长期结局在统计学上有重要的相关性，但是一些其他的研究报道了一些假阳性和假阴性的结果，尤其是在早产婴儿中（源自 Volpe，2008，随访研究的综述）。

Prechtl 全身运动质量评估方法

理想的新生婴儿神经学评估方法的基本要求由 Heinz Prechtl 总结如下：必须是非侵入性的、不耗时的，以及对年龄特异性的功能模式的变化具有高敏感性（Prechtl，1990）。新生儿神经学评估的传统方法中没有一种方法能够完全满足这些标准。通过对于最初数月龄的所有自发性运动的观察和分类，Prechtl 与其同事们鉴别出几种正常和异常的运动模式。其中，被称之为"全身运动"（general movements，GMs）的运动模式被定义为全身所有部分参与的持续进行的整体运动，显得特别适于评估（Prechtl，1990，2001）。由此便产生了针对早产儿、足月儿以及小婴儿的 Prechtl 全身运动质量评估方法（见已发表的书籍：Einspieler et al.，2004）。

尽管基于整体的和质量的判断，全身运动评估已被证明是一种非常合理的方法。它的有效性和可靠性在许多研究中已被广泛验证，主要涉及脑瘫的预测（Cioni et al.，2000；Ferrari et al.，2002；Prechtl，1997），同时涉及轻微神经功能障碍（Bruggink et al.，2008；Einspieler et al.，2007；Groen et al.，2005）、Rett 综合征（Einspieler et al.，2005a，b）、认知发育（Bruggink et al.，2010）以及孤独谱系障碍（Phagava et al.，2008）的预测。

正常的全身运动指整个身体参与的运动，臂、腿、颈和躯干以复杂运动顺序的方式参与这种全身运动。全身运动在运动强度、力量和速度方面具有高低起伏的变化，运动的开始和结束都具有渐进性。沿四肢轴线的旋转和运动方向的轻微改变使整个运动流畅优美并且复杂多变。全身运动最早出现于 9 ~ 12 妊娠周龄（postmenstrual age, PMA），出生后持续存在并且在形式上无明显改变，直至 46 ~ 49 妊娠周龄，这些与婴儿何时出生无关。在 46 ~ 49 妊娠周龄时，全身运动在形式上开始出现重要变化，大约足月后 3 月龄时得以完成，这过程中出现了名为不安运动（fidgety movements, FMs）（Hadders-Algra and Prechtl, 1992；Prechtl, 1990）的全身运动。足月后 5 ~ 6 月龄开始，全身运动开始消退，而新的随意运动模式开始出现。

　　尽管定义中正常全身运动是复杂和多变的，但是正常或异常全身运动可以分为有限的几类可识别的模式，与妊娠周龄相关。正常的全身运动简要地概括在表 8.1 中。

表 8.1　正常和异常全身运动模式的描述

正常的全身运动	
9 ~ 49 妊娠周龄	
胎儿和早产时期全身运动（GMs）	和扭动运动相似（见下文），但是幅度更大，动作更不平稳，尤其是在下肢
扭动运动（WMs）	幅度可变，速度缓慢至中等，肢体运动轨迹在形式上呈现为椭圆体，靠近矢状平面，伴随着旋转。大多是在足月前后表现出来（40 妊娠周龄）
46~64 妊娠周龄	
不安运动（FMs）	幅度比扭动运动小，中速运动在各个方向上加速度可变，在所有身体部位移动，成为持续的不安运动流。在清醒婴儿中该运动持续存在，烦躁、哭闹、注意力集中时除外。在足月后 3 月龄表现达高峰（52 妊娠周龄）
异常的全身运动	
早产时期和 WMs 阶段	
单调性（PR）	顺序单调，运动成分稀少、重复，不如正常的扭动运动复杂，流畅性可能也减低，通常在复杂性和多变性方面不足
痉挛 - 同步性（CS）	复杂性、流畅性和多变性均缺乏：所有肢体和躯干的肌肉几乎同时收缩和放松
混乱性（Ch）	幅度大，非常不平稳，顺序混乱，失去流畅性。少见，常发展为 CS
运动过少	在几个小时内没有或很少有全身运动可被察觉（不常见的模式，大多出现在严重缺氧缺血性脑病发生后的最初几天）
FMs 阶段	
不安运动缺乏（F-）	在整个阶段观察不到不安运动
异常性不安运动（AF）	看起来与正常不安运动相似，但在动作幅度、平均速度以及不平稳性方面夸大

　　正如我们已经提到的，在不安运动阶段，各种其他的运动模式逐渐出现并和 GMs 混合存在，由此形成了"联合运动模式"，联合运动模式的丰富度和年龄相适应度与后期的运动协调性（Bruggink et al., 2008）以及认知功能（Bruggink et al., 2010）的最优性有关。

　　脑损伤婴儿的全身运动缺乏复杂性，流畅性和（或）多变性。根据不安运动开始的前后，异常的全身运动模式能够分成两组，即在早产 / 扭动运动阶段或在不安运动阶段。这些模式同样描述在表 8.1 中。

　　运动质量的整体视知觉（Gestalt 知觉）已被证明是一个强有力的和可靠的识别正常和异

常全身运动的工具。但前提条件是评估者经过正确的培训且该技术被评估者慎重地使用。在全身运动手册（Einspieler et al.，2004）中能看到标准评估程序的全面描述。值得注意的是，标准的全身运动评估是在离线状况下根据选择后的录像进行评估的，但是现场评估也证明是可靠的（尤其是在不安运动阶段），可以作为常规的神经学检查的一部分。近年来，Prechtl全身运动评估的方法学已经发展为今天标准化以及高度可靠的形式。关于全身运动评估可能存在偏倚的担忧（例如，因为在非欧洲国家中的认可尚低）或许仍旧存在（例如，Darsaklis et al.，2011），但是如果将早期的研究与新近的研究一起考虑，或者将来自各种临床人群（例如，高危和低危的婴儿）的结果混合在一起，这种担忧可能被过高估计了。最近，全身运动最具有预测价值的特点已经被明确指出，它们所扮演的临床角色也被广泛总结，尤其在脑瘫预测方面，以下段落将做一总结。

3~5 月龄的不安运动缺乏是预测脑性瘫痪的最敏感的指标

1997 年，Heinz Prechtl 及其同事们开展了一个关于全身运动评估预测价值的最重要的研究，研究显示全身运动评估是一种可靠而有效的工具，可以区分哪些婴儿面临脑瘫发育结局的高风险，哪些婴儿则不会（Prechtl et al.，1997）。这个发现是基于 130 个婴儿的一个纵向研究，这些婴儿代表了围生期脑超声发现的整个谱系。该研究的核心发现是特定年龄的不安运动，即在足月后 3~5 月龄之间应至少观察到一次正常的不安运动。有正常不安运动（$n=70$）的婴儿中 96% 发展为正常的神经学结局。表现为异常质量或完全缺乏不安运动（$n=60$）的婴儿中有 95% 发展为神经学发育异常（大多为脑瘫）。不安运动评估的特异度和敏感度（分别是 96% 和 95%）均比颅脑超声的特异度和敏感度（分别是 83% 和 80%）高。自此，各种不同的研究组均强调不安运动对早期预测脑瘫的重要性。Burger 和 Louw（2009）对 15 项关于不安运动预测价值的研究进行了系统综述，综述报道了敏感度 >91%，特异度 >81%。至今为止，最大的样本量是纳入有 903 个儿童的一项纵向研究，结果产生了 98% 的敏感度和 94% 的特异度（Romeo et al.，2009）。

正如我们已经提到的，虽然全身运动评估是基于整体和质量的评判，但已证明了该评估方法的高可靠性和一致性，无论是在评估者间还是评估者内，尤其是在不安运动阶段。全身运动评估高水平的客观性通过 89%~93% 的评估者间的一致性以及 0.88 的平均 kappa 值可看出，这些数据均可在 15 项研究结果中获得（Einspieler and Prechtl，2005；Fjortoft et al.，2009）。这样高的数值可以在几天全面的培训后获得（Valentin et al.，2005）。有研究验证了全身运动评估具有高评估者内一致性，kappa 值在 0.90~0.96（Mutlu et al.，2008）。由于不安运动对预后的至关重要性，最近的研究已经在致力于通过自动化且客观的方法来鉴别不安运动了。一项基于电脑的录像分析技术最近由 Adde 等（2009，2010）开发，对脑瘫预测产生了 85% 的敏感度和 88% 的特异度。

然而，从未发现不安运动的缺乏能够特异地预测脑瘫的亚型以及它的严重程度。这个现象提示：几种神经结构，至少包括皮质脊髓束、基底神经节以及小脑，必须是完整的才能产生正常的不安运动。正常的不安运动被认为是感觉 - 运动系统最优校准的必要步骤（Prechtl et al.，1997）。有趣的是，在一些遗传性障碍的婴儿中，正常的不安运动也是缺乏的。因此，不安运动对预后非常敏感，其他运动特点结合不安运动缺乏，已被证明对预测脑瘫的类型和严重程度是有用的。

早产和足月阶段的痉挛 – 同步性全身运动是痉挛型脑性瘫痪特异的预测指标

胎儿、早产儿和扭动运动阶段全身运动展现了三种异常的模式，它们中有痉挛 - 同步性（cramped-synchronized，CS）全身运动。CS 全身运动看起来非常僵硬和突然，四肢和躯干的所有肌肉几乎同时收缩和放松（Ferrari et al.，1990）。如果正常的全身运动以流畅性、复杂性和多变性为特征，CS 全身运动则缺乏所有这三种特点。在几周内持续观察到这种模式对最终发育成痉挛型脑瘫具有高预测性（98%）（表 8.2 和图 8.1）（Prechtl，1997）。CS 全身运动出现得越早，持续时间越长，未来的运动损伤就越严重（Ferrari et al.，2002）。反之，一过性的 CS 特征（即，在同一婴儿的几次纵向观察中只看到一次）通常不能预测脑瘫（图 8.2）。此外，CS 全身运动并不十分敏感（可能在脑瘫中不出现或不一致），且在非痉挛性脑瘫儿童中不常出现。

表 8.2　针对正常发育和脑瘫发育结局的具有高预测力的发育轨迹

早产时期 GMs	扭动运动（足月时期）	不安运动（3~5月龄）	神经学结局	参考文献
单调性或正常 GMs	单调性或正常 GMs	正常不安运动	正常	Cioni et al.（1997a，1997b）；Einspieler et al.（2004，2005a）；Ferrari et al.（1990）；Hadders-Algra（2004）；Prechtl（1990，1997，2001）；Prechtl et al.（1997）
单调性或痉挛 - 同步性 GMs	痉挛 - 同步性 GMs	不安运动缺乏；神经学检查中有异常发现	双侧性痉挛型脑瘫	Adde et al.（2010）；Bruggink et al.（2009）；Burger and Louw（2009）；Cioni et al.（1997a，1997b）；Einspieler et al.（2004，2005a）；Ferrari et al.（1990，2002，2011）；Hadders-Algra（2004）；Hamer et al.（2011）；Prechtl（1990，2001）；Prechtl et al.（1997）；Romeo et al.（2009）；Snider et al.（2008）；Spittle et al.（2008，2009，2010）
单调性或痉挛 - 同步性 GMs	单调性或痉挛 - 同步性 GMs	不安运动缺乏和非对称的部分运动；神经学检查正常或有异常发现	单侧性痉挛型脑瘫	Cioni et al.（2000）；Einspieler（2008）；Einspieler et al.（2004）；Guzzetta et al.（2003，2010）；Romeo et al.（2009）
单调性 GMs	单调性 GMs，手臂划圈运动和手指伸展	不安运动缺乏，双足相触缺乏，手臂划圈运动和手指伸展	不随意运动型脑瘫	Einspieler et al.（2002，2004）

[From Einspieler C, Marschik PB, Prechtl HFR. 2011. Early markers for cerebral palsy. In: Panteliades, C.P. (Ed.), Cerebral Palsy. A Multidisciplinary Approach. Dustri-Verlag, Munich–Orlando.]

3 月龄选择性远端运动的不对称预测单侧性脑性瘫痪

痉挛型脑瘫儿童在出生后最初几周内表现为异常的 GMs，而且在足月后 3~5 月龄时没

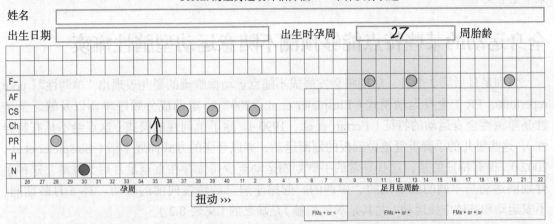

图 8.1 一个发育结局为脑瘫（痉挛型双瘫）的早产儿（小于胎龄儿）的 GMs 个体发育轨迹，他的 GMs 起始表现为 PR，一过性改善为正常的 GMs，然后恶化直至主要表现为 CS 模式，随之为不安运动缺乏

图下方说明：N，正常 GMs（年龄特异性）；FMs，不安运动；H，运动过少（录像中没有 GMs）；PR，单调性 GMs；Ch，混乱性 GMs；CS，痉挛 - 同步性 GMs；AF，异常性不安运动；F-，不安运动缺乏

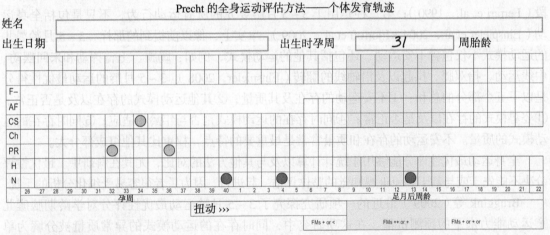

图 8.2 一个发育为正常婴儿的早产儿的 GMs 个体发育轨迹，GMs 表现为 PR，演变为一过性的 CS 模式，然后再次出现 PR，随之为正常扭动运动和不安运动

图下方说明：N，正常 GMs（年龄特异性）；FMs，不安运动；H，运动过少（录像中没有 GMs）；PR，单调性 GMs；Ch，混乱性 GMs；CS，痉挛 - 同步性 GMs；AF，异常性不安运动；F-，不安运动缺乏

有不安运动，这对单侧性脑瘫同样适用。相应而言，这项研究成果否定了单侧性脑瘫儿童中"缄默期"的存在（Cioni et al., 2000；Guzzetta et al., 2003）。在足月后 2～4 月龄，也能观察到最初的不对称表现（表 8.2）："部分运动"（即手指和脚趾的单独运动，是自发运动模式的一部分）在病损的对侧减少或者甚至缺乏，不论头部位置如何（Cioni et al., 2000；Guzzetta et al., 2003, 2010）。值得注意的是，在这个年龄段，神经学检查可能仍为正常结

果（见下文）。

全身运动的某些特点能够预测不随意运动型脑性瘫痪

直到足月后第 2 个月，后期将会发展成不随意运动型脑瘫的婴儿表现出"单调性"（poor repertoire，PR）全身运动模式（Einspieler et al.，2002）。运动成分顺序单调以及缺乏复杂性是单调性全身运动的特征（Ferrari et al.，1990）。除了单调性的模式（这点绝不具有特异性），这些婴儿的手臂重复地做刻板的划圈运动，并以夸张的方式伸展手指（Einspieler et al.，2002）。很有特征的是，这些异常的手臂划圈运动至少持续存在直至足月后 5 月龄。这种手臂划圈运动是单侧的或双侧的、单调的、起始于肩部的缓慢向前的转动。3 ~ 5 月龄期间，不安运动和肢体中线运动（尤其是双足相触）是缺乏的（见表 8.2）。

运动最优性评分与脑性瘫痪严重程度的预测

通过应用 Prechtl 的最优化概念可以获得全身运动质量的半定量评估（Prechtl，1990）。每一个运动标准有一个最优或非最优的表现得分，比如全身运动的幅度、速度、运动特质、顺序、空间范围、起始和结束。已经报道了两种最优性评分表：第一种是用于早产儿和足月阶段（Ferrari et al.，1990）；第二种是用于 3 ~ 5 月龄婴儿的所有运动行为，不只是包括全身运动（Einspieler et al.，2004；Fjortoft et al.，2009）。事实上，像以前提到的那样，3 ~ 5 月龄婴儿的运动模式不仅包含不安运动，还包括其他的运动模式，例如：踢腿、上臂挥动和来回摆动、中线运动、抬双腿、拱起以及沿轴线的翻转（Einspieler，2008）。3 ~ 5 月龄的运动最优性得分是以下五个部分的总和：①不安运动的存在及其质量；②其他运动模式的存在以及是否正常；③姿势模式的存在以及是否正常；④同时存在的运动模式是否与年龄相适应；⑤同时存在的运动模式的质量。不安运动的存在和质量常常是最重要的特点，权重比其他组成部分大。

全身运动最优性评分能够用于统计计算以及与其他方法的对比，尤其在科研中。最优性评分决不能先于或与基于 Gestalt 视知觉的整体评估一起进行，因为后者很容易受细化分析的干扰。

Bruggink 等（2009）最近的一项研究探究了 3 ~ 5 月龄运动最优性评分对学龄期脑瘫儿童运动能力水平的预测价值。在这项研究中，同时存在的运动模式的异常质量被分解为单调、动作不顺畅和（或）痉挛。在 347 名前瞻性纳入的研究对象中，37 名发展成脑瘫，并根据 GMFCS 进行了分级（Palisano et al.，1997）。运动最优性评分越高，GMFCS 分级能力越好。最优性评分（截点 =9）对结局（Ⅰ ~ Ⅱ级或者Ⅲ ~ Ⅴ级）的阳性预测值和阴性预测值均在 70% 左右。运动模式的如下特点：①痉挛的运动特质，②与年龄相适应的运动模式减少，③单调地踢腿，④不安运动缺乏，均与低水平的自主移动能力有关。

联合应用全身运动评估、传统的神经学检查以及神经影像技术

全身运动评估或许可以作为一种独立的观察手段来使用（用于研究目的，序列检查，或者当婴儿不能用其他方法评估时），但它常常作为综合评估方案的一部分。正如本章节的引言

中已提及，不考虑它们的临床性质，传统的神经学检查与全身运动评估有着不同的概念背景。前者总是包含一系列的个别项目，每一项都是单独评分，目的在于对神经系统的特定"功能"或结构进行评估。大部分项目常以肌张力、反射反应、姿势模式、单个"不良指标"以及运动里程碑为基础。恰恰相反的是，全身运动评估是对运动质量整体的、同步的鉴别，运动质量不能进一步区分成任何个别的"成分"，至少不能在同一过程中评估（细化分析以及孤立的远端运动评估必须在全身运动模式已经确定后才能进行）。全身运动比任何其他单个的行为特点更能与中枢神经系统的整体健康状态有关，而且全身运动已被公认为是小婴儿最显著、最一致的年龄特异性的运动行为（Prechtl，1990，1997）。另一方面，在涉及病理过程的解剖结构方面，它们提供的信息还是比较少的。总之，尽管传统的神经学项目与大脑损伤（儿童无法做什么）的关系较紧密，但是全身运动对年龄特异的脑功能更为敏感（Palmer，2004）。

联合应用全身运动评估与传统的神经学检查对区分单侧性脑瘫和双侧性脑瘫尤其有用。在一项遍及意大利的多中心研究中（Romeo et al.，2009），903名早产儿中有13名最终确诊为单侧性脑瘫。其中11名表现为不安运动缺乏，这是引人注目的，因为他们中的9名在大脑超声上仅仅表现为持续的回声增强，而没有单侧脑损伤的迹象。令人惊讶的是，除了1名外，所有婴儿的HINE评分都在正常范围内。相比之下，后期发展为双侧性脑瘫的大多数婴儿的HINE评分异常。这些结果同样可以得出一个重要的结论：一个3~4月龄的婴儿神经学评分正常，但是不安运动缺乏以及伴有非对称的部分运动，他发展成单侧性脑瘫的风险是高的（Einspieler，2008）。

脑损伤早期诊断的另外一个重要工具是新生儿磁共振成像（MRI）。到目前为止，只有很少的研究指出了特定MRI发现与全身运动模式的关系。在极其早产婴儿中，白质损伤（Spittle et al.，2009）和小脑直径缩短，而非灰质异常，与不安运动缺乏有关（Spittle et al.，2010）。然而，在足月婴儿中，中央灰质和基底神经节损伤的严重度与不安运动缺乏有关（Ferrari et al.，2011）。在后者的研究中，CS全身运动对脑瘫具有高特异度（100%），而MRI的敏感度更高（100%）。MRI异常的高敏感度有时会误导诊断，例如在轻微局灶性损伤的案例中，众所周知，大约一半的新生儿脑梗死不会发展成脑瘫（Wu et al.，2005）。相比之下，明确的全身运动异常（尤其是不安运动缺乏和痉挛-同步性全身运动）有非常高的阳性预测值，这就意味着后期很可能会发展成脑瘫。再次强调，不同方法的整合（这些方法源于不同的目的，来自不同的专业领域）是获取关于儿童实际健康状况及未来发育的综合信息的最佳方式。

结论

全身运动评估是一种非侵入性的、容易获得的、成本效益好的评估方法，全身运动评估方法学的突破在于它对神经发育缺陷（尤其是脑瘫）的预测价值，比以往的方法要早得多。如果这种技术能够成功地整合入随访项目和发育监测（Palmer，2004），通过识别异常全身运动能够帮助提高脑瘫的更早期发现，同时联合使用神经影像学技术（尤其是MRI）以及神经学评估。在如此早的阶段发现到增高的脑瘫风险，其巨大优势在于，在其病理性和适应性特征出现更早之前有可能进行早期干预。痉挛-同步性全身运动的持续存在，甚至出现不安运动缺乏使得该婴儿面临脑瘫高风险，通过运动治疗进行早期干预是合乎情理的。尽管婴儿存在高危病史，通过全身运动评估鉴别出该婴儿有正常 GMs，因此我们能够预测他的神经发育结局正常，GMs 评估的这一方面意义同等重要。此外，针对那些有新生儿不良事件且存在神经发育障碍风险的婴儿予以早期运动治疗或其他干预，这些干预有效性方面的随机对照研究的设计需要精确的标准来筛选病例和分组，全身运动评估能够成为这些研究的重要工具。

（杨　红　译）

参考文献

Adde, L., Helbostad, J.L., Jensenius, A.R., Taraldsen, G., Støen, R., 2009. Using computer-based video analysis in the study of fidgety movements. Early Hum. Dev. 85, 541–547.

Adde, L., Helbostad, J.L., Jensenius, A.R., Taraldsen, G., Grunewaldt, K.H., Støen, R., 2010. Early prediction of cerebral palsy by computer-based video analysis of general movements: a feasibility study. Dev. Med. Child Neurol. 53, 773–778.

Als, H., 1984. Newborn behavioral assessment. In: Burns, W.J., Lavigne, J.V. (Eds.), Progress in Pediatric Psychology. Grune & Stratton, New York, pp. 1–46.

Brazelton, T.B., Nugent, J.K., 1995. Neonatal Behavioral Assessment, third ed. Mac Keith Press, London.

Bruggink, J.L., Einspieler, C., Butcher, P.R., Van Braeckel, K.N., Prechtl, H.F.R., Bos, A.F., 2008. The quality of the early motor repertoire in preterm infants predicts minor neurologic dysfunction at school age. J. Pediatr. 153, 32–39.

Bruggink, J.L., Cioni, G., Einspieler, C., Maathuis, C.G., Pascale, R., Bos, A.F., 2009. Early motor repertoire is related to level of self-mobility in children with cerebral palsy at school age. Dev. Med. Child Neurol. 51, 878–885.

Bruggink, J.L., Van Braeckel, K.N., Bos, A.F., 2010. The early motor repertoire of children born preterm is associated with intelligence at school age. Pediatrics 125 (6), e1356–e1363.

Burger, M., Louw, Q.A., 2009. The predictive validity of general movements—A systematic review. Eur. J. Paediatr. Neurol. 13, 408–420.

Cioni, G., Ferrari, F., Einspieler, C., Paolicelli, P.B., Barbani, M.T., Prechtl, H.F.R., 1997a. Comparison between observation of spontaneous movements and neurological examination in preterm infants. J. Pediatr. 130, 704–711.

Cioni, G., Prechtl, H.F.R., Ferrari, F., Paolicelli, P.B., Einspieler, C., Roversi, M.F., 1997b. Which better predicts later outcome in full term infants: quality of general movements or neurological examination? Early Hum. Dev. 50, 71–85.

Cioni, G., Bos, A.F., Einspieler, C., et al., 2000. Early neurological signs in preterm infants with unilateral intraparenchymal echodensity. Neuropediatrics 31, 240–251.

Darsaklis, V., Snider, L.M., Majnemer, A., Mazer, B., 2011. Predictive validity of Prechtl's Method on the Qualitative Assessment of General Movements: a systematic review of the evidence. Dev. Med. Child Neurol. 53, 896–906.

de Vries, L.S., van Haastert, I.C., Benders, M.J., Groenendaal, F., 2011. Myth: cerebral palsy cannot be predicted by neonatal brain imaging. Semin. Fetal Neonat. Med. 16, 279–287.

Dubowitz, L.M.S., 1981. The neurological assessment of the preterm and full-term newborn infant. Clinics in developmental medicine, No. 79. London. Heinemann.

Dubowitz, L.M.S., Dubowitz, V., Mercuri, E., 1999. The Neurological Assessment of the Preterm and Fullterm Newborn Infant, second ed. Mac Keith Press, London. (distributed by Cambridge University Press)

Einspieler, C., 2008. Early markers for unilateral spastic cerebral palsy in premature infants. Nature Clin. Pract. Neurol. 4, 186–187.

Einspieler, C., Prechtl, H.F., 2005. Prechtl's assessment of general movements: a diagnostic tool for the functional assessment of the young nervous system. Ment. Retard. Dev. Disabil. Res. Rev. 11, 61–67.

Einspieler, C., Cioni, G., Paolicelli, P.B., et al., 2002. The early markers for later dyskinetic cerebral palsy are different from those for spastic cerebral palsy. Neuropediatrics 33, 73–78.

Einspieler, C., Prechtl, H.F., Bos, A.F., Ferrari, F., Cioni, G., 2004. Prechtl's Method on the Qualitative Assessment of General Movements in Preterm, Term and Young Infants. (incl. CD-ROM). Mac Keith Press, London (distributed by Cambridge University Press).

Einspieler, C., Kerr, A., Prechtl, H.F.R., 2005a. Abnormal general movements in girls with Rett disorder: the first four months of life. Brain Dev. 27, 8–13.

Einspieler, C., Kerr, A.M., Prechtl, H.F.R., 2005b. Is the early development of girls with Rett disorder really normal?

Pediatr. Res. 57, 696–700.

Einspieler, C., Marschik, P.B., Milioti, S., Nakajima, Y., Bos, A.F., Prechtl, H.F.R., 2007. Are abnormal fidgety movements an early marker for complex minor neurological dysfunction at puberty? Early Hum. Dev. 83, 521–525.

Einspieler, C., Marschik, P.B., Prechtl, H.F.R., 2011. Early markers for cerebral palsy. In: Panteliades, C.P. (Ed.), Cerebral Palsy. A Multidisciplinary Approach. Dustri-Verlag, Munich–Orlando.

Ferrari, F., Cioni, G., Prechtl, H.F.R., 1990. Qualitative changes of general movements in preterm infants with brain lesions. Early Hum. Dev. 23, 193–233.

Ferrari, F., Cioni, G., Einspieler, C., Roversi, M.F., Bos, A.F., Paolicelli, P.B., 2002. Cramped synchronised general movements in preterm infants as an early marker for cerebral palsy. Arch. Pediatr. Adolesc. Med. 156, 460–467.

Ferrari, F., Todeschini, A., Guidotti, I., et al., 2011. General movements in full-term infants with perinatal asphyxia are related to basal ganglia and thalamic lesions. J. Pediatr. 158, 904–911.

Fjørtoft, T., Einspieler, C., Adde, L., Strand, L.I., 2009. Inter-observer reliability of the 'Assessment of Motor Repertoire—3 to 5 Months' based on video recordings of infants. Early Hum. Dev. 85, 297–302.

Frisone, M.F., Mercuri, E., Laroche, S., Foglia, C., Maalouf, E.F., Haataja, L., et al., 2002. Prognostic value of the neurologic optimality score at 9 and 18 months in preterm infants born before 31 weeks' gestation. J. Pediatr. 140, 57–60.

Groen, S.E., de Blécourt, A.C., Postema, K., Hadders-Algra, M., 2005. General movements in early infancy predict neuromotor development at 9 to 12 years of age. Dev. Med. Child Neurol. 47, 731–738.

Guzzetta, A., Mercuri, E., Rapisardi, G., et al., 2003. General movements detect early signs of hemiplegia in term infants with neonatal cerebral infarction. Neuropediatrics 34, 61–66.

Guzzetta, A., Pizzardi, A., Belmonti, V., Boldrini, A., Carotenuto, M., D'Acunto, G., et al., 2010. Hand movements at 3 months predict later hemiplegia in term infants with neonatal cerebral infarction. Dev. Med. Child Neurol. 52, 767–772.

Haataja, L., Mercuri, E., Guzzetta, A., Rutherford, M., Counsel, l.S., Frisone, F.M., et al., 2001. Neurologic examination in infants with hypoxic-ischemic encephalopathy at age 9 to 14 months: use of optimality scores and correlation with magnetic resonance imaging findings. J. Pediatr. 138, 332–337.

Hadders-Algra, M., 2004. General movements: a window for early identification of children at high risk for developmental disorders. J. Pediatr. (Suppl. 145), S12–S18.

Hadders-Algra, M., Prechtl, H.F.R., 1992. Developmental course of general movements in early infancy. I. Descriptive analysis of change in form. Early Hum. Dev. 28, 201–213.

Hamer, E.G., Bos, A.F., Hadders-Algra, M., 2011. Assessment of specific characteristics of abnormal general movements: does it enhance the prediction of cerebral palsy? Dev. Med. Child Neurol. 53, 751–756.

Krägeloh-Mann, I., 2004. Imaging of early brain injury and cortical plasticity. Exp. Neurol. 190 (Suppl. 1), S84–S90. (Review).

Mercuri, E., Guzzetta, A., Laroche, S., Ricci, D., van Haastert, I., Simpson, A., et al., 2003. Neurologic examination of preterm infants at term age: comparison with term infants. J. Pediatr. 142, 647–655.

Mutlu, A., Einspieler, C., Marschik, P.B., Livanelioglu, A., 2008. Intraindividual consistency in the quality of neonatal general movements. Neonatology 93, 213–216.

O'Shea, T.M., Klinepeter, K.L., Dillard, R.G., 1998. Prenatal events and the risk of cerebral palsy in very low birth weight infants. Am. J. Epidemiol. 147, 362–369.

Palisano, R.J., Rosenbaum, P.L., Walter, S., Russell, D.J., Wood, E.P., Galuppi, B.E., 1997. Development and reliability of a system to classify gross motor function in children with cerebral palsy. Dev. Med. Child Neurol. 39, 214–223.

Palmer, F.B., 2004. Strategies for the early diagnosis of cerebral palsy. J. Pediatr. 145, S8–S11.

Phagava, H., Muratori, F., Einspieler, C., et al., 2008. General movements in infants with autism spectrum disorders. Georgian Med. News 156, 100–105.

Prechtl, H.F., 1990. Qualitative changes of spontaneous movements in fetus and preterm infant are a marker of neurological dysfunction. Early Hum. Dev. 23, 151–158.

Prechtl, H.F.R., 1997. State of the art of a new functional assessment of the young nervous system. An early predictor of cerebral palsy. Early Hum. Dev. 50, 1–11.

Prechtl, H.F.R., 2001. General movement assessment as a method of developmental neurology: new paradigms and their consequences. The 1999 Ronnie Mac Keith Lecture. Dev. Med. Child Neurol. 43, 836–842.

Prechtl, H.F., Einspieler, C., Cioni, G., Bos, A.F., Ferrari, F., Sontheimer, D., 1997. An early marker for neurological deficits after perinatal brain lesions. Lancet 349, 1361–1363.

Romeo, D.M., Guzzetta, A., Scoto, M., et al., 2009. Early neurologic assessment in preterm infants: integration of traditional neurological examination and observation of general movements. Eur. J. Paediatr. Neurol. 12, 183–189.

Saint-Anne Dargassies, S., 1977. Neurological Development in the Full-Term and Premature Neonate. Excerpta Medica,

New York.

Sameroff, A.J., 1978. Summary and conclusions: the future of newborn assessment. In: Sameroff, A.J. (Ed.), Organization and Stability of Newborn Behavior. Monographs of the Society for Research in Child Development, (5–6): 43 pp. 102–117.

Snider, L.M., Majnemer, A., Mazer, B., Campbell, S., Bos, A.F., 2008. A comparison of the general movements assessment with traditional approaches to newborn and infant assessment: concurrent validity. Early Hum. Dev. 84, 297–303.

Spittle, A.J., Doyle, L.W., Boyd, R.N., 2008. A systematic review of the clinimetric properties of neuromotor assessments for preterm infants during the first year of life. Dev. Med. Child Neurol. 50, 254–266.

Spittle, A.J., Boyd, R.N., Inder, T.E., Doyle, L.W., 2009.

Predicting motor development in very preterm infants at 12 months' corrected age: the role of qualitative magnetic resonance imaging and general movement assessment. Pediatrics 123, 512–517.

Spittle, A.J., Doyle, L.W., Anderson, P.J., et al., 2010. Reduced cerebellar diameter in very preterm infants with abnormal general movements. Early Hum. Dev. 86, 1–5.

Valentin, T., Uhl, K., Einspieler, C., 2005. The effectiveness of training in Prechtl's method on the qualitative assessment of general movements. Early Hum. Dev. 81, 623–627.

Volpe, J.J., 2008. Neurology of the Newborn, fifth ed. W.B. Saunders, Philadelphia, PA.

Wu, Y.W., Lynch, J.K., Nelson, K.B., 2005. Perinatal arterial stroke: understanding mechanisms and outcomes. Semin. Neurol. 25, 424–434.

运动活动对脑性瘫痪患儿大脑和肌肉发育的效果

第

9

章

Diane L. Damiano

本章内容

脑性瘫痪（脑瘫）的脑损伤以及特定性的运动治疗已显示出大脑和肌肉的可塑性反应（Cope et al., 2010；McNee et al., 2009）。尽管这是个令人振奋的证据，但为脑瘫婴幼儿以及他们的家庭提供早期干预服务的运动治疗师却面临了窘境。在经过数十年多项研究后，关于脑瘫婴幼儿或者伴有脑瘫高危因素小婴儿的运动治疗的多项系统综述的共识是：意图为改善运动发育结局（无论是什么类型）的早期干预未显示可以产生超过预期自然成熟的组间均值的阳性变化（Hadders Algra, 2011）。与对照组（无干预或者接受其他干预）相比，试验组与对照组结果相似，在运动发育方面没有组间差异。一些干预措施可以改善婴幼儿认知结局（Blauw-Hospers et al., 2007；Orton et al., 2009），促进亲子关系（Kaaresen et al., 2008）或者减轻家长的压力（Badr et al., 2006），这些显然很重要。但是，这些积极的改变与运动发育一直不出现有统计学意义和（或）临床意义的改善之间形成了有趣的对比。上述所有研究的共识也许在今天更加令人困惑，因为大脑从损伤到康复的巨大潜能的证据正在迅速累积，而且据说这种潜能在未成熟的神经系统中甚至会更大（Villablanca and Hovda, 2000）。事实上，几乎不可思议的是，早期干预策略不仅对运动功能没有显示出可预见的益处，并且没有显示出明显的效果。更新的新型治疗策略已经产生，它们基于合理的发育准则，例如对有特殊需求儿童的处理和护理（COPCA）（Blauw-Hospers et al., 2007），或者基于情境的方法（Law et al., 2011），然而控制良好的随机对照试验（RCT）（Hielkema et al., 2011；Law et al., 2011）的结果仍然难以显示这些方法具有优势证据。基于这些令人失望的研究结果，面对着我们所知（大脑可塑性和功能恢复具有巨大的可能性），我们应该如何前进并开拓？

本章将会针对这种明显的"分离"现象探究可能的解释，主要关注已提供给婴幼儿和家庭的干预措施的数量、类型和时机，以及研究设计问题和挑战。干预措施的特点将会根据现有的证据来评估，这些证据支持运动活动的基本角色，即在整个生命过程中促进脑和肌肉发育及其可塑性。这些讨论的核心将围绕针对婴幼儿的这些举措独特性的当前假设和知识，以及关于干预策略的相关提示。

婴幼儿期是一个神经发育和可塑性的独一无二的阶段

尽管大脑的发育变化贯穿整个生命期，但是在许多方面这个过程在婴幼儿期是独一无二和引人注目的。在婴幼儿期，丰富的神经通路被建立，然后经程序性细胞死亡（细胞凋亡）进行修剪，大脑区域以内和之间的突触连接被经验依赖性地增强或衰退（Johnston, 2009）。最近我们才开始知道，脑损伤会以某些方式扰乱正常的发育过程。现在我们知道脑瘫患儿的大脑会明显重组以应对损伤，就像在偏瘫患儿中看到的那样，他们也许会保留更高比例的双侧皮质脊髓投射，或者他们的大脑可能会重组以便优势半球提供同侧输入信号到非优势肢体（Staudt, 2010）。尽管这些过程会保留患侧肢体的一定程度的功能，但是这是由剩余脑区域间形成通路或强化通路完成的，并不是直接修复受损区域。功能的取代可能也会以其他技能或领域的恢复或发育为代价而发生。考虑到现阶段医疗护理和科学的状况，这些不完美的修复过程可能会对康复潜能施以一定的限制。在患有先天性偏瘫的儿童中，重组模式与偏瘫侧手的灵巧性有着错综复杂的联系，而那些在健侧半球中瘫痪侧和非瘫痪侧手具有共享代表区的儿童的预后最差（Vandermeeren et al., 2009）。在一些案例中，损伤发生在特定功能的发育关键期之前或期间，那么这种功能可能再也不会发育（Rittenhouse et al., 1999）。

现今有很大争议的是，"发育中的大脑"这个词语并不仅仅用于生命最初几年（Kolb and Gibb, 2011）。大脑总是在发育，可塑性是没有年龄界限的（Thickbroom and Mastaglia, 2009），但是它依赖于当下发育阶段的不同能力和易损性，从而在不同时期对同一损伤可作出不同反应。例如，在青春期早期与晚期受到创伤性脑损伤后可出现差异化效应，青春期早期者的运动结局更差但大脑额叶的结局更好，而青春期晚期者的受损模式却相反（Kolb and Gibb, 2011）。Anderson 等（2011）提出了早期脑损伤婴幼儿的"恢复连续期"，在未成熟大脑中，高度易损性和高度可塑性这两股力量作用于发育结局谱系的两个极端（分别代表结局很差或结局很好）。他们认为一个孩子落在连续期的哪里取决于损伤因素（例如位置、程度和时间）和环境因素（如父母亲养育能力、社会经济状况）以及干预因素，各因素可以独立作用或协同作用。虽然脑瘫不是一个遗传障碍性疾病（尽管数个遗传性疾病的发现以前曾被错误地诊断为脑瘫），但个体遗传因素可能对调节机体应对环境压力、损伤以及修复的反应起主要作用，对于多样化的预后和治疗后反应也会起作用。一项关于运动皮质适应性可塑性的有趣研究在 16 对同卵双胎和异卵双胎中开展，该研究展示了一个强大的"遗传可能性估计"，研究结论为"在可塑性范例中，遗传性因素对个体间的多变性可起到明显作用"，提示遗传因素对运动学习和康复潜能会有影响（Missitzi et al., 2011）。研究表明适应不良的可塑性变化本身是"可塑的"，这就提供了更大的契机：可以在一个更长的时期内促进和优化大脑修复和重组（Martin，2012）。

大脑和肌肉损伤的相互作用及其可塑性

　　大脑损伤导致中枢神经系统所有层面的改变，包括周围神经系统的改变，反之亦然。举例来说，大脑中动脉梗死后患肢会发生弥散性肌萎缩，或者截肢的皮质代表层可能会有较大的缺失。运动是通过中枢和周围神经系统的相互作用产生的，因此可被任何水平的损伤所影响，并出现广泛的继发性效应。当然，脑瘫中最初的损伤位于中枢神经系统，导致身体特定部分的运动功能缺失，这种缺失依赖于损伤的部位和程度，似乎可以预测哪些运动或运动模式会保留下来，而非其他。患侧肢体部位的随意运动活动量常常比健侧肢体部位少，这就造成了患肢部位在关节水平、神经肌肉接头水平以及脑部突触水平上的竞争性劣势，这些使得整个情况更为复杂。这些运动偏倚都将可能发展为肌萎缩和肌僵硬度增加，关节挛缩以及骨骼畸形。目前针对脑瘫的治疗，例如力量训练，肉毒杆菌毒素注射或整形外科手术，对短期内缓解一些继发性肌肉骨骼问题有一定的可测量效果，但是由于脑损伤仍然存在，异常影响一直持续，并会继续对周围系统产生影响。这些反过来也会对中枢产生影响，这种反复的过程使"静态"损伤随着时间而加剧，来自体格生长和年龄增长等其他过程的负面影响更增加了情况的复杂性。直到最近，努力控制继发性周围系统的不良效应被认为是最（如果不是唯一）有效的控制策略。该方法在保持或积极影响脑瘫个体运动功能水平方面至多略有成功，但总体上未能成功阻止大龄脑瘫个体中功能的急剧下降（Ando and Ueda，2000；Bottos and Gericke，2003）。

　　由于最近的神经科学方面的进步，我们的治疗方法开始指向最初的损伤部位。意识到大脑重组以及在一定程度上恢复的巨大潜能已经极大地将我们的注意力转移到试图更好地理解并从治疗上去影响该过程。我们需要努力去完成的目标已经由 Martin（2012）完美表述并强调了我们面临的艰巨挑战："我们必须要修复已被破坏的运动系统，以便大脑能够与运动神经元重新联系。这些联系必须要充分强大和准确以确保能够募集强健和正确的随意肌群。"这强调了为什么肌肉的发育充分以及结构完整是如此重要，以便用来帮助驱动以及对中枢神经系统的变化做出反应。

脑性瘫痪婴幼儿肌肉的可塑性

　　现今我们知道肌肉在身体中是最具延展性（"可塑性"）的组织之一，在整个生命历程中，它对机械负荷的增减以及激活因素的反应很明显（Narici and Maganaris，2007）。通过改变大小或蛋白异构体含量，肌纤维对外部刺激做出反应或者不反应。人们认为婴儿出生时已经具备成人的几乎所有肌纤维，但几乎没有抗重力的肌肉控制能力，不像其他很多动物那样出生后不久就可以独立行走。Thelen 和 Ulrich（1991）支持的动力系统理论，对运动发育神经成熟理论的主导地位提出了挑战，并且探索了此过程中基础的生物力学因素。他们假设婴幼儿独立行走出现的限速源于姿势控制能力发育以及足够的伸肌力量。关于"婴幼儿期力量发育的重要性"的有趣间接证据，可以从婴幼儿养育方法和体位实践的跨文化差异中找到。显然，那些能够刺激更多抗重力动作或承重运动的文化实践，会系统地导致婴儿更早获得技能。婴儿养育方法如何影响运动发育的一个例子，就是美国最近对婴儿安全睡姿的推荐从俯卧改变成了仰卧，这已经对伸肌力量发育和相关运动里程碑的获得产生了明显的不良影响，以至于公共服务声明中鼓励家长在游戏活动时应采取更多的"趴着玩"体位，来保证孩子有充足的机会获得足够的力量。

　　婴幼儿期神经肌肉接头的突触形成与发生在脑部的过程相似。在较大的儿童和成人中，每一条肌纤维都是由单个 α 运动神经元支配的。然而，在发育过程中，许多纤维受多个轴突支配。大脑的突触消除是活动依赖性事件，伴随着轴突间的竞争（Lieber，2010）。关于婴幼儿期肌肉力量和纤维类型分化发育方面的科学数据匮乏得令人惊讶，大多从对年幼和年长动物以及成人的侵入性研究中推测而来。Schiaffino 等（2007）通过成年动物肌肉对失神经支配和电刺激的反应，揭示了肌肉纤维大小（活动依赖性的增加或减少）和纤维类型转化（慢型向快型异构体转变）方面的巨大可塑性。他们进一步证明了和成熟的肌肉相比，不成熟的肌肉对外界刺激的重塑潜力会大得多。使肌肉质量维持在一定范围内的体力活动量和强度应该是固定的，需与日常活动的要求相称。如果活动水平大大减少或增加，肌肉会对此作出明显的适应性改变。维持肌肉完整性的最佳活动量难以估测，我们的社会日益倾向"久坐"，"平均"活动量可能大大低于标准（Booth and Laye，2010）。胎儿到儿童发育时期的运动无所不在，随时可见，和正常发育的婴幼儿相比，运动残障婴幼儿的活动量和幅度是减少的（Bell et al.，2010；Spittle et al.，2008；Vaal et al.，2000）。当婴幼儿的运动产生成为主要缺陷时，如何提供他们足够的机会促使他们产生自发的运动，这是运动治疗师和婴幼儿家庭面对的主要挑战。

　　强烈的和重复的肌肉激活不仅能刺激肌肉本身生长，还能刺激神经和其他生长因子的释放，从而促进认知功能和体格生长（Bell et al.，2010）。这些研究结果对于运动减少、发育迟缓或直立性运动技能获得困难的脑瘫儿童有很大意义。许多脑瘫儿童也存在与其障碍程度相关联的生长受限，我们可以合理推测这与肌肉活动受限有部分联系，虽然并没有经过经验证实。

　　尽管没有关于脑瘫发育过程中肌肉变化的纵向研究，但痉挛肌肉的改变可能从婴儿时期就已经开始，且远不止在大小方面的变化。已报道的在脑瘫中的改变包括与直觉相反的收缩肌肉中肌小节静息长度过长、明显的细胞外基质受到破坏、胶原含量过高，以及肌组织脂肪浸润等（Barrett and Lichtwark，2010；Grant-Beuttler et al.，2000；Johnson，2009；Lieber et al.，2004；Marbini et al.，2002；Theroux et al.，2005）。这些结构变化可以被调整的程度我们不得而知，虽然最近出现了关于力量训练后肌肉容积改变的相关证据（McNee et al.，2009）。对大脑和肌肉的早期运动干预的主要目标应该是增加活动，但如何使每个儿童达到此目标，何时是这样做的最佳时机，该做到多少量都是尚待回答的主要问题（Damiano，2006）。大脑和肌肉发育的关键阶段，各种适应不良性改变可能成为不可逆的时间点，这些都需要被确定。

早期干预的成效：研究设计的思考

　　尚未发现一种基于人群的标准的早期干预方法能对运动发育产生强效而持久的治疗效果，在不同的人群（如脑瘫患者）中，这点甚至不会成为可能。当样本对象界定明确、同质均匀，预期每位研究对象对同样的干预方法反应相似，干预方法定义明确并以同样方式在所有研究对象中实施，随机产生的各研究组群对于参与的结果有相似的投入和个人获益（或没有），那么随机对照实验才能是疗效证据的理想来源。基线特征中的个体变化性在随机化过程中不被考虑，这也影响对于干预方法的反应，这些是 RCT 研究的先天问题。早期干预研究一般包含异质多样的婴儿样本，他们共享一些特征，例如低出生体重、极度早产、运动里程碑延迟或者异常运动特征，但个体对象之间可能存在非常不同的病因、脑损伤、个人和环境病史。因脑瘫的诊断一般较迟，所以许多研究纳入的对象中，很大一部分甚至没有继续发展为脑瘫。首先需要在婴儿早期确定预后是否会发育为脑瘫，然后估测后续的运动障碍严重程度，以上这些可以因更好预测运动预后的早期婴儿运动评估（Campbell et al., 2006；Einspieler and Prechtl, 2005）以及影像学的进步而得到提高。然而，这仍然是一门不精确的科学，即使儿童表现得十分相像，他们的发育结局可能存在极大的个体变化性。

通过纳入更多同质的样本，并着眼于在初期的研究中对运动功能有很强效用的特定训练项目（而不是比较干预计划，每个计划都包含多种元素），可能会提高今后这个群体的 RCT 研究。举个很好的例子，对偏瘫患者进行上肢强化训练的大量 RCT 研究，其结果能够展示出功效（Hoare et al., 2007）。然而，长期以来人们认为只应该参考 RCT 研究的结果，这是没有根据的，很多人现在正敦促研究人员不应该只看到 RCT，而是要考虑其他更为合适的实验设计来证实在这类人群中的治疗效果。因 RCT 研究中广泛的个体变化性难以控制和说明，其他研究设计正被推荐和应用于早期干预研究，这些研究利用患者特征和治疗程序中的变化性的来源。比较有效性研究，亦称以实践为基础的证据研究，旨在发现特异特征和结局之间的联系，其所需的数据集应足够大，以包含所有明显影响目标结局的假定变量（Horn, 2010）。能够从这些设计类型中收集此类信息的最近的一个例子是 Hielkema 等的研究（2011），他们在非确定性 RCT 研究中探索了结局变化性的来源，比较了一种创新治疗（COPCA）和传统运动治疗（Bobath 疗法）。他们详细分析了两种干预方法的各个成分，并将每个成分与结局相联系。在 COPCA 项目中，父母得到"如何促进儿童运动发育"的指导，而传统治疗法指导家长如何操作特定的技术，前者的发育结局更优，后者的发育结局较差。作者提出，第一种干预方法提高家长能力，让家长能够在每天的日常活动中更有效地和孩子互动，从而提高孩子的移动能力。促使孩子产生自发动作的治疗策略与更好的发育结局相关联，更加被动的摆位或感觉刺激技术则和较差的发育结局相关联，改善动作质量与发育结局之间尚未发现关联。将干预课程分解为积极的、无效的和存在潜在不利元素的，这样的分析方法是获得很多翔实信息的过程，并可以直接快速地转化进入临床实践，这些是该群体研究中需要充分优先考虑的。

我们现在来重温 Palmer 等（1988）被广为引用的 RCT 研究，研究比较了两组婴幼儿，一组前 6 个月参与了婴幼儿发育促进方案，后 6 个月为运动治疗；另一组婴幼儿进行 12 个月全程运动治疗（Bobath 疗法）。他们的结果表明，仅做运动治疗的研究组（即第二组）没有呈现更好的运动发育结局，且在两个评估时间点的表现都更差，这在当时激起了很多争论，许多治疗专业人员表达了对结果的质疑，并提出了其他可能的解释。然而，对干预描述做进一步分析后，以我们现在的认识来讲，出现这些结论并不是那么令人出乎意料。运动治疗方案特异针对翻正和平衡反应的促通，人们曾经认为这构成了运动发育里程碑的基础。相反，婴幼儿发育促进组的方案采用与发育相适应的循序渐进的活动，促进了发育的所有方面，并且特别除外了针对翻正和平衡反应的任何活动。运动治疗通过对婴幼儿施予手法和操作以刺激一个反应，与传统 Bobath 或神经发育疗法（neurodevelopmental therapy, NDT）相似，婴幼儿发育促进方案的目标是鼓励更强的自发探索环境。这些结果与 Hielkema 等（2011）的研究发现几乎是相同的，即同样是这两种干预策略分别与较差和更好的发育结局相关。

已应用的干预类型和数量

尽管针对早期干预方法开展了很多临床研究，其中也有几个高质量 RCT 研究，但是关于哪个方法最有效，并没有得出一致的模式或达成共识。潜在的解释除了个体反应变化性被组间平均值分析所掩盖外，许多干预方法是基于临床治疗者在考虑时应用个体化的核心治疗理念，而非在所有对象上以标准化方式实施一组精心设定的训练。NDT 就是这样一种理念，支配业界几十年，被研究得也最多。全世界许多治疗师都学习过此方法，甚至有专门的"婴幼儿课程"。但是，综述了许多将 NDT 作为实验组或传统运动治疗组（对照组）的研究后，达成的共识是，与其他方法比较，NDT 并不能带来好处，无法改变运动预后（Butler and Darrah，2001）。NDT 多年来有了长足发展，吸收了其他的现代方法，以至于其最基本的原则已经几乎无法识别（Mayston，2008），所以近期关于 NDT 的研究可能和以前研究中使用的干预方法不相同了。除了 NDT，还报道了其他几种方法来改善运动结局。Spittle 等（2007）在其关于早产儿早期干预的综述中，通过 16 项研究，确立了 6 种不同的治疗类型，并区分出不同的干预针对对象：孩子、看护者或二者之间的互动。这些治疗包括教育家长运动发育，提供直接"促进方法"或治疗，以及通过帮助家长更好解读孩子的行为线索来促进互动。同样，没有发现任何一种治疗方法可以对运动结局产生一致的积极效果。

剂量问题也与干预方法的疗效有着复杂的联系。若一种干预措施的结果是无效的，合乎情理的解释会被提出：未在足够的时间段内足够频繁或足够好的进行治疗。然而，反驳可以是这样的：若小剂量治疗没有显示出至少有略微的效果，同样方法的剂量增加也不会产生效果。大多数早期干预课程的实施每周最多数小时，在婴幼儿清醒时想要活动的总时间中的比例非常少。因此，剂量不足可能是没有效果的原因解释。另外，着眼于婴幼儿家庭和环境似乎是一种理想的方式，这样就能每天提供婴幼儿足够的运动和发育经验，从而明显促进技能发育和神经可塑性。然而，近期的两个基于家庭和环境的干预方法的 RCT 研究结果同样不尽如人意（Hielkema et al.，2011；Law et al.，2011）。那么，从这里我们应该走向何方？

对脑性瘫痪婴幼儿运动治疗的展望

基础科学提醒我们不应该屈从于现状。不断出现的强有力证据表明，脑与肌肉发育都有着活动依赖性。人们渐渐发觉脑瘫婴幼儿和大孩子都很不爱活动，如果他们真的开始运动，某些他们自发选择的动作可能导致适应不良性改变（例如，非瘫痪侧的使用过度）。基于以上，继续研究有着很强的理由，研究将致力于通过基于活动的治疗方法促进神经修复。脑瘫儿童的脑损伤会引起关节周围肌肉活动模式之间或肢体之间的异常强的或不合适的"竞争"，最终这种竞争会蔓延至中枢和周围神经系统的突触之间，更强势者被强化，较弱势或不存在者则被压倒或消除。显然，我们可以从越来越多支持限制 - 诱导运动疗法（constraint-induced movement therapy，CIMT）的证据中学习到很多，该疗法直接针对肢体间的扭曲竞争，限制更具功能侧肢体的活动，促进更受损侧肢体的技能性活动。该方法还能对年长脑瘫儿的皮质重构产生积极效果，并与运动技能的改善相关联（Cope et al., 2010）。双手训练强调的是在双手活动中促进受损侧肢体的更多参与，这种方法也显示出了效果，尽管在双侧肢体使用上的转变并非很大（Hung et al., 2011）。目前并没有研究过这两种治疗手段是否对皮质重构起不同效果，但由于CIMT对竞争状态有明显逆转作用，而双手训练能重新创造更加接近正常发育的情景，二者之间的差异很可能是十分有启发的。由于婴幼儿时期皮质脊髓束非常活跃，我们需要警惕是否过于关注单侧的训练，因为这样做可能会影响功能更佳侧肢体的发育。改变两侧肢体间的竞争优势在单侧性损伤婴幼儿中的实现似乎是相当直接的，但对于双侧性受累的儿童，这样做是否可行或有效，还难以判定。能够由一侧肢体很好地完成任务（偏瘫），相对于任何一侧肢体都不能做好（双侧瘫痪），就运动学习或大脑可塑性而言，其涵义值得探究，但至今未知。

CIMT也包含重复训练功能相关任务，和任务导向性干预是一致的，任务导向性干预在成人中枢神经系统损伤和婴幼儿唐氏综合征中都被证实是成功的（Rensink et al., 2009；Ulrich et al., 2001）。一项任务的意义或"重要性"，以及所需的认知参与水平也会促进潜在的神经可塑性的效果，这些原则对单侧性和双侧性损伤的患者都适用。近期两项对孕龄小于33周的早产儿的RCT研究采用了任务导向的方法，循序渐进地训练用手和脚伸向玩具的运动能力，与对照组的社会刺激相比，成功增加了这些动作行为的数量和持续时间（Heathcock and Galloway, 2009；Heathcock et al., 2005）。但是，这些婴幼儿训练的是他们已经会做的任务。许多脑瘫婴幼儿的难题是他们根本不能启动某一特定动作并去练习，或者无法正确地完成。导致的结果是这些孩子常常发展出了适应策略，在短期内完成了某一特定任务目标，但长期来看最终限制了动作的效率和灵活性。在没有干预的情况下，这些非最佳策略在重复的过程中被强化了。易化技术和手法操作技术多年来被用于帮助婴幼儿产生更多令人满意的运动模式，但这些技术可能实际上限制了学习，因为它们依然是代偿而非纠正阻碍孩子自己完成任务的缺陷，并没有允许孩子发展出精确的内在反馈。

能够促进和辅助运动的电动设备和（或）辅助支持系统在康复界正日益盛行，最常见的系统是减重步态训练。前面的婴幼儿下肢研究中训练任务的是用脚伸向物品，这需要很多的认知参与（Heathcock and Galloway, 2009）。但是，更多周期性低认知参与性任务（例如，在跑步机上行走）的功效和优势，并没有在成人（Duncan et al., 2011）或者脑瘫儿童（Damiano and DeJong, 2009）中得到论证。这个结果应当并不令人意外，因为动态系统理论指出，迈步只是独立行走的一个元素，更关键的是抗重力力量、躯干和肢体的控制及平衡。这两者的发展可能受到支具或外骨骼系统的阻碍，因为它们限制了负重，提供了支撑而非训练躯干控制。

我们需要更新型的支持系统，例如ZeroG系统（Hidler et al., 2011），它在很大运动范围内提供一致的支持量，但仍要求身体各个部分的控制，尤其是躯干。对于发育正常的婴幼儿，他们的运动经验主要围绕尝试动作转换和（或）维持平衡（当倾斜超出稳定极限时）。对运动能力受限的婴幼儿，安全有效的策略和模拟这些经验的设备是需要的，这些正在发展中（Hadders-Algra, 2008；Stergiou et al., 2006）。许多机器人或电动设备（例如跑步机和机器人步态设备）所辅助的运动在速度和类型方面的变化性有限，而变化性是适应性运动控制的关键要素，它是脑损伤患儿常常缺乏的（Prosser et al., 2012；Ragonesi and Galloway, 2012）。值得警惕的是，和手法操作相比，外在设备可能造成同一种甚至多种的运动"辅助过度"。这些运动应当在需要时才使用，根据需要决定使用量和多久，而不是更多。并且应该对动作意识有促进并响应，而非引导和控制。

　　所有这些策略涉及通过一定水平的直接干预或操作来改变环境、任务要求或婴幼儿能够利用的资源，从而产生令人满意的运动。这些似乎与现今盛行的其他治疗方法相悖，它们主要着眼于支持和增能父母为他们的婴幼儿提供需要的护理或"治疗"。然而，为了引导神经可塑性变化，有必要整合各种方法来促进特定运动经验的获得，这些经验是那些患儿从其他途径可能无法体验到的。若使用这些类型的设备被证实为更具优势，可以产生功能性和神经可塑性变化，在下一阶段的技术发展中，这些设备应当可以每日使用并且是安全的。

总结和结论

　　多年来，不再试图让脑瘫儿童恢复"正常"已成为普遍接受的临床观点，因为这点还没有被认为是可能的。但是，如果这是可能的呢？有证据显示大脑半球切除术后的孩子，其运动康复迅速并且时常引人注目，更年幼的孩子趋于获得更好的结局（de Bode et al., 2005），这让我们有充足的理由对脑瘫儿的康复充满乐观。基于近期对多种神经系统疾病的研究，提出了几项神经康复原则，可能并不出人意料，它们几乎等同于婴幼儿运动技能学习过程中的原则，即运动必须是自发的、有意义的、以多变的方式经常重复（见第 1、11 章）。脑瘫婴幼儿运动治疗的主要挑战是设计训练策略或设备，能够让他们做出在使用现存资源或现有环境下难以或甚至是不可能完成的动作，然后有效地动员他们常常以可变的方式练习这些动作，允许错误和成功。例如水中环境、"聪明的"支具或机器人设备，它们可以感应意图或消除肢体的重量，所有这些的目的是使运动更简单。在损伤后早期或某一动作（或其初期形式）刚刚开始出现时，这些策略可能对于脑部和肌肉发育最有效果。虽然许多人认为单纯的任何运动促进的方式都非常不可能完全"治愈"脑瘫的脑损伤，但是基于活动的治疗有可能引起某些程度的康复，如同在药物或其他分子疗法刺激后的修复中，它起到帮助指引修复过程更加有效的根本作用（Sadowsky and McDonald, 2009）。科学的发展提示着早期干预的疗效应当是确实存在的而非例外，现今的挑战在于儿科领域工作者们将决定如何最好地促使这些婴幼儿从脑损伤状态"活动"到最佳康复。

（杨　红　译）

参考文献

Anderson, V., Spencer-Smith, M., Wood, A., 2011. Do children really recover better? Neurobehavioural plasticity after early brain insult. Brain 134 (Pt 8), 2197–2221.

Ando, N., Ueda, S., 2000. Functional deterioration in adults with cerebral palsy. Clin. Rehabil. 14 (3), 300–306.

Badr, L.K., Garg, M., Kamath, M., 2006. Intervention for infants with brain injury: results of a randomized controlled study. Infant. Behav. Dev. 29 (1), 80–90.

Barrett, R.S., Lichtwark, G.A., 2010. Gross muscle morphology and structure in spastic cerebral palsy: a systematic review. Dev. Med. Child Neurol. 52, 794–804.

Bell, K.L., Boyd, R.N., Tweedy, S.M., Weir, K.A., Stevenson, R.D., Davies, P.S., 2010. A prospective, longitudinal study of growth, nutrition and sedentary behaviour in young children with cerebral palsy. BMC Public Health 10, 179.

Blauw-Hospers, C.H., de Graaf- Peters, V.B., Dirks, T., Bos, A.F., Hadders-Algra, M., 2007. Does early intervention in infants at high risk for a developmental motor disorder improve motor and cognitive development? Neurosci. Biobehav. Rev. 31 (8), 1201–1212.

Booth, F.W., Laye, M.J., 2010. The future: genes, physical activity and health. Acta Physiol. (Oxf) 199 (4), 549–556.

Bottos, M., Gericke, C., 2003. Ambulatory capacity in cerebral palsy: prognostic criteria and consequences for intervention. Dev. Med. Child Neurol. 45 (11), 786–790.

Butler, C., Darrah, J., 2001. Effects of neurodevelopmental treatment (NDT) for cerebral palsy: an AACPDM evidence report. Dev. Med. Child Neurol. 43 (11), 778–790.

Campbell, S.K., Levy, P., Zawacki, L., Liao, P.J., 2006. Population-based age standards for interpreting results on the test of motor infant performance. Pediatr. Phys. Ther. 18 (2), 119–125.

Cope, S.M., Liu, X.C., Verber, M.D., Cayo, C., Rao, S., Tassone, J.C., 2010. Upper limb function and brain reorganization after constraintinduced movement therapy in children with hemiplegia. Dev. Neurorehabil. 13 (1), 19–30.

Damiano, D.L., 2006. Activity, activity, activity: rethinking our physical therapy approach to cerebral palsy. Phys. Ther. 86, 1534–1540.

Damiano, D.L., DeJong, S.L., 2009. A systematic review of the effectiveness of treadmill training and body weight support in pediatric rehabilitation. J. Neurol. Phys. Ther. 33 (1), 27–44.

deBode, S., Firestine, A., Mathern, G.W., Dobkin, B., 2005. Residual motor control and cortical representations of function following hemispherectomy: effects of etiology. J. Child Neurol. 20 (1), 64–75.

Duncan, P.W., Sullivan, K.J., Behrman, A.L., Azen, S.P., Wu, S.S., Nadeau, S.E., et al., 2011. LEAPS Investigative Team. Body-weightsupported treadmill rehabilitation after stroke. N. Engl. J. Med. 364 (21), 2026–2036.

Einspieler, C., Prechtl, H.F., 2005. Prechtl's assessment of general movements: a diagnostic tool for the functional assessment of the young nervous system. Ment. Retard. Dev. Disabil. Res. Rev. 11, 61–67.

Grant-Beuttler, M., Palisano, R.J., Miller, D.P., Reddien Wagner, B., Heriza, C.B., Shewokis, P.A., 2000. Gastrocnemius-soleus muscle tendon unit changes over the first 12 weeks of adjusted age in infants born preterm. Phys. Ther. 89, 136–148.

Hadders-Algra, M., 2008. Reduced variability in motor behaviour: an indicator of impaired cerebral connectivity? Early Hum. Dev. 84 (12), 787–789.

Hadders-Algra, M., 2011. Challenges and limitations in early

intervention. Dev. Med. Child Neurol. 53 (Suppl. 4), 52–55.

Heathcock, J.C., Galloway, J.C., 2009. Exploring objects with feet advances movement in infants born preterm: a randomized controlled trial. Phys. Ther. 89, 1027–1038.

Heathcock, J.C., Bhat, A.N., Lobo, M.A., Galloway, J.C., 2005. The relative kicking frequency of infants born full-term and preterm during learning and short-term and longterm memory periods of the mobile paradigm. Phys. Ther. 85, 8–18.

Hidler, J., Brennan, D., Black, I., Nichols, D., Brady, K., Nef, T., 2011. ZeroG: overground gait and balance training system. J. Rehabil. Res. Dev. 48 (4), 287–298.

Hielkema, T., Blauw-Hospers, C.H., Dirks, T., Drijver-Messelink, M., Bos, A.F., Hadders-Algra, M., 2011. Does physiotherapeutic intervention affect motor outcome in high-risk infants? An approach combining a randomized controlled trial and process evaluation. Dev. Med. Child Neurol. 53 (3), e8–15.

Hoare, B.J., Wasiak, J., Imms, C., Carey, L., 2007. Constraint-induced movement therapy in the treatment of the upper limb in children with hemiplegic cerebral palsy. Cochrane Database Syst. Rev. 18 (2), CD004149.

Horn, S.D., 2010. Invited commentary. Phys. Ther. 90 (11), 1673–1675.

Hung, Y.C., Casertano, L., Hillman, A., Gordon, A.M., 2011. The effect of intensive bimanual training on coordination of the hands in children with congenital hemiplegia. Res. Dev. Disabil. 32 (6), 2724–2731.

Johnson, D.L., Miller, F., Subramanian, P., Modlesky, C.M., 2009. Adipose tissue infiltration of skeletal muscle in children with cerebral palsy. J. Pediatr. 154, 715–720.

Johnston, M.V., 2009. Plasticity in the developing brain: implications for rehabilitation. Dev. Disabil. Res. Rev. 15 (2), 94–101.

Kaaresen, P.I., Rønning, J.A., Tunby, J., Nordhov, S.M., Ulvund, S.E., Dahl, L.B., 2008. A randomized controlled trial of an early intervention program in low birth weight children: outcome at 2 years. Early Hum. Dev. 84 (3), 201–209.

Kolb, B., Gibb, R., 2011. Brain plasticity and behaviour in the developing brain. J. Can. Acad. Child Adolesc. Psychiatry 20 (4), 265–276.

Law, M.C., Darrah, J., Pollock, N., Wilson, B., Russell, D.J., Walter, S.D., et al., 2011. Focus on function: a cluster, randomized controlled trial comparing child- versus contextfocused intervention for young children with cerebral palsy. Dev. Med. Child Neurol. 53 (7), 621–629.

Lieber, R.L., 2010. Skeletal Muscle Structure, Function and Plasticity, third ed. Lippincott Williams & Wilkins, Philadelphia, PA, pp. 8–11.

Lieber, R.L., Steinman, S., Barash, I.A., Chambers, H., 2004.

Structural and functional changes in spastic skeletal muscle. Muscle Nerve 29, 615–627.

Marbini, A., Ferrari, A., Cioni, G., Bellanova, M.F., Fusco, C., Gemignani, F., 2002. Immunohistochemical study of muscle biopsy in children with cerebral palsy. Brain Dev. 24, 63–66.

Martin, J.H., 2012. Systems neurobiology of restorative neurology and future directions for repair of the damaged motor systems. Clin. Neurol. Neurosurg. 114 (5), 515–523. (Epub ahead of print).

Mayston, M., 2008. Bobath concept: Bobath@50: mid-life crisis–what of the future? Physiother. Res. Int. 13 (3), 131–136.

McNee, A.E., Gough, M., Morrissey, M.C., Shortland, A.P., 2009. Increases in muscle volume after plantarflexor strength training in children with spastic cerebral palsy. Dev. Med. Child Neurol. 51 (6), 429–435.

Missitzi, J., Gentner, R., Geladas, N., Politis, P., Karandreas, N., Classen, J., et al., 2011. Plasticity in human motor cortex is in part genetically determined. J. Physiol. 589, 297–306.

Narici, M.V., Maganaris, C.N., 2007. Plasticity of the muscle–tendon complex with disuse and aging. Exerc. Sport Sci. Rev. 35 (3), 126–134.

Orton, J., Spittle, A., Doyle, L., Anderson, P., Boyd, R., 2009. Do early intervention programmes improve cognitive and motor outcomes for preterm infants after discharge? A systematic review. Dev. Med. Child Neurol. 51 (11), 851–859.

Palmer, F.B., Shapiro, B.K., Wachtel, R.C., Allen, M.C., Hiller, J.E., Harryman, S.E., et al., 1988. The effects of physical therapy on cerebral palsy. A controlled trial in infants with spastic diplegia. N. Engl. J. Med. 318 (13), 803–808.

Prosser, L.A., Ohlrigh, L.B., Curatalo, L.A., Alter, K.E., Damiano, D.L., 2012. Feasibility and preliminary effectiveness of a novel mobility training intervention in infants and toddlers with cerebral palsy. Dev. Neurorehabil. 15 (4), 259–266.

Ragonesi, C.B., Galloway, J.C., 2012. Short-term, early intensive power mobility training: case report of an infant at risk for cerebral palsy. Pediatr. Phys. Ther. 24 (2), 141–148.

Rensink, M., Schuurmans, M., Lindeman, E., Hafsteinsdóttir, T., 2009. Task-oriented training in rehabilitation after stroke: systematic review. J. Adv. Nurs. 65 (4), 737–754.

Rittenhouse, C.D., Shouval, H.Z., Paradiso, M.A., Bear, M.F., 1999. Monocular deprivation induces homosynaptic long-term depression in visual cortex. Nature 28, 347–350.

Sadowsky, C.L., McDonald, J.W., 2009. Activity-based restorative therapies: concepts and applications in spinal cord injury-related neurorehabilitation. Dev. Disabil. Res. Rev. 15 (2), 112–116.

Schiaffino, S., Sandri, M., Murgia, M., 2007. Activity-dependent signaling pathways controlling muscle diversity and plasticity. Physiologica 22, 269–278.

Spittle, A.J., Orton, J., Doyle, L.W., Boyd, R., 2007. Early developmental intervention programs post hospital discharge to prevent motor and cognitive impairments in preterm infants. Cochrane Database Syst. Rev. 18 (2), CD005495.

Spittle, A.J., Brown, N.C., Doyle, L.W., Boyd, R.N., Hunt, R.W., Bear, M., et al., 2008. Quality of general movements is related to white matter pathology in very preterm infants. Pediatrics 121, e1184–e1189.

Staudt, M., 2010. Reorganization after pre- and perinatal brain lesions. J. Anat. 217 (4), 469–474.

Stergiou, N., Harbourne, R., Cavanaugh, J., 2006. Optimal movement variability: a new theoretical perspective for neurologic physical therapy. J. Neurol. Phys. Ther. 30 (3), 120–129.

Thelen, E., Ulrich, B.D., 1991. Hidden skills: a dynamic systems analysis of treadmill stepping during the first year. Monogr. Soc. Res. Child Dev. 56, 1–98. discussion 9–104.

Theroux, M.C., Oberman, K.G., Lahaye, J., Boyce, B.A., Duhadaway, D., Miller, F., et al., 2005. Dysmorphic neuromuscular junctions associated with motor ability in cerebral palsy. Muscle Nerve 2005 (32), 626–632.

Thickbroom, G.W., Mastaglia, F.L., 2009. Plasticity in neurological disorders and challenges for noninvasive brain stimulation (NBS). J. Neuroeng. Rehabil. 6, 4.

Ulrich, D.A., Ulrich, B.D., Angulo- Kinzler, R.M., Yun, J., 2001. Treadmill training of infants with Down syndrome: evidence-based developmental outcomes. Pediatrics 108, E84.

Vaal, J., van Soest, A.J., Hopkins, B., Sie, L.T., van der Knaap, M.S., 2000. Development of spontaneous leg movements in infants with and without periventricular leukomalacia. Exp. Brain Res. 135, 94–105.

Vandermeeren, Y., Davare, M., Duque, J., Olivier, E., 2009. Reorganization of cortical hand representation in congenital hemiplegia. Eur. J. Neurosci. 29 (4), 845–854.

Villablanca, J.R., Hovda, D.A., 2000. Developmental neuroplasticity in a model of cerebral hemispherectomy and stroke. Neuroscience 95 (3), 625–637.

自主移动对大脑与心理发展的影响

第 10 章

David I. Anderson，Joseph J. Campos，Monica Rivera，
AudunDahl，IchiroUchiyama， and Marianne Barbu-Roth

本章内容

　　当我们纵观人的一生时会发现，无论何时或以何种顺序组织，肌肉发展先于神经，神经发展先于心智，心智即"可认识的智力"。运动活动似乎是"努力生存"的基石，是心智发展的摇篮。运动活动在物理上贯穿于个体，也是开启心智通往认知能力的道路。

Sherrington，1951，p.161

　　运动发育和运动康复领域的临床医生和研究者们都熟知我们身体和运动机能将限制我们与外界的互动潜能。每一个新的技能或身体功能上的变化都是迈向独立的重要一步，都值得庆祝。个体的每一个变化都是可以预测的，也是按照一定逻辑顺序发生的。然而，临床医生和相关研究者却不够了解这些身体和运动能力也会限制我们的感知和思维能力。而且，许多人十分吃惊地发现：自主移动与自身感知到结果的融合，是大脑和行为发育背后的主要驱动力。对那些由于肢体障碍而与外界物理性和社会性环境互动受阻的儿童来说，这些研究有重大启示，特别是在大脑发育的关键时期。

　　发育儿科领域有一个长久的偏见，即不承认运动过程会对心理发展造成影响（Young，

1977）。与此偏见相关的就是建立了分析发育障碍儿童的范式：此范式的因果分析起源于大脑，结束于肌肉组织，但却没有考虑到现实中大脑 - 运动间持续且回环式的联系过程。本章挑战了以上的偏见，通过呈现大量巧妙的实验设计得到的证据来证明运动能力的发育将在一系列重要的心理发展领域中产生深远影响，即影响心理功能上的重组。我们知道这些由运动所导致的心理功能上的重组并不为儿科医疗领域广泛知晓，也可能是完全不清楚，我们认为这部分的研究对于理解脑瘫儿童以及有类似运动障碍的儿童有一定帮助，因为我们对这些儿童的某些功能上的缺陷时常不能理解。

本章集中讨论自主移动对空间 - 认知功能产生的变化以及此变化对脑瘫儿童带来的启示。成功的自主移动就是运动活动能够对心理发展产生更为广泛影响的一个很好例证。我们相信在早期促进儿童的功能性活动能够最大化地发掘儿童未来独立生活的潜能。我们的贡献在于展现自主移动所产生的影响力远远超出日常活动中的独立性。运动产生并维持了心理发展，而心理发展对于儿童适应这个复杂的世界是至关重要的（Campos et al.，2000）。这种观点并不是新兴的，它展示的是一个人尽皆知的观点，即动物在他们自身发展过程中扮演的是一个积极主动的角色。然而，在实验研究中发现的这个观点却没有及时转化到临床应用中，尽管实际上许多障碍儿童能够从此观点中获益（Campos et al.，1982）。

有关运动活动和心理功能的历史观点简述

运动其实哺育了所有认知功能。

Sheets-Johnstone，1999，p. xxi

自 20 世纪 70 年代开始，现代哲学家和科学家就开始推测运动在感知和认知过程中扮演的角色，当 Bishop Berkeley 发表了《视觉新论》（An Essay Towards a New Theory of Vision），他提出因为视觉刺激是有限且模糊的，个体需要通过运动经验来为视觉世界赋予一定的意义。他的观点激发了 20 世纪不同时期中流行的多种有关感知觉的运动理论（可通过阅读 Weimer，1977 的研究详细了解）。20 世纪 50 年代，关于运动对心理功能产生一定作用的理论也是层出不穷。Sherrington（1951）强调大脑将逐步进化达到控制运动，因此运动一定是思维的基础。Sperry（1952）认为我们思维的全部输出表现几乎皆由运动模式组成，同时，Piaget（1952，1954）强调智慧起源于婴儿与外界的感知运动互动。和 Berkeley 一致，Piaget 相信运动经验是让最初无意义的感觉刺激构成模式的关键。20 世纪 50 年代提出的相关理论为 20 世纪 50 年代后期和 20 世纪 60 年代出现的一波重要的动物实验浪潮建立了理论平台。这些实验确实证明正常视 - 动协调能力的发展依赖于自主产生的运动。

Held 和 Hein（1963）著名的小猫实验证明了早期感知系统的可塑性以及运动经验与感知发展之间的重要联系。小猫在黑暗的环境中养育，然后将小猫以主动移动或被动移动的方式安置于一种模式环境中。所有小猫都在有黑白条纹的圆筒形视野计内移动，被动组小猫放置在小车里，而小车通过水平杆和绳与主动组小猫的运动相连。经过训练，只有主动组的小猫展现出空间适应行为，即能够避免掉落以及伸展前肢来准备触碰支撑面。Hein 等（1970）聪明地确认并延伸了原先的发现，当小猫在圆筒内主动运动时，研究者用眼罩蒙住小猫的一只眼睛。研究结果发现，只有在测试主动的眼睛（而非被动的眼睛）时，小猫才能对掉落和支撑面展现出适应行为，从而强调了移动经验对视觉空间能力发展的作用的特异性。

在心理功能中对运动活动作用的忽略

尽管 Held 与 Hein 的研究被心理学期刊广泛引用，但却并没有引发所期待的有关移动对感知觉及心理发展作用的相关研究浪潮。相反，尽管有令人印象深刻的实证研究提出运动对心理功能起着主要作用（Campos et al., 2000；Rakison and Woodward，2008），但在心理发展中运动因素所起的作用一直被科学界低估。Bertenthal 和 Campos（1990）对于为什么运动发育所产生的功能性结果的相关研究迄今为止并没有受到很多的关注的原因给出了 3 个解释。首先就是现在还没有研究证明 Gesell（1928）提出的婴儿期早熟的运动能力能够预测儿童后期的智商。第二点就是缺乏可行的研究方法用来测量运动过程，直至最近。第三点就是倾向于在个体先天预先决定机制的基础上解释个体发育的变化（如 Diamond，1990），这一偏见继续存在于许多领域中（如 Spelke and Kinzler，2009）。

一般性实验研究设计的局限让研究者低估了运动因素在心理发展中的作用，那是因为这样的研究设计不能排除儿童的自然成熟所导致的不同运动能力组之间心理表现上的差异。事实上，研究者认为运动能力的发展和认知能力的发展（以及社会和情绪能力）之间的因果关系的研究是方法论方面的 Gordian 之结。（希腊神话中，Gordian 之结是一个错综复杂很难解开的死结，直到亚历山大用他的宝剑将它斩断才得以解决。从此 Gordian 之结就用来隐喻那些错综复杂难以解决的问题。）Haith 和 Benson（1998）评论：任何单一研究中都不可能很好地控制所有关键变量和潜在的混淆，包括移动开始出现的年龄、接受空间知觉测查时的年龄、移动经验持续时间、对移动经验类型的操作和移动技能的水平等。研究者需要通过多个相似的并趋向于产生相似结果的实验来对这些以及其他变量做出解释（p.217）。在随后的章节中，我们会展示我们在实验室中是如何处理这些挑战的。

方法论上的困难只是问题的一部分而已，忽略运动对心理发展的作用似乎还是源于主流心理现象广泛忽视运动过程的重要性。在讨论这种忽视时，David Rosenbaum 撰写了《心理学的灰姑娘》（*The Cinderella of Psychology*）一文去讨论心理学研究中对运动控制的忽视（Rosenbaum，2005）。Rosenbaum 认为心理学是基于哲学的，而哲学中心智总是占据了最重要的位置，因此这个可以作为倾向于忽视运动对精神生活影响的主要原因。然而，基于哲学而来的偏见显然并不足以完全解释长久以来对运动能力产生的偏见，因为许多哲学家，包括 Berkeley 都表现出对于运动对心智的影响的浓烈兴趣。

运动对心智影响的复兴

按照 Bob Dylan 的话说，证据提示"到了他们该改变的时候了"。过去几年中，一些趋势得以合并，建立了运动活动和心理功能之间的联系并成为一个合理且逐渐流行的研究主题。第一个趋势就是对于运动发展的研究兴趣的复兴，这在很大程度上是由于动态系统理论的普及以及使用生态学方法对感知觉和动作所进行的研究（Gibson and Pick，2000；Thelen and Smith，1994，2006）；其次，这些方法也逐渐让心理学家接受了认知能力是躯体化的，也就是说，我们的躯体以及他们的动作潜能是所有心理活动的基础（Casasanto，2011；Clark，1997；Thelen，2000；Varela et al.，1992；Wilson，2002）。第三，对运动控制十分感兴趣的神经科学家们发现大脑中控制运动和认知功能的区域有着密切的解剖联系（如 Diamond，2000）。基底节和背外侧前额叶皮质间的联系已被揭示，然而，Diamond（2000）最近提出，小脑和背外侧前额叶皮质的联系表明小脑可能在认知功能中也扮演着重要的角色。这一点似乎与脑瘫儿童中常见的认知缺陷有一定关联，因为我们推测双侧痉挛性脑瘫的儿童，除了运动纤维束的损伤，连接前额叶和大脑后部区域、基底节，以及相关多巴胺通路的白质纤维束也存在受损（Bottcher，2010；Christ et al.，2003）。

一些研究提示躯体感觉系统处理信息的有效性可以促进认知能力。Craft 等（1995）的研究显示，痉挛型双瘫的脑瘫儿童经过选择性背根切断术，相对于那些没有接受手术的儿童，手术有效地减少下肢肌肉过度活跃的反射活动，同时儿童也在注意力控制和认知表现上有了神奇的进步。最近，Dalvand 等（2012）支持这种观点，他们提出脑瘫儿童运动能力和智力之间存在明显的关联，部分原因为他们缺乏移动经验，由此导致负责运动控制和认知功能的脑部区域缺乏感觉刺激。

第四个趋势就是最近关于大脑可塑性的发现。经验在塑造大脑方面所起的作用受到了广泛的关注，同时也让人们开始接受运动能影响大脑的发展（Doidge，2007；Gomes da Silva et al.，2012）。研究者目前更愿意接受的是，经验在发育变化中所起到的作用，以往认为这是先天或成熟决定的。第五个趋势是重新燃起的通过测查儿童早期的运动和认知功能来预测儿童未来学业成就的研究兴趣（Piek et al.，2008）。最后，广泛存在的抑郁和肥胖症问题使得运动疗法作为一种非药理学干预流行起来（Ratey，2007），运动和心理功能之间更广泛联系的检查也间接地盛行起来。一些研究证明锻炼和身体活动能够诱导神经递质和神经营养因子的产生，而此类物质对学习、记忆和高层次思维至关重要（Erickson et al.，2012）。

综上所述，运动活动和心理功能的关系长期以来在现代科学研究中是一个有趣的主题。令人吃惊的是，运动对心理发展的作用并没有因为运动在日常生活中的核心地位而得到预期的关注。但最近的一些研究趋势显示这样的情况正在改变。之后，我们将强调针对运动和心理发展关系的研究，由于研究者重燃对运动和心理功能之间关系的研究兴趣，使得此类研究也吸引了更多的关注。我们将在本章的最后聚焦于这些研究对更好地发展障碍儿童心理能力的启示，比如针对脑瘫儿童的心理能力。

婴幼儿期的自主移动与心理发展

运动领域内的临床医生和研究者都了解儿童早期的运动技能对后期运动技能发展的重要作用。能动性，也就是个体进行有益地行动从而实现目标和意图的能力，影响着个体所有领域的发展（Bidell and Fischer，1997）。每获得一个新的技能就预示着个体独立性程度的提高，同时也为后续新技能的获得奠定了基础。技能发展遵循着可预测的顺序，新技能的获得在逻辑上基于以往技能。比如，个体先获得可靠的控制头部能力，然后才能使坐位下够物、抓握、操作功能进一步提升（Rochat，1992；Thelen and Spencer，1998）。同样，儿童积累的有关腹部爬行的经验促使他们在下一个阶段熟练掌握手膝爬（Adolph et al.，1998）。

然而，很多临床医生并不了解运动能力发展对儿童发育性变化的贡献并不仅仅存在于运动领域。Piaget（1952，1954）建立的完整的认知发育论提出儿童与外界进行的感知运动互动为智力功能构筑了需要解决的阻碍。Piaget 相信感觉信息最初是由运动活动模式构成的。

此外，对运动发展进程的观察揭示：个体在不断找到解决老问题的新方法的同时，新的问题又暴露，而这又促成了解决通向预订目标途中出现的意料之外阻碍的方案。当婴儿日益拥有更多能动性时，许多新的目标、新的选择以及与外界潜在的互动就会摆在他们面前。能动性的实现需要募集经验，而经验又塑造了能动性。这两股力量在发育的过程中像亲密舞伴一样互相交织，不断增加儿童的自主性程度和对外界环境的掌控能力。尽管 Piaget 的研究成果已不再是关注热点，当代的理论学家们更加重视作为发育性变化背后驱动力的自主性探索能力（ Bidell and Fischer，1997 ；Edelman，1987 ；Gibson，1988 ；Thelen and Smith，1994 ）。

　　自主移动能力和心理发展之间的联系是运动对心理发展有重大作用的最好的例证之一。目前已经证明移动经验在婴儿心理发展过程中起着关键性的作用（ Campos et al., 2000 ）。视 - 动协调、视觉 - 空间理解、问题解决、记忆、情绪和社交等重大变化均出现于俯卧移动出现之后。俯卧移动的出现和大脑功能的重组有着广泛的联系（ Bell and Fox，1997 ）。俯卧移动（一般指使用手和膝进行爬行）显然催化出一场出生后第一年中后半年的心理学革命，促进了各种技能的发展变化，这些技能是个体发展适应性行为的基础。在这一部分我们将关注视觉本体感、空间搜索和空间编码这三个领域内的变化，着重讨论研究者如何揭示自主移动和心理发展之间的关系。选择这三个领域的原因在于它们都是空间认知能力的有代表性的技能，而空间认知技能，作为一项心理技能被给予了很大的关注，因为它为个体发展高层次的智慧技能提供了宽广的基础，而高层次的智慧技能是我们能够在日益科技化的社会中生存所必不可少的（ Mix et al.，2010 ；Newcombe and Frick，2010 ）。

视觉本体感：是什么与为什么重要？

　　James Gibson（ 1966，1979 ）曾提出一个著名的观点，即外界环境中物体的不同表面产生反射光，因物体四周光的结构化才使视觉成为可能。每一个物体的表面其实是由许多微小的表面（斑块或材质元素）构成的，这些微小表面能够反射出一束束不同的狭窄圆锥体光束，光束的不同取决于与微小表面和光源的相对方位、与周围物质的相对方位，以及表面的化学组成有关。这些反射光束构成一个致密结构的光学集束，并且从任何观察角度而言都是独一无二的。因此，当头部移动时，无论是转头、整个身体姿势摇晃或是移动时，周围的光学集束随之改变；随着自主移动的速度和方向改变，光学集束通过精确地共变产生变形或以某种方式流动。视觉本体感就是视觉产生的对自身移动的意识，源于自主移动与视觉流范围的共变（ Gibson，1966，1979 ；Lee，1978，1980 ）。视觉流为自主移动控制提供丰富的信息源，如将其施予处于静止状态的观察者，可以引发非常强的姿势和情绪反应。当个体在游乐园的太空飞行或是过山车模拟器中坐着或站着不动时感受到胃部下坠，这就是视觉流强大作用的佐证。

　　视觉本体感是一个被广泛忽略的心理学现象，尽管它对于姿势和运动控制有着显而易见的重要的作用，而姿势和运动控制是展示所有技能活动的基础（ Anderson et al.，2004 ）。对自主移动的感知和控制不仅对运动技能的发展非常重要，而且对自主移动的敏感性也为儿童自我发展起着关键的作用，儿童自我发展指的是儿童能够认识到他 / 她是一个独立的实体，与周围外物均不相同。感知到自主移动不同于周围物体移动的能力是婴儿开始将自身从外界环境中区分出来的基础（ Neisser，1988 ）。此观点与现在的讨论特别相关，因为最近的研究发现，在开始爬行之后，婴儿区分自我驱动的运动与外界引起的运动的能力有所提高（ Cicchino and Rakison，2008 ）。此外，后面我们也会看到，脑瘫儿童区分自主移动和外界产生移动的能力与能动性意识受限是密切关联的（Ritterband-Rosenbaum et al., 2012）。

视觉本体感的发展

尽管感知和利用视觉流的能力与行为的多个方面有关（Gilmore et al., 2007; Warren and Wertheim, 1990），我们主要关心的是视觉本体感的发展所带来的对头部、躯干以及在坐位和站位时整个身体稳定状态的控制。在有关视觉本体感对个体平衡能力控制的研究中被广泛应用的是由 David Lee 和同事（如 Lishman and Lee, 1973）设计的"移动中的房子"或类似的变化形式。移动中的房子是一个大的围墙式结构，相对于静止的观察者，它可以来回移动（图 10.1）。通过测查婴儿因房中墙壁移动而产生的姿势摇晃，来评估个体对视觉流的应对情况。

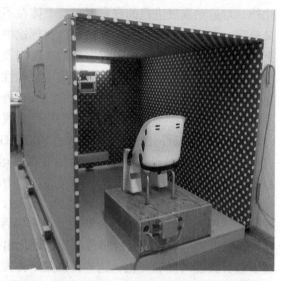

图 10.1 移动的房间。当所有的墙壁一起移动时，婴儿体验到全局视觉流；当仅仅前方墙壁移动时，体验到放射状视觉流；当仅仅两侧墙壁和房顶移动时，体验到层状视觉流

在研究移动方向时，让受试者的眼睛注视不同视觉流的几何图案，发现全局视觉流出现在全部视野中；放射状视觉流（类似光芒四射）出现在中心视野；层状视觉流（类似于地球仪上的经线）出现在周边视野（图 10.2）。Stoffregen（1985）观察到成年人对周边视野的层状视觉流（产生于房间侧面墙壁的移动）产生的姿势调整反应的程度要大于中心视野的放射状视觉流（产生于房间前方墙壁的移动）。

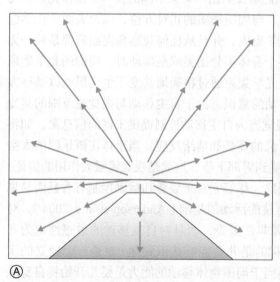

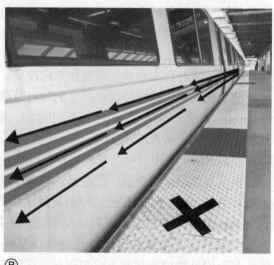

Ⓐ Ⓑ

图 10.2 （A）在飞行器落地过程中飞行员所看到的全局视觉流。视觉流从飞行员降落的地方周围发射出来，视野的中心位置呈现放射状结构，在周围逐渐表现为层状结构。（B）层状视觉流就是站在站台上的乘客身边有列车经过时的那种感受

当你乘坐的静止火车旁边的火车开动时，你会产生自主移动的错觉，这就让你感受到了周围层状视觉流能够传递有关自主移动信息的能力。

对全局视觉流的反应

当婴儿处于全局视觉流的空间之中（整个房子的墙面都在运动），婴儿对于其自身姿势的调整和代偿情况表现出一个有趣的规律：在最初获得新姿势的时候，婴儿姿势代偿达到最大值，然后由于婴儿能够很好地控制自身姿势，姿势的调整幅度减少，只有当开始获得下一个新姿势时，婴儿的调整幅度又会达到峰值。例如，Butterworth 与 Pope（1981）的研究表明 2 个月大的婴儿在坐着（躯干被支持着）时，当整个房屋产生向他们移动时，他们会出现头部的姿势代偿，而随着年龄和控制头部能力的增加，婴儿头部摇晃的幅度也会减少。同样，Butterworth 和 Hicks（1977）观察发现，当婴儿日益获得站立姿势的经验后，他们坐着面对房间的移动时头部晃动的幅度就会减少。然而，当婴儿开始站立和行走的时候，似乎也是他们对全局视觉流有特别反应的时期。9 ~ 10 个月的婴儿面对移动的房间其姿势晃动程度达到峰值，这个时候是婴儿刚刚开始学习如何独立站立，（恰好也是婴儿掌握了爬行技能的时候）（Bertenthal et al.，1997；delorme et al.，1989）。而婴儿对移动房间的反应达到峰值恰好是婴儿开始出现坐、站立和行走时（Foster et al.，1996）。另一个研究小组发现（Lee and Aronson，1974；Schmuckler and Gibson，1989；Stoffregen et al.，1987）面对房间移动时，那些行走经验不丰富的儿童的失衡程度要明显大于那些行走经验丰富的婴儿。刚刚学会走路的婴儿常常确实会因强加的全局视觉流而跌倒。

对周围层状视觉流的反应

对周围层状视觉流（peripheral lamellar optic flow，PLOF）反应的发展是体现功能化视觉信息经验融入个体姿势控制的一个例证。利用移动房间进行研究，当 5 个月的婴儿处于两侧墙面移动的房间时，他们对于 PLOF 是没有任何反应的（Bertenthal and Bai，1989）。也有研究发现，7 个月的婴儿对 PLOF 同样没有任何反应（Higgins et al.，1996）。相比之下，两个研究均发现 7 ~ 9 个月的婴儿对 PLOF 的反应出现了明显变化，研究者推测，此种变化与婴儿的自主移动经验有关。接下来，婴儿的移动经验和对 PLOF 反应之间的关系通过进一步的实验得以证明（Higgins et al.，1996）。研究发现，能够熟练进行手膝爬或是利用带轮助行器四处移动的 8 个月的婴儿在移动房间中，对侧墙移动姿势反应明显高，而同样年龄的还不能自主移动的婴儿，他们的反应就低。

以上研究成果也通过最近的一项随机对照试验（randomized controlled trial，RCT）得以证实和拓展（Uchiyama et al.，2008）。在此研究中，教导还不会自主移动的婴儿拉动装在前方的操纵杆来驾驶婴儿车［电动移动设备（powered mobility device，PMD）］（图 10.3）。婴儿在训练前和训练 15 天之后

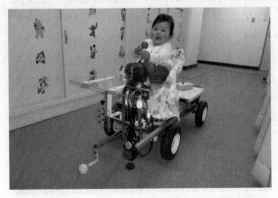

图 10.3 Uchiyama 等（2008）研究中所使用的电动移动设备（PMD）

接受对 PLOF 反应的测查。对照组婴儿接受同样的前后测试，但不接受相关训练。研究结果很明显地证明，经过 PMD 训练的婴儿效果显著，因为他们在移动房间中对侧墙移动的反应程度显著增加，而对照组的婴儿在视觉 - 姿势联系方面没有任何变化（图10.4）。同样重要的发现是，经过 PMD 训练的婴儿，与之前研究中那些掌握手膝爬和使用助行器走路的婴儿一样，都对视觉流表现出更强烈的情绪反应（Uchiyama et at.，2008）。这个研究发现非常重要，因为此发现表明由强加于个体的周围视觉流所引发的姿势代偿反应对已经有移动经验的婴儿的意义要大于那些没有移动经验的婴儿。据推

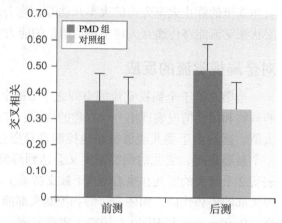

图 10.4　Uchiyama 等（2008）研究结果：经过电动移动设备（PMD）训练前后，移动房间中侧墙移动与儿童姿势摇晃之间相关性的变化

测，此意义就在于有移动经验的婴儿在应对新功能所带来的周围视觉流时其稳定性会受到威胁，而没有移动经验的婴儿不会如此。

另一个有趣的发现是，随着学习如何控制 PMD，婴儿积极情绪（微笑）出现率也有所增加（Uchiyama et al.，2008）。微笑的增加和婴儿拉动数量的明显增加相一致，提示一旦操纵杆成为一种功能性手段（即婴儿理解拉动操纵杆就可以让电动车向前进），婴儿的能动性就提高了，也就是提高了在环境中对自我的控制感。

对尚未能够自主移动的儿童进行 PMD 训练的研究结果是可复制且可拓展的（Dahl et al.，2013）。除了能够提高婴儿对 PLOF 的反应之外，经过 PMD 训练的婴儿当被往下放去靠近视觉中悬崖的深底时展现出更明显的高度警戒心脏反应（图 10.5）。这点发现让对运动活动的心理结果感兴趣的研究者来说是意义非凡的，因为对高度的警戒是和自主移动经验有联系的最初的心理结局之一（Campos，1976）。换句话说，当代在运动和心理发展方面的研究起始于研究者偶然但吃惊地发现婴儿只有掌握了自主移动经验才能够展现出对高度的警戒。

尽管有显而易见的证据已证明移动经验能够促进婴儿利用周围视觉流来维持平衡，有证据表明新生儿具有对层状视觉流产生反应的早熟能力（Barburothetal.，2009；Jouen，1988，1990；Jouen et al.，2000）。例如，Jouen 等（2000）让 3 日龄的新生儿斜靠在处于两台电视监控器中间的特别设计的婴儿座椅中，研究发现婴儿对于持续移动的视觉图案出现头部后缩。此类早熟的敏感性强调了在感知觉发展中的一贯结论，即在婴儿接触的信息能够有效地指导婴儿的动作之前，婴儿就能很好地探测到这部分信息（Goldfield，1995）。跟随 Haith（1993）的观点，我们将知觉、认知和情绪方面的偏差

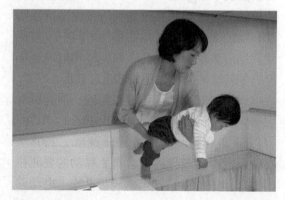

图 10.5　研究（Dahl et al.，2013）中儿童被往下放去靠近视觉中悬崖的深底

和早熟归为部分能力。这些偏差是建构功能性技能所需的基本的原始能力。因此，婴儿的移动经验对功能化这些原始能力，并使之用于技能性行为的控制是十分关键的。

移动经验如何促进视觉本体感的变化？

虽然通过调节、集中、运动探测阈值降低、眼动协调和视野拓宽，视觉系统采集信息的能力会提高，视觉本体感也随之明显进步，但是移动会迫使婴儿去区分全局、放射状和层状视觉流。这种被迫可以理解为在移动时视觉系统所需面临的任务。Gibson（1979）提出视觉在移动中起着三种重要作用：①探测到所处平面可以支持移动；②导航个体穿越缝隙和绕过障碍物；③维持姿势的稳定。最重要的是，个体必须同时处理有关自主移动的信息以及在移动过程中注意到平面和周围物体的布局。刚刚学会自主移动的婴儿被迫学习区分空间界定的视觉流模式，以便成功和高效地满足对于视觉系统的各种要求（Gibson and Schmuckler，1989）。当个体将姿势稳定性控制转移到了周围视野，中心视野就得以解放并可以去完成平面扫描和导航任务，并能够聚焦于环境的其他特点，这对于完成与初级移动任务相衔接的继发任务（比如，注意地面标志物）是十分重要的。

视觉本体感变得更加精确协调的整体过程需要包含注意力的教育（Gibson，1979），以应对姿势控制潜在有用信息的特定模式、视觉流空间界定区域的区分，以及通过自我积累的经验（即视觉流针对特定神经肌肉控制策略的特定模式）去精确筹划。通过这些经验，功能化过程随着时间将引起行为特异性的增加，然后个体应对任务及任务发生所处环境的行为的效果、效率和适应性也会增加。由于视觉本体感在维持平衡方面起到必不可少的作用，而平衡又是所有技能在与环境互动中发育的关键所在，因此视觉本体感缺陷将严重损害儿童的技能发育。而且，由于视觉本体感有助于儿童自我概念的发展，同时，又因为自我意识对产生能动性十分重要，视觉本体感缺陷将严重影响儿童能动性的发展。

空间理解力的发展

移动不只是通过简单动作的组合来取得前进，功能性的移动要求个体有准确地理解空间中的物体以及自身与这些物体的关系。在之前的部分，我们提到视觉本体感是婴儿最早掌握的途径之一以帮助他们区分自己与外界环境，因为特定的视觉流模式与他们自身的运动相关，而非与周围物体及平面的运动相联系。视觉本体感的提升使得婴儿对外界环境的定向知觉更加精确，从而能更加深入地理解外界空间。视觉流最终会被用来评估前进的方向（Banton and Bertenthal，1997；Gilmore and Rettke，2003）及判断自主移动启动后的速度和距离（Campos et al.，2000）。然而，功能性的移动也依靠导航能力和记忆能力。一旦我们已经运动，维持对外界布局的定向能力、知道我们要去那里以及我们已经到过哪里、记住地面标志物以及回忆出物体所在或隐藏的位置都是空间认知的特点（Clearfield，2004；McKenzie，1987）。如果没有空间认知技能，伴随移动的功能自主性确实将会非常有限。

在这一部分，我们将描述与运动经验相关的两项空间认知技能发展的研究：一项是寻找藏起来的物体，一项是位置恒常性。前者是指在一个静止的位置找到隐藏物体的能力，后者指自身移位后能够找到物体和地方的能力。接着，我们将讨论移动经验通过何种过程以促进这些重要技能的变化。

寻找藏起来的物体

婴儿期最令人迷惑不解的空间 - 认知现象之一就是婴儿很难正确找到藏在两个地点之一的物体。即使 8 ~ 9 个月的婴儿能够成功地找到藏在一个能伸手够到的地点的物体，当该物体藏在两个相邻地点之一时，他们常常就无法成功，即使这两个地点在知觉上是不同的（Bremner，1978；Piaget，1954）。更令人好奇的是，这个年纪的婴儿常常不能找到已经被移动到新地点的藏起来的物体，即使他们已经能够成功地从老地方拿到它，而且他们看到它被移动到新地点。令人奇怪的是，他们会固执地在老地点搜寻，这种固执的搜索被称之为"A 非 B 错误"。当物体被藏到新地方后婴儿仍然在原地搜寻该物，这种延迟越长，婴儿的表现就越差（Diamond，1990）。

由于 Piaget（1954）的研究，"A 非 B 错误"受到了广泛地关注，他应用它来强调动作对儿童智力发展的重要性。Piaget（1954）相信婴儿犯错部分是因为他们对物体位置编码时是以自我为中心（即与自己身体有关），而不是以他人为中心（相对于互相或与稳定的环境特征有关）。现代的解释指出许多原因导致了婴儿的这一类错误（Munakata，1988；Smith et al.，1999）。无论原因解释如何，移动经验与婴儿克服此类错误是明确相关的（见 Smith et al.，1999）。

一些研究者，包括 Piaget（1954）推测空间搜索技能和移动经验之间存在联系（Acredolo，1978，1985；Bremner，1985；Bremner and Bryant，1977；Campos et al.，1978）。Horobin 与 Acredolo（1986）第一个检验了此种联系。他们的研究结果显示，在一系列逐步增加难度的藏东西任务中，31 ~ 41 周大的、有更多移动经验的婴儿更有可能在 B 位置成功地去搜寻。此发现通过一系列相似的空间搜索任务得以重复和拓展（Kermoian and Campos，1988）。这些任务包括在单一地点找到部分掩藏的物体，以及藏和寻找之间有 7 秒延迟的"A 非 B"任务。研究被试者均是 8.5 个月的婴儿，但他们有着不同量的自主移动经验，第一组为无移动经验组，第二组婴儿无移动经验但有着使用助行器进行移动的经验，第三组婴儿有着手膝爬的经验。研究结果清晰地显示有着丰富爬行经验的婴儿或者有助行器移动经验的婴儿在空间搜索任务上的表现明显好于没有移动经验的婴儿。而且，搜索任务中的表现随着移动经验量的增多而提高。例如，76% 能够手膝爬的婴儿和有 9 周以上使用助行器经验的婴儿在"A 非 B"3 秒延迟测试中能够成功在 B 位置进行搜寻，而只有 13% 的没有移动经验的婴儿可以完成此任务。

与本章目的有着特别联系的是来自第三个实验的研究发现。第三个实验中的婴儿年龄与前两个实验一致，他们均有 1 ~ 9 周的腹部爬行经验，他们在空间搜索任务上的表现和没有移动经验的婴儿类似。而且，没有发现腹部爬行经验的量和空间搜索任务表现之间有联系。掌握手膝爬或有助行器使用经验的婴儿与掌握腹部爬行的婴儿在空间搜索任务上表现出来的不同归因于婴儿在腹部爬行时所付出的努力。婴儿进行腹部爬行时需要投入努力和注意力以组织起俯卧前进的动作，以至于无法将注意力用于处理在环境中前进时的相关知觉信息。我们也将在本章结尾处讨论由此引发的对于运动障碍儿童的启示。

研究者采用横断面和纵向研究的方法，利用在中国城市婴儿中因生态学和文化介导而出现的自主移动启动延迟，对以上研究结果进行重复和拓展（Tao and Dong，1997）。对比北美洲婴儿常模，当北京婴儿延迟 2 ~ 4 个月获得移动技能时，最初他们在"A 非 B"测试中表现较差，一旦他们掌握了移动技能，他们在此项任务上的表现就有了明显提高，并与移动开始的年龄无关。

　　与本章更为相关的是，这些研究结果被一项纵向研究所证实，该研究对象是 7 名移动能力起始延迟（相对于典型发育婴幼儿）的脊柱裂婴幼儿（Campos et al., 2009）。他们接受两个位置掩藏任务的测查，玩具仅掩藏在一个地点，另一个地点作为分心刺激。同时还测查婴儿跟随实验者注视和手指向视野以外一个物体的能力。追随他人目光和指点的能力也被称之为 "参照示意性交流"，此能力也与婴儿的移动经验相关。进入研究的婴儿每个月都进行检查，直到他们出现延迟的自主移动之后 2 个月，7 名婴儿中有 4 名是在 10.5 个月出现自主移动，剩下 3 名婴儿在 8.5、11.5 和 13.5 个月出现。研究结果发现婴儿完成任务的表现在自主移动起始后有了显著提高。在婴儿没有出现自主移动之前仅有 14% 在实验中能够成功搜寻掩藏的物体，但在获得延迟的自主移动能力后正确搜寻提高至 64%（图 10.6）。同样，在 "参照示意性交流" 任务中，延迟的自主移动出现后，婴儿也更多地正确地向实验者目光和指点的方向看，而较少地只看着实验者。

移动经验如何促进空间搜索能力的发展？

　　令人困惑的是，移动经验促进空间搜索能力提高的过程并没有被很好地诠释，尽管 "A 非 B" 错误已经受到了极大的关注。有必要解释一下寻找被掩藏物体时的空间成分，即物体藏在哪里？还有时间成分，即对藏和找之间时间延迟增加的耐受力的提高，这些也增加了研究人员得出切实可行的解释的难度。我们之前就提出过至少有四个不同的原因会造成婴儿在搜寻任务中表现的变化：①以自我中心的编码策略转为以客体为中心的编码策略；②新的注意力策略和对任务相关信息的辨别能力的提高；③方式 - 结局行为的进步和对延迟达到目标的更大的耐受力，可能和工作记忆的改变有关联；④能够更精确地理解他人的意图。

编码策略的转变

　　婴儿空间搜索能力表现的变化反映的是婴儿从以自我为中心的编码策略转为以客体为中心的编码策略，这一观点最初是由 Piaget（1954）提出的。他推理认为前运动阶段的婴儿依靠以自我为中心的编码策略，是因为他们是从一个静态的位置与外界进行互动。因此，左边的物体总是在左边，右边的物体也总会在右边被发现。基于朝向物体的运动，婴儿能记住这些物体的位置，他们使用了 "反应学习"（Clearfield, 2004）。然而，一旦婴儿开始有移动能力，自我为中心的编码策略就不可靠了，因为移动中的婴儿与环境的关系一直在改变。以客体为中心的编码策略是指物体的位置是根据其与其他物体或地点的关系而进行编码的，当个体与环境的关系一直在变化时，此种编码将更加可靠。我们将在后续关于空间编码的部分中继续介绍此内容。

　　那些采用象征性认知方法的研究者来解释 "A 非 B" 错误这种现象时，反映出了反

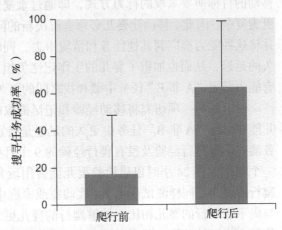

图 10.6　Campos 等（2009）的研究结果：脊柱裂婴儿延迟的自主移动出现后在空间搜寻表现的变化

应学习这种形式（Clearfield et al.，2006；Smith et al.，1999；Thelen et al.，2001）。这些研究者主张在婴儿搜索过程中，婴儿采用的姿势情况以及"伸向"这一动作的运动学特征都可能导致婴儿固执于在 A 处搜索物体。然而，有趣的是，在有人认为婴儿的体位是导致固执于在 A 处搜索物体的原因的同时（Smith et al.，1999），有人认为婴儿与任务的空间关系是更重要的原因（Lew et al.，2007）。无论婴儿在多大程度上倾向于做出自我中心的行为导致了"A 非 B"错误，从以自我为中心转化为以客体为中心的说法不足以解释移动经验能够促进搜索任务的成功完成，这类任务不涉及将物体从一个隐藏地点移动到另一个地点（Campos et al.，2009）。

新的注意力策略

获得移动能力的婴儿通常在空间搜索任务中会显得更加专注并出现较少的分心行为（Campos et al.，2000）。Acredolo 和他的同事第一个提出视觉注意是移动经验与成功完成空间搜索任务之间的媒介（Acredolo，1985；Acredolo et al.，1984；Horobin and Acredolo，1986）。那些能够将盯着掩藏物品地点的儿童更容易成功地找到物品。对于那些已经获得移动能力的婴儿来说，一直注视着物品能够有效地帮助他们在物品改变位置后也能成功地找到这些物品。而且，注视着物体也能使婴儿更加精确地从知觉上区分有关自身和环境的相关信息，通过对婴儿注意力的教育，可以促进儿童了解一个物体要去哪里以及这个物体到过哪里。有移动经验的婴儿通过对相关任务特征的空间辨别能力的提升，促使他们在"A 非 B"任务上的表现提高（Smith et al.，1999）。

方式 – 结局行为和工作记忆的提升

迄今为止，对"A 非 B"错误的解释聚焦于任务的空间成分。方式 - 结局行为（如 Diamond，1991）的提高以及更好地忍耐发起行为和完成行为之间的延迟被认为可以用来解释此类错误的时间成分：研究发现，当藏和找两个行为之间的延迟增加，婴儿的错误率也会增加。此现象的内在逻辑为：与单一动作（如伸手）相比，移动的目标需要更多时间来实现，所以婴儿必须要在脑中长时间记住移动的目标，由此也加重了工作记忆的负担。此外，实现移动的目标所要采取的行为方式，即通过重复四肢之间的协调顺序，比组织单一动作的方式更为复杂。因此，移动让婴儿必须去解决新的问题，潜在地让婴儿精炼自身的问题解决能力，并将这种能力推广到其他任务和情境中去，同时，移动将迫使婴儿在实现目标时需要忍耐更久的延迟，从而也加重了婴儿的工作记忆负担。这两个因素都可以解释获得移动技能的婴儿有能力忍耐"A 非 B"任务中藏和找之间的更久的延迟。

最近的另一项研究将移动经验和记忆提取的更大灵活性相联系，这与获得移动能力的婴儿能够忍耐"A 非 B"任务中更久的延迟是特别相关的。Herbert 等（2007）使用延迟模仿任务测查了有爬行经验及没有爬行经验的 9 个月婴儿。研究中由实验人员用一个玩具示范做出一个动作，在 24 小时以后检验婴儿能否用玩具做出同样的动作。能够爬行的婴儿和尚不能爬行的婴儿在同样测试环境下（实验室或家庭中）均能够使用同样的玩具模仿出动作；然而，与尚不能爬行的婴儿相比，能够爬行的婴儿更多地能够在不一样的环境中使用不同的玩具模仿做出相同的动作。研究者提出移动经验能够提升记忆提取的灵活性，因为能够移动的婴儿有大量的机会在新异环境中施展他们的记忆能力。因为移动与长时记忆有一定联系，有理由想到移动可能也有助于工作记忆的变化，这些变化随之有助于培养婴儿在藏与找任务中对延迟的更强的耐受力。相关学龄儿童移动能力和工作记忆之间关系的研究（Piek et al., 2008）也为移动经验有助于工作记忆发展的观点提供了证据支持。

理解他人意图能力的提升

理解他人意图能力的提升是移动能够促进空间搜索任务成功率的最后一步。我们已经注意到有移动经验的婴儿在搜索任务中更加专注，同时分心行为也较少。他们还会去捕获实验人员所表现出的有沟通含义的信号。这种搜寻可能与他们能够跟随实验人员"参照性姿势沟通"的能力有关（如 Campos et al., 2009），与移动出现之后他们与父母的远距离沟通增加也有关（Campos et al., 2000）。对"A 非 B"错误的研究中社交能力的重要性最近被重视是因为有一项实验发现，当婴儿与实验人员之间的沟通趋于简捷时，婴儿固执于在错误搜寻会明显减少（Topa'l et al., 2008）。动作产生和动作理解之间关系的大量文献（如 Sommerville and Woodward, 2010）提示，理解他人意图这一点潜在介导了有移动能力的婴儿能够去解决空间搜索问题。此研究指出婴儿形成了将他人的行为理解成一个指向性的目标体现了他们自身动作经验的能力。因此，自主动作经验会有助于个体理解他人的意图。

位置恒常性

位置恒常性是指即使个体与某物体或位置的空间相对关系发生了改变，个体还是能够找到该物体或位置。该能力是基于空间搜索基本技能之上的，因为没有这种技能位置恒常性也不可能出现。位置恒常性对于神经学家来说非常重要，因为他们发现婴儿获得位置恒常性所使用的不同的策略对应着不同的神经机制，而对于发展心理学家们来说位置恒常性是他们了解儿童空间认知发展的一扇窗户。对于移动中的个体来说，随着自己的换位重新定位物体和地点是十分必要的。如果一个动物不能找到之前储存食物的地方，不知道哪里可以藏身，或者天敌埋伏在哪里，他们很有可能不能生存。而且位置恒常性对于发展个体的导航能力也是必不可少的，导航能力是空间认知的一个非常广泛的组成部分，我们在这一章中的最后还会讨论到。神经科学家们对大脑中支持个体导航能力的大脑过程特别感兴趣，而且他们已经提出了确凿的证据来证明个体导航的经验会改变大脑的结构。比如，伦敦出租车司机被认为是世界上达到熟知城市最严格标准的人群，他们的海马体中后部中脑灰质量要更多于常人，这个脑部结构涉及导航功能。而且，驾驶经验越丰富，海马体后部中的脑灰质的量就越多（Maguire et al., 2000, 2006）。因此，有必要去了解外界复杂的环境对支持导航能力的脑部结构提出的特定要求是什么，以及如何引起这些脑部结构的变化。

对远处的注意力有利于位置恒常性的发展

对于获得移动技能的婴儿来说，对远处物体的良好注意力是获得位置恒常性的预兆之一。向目的地移动过程中的婴儿会注意到远处，与未掌握移动技能的婴儿相比，能移动的婴儿能够表现出对远处的整体专注力。Gustafson（1984）报告尚未掌握移动技能的婴儿被放在地板上时，比直立在学步车中，更不容易注意到远处的物体、人以及房间的特征。而且在学步车中的尚未获得移动技能的婴儿注意远处的程度与已经掌握手膝爬的婴儿注意远处的程度相比并没有差别。Freedman（1992）也报告了相似的研究。获得移动技能的婴儿，无论是在学步车中或是通过手膝爬，都比尚未获得移动技能的婴儿更多地展现出注意远处的能力。获得移动技能的婴儿注意远处时会看着房间中的特定物品，而尚未获得移动技能的婴儿则不会看特定的物品。而且，和尚未获得移动技能的婴儿相比，获得移动技能的婴儿在操纵近处的玩具时也更多地看向远方。家长报告也提供了更多的证据，家长发现在婴儿开始自主移动后，婴儿更多地把注意力投向远处。一篇访谈研究显示，相对于尚未获得移动技能的婴儿的家长，获得移动技能的婴儿的家长更多地报告他们的孩子关注远处发生的事件（Campos et al.，1992）。

个体出现自主移动之后，他们视觉本体感逐渐精确化，从而有助于婴儿保持他们对环境的定向，因为视觉流提供了包括头部方向、移动速度和姿势稳定性的信息（Gilmore and Rettke，2003）。然而，婴儿必须学习探测和利用来自其他渠道的有关自身和环境的信息来帮助他们成功地导航。在前文，从以自我为中心的编码策略发展到以客体为中心的编码策略已被认为是"A 非 B"任务表现进步的解释。这种采用更为先进形式的相同转变，可以视为是空间编码方面的进步。

位置恒常性的相关策略

婴幼儿在移动中使用两种自我为中心或称之为自我参照的策略："反应学习"和"航位推测"（Clearfield，2004）。"反应学习"已在之前的"A 非 B"任务中提到，它包括个体记住一连串动作，比如，向左，再向右，然后再向左，最后达到终点。每一次当个体开始移动时，与目标的位置关系总是固定的，那么这个策略会有效，但当个体与环境的位置关系改变后，这个策略就会失败。比如，此策略就不能有效指导个体从终点返回起点。"航位推测"策略是更复杂的自我参照策略。个体通过持续追踪移动的距离和方向来持续更新位置。一般直到儿童积累了大量的移动经验后才能够展现出"航位推测"技能（Acredolo，1978），但这个策略也只能运用于短距离。

婴幼儿移动过程中可应用两种以客体为中心或环境参照（ER）的策略："线索学习"，即学习地点和稳定的地面标志物之间的关系，以及"地点学习"，即通过注意该位置与其他两处及以上更多的地面标志物之间的空间关系（方位和距离）来确定位置（Clearfield，2004）。使用地标物来三角测量出位置的地点。显然"地点学习"比"线索学习"更为复杂。

即使婴儿在开始自主移动之前就能够在一定程度上使用环境参照的空间编码策略，但许多研究者提出或暗示，移动经验会促进婴儿使用这些策略（Acredolo，1978，1995；Bremner，1993；Bremner and Bryant，1977；Lepecq，1990；Piaget，1954）。Campos 等研究者（2000）提出早熟的环境参照策略在以下情境中可能被使用：①地标距离需要搜索的物体或位置很近；②地标非常显著；③婴儿是在熟悉的环境中接受测查；④在起始定位目标时没有使用训练尝试，以避免发展出"反应学习"。移动似乎营造一种情境，在此情境中环境参照策略必须以日益复杂的方式被利用。

移动和环境参照策略的发展

将移动经验与环境参照策略相联系的最初研究之一是由 Enderby（1984）实施的，研究中利用 Acredolo（1978）的实验模式，测查了 3 组 36 周大的婴儿，第一组是未获得移动技能的婴儿，第二组是有至少 3 周移动经验的婴儿，第三组是有至少 40 小时学步车经验但未获得移动技能的婴儿。测查在四面装有帘子的房间中进行，婴儿的任意一边有一个窗户，窗户上有闪光点、醒目的条纹，而且窗边的墙上有一颗蓝色的星星，从而充当明显的标志物。婴儿先学会听到蜂鸣 5 秒之后会期待实验者出现在一个窗户。婴儿在 5 次尝试中 4 次正确地期待实验者出现后开始测试试验。达到上述标准后，婴儿立即被向前移动一小段距离并旋转 180°，面对房间另一边。蜂鸣声响起之后，尽管实验者未出现在窗口，记录婴儿一开始看望的方向。

在 Enderby 的研究中，获得移动技能的婴儿比尚未获得移动技能的婴儿明显地表现出更好的位置恒常性。获得移动技能的婴儿在实验中预测实验人员出现位置的正确率达到 40%，但尚未获得移动技能的婴儿在实验中的正确率只有 15%，有学步车经验的婴儿正确率为 35%。Bertenthal 等（1986）也重复了以上的发现，虽然在他们的研究中所有组别的婴儿在实验中的正确率都有了较大的提高，获得移动技能的婴儿在实验中的正确率为 74%，尚未获得移动技能的婴儿的正确率为 56%，有学步车经验的婴儿的正确率为 95%。也有研究者通过对一名骨关节障碍的儿童进行长期个案研究发现，该名儿童在测查任务中的表现直至脱去腿上沉重石膏、自主移动技能延迟获得之后才好转。以上这三个研究提供了有力证据：在定位过程中，移动经验促进了更为成熟的环境参照策略的发育和利用。

Bai 和 Bertenthal（1992）参照 Bremner（1978）设计的研究方式进一步检验移动经验和环境参照定位策略之间的关系。3 组 33 周大的婴儿参与实验，第一组是尚未掌握移动技能的婴儿，第二组是有 2.7 周腹部爬行经验的婴儿，第三组是有 7.2 周手膝爬经验的婴儿。对婴儿进行藏与找任务的测查，在婴儿面前并排放置 2 个不同颜色的杯子，一个物体藏在其中一个杯子下面。在婴儿开始寻找物体之前，将婴儿绕着桌子转 180° 或者将桌子旋转 180°，桌子上摆放着杯子。相对于婴儿来说杯子的位置随着 2 种旋转有了改变。首次试验的数据说明移动经验的明显效果，有手膝爬经验的婴儿能够在自己旋转了 180° 后找到物品的成功率在 72%，而没有移动经验的婴儿的成功率只有 25%。正如 Kermoian 和 Campos（1988）的空间搜寻试验，Bai 和 Bertenthal 研究中腹部爬行经验者的表现和无移动经验者相似，成功率为 30%。值得注意的是，当桌子被旋转后，不同组别的婴儿在搜索任务上的表现却没有差异，可能是因为无论婴儿是否具有移动经验，他们对于这种换位都很少经历。

Clearfield（2004）设计了一个完全不同的实验对 8、11 和 14 个月的婴儿的移动经验与环境参照策略之间的关系进行研究。8 个月的婴儿是爬行的初学者，11 个月的婴儿是熟练的爬行者，14 个月的婴儿是行走的初学者。实验方法改良自用于研究老鼠的空间记忆的经典莫里斯水迷宫任务。婴儿的母亲站在一个高 2 英尺（约 0.6m），直径 8 英尺（约 2.4m）的八角形围栏外，婴儿首先需要学习如何定位他们母亲的位置。一开始，婴儿被送到母亲所在的位置，然后从母亲身边抱走，再将婴儿放在房间的另一堵墙前面。婴儿的任务就是找到返回母亲处的路。在测试中，婴儿在被抱离母亲时，母亲需要躲在一个障碍物的后面。在房间的远处有一些标志物去帮助儿童为母亲所在位置进行编码，包括 4 台摄像机，挂在一台摄像机上的亮橙色的小旗子和三束明亮的光。

Clearfield（2004）的第一个实验的结果显示移动经验对搜索任务有着明显的影响。凡是少于 6 周移动经验的婴儿，无论是爬行或是行走经验，都不能在测查中找到自己的母亲。相反的是，具有 6 周以上移动经验的婴儿能成功完成搜索任务。有趣的是，刚刚学会走路的婴儿在使用他们刚刚获得的直立行走技能寻找母亲时，似乎并没有表现出得益于他们先前的爬行经验。第二个实验中，研究者使用一个直接的标志物对爬行初学者、熟练的爬行者及行走者进行测查。标志物是一个大环，环上缠绕着荧光绿的布条，布条上还印着了亮色的小虫子和闪光的星星。标志物挂在母亲身后的帘子上，而且就出现在母亲头顶的位置。再次进行实验，移动经验产生了明显的实验效果。少于 6 周移动经验的爬行和步行初学者都不能找到他们的母亲，但有 6 周以上移动经验的婴儿更容易成功地找到他们的母亲。

移动经验如何促进位置恒常性的发展？

移动经验在位置恒常性发展过程中所发挥的作用是显而易见的。正如本篇的引言中所介绍的，当个体开始移动后，以自我为中心的编码策略在搜索任务中会失效。因为个体在移动时，原先在婴儿前方的物体现在可能就在婴儿的旁边甚至后方，移动中如果加入了旋转，在左边的物体可能变到了右边，右边的物体会出现在婴儿的左边。因为移动经验会让简单的自我为中心的搜索策略变得复杂，刚刚开始自主移动的婴儿被迫使用新的策略，将物体的位置和外界固定的标志物建立联系，而不是与自身建立联系。因为这个原因，有移动经验的婴儿更容易在空间搜索中发展出以客体为中心、基于标志物的编码策略，而使用标志物也更容易产生位置恒常性。值得注意的是，使用基于标志物的编码策略代表了一种更深层次的对外界空间及其特征之间关系的理解。这种理解将有助于想象、思维、计划、问题解决和记忆等高级认知过程。

自主移动与心理发展：对功能障碍婴幼儿的启示

现在已经能够非常清楚地认识到自主移动能力对婴儿心理发展有着至关重要的影响。前面通过选择一些研究来证实移动经验与个体空间认知发展方面的联系，也讨论了移动过程对特定心理变化造成的影响。很好地理解移动促进心理发展变化的过程能够为治疗师提供另一个视角去开发替代性的发展方式，去促进那些存在自主移动发展迟缓或是难以发展自主移动能力的婴儿的心理发展。然而，自主移动能力所带来的影响比已经了解的多。在本章的最后，我们将聚焦于移动经验和心理发展之间的关系对于自主移动受阻的运动障碍儿童的启示。我们已经提出由于神经或骨骼原因导致的自主移动发展迟缓婴儿的空间认知技能也将发展迟缓。而且我们还提出，婴儿采用腹部爬行这类需要极大努力的移动并没有使其从中获益来促进他们的心理发展。我们猜想，有运动障碍的大年龄儿童和成人所出现的一些认知缺陷可能归因于缺乏或延迟获得移动经验，特别是如果这些延迟横跨了相关心理技能发展的关键期。

运动障碍个体的空间认知缺陷

一些运动障碍儿童运动能力上的限制会导致他们感知觉和空间认知功能受限，这已经不是新鲜的观点了（如，Abercrombie，1964，1968；Kershner，1974）。然而，现在支持这一观点的证据尚有限，特别是针对脑瘫儿童。正如之前所说的，在发育儿科领域现有的模式中并没有重视障碍儿童的心理发展。导致运动因素对肢体障碍儿童心理发展产生一定影响的理论难以接受的主要原因是，现有研究很难将大脑损伤导致的心理缺陷和由于运动限制导致的心理缺陷分离开来。大脑损伤是导致肢体障碍儿童主要的运动损伤的原因（比如脑瘫儿童的运动损伤），同样的大脑损伤也明确提示儿童会并发空间 - 认知缺陷。

尽管有这样的问题，但目前越来越多的人开始关注运动限制作为一个潜在的因素导致脑瘫儿童心理发展迟缓或者缺陷。这种关注与认为脑瘫不仅仅是身体姿势和运动上的障碍这一新共识相关。脑瘫现在被定义为个体在感觉 - 运动整合、感知觉、认知、执行功能、沟通和行为多个方面都存在困难，同时也伴随癫痫和继发性肌肉骨骼缺陷，这些伴随着基本的运动障碍（Bax et al., 2005）。尽管 23% ~ 44% 的脑瘫儿童存在智力障碍已经被广泛接受（Odding et al., 2006），定义中加入的其他障碍也引起了人们对于其他相关缺陷的很大兴趣。

脑性瘫痪儿童中特定的心理问题

已经有一些关于脑瘫儿童所经历的心理问题的优秀综述在近期已经发表（Bax et al., 2005；Bjorgaas et al., 2012；Bottcher, 2010；Parke ser al., 2008；Pirilä and van der Meer, 2010；Straub and Obrzut, 2009）。这些研究综述中都强调了一些脑瘫儿童常见的受损技能（即空间认知的视觉感知、记忆和注意力），这些技能与典型发育儿童的自主移动经验有关的技能是相同的。这些技能的特定组成部分在婴儿早期出现，在开始自主移动之后迅速发展，并继续发展至学龄阶段。令人感兴趣的是，脑瘫儿童心理发展的缺陷与其他运动障碍儿童的心理发展缺陷类似，比如患脊髓脊膜膨出（myelomeningocele，MMC）的儿童。例如，脑瘫儿童和 MMC 儿童均存在认知注意问题，比如定向和不受刺激物干扰（Dennis et al., 2005；Schatz et al., 2001）。视觉注意、视觉规划和数学推理等空间认知障碍都出现于这两类人群（Dennis et al., 2006；Pirilä and van der Meer, 2010；Straub and Obrzut, 2009；Taylor et al., 2010）。因为 MMC 完全不同于脑瘫的中枢神经系统损伤，很难理解这些缺陷是如何起因于脑的特定位置的损伤，许多发现这些缺陷的研究者常常会提出这点 [Bottcher（2010）在此方面做了很好的讨论]。

脑皮质损伤在脑瘫儿童经历的心理缺陷中起了一定明显作用，目前也日益认识到早期的持续的空间探索经验的减少可能也起一定的作用。比如，在本章前面提及的，Dalvand 等（2012）提出：运动控制和认知功能脑区缺乏由于自主移动所产生的感觉信息，可部分解释脑瘫儿童的运动和认知功能之间的显著关系。相似地，Ploughman（2008）提出由于运动障碍而减少身体活动对学习和记忆都会产生不利影响。同时我们也必须认识到，以往被认为在运动控制中起专一作用的脑部区域，现在被认为也起到认知功能。现在是需要严肃地考虑此观点的时候了：对于肢体障碍儿童来说，身体运动严重不足可能是导致他们某些心理功能缺陷的独立因素。此外，还应考虑到以下观点的高度可能性：明显不足的运动活动将加重某些源于脑部损伤（独立于运动）的心理缺陷。在本章的最后，我们将强调一些新的研究所提出的证据去支持空间探索经验对于发展一种空间技能的重要性，这就是导航技能，它对于肢体障碍儿童的功能独立性有着巨大的意义。导航能力对个体在更为广阔的世界中参与和社交十分重要，当个体很难发现从一处到另一处的路线时，他们参与社会的机会会大大消减。

受限的探索经验和能动性在导航能力缺陷中的作用

最初的一项研究（Simms, 1987）检验了有限的探索经验对导航技能发展的影响。在本章前面我们讨论了典型发育儿童随着自主移动能力的发展，开始将自我中心策略转变为环境（地标）参照策略。然而，一旦儿童学会了利用标志物后，空间编码能力并没有停止发展，它会继续提高，儿童就会学习通过路线达到目的地，并最终学会如何将路线和地标整合入整个环境中（Piaget and Inhelder，1948；Siegel and White，1975）。Simms（1975）的研究中，作为实验组的 9 名患有脊柱裂的青年和作为对照组的 9 名体格健全的青年，坐在车上穿过一个交通畅通的道路系统和一个繁忙的村庄时，要求他们记住路线。相比对照组中的青年，患有脊柱裂的青年需要花费更多的时间才能记住路线，他们注意到的地标更少，在地图上绘制路线的困难更大，他们手绘的地图较差。显然，研究对象的运动能力水平和空间技能相关，能够行走的研究对象的表现水平好于轮椅使用者。

Nigel Foreman 是强力支持以下观点的研究者之一：运动能力的限制会对个体的空间认知技能（比如参与移动的技能）产生消极影响。他与同事们对 10 名自主移动能力受限的肢体障碍儿童的空间意识能力进行研究（Foreman et al.，1989）。通过和年龄匹配的同学进行比较，障碍儿童在以下方面的表现明显差：绘制班级地图，在班级地图上放置物品，指向校园中远处地标。更重要的是，无论这些障碍儿童是否伴有脑损伤，他们都存在空间意识的缺陷。Foreman 提出缺陷可能源于缺乏主动做出决定，因为这些儿童经常在辅助下从一处移动到另一处。

随后的研究证据也支持 Foreman 的观点：在空间意识的发展过程中能动性是重要的。在两个实验中测验 4~6 岁的儿童找回物品的能力，这些物品被有策略地放在一个大房间中（Foreman et al.，1990）。儿童首先通过以下四种移动方式的一种熟悉一下物品的位置：① 儿童独立地在地点之间行走；②由一位实验人员带领着行走；③被动地坐在轮椅上被转移；④被动地坐在轮椅上，但指挥着实验人员朝哪里走。研究结果显示，独立行走或是坐在轮椅上指挥实验人员的儿童在任务上的表现最好。因此，无论实施方式如何，能动性是儿童穿过房间完成空间搜索任务时表现的决定因素。最近大量关于典型发育儿童的研究显示：个体主动地移动能够促进空间搜索任务上的表现（Yan et al.，1998）。

更深入的研究发现一些类型的空间能力的发展存在关键期（Stanton et al.，2002）。34 名能够进行自主移动的肢体障碍青少年（平均年龄为 14.1 岁）与 24 名年龄匹配的健全青少年参与研究，比较他们电脑模拟迷津中的路线学习能力。尽管两组都可以完成此任务，但障碍组在选择捷径方面比健全组面临更大的困难，由此意味着他们没有完全掌握迷津的空间布局。而且，越是在发育早期出现运动障碍的青少年在任务的表现上越是要弱于那些在童年后期出现运动障碍的青少年。Stanton 等（2002）提出早期出现的移动能力损伤对空间学习将造成更有害和更持久的影响，因为儿童错过了学习重要空间关系的窗口期。这个论点需要经过更为仔细的检验和审慎对待，因为它给出了重要提示：应当在何时干预以促进移动能力和空间能力。运动经验的时机如何影响主动活动产生持久效果的程度，这是我们在理解运动活动和心理发展之间关系时存在的巨大鸿沟之一。

基于早期的研究成果，Wiedenbauer 和 Jansen-Osmann（2006）证实肢体障碍儿童在获取与导航相关的空间知识方面存在困难。实验组中 18 名脊柱裂儿童与对照组中 18 名健康儿童在年龄（平均年龄为 11.5 岁）、性别、言语智商方面进行了匹配，通过在虚拟环境中的迷津实验比较他们走迷宫的路线学习能力。研究对象通过操纵杆来"走出"迷宫。研究结果很清楚地显示，患有脊柱裂的儿童明显需要更长的时间来学习如何走出迷宫，一旦完成路线学习后，当迷宫中的一些地标被撤走后，他们在测试中会出现更多的错误。然而，尽管脊柱裂儿童比健康组回忆和鉴别出正确位置的地标会更少，但是两者的差异并不显著。

Wiedenbauer 和 Jansen-Osmann（2006）强调了脊柱裂儿童在空间缺陷方面的特异性，即路线学习（一种基于行为的空间理解测试）能力受到影响，而记忆地标的能力未受损。在没有地标时的测验表现提示，脊柱裂儿童是依靠地标进行导航的，而健康组同伴似乎能更加精准的理解整个环境的空间概况。换言之，脊柱裂儿童使用基于地标的空间编码策略，这与年幼儿童的策略一致。与 Stanton 等（2002）的研究一致，作者们提出脊柱裂儿童在空间知识上的缺陷源于儿童肢体障碍导致的早期空间经验受限。

Pavlova 等（2007）在脑瘫儿童研究中得出了早期空间经验对导航技能发展有重要影响的相似结论。纳入 14 名青少年（13~16 岁），出生时早产、患有脑室周围白质软化（periventricular leukomalacia，PVL）并伴随下肢明显的双侧性痉挛型脑瘫，8 名同龄青少年（早产但没有脑损伤），8 名同龄青少年（足月产也没有脑损伤），对他们进行研究和比较，使用 Wechsler 儿童智力量表中的迷津测验对他们进行施测。被试者需要找出走出试卷上的二维迷宫的路线。PVL 青少年在迷津任务上的表现明显弱于另外两个对照组，但在视觉注意任务或是知觉组织测试任务（比如图片完形、排列事件顺序、积木造型和物体组合）方面的表现不比其他两组差。此研究进一步强调了肢体障碍对空间能力的特异影响。

此外，Pavlova 等（2007）的研究发现迷津测验中表现与下肢（非上肢）运动功能损伤的严重程度显著相关。然而，此种关联并不是负责下肢控制和导航技能的受损脑区的功能。当运动障碍和 PVL 程度的数据进入多元回归分析时，运动障碍是第一个进入，能解释导航能力中 49% 的变异，而 PVL 程度第二个进入，可以解释 25% 的变异。因此，运动障碍的严重程度和脑损伤的严重程度是影响个体在任务表现方面的两个独立因素。与先前的研究一致，作者认为，由于下肢功能受损导致主动的空间探索减少，从而阻碍视觉导航技能的正常发展。

关于能动性的总结

近期的两项研究都提供了更深入的证据：脑瘫儿童因能动性的受限使他们的空间理解能力受损。Ritterband-Rosenbaum 等（2011）发现痉挛型脑瘫儿童在判断某种观察到的移动是由自己造成还是电脑造成时，比健康儿童会遇到更大的困难。任务要求被试者使用笔尖在数字转换器板上做目标移动，被试者的手臂被一个水平的板盖住视线，所以他们只能从前方显示器中所展示的移动轨迹来获得自己运动的反馈。一个电脑程序将随机出现 10° 或 15° 轨迹移动，每次测试结束时要求被试者判断是他自身还是电脑完成了移动。当意图动作和与动作关联的实际感觉后果出现差异时，个体的能动性则消失。

Ritterband-Rosenbaum 等（2011）的研究发现通过一个追踪研究得以证实，两组脑瘫儿童参与该研究（Ritterband-Rosenbaum et al.，2012），第一组（20 名，平均年龄 11.1 岁）接受了 20 周基于网络提供的训练课程（"移动 - 前进"课程），用来提高认知、感知觉和动作能力（Bilder et al.，2011），另一组（20 名，平均年龄 12.0 岁）继续每日的常规。训练产生了明显的能力提高，他们能够更好地判断显示器观察到的运动是由自己还是由电脑完成的。研究者将改善归因于：因在训练中加强了感觉 - 运动的互动从而提高了个体的能动性。这些研究发现很重要，至少有以下两个原因：第一，他们强调了脑瘫儿童在能动性方面存在缺陷；第二，通过新型的干预手段可以提升儿童的能动性。据推测，这些干预的益处将超出现有的训练目标和训练内涵，虽然还需要进一步研究来证实。

总结与未来发展方向

　　人类在自身发展过程中扮演着一个积极的角色，个体和环境互动的质量将对发育结局产生深远的影响。个体开始出现自主移动能力之后儿童广泛的心理变化随之发生，这点明显反映出了以上的观点。现在这点已经非常明晰：通过移动将策划安排出许多的心理变化。那这些对脑瘫等运动障碍儿童带来了什么启示呢？有许多研究证明，脑瘫儿童除了有明显的运动障碍之外，他们还存在一系列的心理问题，由运动受限导致的心理问题达到什么程度，或将心理问题恶化到了什么程度，目前还不清楚。然而，值得注意的是，当典型发育儿童开始获得自主移动技能后，许多心理技能便得到巨大的提高，而这些技能恰恰是脑瘫儿童所遇到的问题。典型发育儿童开始获得移动技能之后所激发的心理技能与运动障碍儿童的这些技能的抑制，这二者之间的有趣联系值得更多的仔细研究。

　　需要更多关注年幼脑瘫儿童获得移动能力所处的生态环境（见第 9 章），即使大多数脑瘫儿童将获得一些形式的自主运动能力，但这种移动常常要比典型发育儿童付出更多的努力，他们也更难从与移动有关的经验中获益。而且，脑瘫儿童获得移动所处的环境与典型发育儿童有很大的不同。脑瘫儿童在训练室中，由治疗师陪同下进行的步行是不需要像典型发育儿童步行那样关注周围环境的，因为脑瘫儿童面对的这种环境总是固定的且没有危险。除此以外，脑瘫儿童的注意力被引导到自身肢体或身体姿势（"把你的背挺直，脚跟先着地"）而不是关注环境特征。因此，障碍儿童在学习步行时，通常缺乏自然运动的关键部分，即鼓励处理自主运动与外界特征关系的情境。当治疗师在设计干预活动来提高障碍儿童的自主移动能力时，必须记在心中的是：功能性移动应挑战感知觉、空间认知、注意和工作记忆等技能。讽刺的是，许多这些技能正是移动本身所产生的结果。有效的干预除了支持平衡和前行的神经及骨骼肌肉训练外，需要在移动中系统性逐步增加信息处理和计划能力的挑战。第12 章还将讨论此观点，就如何提高障碍婴儿跑步机训练的生态有效性提出建议。

　　治疗师应当密切关注儿童获得运动技能时的社会环境以及运动发展给社会和情绪发展所带来的积极促进作用。社交往往是个体自主移动的目标，婴儿无论是爬向或者走向照料者，或是把自己的新玩具展示给朋友们看，移动努力的最终结果是以社会活动为媒介的。婴儿的社会情绪发展在这一章并未提及，欧洲的一项针对 8～12 岁的脑瘫儿童（共 818 名）开展的调查显示，所调查的脑瘫儿童中最经常出现的问题是同伴关系、活动过度和情绪问题（Parkes et al., 2008）。脑瘫儿童缺乏运动或是存在运动障碍，尤其当言语和沟通受累时，将明显影响他们获得发展社交技能的机会。此外，大量典型发育婴儿的研究证明了社会情绪发展和自主移动经验有关联（Campos et al., 2000）。最近我们实验室开展的研究发现了步行技能的开始与婴儿表达性语言和接受性语言的迅速发展之间有联系（Walle and Campos，未发表），提示直立行走有助于营造一个促进语言发展的社会环境，这项研究发现对于有语言和移动障碍的脑瘫儿童富有启示。

　　最后，智慧的治疗师将认识到在个体发育过程中存在替代发展路径，例如与下述例子相关的替代路径：服用了反应停的母亲的儿童可以表现出似乎正常的 Piaget 感觉运动技能的发育，而这种技能被认为需要用手和移动进行探索，但是这些婴儿通过使用脚、头、嘴以及矫形器同样可以获得同等功能性的技能，得到原本可能缺失的运动经验（Decarie，1969；

Kopp and Shaperman, 1973）。因此，对于不能自主移动的儿童或需要通过很大努力才能移动的儿童，可以通过非移动的途径帮助他们获得一定的心理技能。此发现并没有降低移动在心理发展过程中的重要性，因为移动仍旧是促进许多心理技能明显重组的最常见途径，由此，提供了另一个理由应当为年幼的障碍婴儿设计有效的训练和练习方案。另外，研究结果强调爬行或者步行本身并非儿童心理变化背后的驱动力，而是自主移动经验和能动性才对心理发展产生了催化促进作用。正如前面所述，已经有一些创新研究开始探索使用非移动的干预方法去促进肢体障碍儿童的心理发展（Akhutina et al., 2003）。我们为这些努力鼓掌，希望他们持续下去。我们呼唤研究者们勇于接受挑战，去确定运动限制如何影响婴儿期心理发展，去探索尚在讨论中的心理技能的发展是否存在关键期。在此领域中，许多研究的空白需要我们去努力，从而帮助我们理解儿童发育并改变目前的临床实践面貌。

（杨红 译）

参考文献

Abercrombie, M.L.J., 1964. Perceptual and Visuomotor Disorders in Cerebral Palsy: A Review of the Literature. Spastics Society/ Heinemann, London.

Abercrombie, M.L.J., 1968. Some notes of spatial disability: movement intelligence quotient and attentiveness. Dev. Med. Child Neurol. 10, 206–213.

Acredolo, C., 1995. Intuition and gist. Special issue: a symposium on fuzzytrace theory. Learn. Individ. Differ. 7 (2), 83–86.

Acredolo, L.P., 1978. Development of spatial orientation in infancy. Dev. Psychol. 14 (3), 224–234.

Acredolo, L.P., 1985. Coordinating perspectives on infant spatial orientation. In: Cohen, R. (Ed.), The Development of Spatial Cognition. LEA, Hillsdale, NJ, pp. 115–140.

Acredolo, L.P., Adams, A., Goodwyn, S.W., 1984. The role of selfproduced movement and visual tracking in infant spatial orientation. J. Exp. Child Psychol. 38 (2), 312–327.

Adolph, K.E., Vereijken, B., Denny, M.A., 1998. Learning to crawl. Child Dev. 69 (5), 1299–1312.

Akhutina, T., Foreman, N., Krichevets, A., Matikka, L., Narhi, V., Pylaeva, N., et al., 2003. Improving spatial functioning in children with cerebral palsy using computerized and traditional game tasks. Disabil. Rehabil. 25 (24), 1361–1371.

Anderson, D.I., Campos, J.J., Barbu- Roth, M.A., 2004. A developmental perspective on visual proprioception. In: Bremner, G., Slater, A. (Eds.), Theories of Infant Development. Blackwell Publishing Ltd., Malden, MA, pp. 30–69.

Bai, D.L., Bertenthal, B.I., 1992. Locomotor status and the development of spatial search skills. Child Dev. 63, 215–226.

Banton, T., Bertenthal, B.I., 1997. Multiple developmental pathways for motion processing. Optom. Vis. Sci. 74, 751–760.

Barbu-Roth, M., Anderson, D.I., Despre, A., Provasi, J., Cabrol, D., Campos, J.J., 2009. Neonatal stepping in relation to terrestrial optic flow. Child Dev. 80 (1), 8–14.

Bax, M., Goldstein, M., Rosenbaum, P., Leviton, A., Paneth, N., 2005. Proposed definition and classification of cerebral palsy, April 2005: introduction. Dev. Med. Child. Neurol. 47, 571–576.

Bell, M.A., Fox, N.A., 1997. Individual differences in object permanence performance at 8 months: locomotor experience and brain electrical activity. Dev. Psychobiol. 31, 287–297.

Bertenthal, B.I., Bai, D.L., 1989. Infants' sensitivity to optic flow for controlling posture. Dev. Psychol. 25, 936–945.

Bertenthal, B.I., Campos, J.J., 1990. A systems approach to the organizing effects of self-produced locomotion during infancy In: Rovee-Collier, C. Lipsitt, L. (Eds.), Advances in Infancy Research, Vol. 6. Ablex, Norwood, NJ, pp. 1–60.

Bertenthal, B.I., Campos, J.J., Barrett, K., 1984. Self-produced locomotion: an organizer of emotional, cognitive, and social development in infancy. In: Emde, R., Harmon, R. (Eds.), Continuities and Discontinuities in Development. Plenum Press, New York, pp. 175–210.

Bertenthal, B.I., Rose, J.L., Bai, D.L., 1997. Perception–action coupling in the development of visual control of posture. J. Exp. Psychol. Hum. Percept. Perform. 23, 1631–1643.

Bidell, T.R., Fischer, K.W., 1997. Between nature and nurture: the role of human agency in the epigenesist of intelligence. In: Sternberg, R.J., Grigorenko, E. (Eds.), Intelligence, Heredity, and Environment. Cambridge University Press,

Cambridge.

Bilde, P.E., Kliim-Due, M., Rasmussen, B., Petersen, L.Z., Petersen, T.H., Nielsen, J.B., 2011. Individualized, home-based interactive training of cerebral palsy children delivered through the Internet. BMC Neurol., 11.

Bjorgaas, H.M., Hysing, M., Elgen, I., 2012. Psychiatric disorders among children with cerebral palsy at school starting age. Res. Dev. Disabil. 33, 1287–1293.

Bottcher, L., 2010. Children with spastic cerebral palsy, their cognitive functioning and social participation: a review. Child Neuropsychol. 16, 209–228.

Bremner, J.G., 1978. Egocentric versus allocentric spatial coding in 9-monthold infants: factors influencing the choice of code. Dev. Psychol. 14, 346–355.

Bremner, J.G., 1985. Object tracking and search in infancy: a review of data and a theoretical evaluation. Dev. Rev. 5 (4), 371–396.

Bremner, J.G., 1993. Motor abilities as causal agents in infant cognitive development. In: Savelsbergh, G.J.P. (Ed.), The Development of Coordination in Infancy. Elsevier Science Publishers B. V., Amsterdam, Netherlands, pp. 47–77.

Bremner, J.G., Bryant, P.E., 1977. Place versus response as the basis of spatial errors made by young infants. J. Exp. Child Psychol. 23, 162–171.

Butterworth, G., Hicks, L., 1977. Visual proprioception and postural stability in infancy: a developmental study. Perception 6 (3), 255–262.

Butterworth, G., Pope, M., 1981. Origine et fonction de la proprioception visuelle chez l'enfant. In: de Schonen, S. (Ed.), Le Développement Dans La Première Année. Presses Universitaires de France, Paris, pp. 107–128.

Campos, J.J., 1976. Heart rate: a sensitive tool for the study of emotional development in the infant. In: Lipsitt, L. (Ed.), Developmental Psychobiology: The Significance of Infancy. Lawrence Erlbaum Associates, Hillsdale, NY, pp. 1–31.

Campos, J.J., Hiatt, S., Ramsay, D., Henderson, C., Svejda, M., 1978. The emergence of fear on the visual cliff. In: Lewis, M., Rosenblum, L. (Eds.), The Origins of Affect. Plenum Press, New York, pp. 149–182.

Campos, J.J., Svejda, M.J., Campos, R.G., Bertenthal, B., 1982. The emergence of self-produced locomotion: its importance for psychological development in infancy. In: Bricker, D.O. (Ed.), Intervention with At-Risk and Handicapped Infants: From Research to Application. University Park Press, Baltimore, pp. 195–216.

Campos, J.J., Bertenthal, B.I., Kermoian, R., 1992. Early experience and emotional development: the emergence of wariness of heights. Psychol. Sci. 3, 61–64.

Campos, J.J., Anderson, D.I., Barbu- Roth, M.A., Hubbard, E.M., Hertenstein, M.J., Witherington, D., 2000. Travel

broadens the mind. Infancy 1, 149–219.

Campos, J.J., Anderson, D.I., Telzrow, R., 2009. Locomotor experience influences the spatial cognitive development of infants with spina bifida. Zeitschrift für Entwicklungspsychologie und Pädagogische Psychologie 41 (4), 181–188.

Casasanto, D., 2011. Different bodies, different minds: the body specificity of language and thought. Curr. Dir. Psychol. Sci. 20 (6), 378–383.

Christ, S.E., White, D.A., Brunstrom, J.E., Abrams, R.A., 2003. Inhibitory control following perinatal brain injury. Neuropsychology 17 (1), 171–178.

Cicchino, J.B., Rakison, D.H., 2008. Producing and processing selfpropelled motion in infancy. Dev. Psychol. 44 (5), 1232–1241.

Clark, A., 1997. Being There: Putting Brain, Body, and World Together Again. MIT Press, Cambridge, MA.

Clearfield, M., 2004. The role of crawling and walking experience in infant spatial memory. J. Exp. Child Psychol. 89, 214–241.

Clearfield, M.W., Deidrich, F.J., Smith, L.B., Thelen, E., 2006. Young infants reach correctly in A-not-B tasks: on the development of stability and preservation. Infant Behav. Dev. 29, 435–444.

Craft, S., Park, T.S., White, D.A., Schatz, J., Noetzel, M., Arnold, S., 1995. Changes in cognitive performance in children with spastic diplegic cerebral palsy following selective dorsal rhizotomy. Pediatr. Neurosurg. 23, 68–75.

Dahl, A., Campos, J.J., Anderson, D.I., Uchiyama, I., Witherington, D.C., Ueno, M., et al., 2013. The epigenesis of wariness of heights. (Psychol. Sci.).

Dalvand, H., Dehghan, L., Hadian, M.R., Feizy, A., Hosseini, S.A., 2012. Relationship between gross motor and intellectual function in children with cerebral palsy: a cross-sectional study. Arch. Phys. Med. Rehabil. 93, 480–484.

Decarie, T., 1969. A study of the mental and emotional development of the thalidomide child In: Foss, B. (Ed.), Determinants of Infant Behaviour, 4. Methven & Co. Ltd., London.

Delorme, A., Frigon, J., Lagacé, C., 1989. Infants' reactions to visual movement of the environment. Perception 18, 667–673.

Dennis, M., Edelstein, K., Copeland, K., Frederick, J., Francis, D.J., Hetherington, R., et al., 2005. Covert orienting to exogenous and endogenous cues in children with spina bifida. Neuropsychologia 43, 976–987.

Dennis, M., Landry, S.H., Barnes, M., Fletcher, J.M., 2006. A model of neurocognitive function in spina bifida over the lifespan. J. Int. Neuropsychol. Soc. 12, 285–296.

Diamond, A., 1990. The development and neural bases of memory functions as indexed by the AB and delayed responses tasks in human infants and infant monkeys. In: Diamond, A. (Ed.), The Development and Neural Bases of Higher Cognitive Functions. The New York Academy of Science, New York, pp. 267–309.

Diamond, A., 1991. Neuropsychological insights into the meaning of object concept development. In: Carey, S., Gelman, R. (Eds.), The Epigenesis of Mind: Essays on Biology and Cognition. Erlbaum, Hillsdale, NJ, pp. 67–110.

Diamond, A., 2000. Close interrelation of motor development and cognitive development and of the cerebellum and prefrontal cortex. Child Dev. 71 (1), 44–56.

Doidge, N., 2007. The Brain That Changes Itself: Stories of Personal Triumph from the Frontiers of Brain Science. Penguin Group (USA), Inc., New York, NY.

Edelman, G.M., 1987. Neural Darwinism: The Theory of Neuronal Group Selection. Basic Books, New York, NY.

Enderby, S.F., 1984. The effects of self-produced locomotion on the development of spatial orientation in infancy. Unpublished Honors Thesis, University of Denver, Denver.

Erickson, K.I., Miller, D.L., Weinstein, A.M., Akl, S.L., Banducci, S.E., 2012. Physical activity and brain plasticity in late adulthood: a conceptual review. Ageing Res. 4 (e6), 34–47.

Foreman, N., Orencas, C., Nicholas, E., Morton, P., 1989. Spatial awareness in seven to 11 year old physical handicapped children in mainstream schools. Eur. J. Spec. Needs Educ. 4 (3), 171–179.

Foreman, N., Foreman, D., Cummings, A., Owens, S., 1990. Locomotion active choice and spatial memory in children. J. Gen. Psychol. 117, 354–355.

Foster, E.C., Sveistrup, H., Woollacott, M.H., 1996. Transitions in visual proprioception: a cross-sectional developmental study of the effect of visual flow on postural control. J. Mot. Behav. 28, 101–112.

Freedman, D.L., 1992. Locomotor experience and the deployment of attention to near and distant space. Unpublished Honors Thesis, University of California, Berkeley, Berkeley, CA.

Gesell, A., 1928. Infancy and Human Growth. Macmillan, New York.

Gibson, E.J., 1988. Exploratory behaviour in the development of perceiving, acting, and the acquiring of knowledge. Annu. Rev. Psychol. 39, 1–41.

Gibson, E.J., Pick, A.D., 2000. An Ecological Approach to Perceptual Learning and Development. Oxford University Press, New York.

Gibson, E.J., Schmuckler, M.A., 1989. Going somewhere: an ecological and experimental approach to the development of mobility. Ecol. Psychol. 1, 3–25.

Gibson, J.J., 1966. The Senses Considered as Perceptual Systems. Houghton Mifflin, Boston, MA.

Gibson, J.J., 1979. The Ecological Approach to Visual Perception. Houghton Mifflin, Boston, MA.

Gilmore, R.O., Rettke, H.J., 2003. Fourmonth- olds' discrimination of optic flow patterns depicting different directions of observer motion. Infancy 4, 177–200.

Gilmore, R.O., Hou, C., Pettet, M.W., Norcia, A.M., 2007. Development of cortical responses to optic flow. Vis. Neurosci. 24 (6), 845–856.

Goldfield, E.C., 1995. Emergent Forms: Origins and Early Development of Human Action and Perception. Oxford University Press, Inc., New York, NY.

Gomes da Silva, S., Unsain, N., Maso, D.H., Toscano-Silva, M., de Amorim, H.A., et al., 2012. Early exercise promotes positive hippocampal plasticity and improves spatial memory in the adult life of rats. Hippocampus 22, 347–358.

Gustafson, G.E., 1984. Effects of the ability to locomote on infants' social and exploratory behaviours: an experimental study. Dev. Psychol. 20 (3), 397–405.

Haith, M., Benson, J., 1998. Infant cognition. In: Kuhn, D., Siegler, R. (Vol. Eds.), Cognition, Perception and Language. Vol. 2. Damon, W. (Series Ed.), Handbook of Child Psychology. John Wiley, New York, pp. 199–254.

Haith, M.M., 1993. Preparing for the 21st century: some goals and challenges for studies of infant sensory and perceptual development. Dev. Rev. 13, 354–371.

Hein, A., Held, R., Gower, E.C., 1970. Development and segmentation of visually controlled movement by selective exposure during rearing. J. Comp. Physiol. Psychol. 73 (2), 181–187.

Held, R., Hein, A., 1963. Movementproduced stimulation in the development of visually-guided behaviour. J. Comp. Physiol. Psychol. 56, 872–876.

Herbert, J., Gross, J., Hayne, H., 2007. Crawling is associated with more flexible memory retrieval by 9-month-old infants. Dev. Sci. 10 (2), 183–189.

Higgins, C.I., Campos, J.J., Kermoian, R., 1996. Effect of self-produced locomotion on infant postural compensation to optic flow. Dev. Psychol. 32, 836–841.

Horobin, K., Acredolo, L.P., 1986. The role of attentiveness, mobility history, and separation of hiding sites on stage IV search behaviour. J. Exp. Child. Psychol. 41 (1), 114–127.

Jouen, F., 1988. Visual-proprioceptive control of posture in newborn infants. In: Amblard, B., Berthoz, A., Clarac, F. (Eds.), Posture and Gait: Development, Adaptation and Modulation. Elsevier Science, Amsterdam, pp. 59–65.

Jouen, F., 1990. Early visual– vestibular interactions and postural development. In: Bloch, H., Bertenthal, B.I. (Eds.), Sensory-Motor Organizations and Development in Infancy and Early Childhood. Martinus Nijhoff, Dordrecht, Netherlands, pp. 199–215.

Jouen, F., Lepecq, J.C., Gapenne, O., Bertenthal, B.I., 2000.

Optic flow sensitivity in neonates. Infant Behav. Dev. 23 (3–4), 271–284.

Kermoian, R., Campos, J.J., 1988. A facilitator of spatial cognitive development. Child Dev. 59 (4), 908–917.

Kershner, J.R., 1974. Relationship of motor development to visual-spatial cognitive growth. J. Spec. Educ. 8 (1), 91–101.

Kopp, C.B., Shaperman, J., 1973. Cognitive development in the absence of object manipulation during infancy. Dev. Psychol. 9 (3), 430.

Lee, D.N., 1978. The functions of vision. In: Pick, H.L., Saltzman, E. (Eds.), Modes of Perceiving and Processing Information. Erlbaum Associates, New York.

Lee, D.N., 1980. The optic flow field: the foundation of vision. Philos. Trans. R. Soc. Lond., B, Biol. Sci. 290 (1038), 169–179.

Lee, D.N., Aronson, E., 1974. Visual proprioceptive control of standing in human infants. Percept. Psychophys. 15, 529–532.

Lepecq, J.C., 1990. Self-produced movement, position constancy, and the perceptual-learning approach. In: Bloch, H., Bertenthal, B.I. (Eds.), Sensory-Motor Organizations and Development in Infancy and Early Childhood. Kluwer Academic, Dordecht, Netherlands, pp. 445–453.

Lew, A.R., Hopkins, B., Owen, L.H., Green, M., 2007. Postural change effects on infants' AB task performance: visual, postural, or spatial? J. Exp. Child Psychol. 97, 1–13.

Lishman, J.R., Lee, D.N., 1973. The autonomy of visual kinaesthesis. Perception 2, 287–294.

Maguire, E.A., Gadian, D.G., Johnsrude, I.S., Good, C.D., Ashburner, J., Frackowiak, R.S.J., et al., 2000. Navigation-related structural change in the hippocampi of taxi drivers. Proc. Natl. Acad. Sci. U.S.A. 97, 439–4403.

Maguire, E.A., Woollett, K., Spiers, H.J., 2006. London taxi drivers and bus drivers: a structural MRI and neuropsychological analysis. Hippocampus 16, 1091–1101.

McKenzie, B.E., 1987. The development of spatial orientation in human infancy: what changes?. In: McKenzie, B.E., Day, R.H. (Eds.), Perceptual Development in Early Infancy: Problems and Issues. Lawrence Erlbaum Associates, Hillsdale, NJ, pp. 125–142.

Mix, K.S., Smith, L.B., Gasser, M., 2010. The Spatial Foundations of Language and Cognition. Oxford University Press, Oxford.

Munakata, Y., 1998. Infant perseveration and implications for object permanence theories: a PDP model of the A-not-B task. Dev. Sci. 1 (2), 161–211.

Neisser, U., 1988. Five kinds of selfknowledge. Philos. Psychol. 1 (1), 35–59.

Newcombe, N.S., Frick, A., 2010. Early education for spatial intelligence: why, what, and how. Mind Brain Educ. 4, 102–111.

Odding, E., Roebroeck, M.E., Stam, J.H., 2006. The epidemiology of cerebral palsy: incidence, impairments, and risk factors. Disabil. Rehabil. 28, 183–191.

Parkes, J., White-Koning, M., Dickinson, H.O., Thyen, U., Arnaud, C., Beckung, E., et al., 2008. Psychological problems in children with cerebral palsy: a cross-sectional European study [multicentre study]. J. Child Psychol. Psychiatry 49, 405–413.

Pavlova, M., Sokolov, A., Krägeloh- Mann, I., 2007. Visual navigation in adolescents with early periventricular lesions: knowing where, but not getting there. Cereb. Cortex 17, 363–369.

Piaget, J., 1952. The Origins of Intelligence in Children. International Universities Press, New York.

Piaget, J., 1954. The Construction of Reality in the Child. Basic Books, New York.

Piaget, J., Inhelder, B., 1948. Representation of Space by the Child. Presses Universitaires de France, Paris, France.

Piek, J.P., Dawson, L., Smith, L.M., Gasson, N., 2008. The role of early fine and gross motor development on later motor and cognitive ability. Hum. Mov. Sci. 27, 668–681.

Pirilä, S., van der Meere, J.J., 2010. Cerebral palsy: effects of early brain injury on development. In: Armstrong, C.L., Morrow, L. (Eds.), Handbook of Medical Neuropsychology. Springer, New York, NY, pp. 149–163.

Ploughman, M., 2008. Exercise is brain food: the effects of physical activity on cognitive function. Dev. Neurorehabil. 11 (3), 236–240.

Rakison, D.H., Woodward, A.L., 2008. New perspectives on the effects of action on perceptual and cognitive development. Dev. Psychol. 44 (5), 1209–1213.

Ratey, J.J., 2007. Spark: The Revolutionary New Science of Exercise and the Brain. Little, Brown and Company, New York, NY.

Ritterband-Rosenbaum, A., Christensen, M.S., Kliim-Due, M., Petersen, L.Z., Rasmussen, B., Nielsen, J.B., 2011. Altered sense of agency in children with spastic cerebral palsy. BMC Neurol., 11.

Ritterband-Rosenbaum, A., Christensen, M.S., Nielsen, J.B., 2012. Twenty weeks of computer-training improves sense of agency in children with spastic cerebral palsy. Res. Dev. Disabil. 33, 1227–1234.

Rochat, P., 1992. Self-sitting and reaching in 5- to 8-month-old infants: the impact of posture and its development on early eye–hand coordination. J. Mot. Behav. 24, 210–220.

Rosenbaum, D.A., 2005. The Cinderella of psychology: the neglect of motor control in the science of mental life and behaviour. Am. Psychol. 60 (4), 308–317.

Schatz, J., Craft, S., White, D., Park, T.S., Figiel, G.S., 2001. Inhibition of return in children with perinatal brain injury. J.

Int. Neuropsychol. Soc. 7, 275–284.

Schmuckler, M.A., Gibson, E.J., 1989. The effect of imposed optical flow on guided locomotion in young walkers. Br. J. Dev. Psychol. 7, 193–206.

Sheets-Johnstone, M., 1999. The Primacy of Movement. Benjamins Publishing Co., Amsterdam.

Sherrington, C., 1951. Man on his Nature. The University Press, Cambridge.

Siegel, A.W., White, S.H., 1975. The Development of Spatial Representations of Large-Scale Environments. Academic Press, Inc., New York, NY.

Simms, B., 1987. The route learning ability of young people with spina bifida and hydrocephalus and their able-bodied peers. Zeitschrift für Kinderchirurgie 42, 53–56.

Smith, L.B., Thelen, E., Titzer, R., McLin, D., 1999. Knowing in the context of acting: the task dynamics of the A-Not-B error. Psychol. Rev. 106 (2), 235–260.

Sommerville, J.A., Woodward, A.L., 2010. The link between action production and processing in infancy. In: Grammont, F., Legrand, D., Livet, P. (Eds.), Naturalizing Intention in Action. MIT Press, Cambridge, MA, pp. 67–89.

Spelke, E.S., Kinzler, K.D., 2009. Innateness, learning, and rationality. Child Dev. Perspect. 3, 96–98.

Sperry, R.W., 1952. Neurology and the mind-brain problem. Am. Sci. 40, 291–311.

Stanton, D., Wilson, P.N., Foreman, N., 2002. Effects of early mobility on shortcut performance in a simulated maze. Behav. Brain Res. 136, 61–66.

Stoffregen, T.A., 1985. Flow structure versus retinal location in the optical control of stance. J. Exp. Psychol. Hum. Percept. Perform. 11, 554–565.

Stoffregen, T.A., Schmuckler, M.A., Gibson, E.J., 1987. Use of central and peripheral optic flow in stance and locomotion in young walkers. Perception 16, 113–119.

Straub, K., Obrzut, J.E., 2009. Effects of cerebral palsy on neuropsychological function. J. Dev. Phys. Disabil. 21, 153–167.

Tao, S., Dong, Q., 1997. Referential gestural communication and locomotor experience in urban Chinese infants. Unpublished manuscript, Beijing Normal University, Beijing, China.

Taylor, H.B., Landry, S.H., Barnes, M., Swank, P., Cohen, L.B., Fletcher, J., 2010. Early information processing among infants with and without spina bifida. Infant Behav. Dev. 33, 365–372.

Thelen, E., 2000. Motor development as foundation and future of developmental psychology. Int. J. Behav. Dev. 24 (4), 385–397.

Thelen, E., Smith, L.B., 1994. A Dynamic Systems Approach to the Development of Cognition and Action. MIT Press, Cambridge, MA.

Thelen, E., Smith, L.B., 2006. Dynamic systems theories. In: Lerner, R.M., Damon, W. (Eds.), Handbook of Child Psychology. John Wiley & Sons, Inc., Hoboken, NJ, pp. 258–312.

Thelen, E., Spencer, J.P., 1998. Postural control during reaching in young infants: a dynamic systems approach. Neurosci. Biobehav. Rev. 22, 507–514.

Thelen, E., Schoner, G., Scheier, C., Smith, L.B., 2001. The dynamics of embodiment: a field theory of infant preservative reaching. Behav. Brain Sci. 24, 1–86.

Topál, J., Gergely, G., Miklósi, A., Erdöhegyi, A., Csibra, G., 2008. Infants' perseverative search errors are induced by pragmatic misinterpretation. Science 321, 1831–1834.

Uchiyama, I., Anderson, D.I., Campos, J.J., Witherington, D., Frankel, C.B., Lejeune, L., et al., 2008. Locomotor experience affects self and emotion. Dev. Psychol. 44 (5), 1225–1231.

Varela, F.J., Thompson, E., Rosch, E., 1992. The Embodied Mind: Cognitive Science and Human Experience. The MIT Press, Cambridge, MA.

Warren, R., Wertheim, A.H., 1990. Perception & Control of Self-Motion. Lawrence Erlbaum Associates, Hillsdale, NJ.

Weimer, W.B., 1977. A conceptual framework for cognitive psychology: motor theories of the mind. In: Shaw, R., Bransford, J. (Eds.), Perceiving, Acting and Knowing: Toward an Ecological Psychology. Lawrence Erlbaum Associates, Hillsdale, NJ, pp. 267–311.

Wiedenbauer, G., Jansen-Osmann, P., 2006. Spatial knowledge of children with spina bifida in a virtual large-scale space. Brain Cogn. 62, 120–127.

Wilson, M., 2002. Six views of embodied cognition. Psychon. Bull. Rev. 9 (4), 625–636.

Yan, J.H., Thomas, J.R., Downing, J.H., 1998. Locomotion improves children's spatial search: a meta-analytic review. Percept. Mot. Skills 87, 67–82.

Young, M., 1977. Cognitive Development in Cerebral Palsy Children. University Microfilms International, Ann Arbor, MI.

（特别鸣谢华东师范大学特殊教育系潘前前同学为本章做了初稿翻译）

第5篇

婴幼儿运动训练的具体方法

婴幼儿早期训练下肢技能：支撑、平衡和移动

Roberta B. Shepherd

本章内容

前言

　　脑瘫婴幼儿的大脑和皮质脊髓束的发育可能取决于早期肢体的多样化使用。足月新生儿在生命的头几周就开始适应和利用新的重力环境，并在头几周后开始有效的探索。他们把出生后头两年的大多数时间花在了学习如何平衡身体和培养基本技能上。在一篇关于下肢解剖学与生物力学特点的综述中清楚地阐述了他们的基本动作，其中日常生活相关的绝大多数动作都是髋、膝和踝关节的屈曲和伸展运动（图 11.1）。当双脚站立在地面上时，双下肢支持体重，并在支撑基底上平衡身体，然后驱动身体往想去的方向（Forssberg，1982）。

　　在过去三十年中，针对成人神经康复的训练和练习方针，以简化运动功能的方式得到发展，包括以任务为导向的练习和着重于肌肉激活、收缩性与力量、发展下肢协调性或运动控制的活动，例如在下肢屈伸、支撑体重、平衡和移动身体重心的动作中进行上述训练，移动重心的动作包括站起和坐下、下蹲捡起地板上的物品和重新站起、上下楼梯和斜坡等（Carr and Shepherd，2003，2010）。训练的重点是发展技能，学习控制身体和肢体产生有效的高效率运动。

　　在应用生物力学、功能解剖学和运动学习过程中发展而来的用于成人神经康复的练习指南，同样适用于婴幼儿和脑瘫儿童，并可融于玩耍及活动相关的训练中进行（Damiano，2006；Shepherd，1995；Ulrich，2010）。然而，婴幼儿脑瘫不仅存在中枢运动系统损伤的影响，而且在他们成长过程中会存在肌肉骨骼系统的继发性影响，如肌肉收缩能力欠佳、无力和废用。这包括肌肉的形态和功能、骨骼结构的改变。这些继发性影响的显著性不应该低估。近期的技术进展和结局性研究，发现这些继发性影响是可预测的，这意味着它们也可以预防。肢体的生物力学对线（alignment）、肌肉形态、骨骼的结构和形状都取决于婴幼儿如何学习移动，特别是取决于肢体肌肉组织提供的应力。

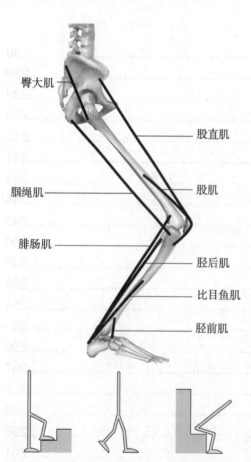

　　例如，如果髋屈肌群失去伸展性并发展为挛缩，就会改变下肢的生物力学对线。图 11.11C 和 D 举例说明了偏瘫或双瘫脑瘫患儿行走时的运动模式。Arnold 和 Delp（2005）描述了双瘫患儿的蹲伏步态。技术的发展能对双瘫患儿的骨骼结构作详细检查（Carriero et al，2009），并能了解已改变的长骨特征和肌肉形

图 11.1　图片展示了下肢节段，以及脚在支撑时影响节段运动的八组功能肌肉群 [Reproduced with permission from Kuo and Zajac (1993) A biomechanical analysis of muscle strength as a limiting factor in standing posture. J Biomech 26:137-150, with permission from Elsevier.]

臀大肌

股直肌

腘绳肌

股肌

腓肠肌

胫后肌

比目鱼肌

胫前肌

态（见第 6、7 章）。

　　功能性运动（图 11.8）的方式（外观或拓扑学）取决于主要的外展肌 / 内收肌和屈伸以外旋转肌群的联合动作。下肢基本运动的力量和控制也依赖于躯干肌，尽管它们不能使肢体移动，但附着于骨盆和腰椎上的稳定肌有助于下肢运动。早期承重和下肢的屈曲 / 伸展活动提供了关键的应力来刺激骨骼的生长和密度的增加，促进肌肉的生长发育，同时也提供了培养有助于运动发育的学习过程的经历。

　　相关文献研究里脑瘫婴幼儿下肢的针对性训练与上肢相比似乎一直被忽视。Chen 和同事（2002）表示这可能归因于某种观点：虽然婴幼儿在较早月龄里就能做出有目的的上肢的伸展（触物）运动，但下肢似乎只是自发的随意蹬腿动作直至需要去执行有目的的承重活动。这种疏忽也可能归因于长期以来的观点：上肢的动作是"精细运动技巧"，而下肢的动作（包括平衡和移动）是"粗大运动技巧"。当神经科学和生物力学教会我们关于肌肉控制机制的复杂性和灵活性后，这种用词就变得毫无意义，特别那种作为我们每天最主要的日常动作的关键部分出现的既复杂又精细的平衡调节的调整。

　　在不同的环境下，站起与坐下的有效实施、步行、伸手去拿各种物品，以及控制它们去实现预定的目标，均对独立生活至关重要。当我们处在直立位（坐位或站立位）时，我们大部分有目的的运动行为才得以执行，因此婴幼儿需要机会在对于独立最重要的这两个体位上，集中发展上下肢（包含脊椎的关节）之间的功能联动。对坐位和站立位的强调，能促使婴幼儿发展必要的定向性行为及平衡机制，以便能够探索和融入他们的环境中，与他人互相沟通，这种强调也有助于发展他们形成并执行目标的能力。竖直位的婴幼儿，在视觉焦点移动的驱使下，也能学会控制他们的头部位置。这是视力发育、视觉动作控制和注意能力及与他人的眼神交流所必需的，所有的这些功能都离不开独立的头部运动（Chapman，2002）。

　　目前公认在婴幼儿成长和学习中，多样化动作的实践才能使他们变得更强壮和发育得更具控制能力，这很大程度上由他们得到训练机会的多少来决定，尤其婴幼儿自身的好奇心、驱动力和决心、所处环境和家庭实际教育文化氛围的影响。父母和兄弟姐妹应给予机会鼓励并帮助婴幼儿强化练习，探索爬行、移动、站立和行走的可能性，从仰卧位和俯卧位推与拉起，在父母的膝盖上蹲和站起，用一条或两条腿跪，扶着家具侧向移动等（图 11.2 和图 11.3）。婴幼儿若被允许能更多地去探索和体验运动，他 / 她将会学到更多。

　　本章会着重于干预细节：鼓励和驱动婴幼儿去自主活动，并设置有趣且富有挑战性的、能使婴幼儿应用下肢去练习支撑和平衡体重的情境。必要时提供引导和强制。应该鼓励并帮助婴幼儿主动去探索和练习各种各样的运动来增加肌肉的激活、收缩性和力量，以及维持肌肉的伸展性（图 11.2）。无论学习什么动作，婴幼儿都需要通过下肢去支撑身体，并由始至终地在该动作中平衡身体，包括行走、站起等许多动作，进而使身体向希望的方向移动。干预的目的是增加移动性、训练功能性动作（促进技能学习）并激活和锻炼肌肉（增强收缩能力、力量、伸展性、节段间的协调）。预防的目的是尽量减少可能对功能表现产生不良影响的肌肉形态的改变，并在功能训练期间进行监控，以及必要时矫正下肢的生物力学对线，避免对骨骼和关节产生可能的不良影响。

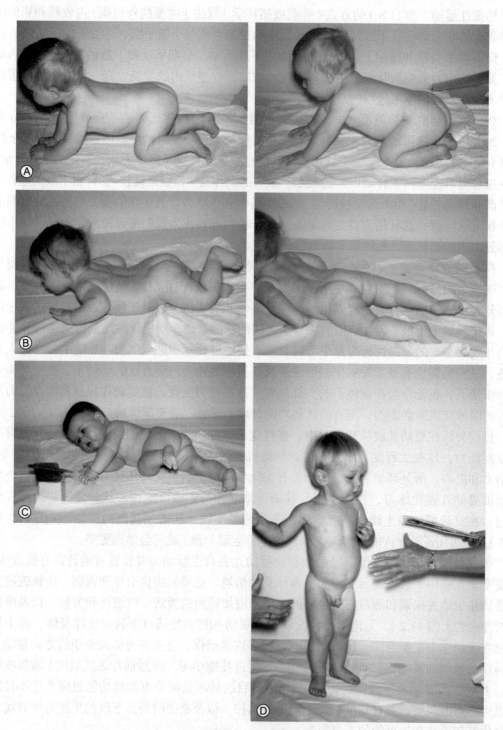

图 11.2 （A）在手和膝支撑位下前后摆动，探试可能性，学习移动重心。（B）在俯卧位，练习头部和脊柱的伸展；通过手臂拉动和蹬腿，沿着地板前行。（C）掌握全身作为一个整体来翻身。（D）准备第一次独立向前迈步

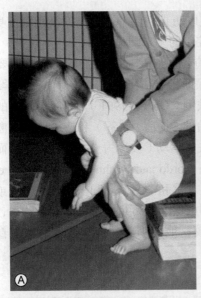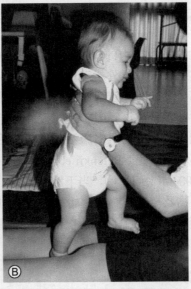

图 11.3　两组特定任务练习以刺激伸肌激活、增强伸肌力量、维持肌肉伸展性。(A) 辅助下的坐下 – 站起 – 坐下：给予一些向下的压力帮助下蹲，并确保站起前膝关节前移（即踝关节充分背屈），以便婴幼儿体验通过脚向下蹬地站起。(B) 在某人腿上踏上踏下。需稳定婴幼儿防止跌倒，但她需要自己抬高和降低身体重心

第 1 部分：支撑、平衡和移动

下肢对上半身的支撑

在站立位，重力作用的出现使肢体不能支撑身体，而伸展肌的激活所带来的支撑对维持节段的生物力学对线十分必要。多数跨越髋、膝和踝关节的单关节和双关节肌群，穿越三个关节协同工作，维持和平衡大腿和足（坐位时）、足（站立位时）或膝（跪位时）上的身体重心。我们在站立位和站起时屈伸髋、膝、踝关节，在每个肢体上协同的伸肌力矩，可通过 "支撑力矩"（作用在三个关节上力矩代数总和）来说明，并且在行走（Winter，1987）和坐 - 站（Shepherd and Gentile，1994）的生物力学研究里已被验证。当某一关节的伸肌力量出现任何下降都可以由其余两个关节的瞬间力量增强来弥补。旋转、屈曲和伸展脊柱的躯干肌群为上下肢运动提供灵活性和稳定性。

支撑面上的身体平衡

在下肢具备了平衡身体的能力后，我们就可以在不同的条件下向各种不同的目标移动。平衡和防止摔跤的控制包括髋关节内收 / 外展和旋转运动、脊柱的运动、髋膝踝关节的基本屈曲 / 伸展运动及足部关节的小运动。身体在支撑基底上移动时，这些运动控制身体，确保身体的重心维持在支撑面内。我们的意图（如捡起地上的物体）和来自触觉、压力觉、运动传感器（包括脚底的足底负载感受器、肌肉和肌腱的感受器）、视觉及对即将发生的不稳定情况的预料等信息之间持续的相互作用，能确保在整个动作中骨骼肌肉持续反应，或是能足

够快速地对意外扰动（perturbation）做出反应以防止跌倒。当支撑面很小以及身体的重心偏离了支撑面时（如单腿站立和行走），对运动控制的要求明显增高。

平衡移动时不稳定力的机制问题对皮质脊髓系统是一个特别的挑战。需要具备预期的和持续的调整，以及对意外扰动的反应，以保证身体在支撑面上保持生物力学对线和平衡，在身体其他部分移动时稳定身体重心及防止跌倒（Ghez，1991）。即使是简单的动作，例如在站立位上举高手臂或深呼吸，也需要一开始的（提前/预备）和持续的肌肉激活。在我们移动时需要能保持平衡的肌肉激活和灵活的关节运动（被称为"姿势调整"），而且可根据特定的工作和环境来改变（Belenkii et al，1967；Cordo and Nashner，1982；Eng et al，1992；Smart et al，2004）（图 11.4）。当下肢（开始）承重和学习站立和坐下、在站立或坐位下伸手够物、下蹲捡物及行走时，平衡始终是其中的重点。婴幼儿一旦可以独自站立，就可以开始练习站立和迈步的平衡了，尽管会频繁地摔跤，他们仍喜欢独立行走，与牵着父母的手相比，他们宁愿在无帮扶下走几步。

身体的移动

移动身体需要肌肉力量的产生和时序调控，以便向预定方向移动身体，如：从座椅和蹲位向前向上站起，用力地向上跳起和快速行走等。当婴幼儿练习由蹲位到站立位和坐位到站立位时，可通过大腿伸肌群增加力量和能力以产生强有力的收缩（Liao et al.，2007）。在步

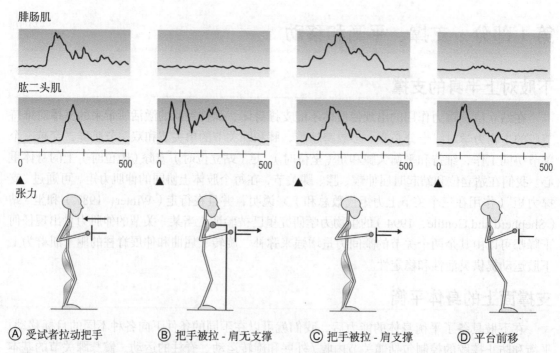

图 11.4　在特定任务和环境下肌肉激活的例子。在不同任务下监测臂部肌肉（肱二头肌）和腿部肌肉（腓肠肌）。（A）受试者拉动把手。（B）受试者靠在肩部支撑物上，把手被意外地拉动。（C）同（B），但是受试者处在无支撑站位。（D）站立的平台突然地向前移动 [Adapted with permission from Nashner LM (1983) Analysis of movement control in man using the movable platform. In: Desmedt JE (Ed.), Motor Control Mechanisms in Health & Disease. Raven Press, New York.]

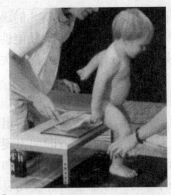

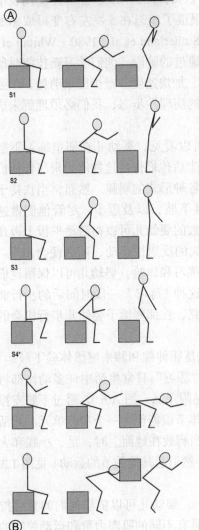

行的站立期，需要小腿三头肌和髋伸肌群的收缩以推动身体向前。加速行走时需要更有力的肌肉收缩去推动站立相末期的身体前移。当婴幼儿能够在摆动末期放下足后跟以及在站立相末期蹬地（push-off）时，他们已学会了如何增加推进力。当他们开始可以跑几步时，他们会表现出在控制动量方面有一定困难，可能会跑过头和摔倒。图 11.5 显示了当幼儿从座椅上站起时缺乏水平动量的控制——即使能独立站起，随后可能会往前走几步而不是站立不动（Cahill et al., 1999）。

逐渐地，幼儿开始去实践需要发动和控制强大肌肉收缩的其他动作。包括需要小腿三头肌、髋和膝伸肌群强有力地收缩以推动身体离开地面的动作，如：跳下台阶、垂直跳起、跳远、跳跃和单脚跳等。当幼儿练习扔球时，肘、肩、腕关节肌肉、脊柱肌肉和下肢肌肉必需协作去产生强有力的上肢、肩胛带与躯干的动作，以使球能在空中前进，此时，她在学习用这种方法往远处扔球。在学习的早期阶段，什么时候扔球是一个主要问题。

在接下来的章节中，要记住下肢技能几乎都需要具备支撑体重、平衡和驱动身体从一处移向另外一处的能力。

下肢运动技能的发育

本部分是涉及下肢运动发育的概述。更详细的资料由引用的参考文献和其他地方提供（如 Bradley and Westcott, 2006；Piek, 2006；Sutherland, 1997）。

运动功能的发育变化以技能逐渐获得的形式呈现，

可调节的凳子上站起的录影带。这记录了尽管起始姿势是标准的，但每个婴幼儿的表现不一样。图片显示出有几个婴幼儿在获得直立的站姿和维持平衡方面存在困难 [(A) From Cahill et al. (1999) Intersegmental co-ordination in sit-to-stand: an age cross-sectional study. Physiother Res Internat 4:12–27, with permission from John Wiley and Sons. (B) From McDonald C 1994 A biomechanical analysis of the sit-to-stand movement in children with diplegic cerebral palsy, BAppSc(Hon) thesis, The University of Sydney.]

图 11.5 （A）婴幼儿可以独立地站起来但是需要向前迈一步来重新获得平衡。在这样的尝试中，由于他不能控制动作起始阶段所产生的身体向前的动量，所以他还没能掌握这个动作。**（B）**简笔画图选自 6 名 4~6 岁脑瘫患儿从高度

就像婴幼儿练习动作同时得到该动作的回报一样。尽管曾有一些研究着重于婴幼儿的踢腿和移动的发育，但针对婴幼儿期其他下肢技能发育的研究仍然较少。然而，下肢的技能性运动对功能性运动表现很关键，特别在平衡身体和包含涉及上肢的大部分动作，以及跨多关节的多组肌肉群协调动作方面。

我们目前对运动发育的理解受益于生物力学和肌电图研究的实验性结果。例如，随着上肢向前伸的动作变得越来越有效，相位平面图能够显示出在关节协调过程中逐渐出现的变化（图 11.6 A）。不同年龄组"坐到站"技能发育的下肢对照研究显示随着时间出现类似改变，反映下肢节段的协调能力随着动作变得更有技能而改善（图 11.6 B）。动力学和运动学的研究阐述了婴幼儿平衡控制的发育（Roncesvalles et al，2001），尽管调查仅代表了婴幼儿对支撑面意外运动的反应。几个生物力学的研究报道了步态在 5 岁左右变得成熟的变化（Fossberg，1985；Sutherland，1997，2001，2002；Sutherland et al，1980；Whitall et al，1985），并且资料显示了婴幼儿获得成熟技能的路线所通过的阶段。他们学习新技能时所发生的许多变化与成人相似：例如，提高平衡、加强协调、加快速度、减少能量消耗、增强有效性。Sutherland（1997）指出："为了定义和解释幼儿的病理性步态，我们必须理解未成熟步行的自然历程"（p.163）。

早前提及的下肢运动的基本运动模式在子宫内就可以看见，婴幼儿在那里练习下肢屈伸、用脚踢和蹬子宫壁（Milani-Comparetti，1980）。出生后他们保持这种能力来屈伸他们的腿。婴幼儿生后第一个月，下肢最明显的主动运动就是各种形式的踢腿。然而，当扶持于站立位时，足月新生儿也可以用脚支撑身体、屈曲和伸展下肢，以及迈步，尽管他们做这些动作的方法取决于当时的境况。如果有躯干扶持，大多数的婴幼儿可以在活动平板上迈几步（图 11.10）。早期的迈步动作过去曾被认为是一种会消失的反射性运动，随后便会出现"真的"步行。然而，Zelazo 等（1983）发现，随着步行的练习和体验，婴幼儿可以保留他们的能力去迈步和改善行走。Thiele 和 Cooke（1987）提出这种"练习"一段时间后的步行能力归功于下肢力量的增加。证据还来自于跨文化抚养的研究，在那些给予婴幼儿步行机会的社会，步行技能的提高显而易见（见第 1 章）。

当婴幼儿被扶持在直立位，他们可通过偶尔踢腿或是屈伸髋和膝来继续体验下肢运动。在扶持站立位时下肢负重，他们通过弯曲和伸直腿部，"练习"日常生活中许多动作都将需要的节段间协调（髋、膝、踝的屈和伸）的基本模式（见附录 A，图 A.6）。通过下肢支撑下抬高和降低身体，可使他们逐渐获得控制能力直到各肢体节段能作为一个功能单元一起活动为止，最明显的表现可在从蹲位和座椅上站起时看到。当脚放在地面上时，足、小腿和大腿构成节段性连接（segmental linkage），一个关节的运动必然引起其他关节的运动（见图 1.3A，图 1.10A，图 A.9，图 A.6）。

在 8 ~ 10 个月时（如果他们拥有机会，可能会更早），婴幼儿可以依靠他们的意愿拉自己站起来。他们会较慢地降低身体到地板上。这个动作具有不同的肌肉力量和运动控制的要求，与站起来时的向心活动（收缩时肌肉缩短）相比，降低身体重心涉及肌肉的离心活动（收缩时肌肉延长）。

随着不断学习，通过跨三个关节上产生的合力，以及根据任务和操作条件所进行的不断变化，运动控制系统呈现出使用简化对策去"管理"节段性连接。可变性是发育变化的一种驱动力，在终生运动发育和技能获得方面尤其明显（Dusing and Harbourne，2010；Fetters，

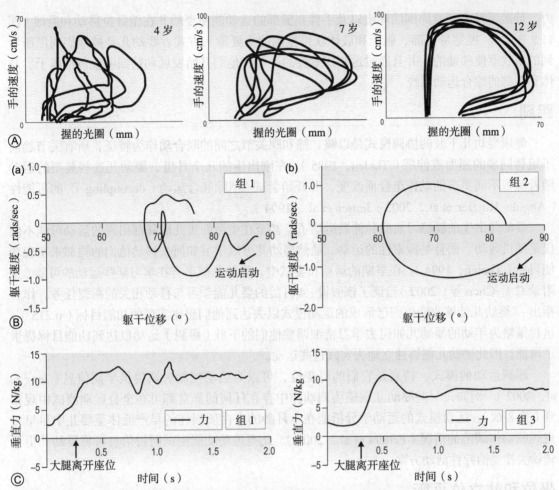

图 11.6 （**A**）4、7 和 12 岁年龄组儿童所呈现的运动学表现。三名来自不同年龄组的儿童，在伸手够取某一物品时，手的线速度与抓握手形间的关系图。每张图叠加了 6 次试验。到 12 岁时，伸出和打开手去抓握能很好地协调，并且整个空间手的运动很平稳，没有偏差。（**B**）最小年龄组（组 1）的婴幼儿在起立时躯干的屈曲/伸展（如髋关节）的速度－位移相位平面图，显示出典型的偏差（中断和逆转），提示大腿离开座位时缺乏协调髋屈曲到髋伸展平稳过渡的能力。对比组 1，组 2 是较年长儿童的曲线图。（**C**）一项经典的起立试验显示出由一名来自组 1 的儿童和另一名组 3 的儿童所产生的垂直地面反作用力图形。较年长的儿童（组 3）在"大腿离开座位"时显示出类似于成人表现（即技能）的明显峰值，而较年幼者显示为无明显峰值的多波图形 [(A) From Kuhtz-Buschbeck JP et al. (1998) Development of prehension movements in children: a kinematic study Exp Brain Res 122:424–432, with permission from Springer Science + Business Media.] [(B,C) From Cahill et al. (1999) Intersegmental co-ordination in sit-to-stand: an age cross-sectional study. Physiother Res Internat 4:12–27, with permission from John Wiley and Sons.]

1991；Hadders-Algra，2002）。受环境提供的机会和好奇心的驱动，婴幼儿通过重复但有变化的练习（Bernstein's "repetition without repetition"），逐渐能协调下肢的关节和发展技巧性技能。

虽然本章着重于下肢，但它们对于身体的其余部分来说并不是孤立的。在刚出生的几个月里，婴幼儿在仰卧位和俯卧位下发展抬起他们头部的能力，以及被抱起时支撑头部的能力。伸展手臂去探索周围的环境以及手臂和腿部的运动能使婴幼儿在俯卧位移动和翻滚（图11.2 B,C ）。视觉是头部、躯干和肢体获得控制的主要输入方式：婴幼儿是被他们周围所看到的事物驱使移动的，并且通过这些探索性的运动，他们开始发展和精细调整包括躯干、肢体和头部的综合运动系统。

踢腿

健康婴幼儿下肢的协调模式是以髋、膝和踝关节之间的联合动作为特征，所有关节趋向于短暂同步的屈曲或伸展（Thelen，1985 ）。在刚出生的几个月里，婴幼儿这些典型的运动随着练习不同关节的动作组合而改变，并开始尝试"消除联合运动（ decoupling ）"的可能性（ Angulo- Kinzler. et al.，2002 ；Jensen et al.，1994 ）。

婴幼儿出生前就练习屈曲和伸展运动了，甚至在生命的头几周腿部出现的运动可能不仅仅是随机运动，而且是探索性的运动。显然婴幼儿可以学习如何去移动他们的腿部来实现功能目标（Thelen，1994 ）。在早期的运动和尝试中，婴幼儿似乎有在学习某些运动的可能（见附录 C ）。Chen 等（2002 ）验证了该假设：4 月龄的婴儿能学习与移动相关的踢腿任务。作者指出："婴幼儿能够改变他们已形成的运动模式以去达到他们想要实现的功能目标（ p.215 ）"。这种策略为年幼的婴幼儿如何去学习精细调整他们的下肢（踢腿）运动以达到功能目标提供了可能。因此婴幼儿能够独立地去实践这些运动。

踢腿运动的模式，特别是它们的可变性，可以为运动控制失调提供早期信息（Jeng et al，2002 ）。例如，一些婴幼儿踢腿协调动作中存在任何的异常都可在全身运动测试中观察到（第 8 章 ）。运动模式的运动学分析能在 1 月龄的有白质损伤的早产低体重婴儿中尽早发现踢腿动作缺陷的情况（ Fetters et al.，2004 ）。此类运动功能测试所得信息可将婴幼儿更早转诊去接受治疗性活动方案。

坐位和站立位平衡

运动发育最关键的特征是在坐位或站立位移动（如伸手）时有平衡身体的能力。一定程度的站立平衡通常被认为是移动技能的一个必要前提（ Roncesvalls et al.，2001 ），但它实质上还支持着我们的全部活动。许多研究利用活动平台来研究平衡能力的发育（ Brogren et al.，1996 ；Shumway-Cook and Woollacott，1985 ），而在其他动作中平衡机制的研究则较少。扰动（ perturbation ）研究已经展现了儿童的平衡在受到意外干扰情况下肌肉的活动、关节的运动和重心的转移（即姿势调整），但这些研究没有给我们提供任何有规律的姿势调整方案，以及儿童的自发持续调整平衡的信息。

然而，成人平衡研究已经调查过如在坐位和站位伸手（ Eng et al.，1992 ；Dean and Shepherd，1997 ）、抬腿迈步（ Kirker et al.，2000 ）这些动作。此类研究提供了能制订辅助练习计划的信息（ Carr and Shepherd，2003，2010 ）。甚至像站立位转头这个简单动作都是以通过肌肉活动及在踝和髋部上细微得几乎不可察觉的运动抵消重力线的波动来实现的（ Bouisset and Duchenne，1994 ）。

在 20 世 纪 70 — 80 年 代 （ Butterworth，1986 ；Butterworth and Hicks，1977 ；Lee and Aronson，1974 ）开展的几个关于视觉在平衡身体过程中的角色研究，显示在发育中的儿童与成人一样，视觉在本体感觉功能中占据主导地位。视觉为所有动作的控制（包括步态）提供关键的环境及位置指引（见第 10 章）。学会判断和预知环境的情况，例如在垂直状态和水平状态，可以提供关于我们所在空间的视觉信号，这些能力很可能取决于我们在直立位时运动中自我启动的体验。

曾经有少许关于婴幼儿在头一年学会获得自身运动控制能力的动作生物力学调查。然而，为了了解我们在坐位和站立位上移动时的平衡调整（肌肉收缩和关节运动）机制，我们需要知道关键的生物力学特征，即支撑面（周围）内身体重心的运动，以及关节运动的运动学和动力学细节。运动学细节可以提供关节角位移、肢体在空间的线性运动和运动的整体拓扑学信息。动力学分析，如评估产生某项运动的力量，提供可描述运动起因的变量。经测力板测试的垂直和水平面上的地面反作用力，表明平衡运动的产生是为了维持从身体重心到地面的垂直虚线保持在支持面内（Winter，2009）（图 11.7）。从肌电图的研究中，我们看到以平稳协调和熟练的动作为基础的肌肉活动的可变性。

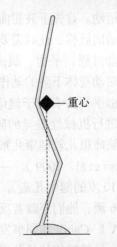

图 11.7　四节段模型示意图显示了重心的位置。虚线是用于确定在站立时重心的运动

站起与坐下

站起

不依靠手而获得足部的运动能力，对婴幼儿的发育来说是最重要的身体需求能力之一。虽然婴幼儿可以通过将自己从蹲位或半跪位拉起转换到站立位，然而获得在座位上独坐以及利用下肢来支撑和平衡的能力，为不使用双手就可练习站起提供了机会。独立地由坐到站和由蹲到站对于早期练习独立行走是必不可少的。婴幼儿学习站起需要掌握的最困难的机械问题之一是控制由于关节运动产生的不稳定力量的能力，特别是足部推动上半身向前快速运动时产生的身体重心的水平动量（图 11.5）。

角动量随着直立上半身由髋部屈曲向前旋转而产生。当重心超出足部并随后身体被垂直推成站立位时，髋关节从屈曲位变成伸展位。熟练的执行者通过一定的策略可将参与对抗重力以抬高身体的肌肉力量降至最低。脚向后移（图 11.8 A），向下、向后的压力施加到脚上，此时上半身在髋部屈曲向前带动重心往前移至脚上，这如同一个单一的平滑运动，是动作中连接性节段系统的例子（图 11.8）。在髋和踝关节上，身体向前运动的速度产生身体水平动量。向前运动伴随着踝主动背屈和稳定维持小腿在踝关节前方（背屈）的垂直向下压力。腓肠肌、髋和膝伸肌群伸展下肢（踝、膝、髋）并移动身体重心垂直过足进入站立位。图 11.8 D 举例说明了站起动作期间肌肉启动的顺序（Khemlani et al，1998）。这是我们经常执行的最需要体力的动作之一，它其实是一个平滑而连续的运动。

坐下

坐下看似是站起的相反动作，但其实有着显著差异，对婴幼儿来说尤其困难，二者有着不同的机械性限制。坐下是在抗重力下通过下肢伸肌的离心收缩（肌肉延长）来缓慢下降身体的运动。首先下肢屈曲，在刚好到达座椅之前，躯干在髋部的屈曲增加，然后身体通过踝部运动向后移，此时需要胫前肌强有力的收缩（Carr and Shepherd，2010）。这是一个不稳定的运动过程，平衡、肌肉和机械性限制等因素都会产生很大影响。即使当婴幼儿能"坐下"时，启动身体下降的动作仍是不轻松的。

　　似乎很少有关于健康婴幼儿在头一年学习这两个动作或是在健康婴幼儿和脑瘫婴幼儿之间进行机械性差异的阶段调查（da Costa et al，2010）。然而，生物力学分析清楚地证明了，脑瘫患儿较健康儿童功能低下的机械性原因（dos Santos et al，2001；Park et al，2003；Yonetsu et al，2009）。一个针对"站起"的研究（Cahill et al，1999。包含有 18 例年龄 12 个月至 10 岁的健康儿童），对象为三个年龄组（12～18 个月，4～5 岁，9～10 岁）儿童，每组均有 6 例。他们穿戴着反射标志，从垫有测力板的可调高度的座位上站起，全程被录像（图 11.5 A）。Cahill 和同事发现 13 个月的婴幼儿就可以使用与成人类似的基本运动模式站起来。然而，虽然较年幼的儿童可以独立地站起，但他们似乎很难理解站起终止的概念。作者表示儿童似乎不能终止于稳定的站立位，他们会向前跨几步或用脚趾走动，这取决于垂直动量或水平动量哪个更加不稳。年长儿童比年幼儿童执行时显示出更少的可变性（图 11.6 B，C）。4 岁的儿童可以更快更好地屈曲髋关节和旋转上半身，并以稳定的站立位动作终止。

　　发育的趋势在录像带、动力学和运动学变量里显而易见。运动时间、幅度和髋屈曲的角速度峰值随着年龄的增长而增加。较年长儿童展现出的地面反作用力的模式与成人报道的相似。最年幼儿童达到力量峰值较慢，且常存在波动。相位平面图显示了运动协调能力随年龄和技能水平的提高而增加（图 11.6 B）。作者提示随着动作发育，节段间协调能力的差别可反映出儿童控制水平动量和平衡的能力日渐增加。这些结果特别令人感兴趣，因为它们展示了婴幼儿或儿童技能发育时复杂动作中所发生的变化，而技能的发育出现在学会基本运动模式（足部后移→足部向下蹬 + 髋部屈曲躯干向前→伸展髋、膝、踝关节→站在原地）之后。要想获得掌控动作全程中关节运动时间、肌肉力量和重心平衡的能力，以及能够从各种不同的座椅上站起，需要大量的练习。

　　另一个关于 4～6 岁双瘫儿童研究的数据也显示当他们在站起来时常常会失去前方平衡（图 11.5 B）。此外，绝大多数实验中儿童在大腿离开支撑面（thighs-off）的过程中难以产生出最大值的垂直力量，这提示下肢伸肌在力量的产生和时间的选择两方面都存在困难（Shepherd and Mcdonald，1995）。最近，Park 等（2003）在一组偏瘫及双瘫儿童中发现随着膝伸肌群力矩峰值下降及在髋膝部伸肌力量下降，髋屈曲和运动迟缓更明显。

爬行

　　在肌肉足够强壮、双足移动具备足够的平衡以确保婴幼儿能够独立站起和行走之前，存在过渡性的手膝或手足的四脚移动阶段，例如爬行、腹爬和熊样行走（图 1.10 B），可使婴幼儿在出生后的头一年里能在地板上移动。这些四脚的动作对整个肢体协调的发育有重要影响。连接上下肢的运动可能有助于强化儿童四肢间相互作用的任何动作表现的协调性。婴幼儿喜欢哪种方式似乎是随意的，但可能取决于相应的地面以及他 / 她被放在地面上有多频繁，包括环境提供了什么可能性（Chapman，2002；Groenen et al，2010）。

　　并非所有的婴幼儿都会爬行，有关于抚育子女实践的研究证据提示婴幼儿偏爱的早期移动方式取决于接受训练的机会（Wong，2009）。被放置在地上且发育出使用手臂推起自身能此过程中同时地向上伸展自己和躯干 (图 11.2B)。若能使躯干以同样的方式整个向上往回移动 (图 11.2A) 和起作用，游戏就不至于如此中断 (诸如 且未保持躯干的前倾，或在向前移动，通常会引起下肢伸肌先行收缩 (图 11.2B)，这是其中的常见问题，若在此过程中不够迅速或躯干被挡住等)。

5. 在此过程中应用一些反应的时间，或采用适当的移动顺序。

个未经行走训练的研究者 Freedland and Bertenthal，1994 发现首次 43 周用45 图 4.7 的解释是此时的肌肉分布与收缩有相当差异。若能将运动学习开始应用保持躯干的变化，亦如 JL2 的相关与变化，若是以 JL2 日的相关足足，就能将这些时间做简单的相关变化，就比运动。

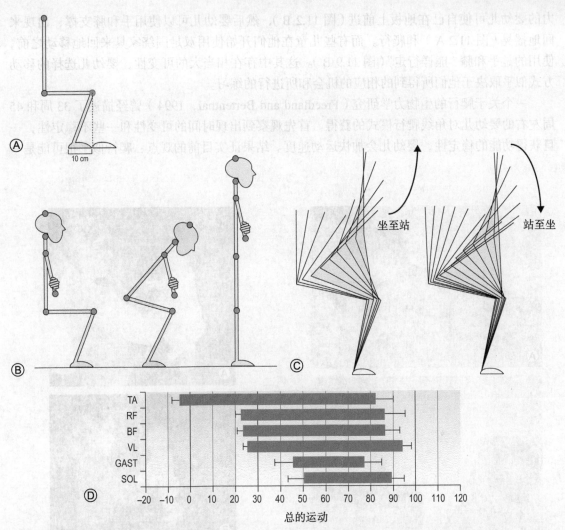

图 11.8 **（A）**足部向后移动至踝关节背屈大约 75° 位，缩短了身体重心不得不移向新的支撑面（足部）的距离，并减少了伸肌力量的产生。足部的位置似乎是坐到站运动能量消耗的主要决定性因素。**（B）**简图显示了在矢状平面上坐到站的主要运动学特点。**（C）**从站起和坐下的生物力学研究得出的这幅棍状画，显示了从关节位移的数据中得出的运动轨迹（形态）。与坐下相比，年轻成人的站起轨迹几乎没有差异，但离心性坐下运动阶段的关节运动与抗重力（向心）的站起相比，则存在一些差异。**（D）**健康成人按照他们喜欢的速度站起时，六块下肢肌肉的启动与持续的标准化时间的平均值和标准差。TA：胫前肌；RF：股直肌；BF：股二头肌；VL：股外侧肌；GAST：腓肠肌；SOL：比目鱼肌；所占运动全过程的百分比：0％，运动启动时；31%，大腿离开支撑面；100%，运动结束 [(A–C) From Carr and Shepherd, 2010 Neurological Rehabilitation. Optimizing Motor Performance, with permission from Elsevier. (D) Adapted from Khemlani M, Carr JH, Crosbie WJ et al. (1998) Muscle synergies and joint linkages in sit-to-stand under two different initial foot positions.Clin Biomech 14:236-246, with permission from Elsevier.]

力的婴幼儿可使自己在地板上前进（图 11.2 B），然后婴幼儿可以使用手和膝支撑，出现来回地摇晃（图 11.2 A）和爬行。而有些儿童在他们开始使用双足围绕家具来回地移动之前，使用的是手和膝"熊样行走"（图 11.9 B）。这其中存在相当大的可变性，婴幼儿选择的移动方式似乎取决于他们所得到的相应的机会和所进行的练习。

　　一个关于爬行的生物力学研究（Freedland and Bertenthal，1994）曾经描述了 33 周和 45 周左右的婴幼儿对角线爬行模式的获得。首先观察到出现时间的可变性和一些不稳定性，一旦获得功能的稳定性，婴幼儿会加快运动速度。结果证实目前的观点：爬行似乎很可能是一

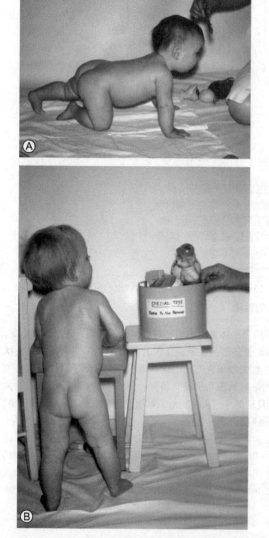

图 11.9 （A）半爬—半熊式行走。（B）侧行，可能是在行走中控制髋部运动的关键。它能练习足部的平衡

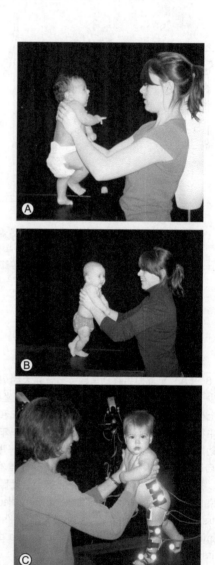

图 11.10　婴儿在婴儿活动平板上行走：（A）2 个月，（B）4 个月，（C）9 个月 [From Groenen A et al. (2010) Constraints on early movement: Tykes, togs, and technology. Infant Behav Dev 16–22, with permission from Elsevier.]

种习得性行为，它取决于可能发生的机会和使用手和膝支撑的能力，而不是神经成熟进展的
结果。

步行

移动运动以及类似于新生儿期所看到的其他运动，在子宫怀孕 15 周后就已经可以观察

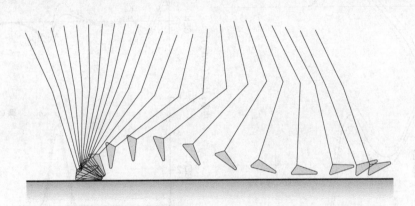

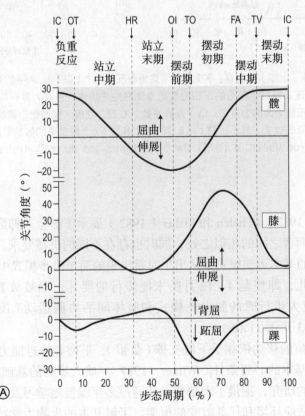

图 11.11 （A） 上图：在一个步态周期上每间隔 40ms 的矢状面上右腿的位置。下图：在一个步态周期矢状面上髋、膝、踝的关节角度（°）。IC，刚刚着地；OT，对侧足尖离地；HR，足跟抬起；OL，对侧刚触地；TO，足尖离地；FA，足部接近地面；TV，胫骨垂直于地面；[(A) From Whittle MW (2007) Gait analysis: An introduction 4th ed. with permission from Elsevier.]

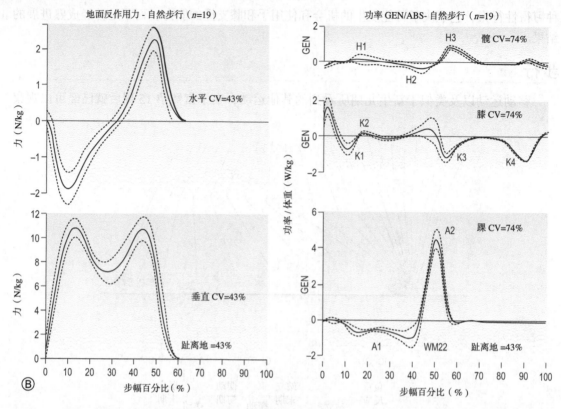

图 11.11 （B） 左图：水平（上图）和垂直（下图）的平均地面反作用力（GRF）。水平的 GRF 在前半部分存在一个负相位，表明身体正在减速，而后半部分的正相位表明身体在向前加速。垂直力量有明显的两个峰，第一个峰与负重有关，第二个峰与蹬离地面的力有关。CV，变异系数。右图：健康人按照他们喜欢的节奏行走时绘制的一个步态周期做功总体平均值的模式，显示出髋（H）、膝（K）和踝（A）最重要的做功阶段；60% 表明摆动期的开始。CV，变异系数。[(B) From Winter DA (1987) The Biomechanics and Motor Control of Human Gait Waterloo Biomechanics.]

　　到了（de Vries et al，1982）。Thelen 和 Fisher（1982）展示了新生儿仰卧位踢腿的运动模式和出生后的跨步动作两者之间的相似之处，同时也存在不同的机械要求。到开始独立行走的时候，已经证明婴儿的基本运动模式是从出生时就出现的简单跨步模式中学习而来（Thelen，1986）。较小的婴幼儿，即使是 4～12 月龄未能步行的婴儿，当被放置在活动平板上时，也已展现出类似于成人步行时的肌电图模式和肢体间的协调运动（Bradley and Westcott，2006；Pang et al，2003）（图 11.10）。

　　如上所述，直立位的移动依靠于下肢支撑（负重）、平衡和推进能力的发育，这是在地面上向前运动的三个基本的必要条件（Winter，1987）。成人步行的基础生物力学（运动学，动力学）和肌肉活动的研究，提供了理解婴幼儿通过多年缓慢地学习及发展运动技巧去改变步行的各方面能力以适应环境和任务改变的框架。了解基本的生物力学特性也能帮助制订对神经肌肉系统损伤的患者进行分析和干预的策略（图 11.11 A，B）。

　　曾经有几个关于脑瘫儿童和健康儿童步态的运动学、动力学和肌电图参数的描述（Forsberg，1985）。在独立行走前，婴幼儿沿着家具扶走、侧行。这有利于提供练习行走的

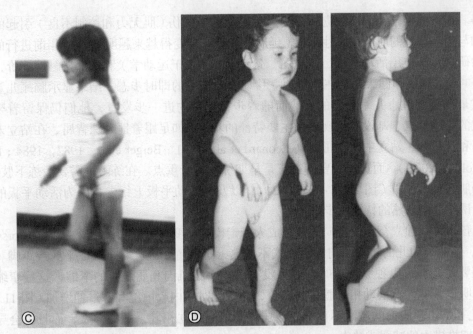

图 11.11 （C,D）左图中左侧偏瘫的小姑娘演示了站立相中期小腿肌肉（比目鱼肌）挛缩的两个机械影响——因踝背屈减少所致的膝过伸，以及髋伸展受限。同时可见在左腿站立相时，髋外展的控制不良，也就是说，当她将重心转移到她的左腿时，她的骨盆向右侧下降。（D）右图的双瘫男孩正处于站立相末期或摆动相初期（即推离期）。他演示了髋屈曲挛缩、伸肌和外展肌无力的机械影响——使髋内旋和内收，以及在站立相时缺乏膝、髋伸展。），这种效应在侧面观察更明显 [(C,D) From Shepherd (1995) Physiotherapy in Paediatrics, with permission from Elsevier.]

一个关键特征，即步行的启动。例如，在抬起左足跨步之前，通过左足向下的压力将重心转移至右边站立腿上（Kirker et al，2000）。换言之，只有当重心在冠状面从跨步腿移动到站立腿的时候才可以实现跨步，重心的转换是由跨步腿启动的。行走的早期尝试，比如婴幼儿迈出足平放的小步，且双足分开以获得更宽的支撑面等，显示了身体平衡能力不足和运动控制能力欠佳。

一旦开始独立行走（通常是 9 ~ 18 个月之间），婴幼儿在实现目标方面就会逐渐变得更有效，而行走运动则因此变得更纯熟。这种发育随着婴幼儿在不同环境下通过练习而实现。增加力量和平衡是发展成熟行走能力不可或缺的部分。当腿在髋部越过背屈的踝关节伸展时，站立相的平衡对稳定性而言是一个特别的挑战。早期的行走尝试可在一定程度上避免失去平衡，婴幼儿会采取快速移动、双腿分开迈小步、在摆动末期将脚向下平放以及在摆动开始时不用蹬地抬脚等方式来调整平衡。

随着行走平衡的改善，婴幼儿逐渐会携带玩具、推拉拖车、在不同的平面上行走，上下小的楼梯、斜坡和跑步。随着婴幼儿的不断练习，他们的功能发育更为灵活。尽管在不同的环境中行走，却均采取相同的基本运动模式（起步相、摆动相或双足支撑相）和类似的关节活动范围，但不同的环境会有不同的产生肌肉力量的模式。例如，产生峰力矩的时机不一样，上下楼梯、斜坡时肌肉工作类型不同（向心或离心；更多或更少的肌肉力量和能量消耗）。更高级的动作技能如跳（2 ~ 3 岁）、单脚站（4 岁）和单脚跳（5 岁）等需要花费更长的时间来获得。在从依赖他人到能独立行走的过渡时期，由损伤（肌无力和控制不良）引起的功能障碍和与脑瘫相关的肌肉适应性不良（延展性降低）会变得越来越明显。20 年前进行的一项有趣的研究，即应用活动平板、肌电图、运动分析（用于运动学）和足部接触性评价，检查 9 个月 ~6 岁脑瘫和健康儿童在获得独立移动能力前后的即时步态。结果显示脑瘫儿童的步行模式最初是与健康儿童相似的。然而随着步行能力的进一步发育，他们仍保留着婴儿运动模式的一些特点，却没有出现成人主要特征的步态（如足跟着地时踝背屈、在站立末期时踝跖屈和髋后伸、站立中期膝屈曲）（Leonard et al，1991；Berger et al，1982，1984；Berger and Adolph，2007）。而这些主要特征正是早期练习的着重点。在练习中需要锻炼下肢肌群，如腓肠肌和伸髋肌群（图 11.15 ~ 图 11.24），以及在活动平板上行走，因为活动平板的移动有助于诱发这些成熟的特征性步态。

当孩子开始独立行走便会向正常的成人行走模式转变，并会持续至 2 ~ 4 岁（Forssberg，1992）。脑瘫婴幼儿的小腿肌肉激活模式不成熟，足放置在地上时多采取平放或踮脚。双瘫或偏瘫婴幼儿在可以独立行走时，如果没有阻止小腿肌肉和屈髋肌的挛缩，这些挛缩可能变得更明显，并伴有摆动相时髋屈曲减少，站立相时髋内收内旋和膝过伸增加（图 11.11 C，D）。尤其是小腿肌肉的激活不良不仅会弱化和限制站立相髋、膝的伸展，而且也会导致站立相末期推进力的减弱或缺失。

曾有一些关于年幼脑瘫患儿步态的生物力学研究，旨在检查并区分损伤和肌肉的继发改变对运动功能的影响（Mayer，2002；Olney et al，1990；Tardieu et al，1982）。研究提示延续到童年和成年时期的步态模式不同程度地取决于肌腱改变和关节畸形造成的不良适应限制的性质（Leonard et al，1991）。Delp 等（1999）的模型研究调查指出下肢运动的训练变化可能会关联到髋部的屈曲挛缩（见附录 A，图 A.8）。该研究促进了和发展早期的强化练习，即训练增加髋伸肌群和外旋肌群的力量，这些练习和活动还可针对性地主动牵伸我们能预料的将会缩短的肌群。

被动运动的测试结果无法预测和提示痉挛（牵张反射亢进）和其他损伤对运动功能的影响，而检测生物力学特性和肌肉活动的运动功能研究则为此提供了有效的分析。Crenna（1998，1999）研究了牵张感受器（肌梭）的超敏性对步态方面的影响，并检测了一组脑瘫患儿（平均年龄 7.4 岁，对照组为年龄相仿的健康儿童）独立行走能力的特征。他应用腘绳肌和股四头肌的肌电图，并且使用运动分析系统测试了生物力学参数，包括运动学、动力学，发现在离心（肌肉延长）收缩期间，那些未受损伤的孩子的运动输出水平与肌肉长度和（或）延长速度之间呈正相关的关系，而在双瘫儿童中，则出现肌肉过早激活（延长速度的阈值下降以让肌肉激活）和过分用力（肌电 / 延长速度比例关系增加），缺乏根据步行速度而应有的收缩时机和力量等参数的调节，出现阵挛样肌电图和关节旋转时的机械阻力增高。肌电图结果会随着不同的任务（如行走、跳跃或上下台阶）而变化。关节旋转减速时肌肉离心收缩最易受到影响——例如，站立相早期和摆动相末期的腘绳肌、站立相早期的小腿三头肌及站立相末期的股四头肌。

最近 van der Krogt 和他的同事（2010）着手量化了 17 例脑瘫儿童的动态痉挛，并与 11 名相匹配的健康儿童作对比。结果显示肌肉 - 肌腱牵伸速度和肌肉活动力（内侧腓肠肌、比目鱼肌）之间的关联性增加，尤其是在摆动相时。这就解释了通常在摆动相末期和足部触地时所观察到的问题，因为腓肠肌的进一步延长受限，进而在足跟触地时限制了膝关节伸展和踝关节背屈。由于没有报告肌肉长度，因此主要问题可能是由与继发的（适应的）牵张反射过敏相关的小腿三头肌挛缩引起的（见 Crenna，1998，1999）。

　　婴幼儿早期有目的地增加肌肉激活、力量和伸展性的针对性干预，在任务导向性练习中训练运动控制能力，以及尽量减少肌肉的不良适应性改变（包括牵张反射活跃的进展），这些方法可能令步行模式更好地向更成熟的方向过渡。但这还没有经过验证。当它被验证时，上述研究者使用的方法则提供了一个可能的模型。

步行上下楼梯

　　这些动作的生物力学在成人中曾被研究（Andriacchi et al，1980），但未在发育中的婴幼儿或小龄儿童中做过研究。步行上下楼梯与地面行走相比，在关节运动的范围和力的大小方面都有机械性差异；走上楼梯涉及肌肉的向心活动，走下楼梯则是肌肉的离心活动。对于小龄儿童，楼梯相对于他们的腿长而言太高，因此难度较大。他们通常先会上楼梯，后会下楼梯。婴幼儿会利用各种方式实现目标，比如爬行、半爬行和半跨步（图 1.10）。

　　Crosbie 等（2012）研究了在脑瘫患儿中小腿肌肉的主动和被动的机械特性的关系，以及患儿在平地行走和上下楼梯时步态的时空特点。他们让 26 名年龄介于 4~10 岁的偏瘫儿童分别赤脚走过 10m 的水平通道和楼梯，观察步速、步长和步频，并测量患侧小腿肌肉的痉挛程度、最大等长肌力、僵硬度和迟滞性（hysteresis）。多元线性回归分析显示步速、步长与等长背屈肌肌力和小腿肌肉的僵硬度明显相关，而上下楼梯的速度则与小腿肌肉显示的迟滞总量呈显著负相关。迟滞性是对肌肉的弹性回缩和能量释放能力的一个评估指标。高度迟滞现象意味着牵伸肌肉时加载期间所用能量在卸载期间能量复原明显减少。最近的研究发现上述现象在脑瘫儿童中比在健康儿童中高出三倍（Alhusaini et al，2010；见附录 B）。作者指出，减少肌肉弹性能量的储存或许有助于降低在负重活动时的低机械效率。

　　研究结果证明小腿肌肉被动的机械特性对行走功能有相当大的影响。鉴于楼梯行走与上下台阶运动之间的机械相似性，早期干预或许能尽量减少小腿肌肉形态学和功能性改变的发育，并提升更有效和高效的功能表现，这些干预方法包括坚持上下台阶练习（带有变化）、其他特定的力量训练练习和主动牵伸小腿肌肉的活动。

第 2 部分：婴幼儿期以活动为基础的干预指引

　　神经科学和生物力学领域的运动研究正引导着脑瘫婴幼儿针对性任务或活动为导向的训练方案的发展。这些方案旨在增强肌肉力量、维持肌肉伸展性、刺激或培育功能性运动控制的发育，如果没经过干预，他们就没有足够的肌力和协调能力产生除一些刻板、无效的运动模式之外的运动。在方案中，治疗师或父母亲要营造一个环境去鼓励和驱使孩子做目标性动作，还要对于其动作是否有效给予明确的反馈，能成功尝试并完成目标是有益于他们自身的。需注意应根据指南的要求去刺激婴幼儿移动和让其进行可行性的探索，而不是由治疗师和父母亲控制其运动。重点是完成任务的有效动作，这通过基于建立的关键生物力学成分（一旦缺乏就使动作不能完成）的训练来实现，而并非是模糊的运动"质量"或"正常化"概念。对于婴幼儿来说，运动技巧的获得要求婴幼儿不仅有能力产生肌力，而且能掌控大量肌群发力的时序以产生有效运动。婴幼儿需要整合和控制针对相互作用力、节段间力量和重力所产生的肌力间的影响，做到这些才能使肌肉系统获得优化机制的益处，例如延长 - 缩短周期。当肌肉从离心收缩转变成向心收缩时，由离心收缩造成的储存弹性能量会在延长 - 缩短周期中释放出来（Komi，2000，2003）。为了完成有效（尽可能熟练）的运动，需通过进行重复性的、富挑战性的练习来学习复杂的节段间关系的控制。

优化支撑和平衡

平衡的定义是能控制相对于支撑面的身体的能力（Ghez，1991）。在临床上涉及平衡的常用术语包括姿势稳定、姿势控制和姿势调整，这都是与有效的功能活动中的适当调整自身能力相关的一些基本术语。它们可通过更精确的描述语来替代，那就是使我们能够平衡的肌肉激活和关节运动，它们依靠于包括视觉和前庭系统等运动传感器的输入。平衡意味着必须在有重力的作用下维持稳定状态，且能预料自主运动潜在的不稳定因素的影响，并在整个运动过程中做出调整，以及对意料之外的扰动做出反应。平衡是所有自主运动技能的构成基础（Massion and Woollacott，1996），因此，平衡运动的训练是康复的最重要部分（Carr and Shepherd，2003，2010），即使在婴儿早期也是有临床意义的。婴幼儿必须通过体验不稳定的动作来学习如何去平衡。当婴幼儿坐或站时，治疗师和父母亲通过减少对婴幼儿的扶持，制造出不稳定的情形，给予她机会去体验什么调整是最有效的，这也是最能达到目标的。

贯穿一生的平衡能力是在特定动作练习中发展起来的，平衡调整是任何运动不可或缺的部分。因此平衡训练本身不能与运动分离开，并且不能在有针对性的活动方案中分割成单独的项目。同样，在临床研究中，平衡是不能作为一个独立项目来测试的。过去曾出现过对平衡的错误理解，认为平衡是反射机制、自发反应的结果。Bobath 疗法是基于平衡是"姿势性反射机制"结果的理念建立起来的，包括平衡反应和立直反应（Bobath，1971；Bower，2009）——当身体的重心被治疗师移出个体稳定极限时所引发的被动反应。治疗方法包括这些反应的易化，并假设这种效应将转移或泛化到自主性功能动作中。这些观点缺乏理论或循证依据支持，因为，20 世纪后半叶所展示的生物力学研究阐明了个体在自主运动时及面对外界干扰时平衡身体重心的各种方法。

当前对平衡的理解是：在我们整个动作中涉及平衡身体的肌肉激活和关节运动是具有任务和背景特异性的，并且取决于肌肉活动力和运动控制能力。然而，临床中使用的测试可被假设具有普化意义，比如，用站立位够取的距离增加（功能性够取试验）来说明站立位做其他动作时平衡的改善。虽然这个假设还没经过验证，但没有理由认为它不成立。无论是婴幼儿或是成人，平衡很可能只有通过大量不同活动的独立自主性练习才能获得。步行中的有效平衡可以从生物力学或时空参数随着时间变化的记录来推断：例如，在行走期间站立相步宽的减少、步长和步速的增加、沿直线行走的能力。从坐到站的过程中，当达到站立位时，重心移动的减少（稳定性）、每只脚下最大垂直力近似相等以及运动速度的增加均可用于推断整个动作表现中更有效的平衡。

坐位和站立平衡的绝大多数调查是关于婴幼儿对意外干扰反应的研究（Hedberg et al.，2005；Hirschfeld，1992），只有极少数是关于儿童和成人在自主运动期间出现的肌肉和关节调整（或"姿势"调整）的调查。不过，一个关于意外干扰研究的阳性结果已经用于发展这方面平衡训练的方法。研究评测了较年长儿童在移动测力板系统上平衡反应性训练的效果，这些儿童曾用此系统训练抗意外干扰（Shumway-Cook et a1., 2003），结果显示经过每天 100 次干扰，连续 5 天的训练，当平衡受到意外的干扰时，儿童恢复稳定性的能力有所提升。在后来的研究中（de Graaf-Peters et a1., 2007），矫正后月龄为 3 个月的高危婴儿被分配到神经发育治疗（neurodevelopmental therapy，NDT）组或积极的自主运动、尝试 - 失败试验组，结果提示像 NDT 那样涉及大量操作和提供支持的治疗不能有效改善姿势控制。

平衡移动中身体能力的逐渐发育很可能与婴幼儿在没有支持下练习自主动作的机会有关，这一点还需要进一步的验证。

Dusing 和 Harbourne（2010）强调了姿势控制在健康婴幼儿的发育中具有可变性的重要意义，指出可变的和可适应的平衡控制能力使探索具有了可行性。他们讨论了婴幼儿发育期间平衡控制的可变性是源于自动行为而不是被动反应，还指出促进正常的姿势行为模式的引导方式不应该以干预为重点，应该用包括声或光这样接触性线索的指引来取代，以鼓励婴幼儿的自行探索。

父母亲可通过减少支持，以让婴幼儿体验各种体位。他们展示了可以促进婴幼儿头部、躯干和上下肢运动的抱姿和与之玩耍的方法（图 11.12）。当处于仰卧和俯卧位时，可以用柔软材料比如带子来强使肢体摆脱千篇一律的姿势，从而促使婴幼儿够取或踢腿运动时采取不同的运动轨迹。父母通过让孩子坐在腿上，或让其骑在一条腿上，或让他站在两膝之间玩耍、唱歌和聊天时，能帮助他们的婴幼儿去发展坐位和站立平衡。当婴幼儿从一边到另一边来回地晃动身体时，轻微的指尖扶持通常足够使他们回归到竖直位（图 11.12 A）。

坐位平衡

婴幼儿早期，坐位平衡可在家长腿上、凳子上，或地板上进行练习，随着躯干和髋部肌肉力量的增长，婴幼儿逐渐学会控制头部和身体的运动而不会往后摔倒。在 7 ~ 8 月龄，婴幼儿通过大腿和脚的支持能独立坐在地板和座椅上，并且他们的手不再需要用于支撑时，他们的探索能力变得更加多样化。取得独立坐位的比率似乎一定程度上取决于养育子女的方

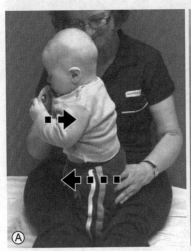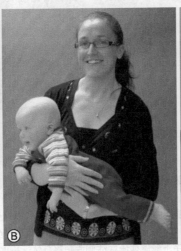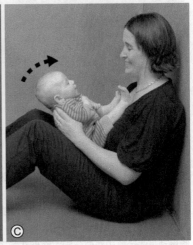

图 11.12 扶持、移动和玩耍对于较小的婴儿特别重要，由此他们可学习抗重力地去移动和控制头部和身体 [From www.physiotherapyexercise.com with permission.]

式，也就是机会，婴幼儿越早能坐在小凳子上，他就能越早练习伸手拿桌子上的玩具、移到地板上和站起（图 11.13 C）。对于脑瘫婴幼儿（特别是偏瘫和双瘫），坐在座位上可使它们尽早练习双脚负重、站起、挪步和步行。在地板上用足站起的早期练习可能有助于保持髋屈肌群、腘绳肌和小腿肌肉的伸展性。

在坐着进行运动的过程中，两个关于主动平衡训练效果的研究显示平衡有改善。其中一个研究（Hadders-Alga et al., 1996），5~6 月龄婴儿在家中接受 3 个月的日常平衡训练，每天 3 次，每次 5 分钟；到 7~8 月龄和 7~9 月龄测试平台扰动（platform perturbation）的反应时，婴儿显示出扰动发生时针对移动平台的速度和体形所产生的腹部肌肉收缩程度的调节能力得到加速发展。另外一个研究（Sveistrup and Woollacott, 1997）检测了 9~11 月龄婴儿在拉至站起过程中进行每天 100 次平衡扰动、连续 3 天的平衡训练，这些婴儿表现出特定方向调整率增加，以及由远及近肌肉募集的增多。

目前很少有脚放在地板上、独立坐在座椅上能力发展的调查，或许是因为西方养育小孩会花多数时间让其在地板上活动。地板上坐，对于婴幼儿可能不是一个合适的体位，这会造成婴幼儿的发育很缓慢（图 11.13 C），或许还会导致腘绳肌挛缩的出现（图 11.13 A）。

站立平衡

可站在桌子或椅子边上进行站立平衡的练习（图 11.13 D），多鼓励婴幼儿进行运动尝试，

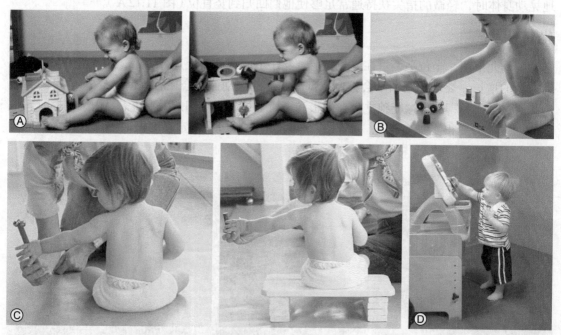

图 11.13　（A）这名双瘫婴幼儿展示了腘绳肌僵硬和挛缩增加导致的机械性和功能性影响，她不能充分屈曲髋以坐在地上；如果她坐在凳子上，脚放在地上，就可以更有效率地集中注意力和玩耍，就像（B）中的男孩能够集中注意力玩游戏。两名儿童需要教授由髋、膝、踝屈曲和伸展组成的动作的练习，以减少伸肌群的过度活跃，以及保持下肢肌群的伸展性（图 11.15~图 11.18）。（C）这名小姑娘在地板上习惯性采用这种坐位，虽然她能对着玩具伸手，但她不能移动身体远离中线位；脚踩地坐在凳子上能够使她在往侧方转移身体远一些时，可使用下肢去平衡。（D）在自主动作中学习站立平衡——做好准备和不断的调整（在关节和肌肉水平）[A-C) From Shepherd (1995) Physiotherapy in Paediatrics, with permission from Elsevier. (D) From www.physiotherapyexercise.com with permission.]

如脱离扶持使用单手（或双手）往外伸手去玩以及往下伸手捡玩具。在这点上，如果提供机会，主要的练习时间可用于掌握脚在小支撑面上的身体控制，可限制地板上的脚的位置的放置以防止支撑面过宽，并且必要时保持双足尽量靠近一些。若婴幼儿没有足够的平衡，本练习允许使用吊带。当婴幼儿使用家具扶持练习侧走，或依靠成人、吊带和握持带扶持迈几步时，他们也是在学习平衡。站立练习应涉及不同的脚的位置的放置，包括一只脚放在另一只脚前一小段距离，以及用一条腿往各方向的迈步运动（图A.5 A）。吊带是一个有用的辅助工具，由于它能够促进自主运动的独立练习，以及允许婴幼儿蹒跚学步而不会跌倒（图1.1和图A.10 B）。它能给予不同程度的支持，并且婴幼儿（以及脑卒中后成人）会发现它是用于独立练习的相对安全的方式，这些独立练习使他们明白在运动时如何保持自己的平衡。

　　以上是挑战平衡的一些活动的描述。接下来几页具体介绍用于锻炼肌肉力量、节段间控制和易于挛缩肌肉的伸展性的运动。所描述的特定活动的运动锻炼旨在推动有相同基本生物力学模式（图11.1）的功能性动作的学习，即通过一些证据，假设这些基本动作的练习将有助于由关键成分组成的动作表现的改善。这些负重动作的练习也有利于挑战平衡。治疗师应记住这一点，不要为了防止重重摔倒而给予不必要的过多扶持或提供特殊的辅助。

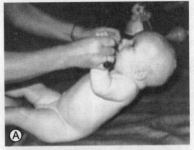

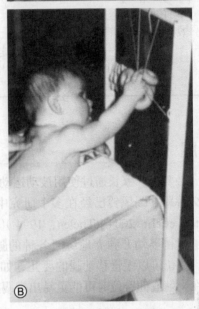

图11.14 （A）3月龄大婴儿：训练颈部和躯干屈曲肌群的锻炼。（B）玩耍中训练伸肌群，由于视觉注意驱动运动，尤其是头部的运动，因此，眼睛的接触在早期很关键[From Shepherd (1995) Physiotherapy in Paediatrics, with permission from Elsevier.]

针对下肢的功能性活动

　　最早的婴儿期，鼓励在俯卧位伸展躯干、髋和使用上臂负重，刚开始数月，婴儿需要鼓励和辅助在仰卧位和俯卧位活动（图11.14 A）。他们必须发展控制头部的能力，并且主要的刺激由视觉和婴幼儿处于竖直位时提供（图11.12）。可通过设定环境来鼓励（驱动）头部和躯干在上臂负重下伸展，以及伸手和翻身（图11.14 B）。手膝负重的感受可通过吊带的辅助使婴幼儿躯干、肩、髋吊离地板来体验。

　　下面的锻炼是针对下肢的基本屈曲-伸展运动，这些运动在最早的婴儿期就存在，并且具有日常生活中执行功能性动作的主要生物力学特征（框11.1）。在双脚支撑并平衡身体重心时掌控髋、膝、踝的屈曲和伸展可能对婴幼儿将来的运动发育很关键，就像肩的屈曲并外旋、伸肘伸腕时伸展手指，以及支持和平衡身体，都是可以促进伸手拿东西的基本动作。

框 11.1

婴幼儿期的基本下肢动作

- 踢腿
- 脚着地时抬高和降低身体重心：
  - 蹲 - 站 - 蹲
  - 坐 - 站 - 坐
  - 上下台阶
- 双足运动：
  - 地面上步行——沿着墙或凳子侧走，往前走，持物走，推车走
  - 楼梯步行：上和下
  - 斜坡步行：上和下

踢腿

必要时，家长通过使用被动运动向婴幼儿演示踢腿动作，适当鼓励主动模仿，双腿一起或交替踢。踢风铃已经在多个研究中描述，并且互动的设备也在开发（Chen et al.，2002；Fetters et al.，2004；Thelen，1994）（附录 C）。这种设备必须是为临床使用而研发，因为它能够促使婴幼儿独立地练习各种的腿的运动、给予感兴趣的挑战，以及提供心理和物理刺激。一位可以缓慢移动腿的婴儿，如果她同时接受其他下肢动作如蹲伏、坐至站的练习，那么在半躺或仰卧位时可能更易出现踢腿动作。

提高和降低身体重心

由于无力和力量减弱是神经损伤的后遗症，因此下面的负重动作旨在刺激肌肉激活。这些锻炼与任务相关，并且针对于运动控制、肌肉收缩性能、力量和伸展性。它们训练身体重心越过足时抬高和降低的基本下肢动作，以及刺激与运动控制发展相关的学习过程。在出生后前几周，增加肌肉收缩很可能成为皮质运动束发育的兴奋剂，当然该假设还需要验证。锻炼环境的指引或设置能确保对有挛缩风险的肌肉进行全范围的运动。这些动作从最早的婴儿期就可同时进行训练和练习。作为一般性原则，由于动作中的一个组成部分需要依赖于之前的组成部分，因此，组成部分动作的学习应该在整体运动中进行练习。涉及任何动作所需要的生理和生物力学的控制机制仅在该动作的练习中被组织。

如引言中讨论的一样，锻炼效果往往具有任务和情景的特异性，训练本身就可以使效果出现很大的变化。有证据表明训练效果的转移可出现在有相似生物力学特征的动作之间（见第 1 章和附录 A）。如上台阶、足后跟抬起和放下、站起和坐下、蹲等锻炼，使用身体重量作为阻力，可向心、离心收缩地增强无力的下肢肌肉力量，以及改善节段性肢体控制能力。它们利用特异性原则的优势为许多具有共性的动作提供相似的功能性要点。肌肉在具有共同动力学特征的日常动作模式中得到锻炼，特别是这些锻炼可训练伸肌群的能力，使那些多关节肌（如股二头肌和腓肠肌）和单关节肌（如臀大肌和比目鱼肌）从缩短收缩（向心）向延长收缩（离心）转换。此外，在控制肢体和平衡身体重心时，它们还需要协同其他

肌肉收缩。

所有的这些活动旨在训练平衡，因为没有平衡，就没有一个活动能独立执行。它们执行时重点要把脚牢牢地放在地板上，并且应尽可能使这些训练一直保持挑战性（即增加抬起和放下时的负荷、重复的次数，并且随时间推移增加难度）。髋、膝和踝关节肌群通过日常生活这些动作所需的范围进行锻炼。目的是保持功能性的肌肉长度（最小化或防止肌肉挛缩的发展），在向心和离心收缩模式下锻炼（增强）下肢伸肌群的力量，以及训练下肢的协调性。运动学习的重点在于基本的下肢模式，以及随着婴幼儿的生长和发育，发展他们能够在各种不同的环境和场景成功表现的灵活性。

早期的训练重点在于保持小腿肌肉的长度，尤其是单关节的比目鱼肌。接下来的动作练习应注意足部位置和负重，这对于双瘫或偏瘫婴幼儿来说可最小化比目鱼肌挛缩的发展，甚至在早期数月，这些练习会对站立与坐位时下肢的位置有普遍的影响。例如，如果踝关节在坐位时不能放置在 75° 左右，则婴幼儿站起及维持站立和平衡就很困难（图 1.2）。在练习时使用足架限制脚跟离地可能很必要（图 A.3）；当鼓励婴幼儿抬高和放下足后跟时，可站在向后倾斜的楔形垫或家长的膝盖上来主动牵伸小腿肌肉。

下面的锻炼最好是在没有间断的情况下进行"最多重复"的练习，每次三组，组间进行短暂的休息。当然，这是理想情况，具体可根据婴幼儿的接受情况和能力进行调整。一旦婴幼儿理解数字，计数对儿童计算重复次数是一个有益的帮助。对于婴幼儿，重复性练习应常在玩耍中进行，例如，从座椅上站起拿玩具，然后坐下把它放在地板上，如此进行数次（图 11.17，图 11.18，图 11.21，图 11.24）。锻炼应尽可能地经常练习以增加肌肉激活能力以及产生必要肌肉力量为主。锻炼应有足够的难度以体现挑战性，且一直保持这种可能。如婴幼儿瞥见感兴趣的东西时，能够使表现发生变异也很重要，即当目标或环境需要时，婴幼儿能即刻展现变化运动的能力。

执行特定动作的激励可通过玩具、适宜尺寸的物品和各种兴趣来提供。这类互动设备正在开发，甚至对于小的婴儿，在他们运动发育的早期阶段即可增加激励、反馈和挑战（见第 15 章和附录 C）。互动设备和能够限制特定运动以使他们按自然运动学模式运动的那些东西，能够提高家庭练习的强度，否则训练难以进行。多年使用控制和手操作技术以帮助刺激理想的运动模式的治疗师，需要将重点改为更多的训练方式，尽可能减少他们对动作的控制，用最少的扶持将控制传递给婴幼儿：设定自然的环境限制、使用软支具和他们的手指来控制以引导婴幼儿动作表现。正如 Damiano 在第 9 章中指出"人为控制和手操作技术……可能实际上限制了学习，这些技术在于弥补而不是呈现不足，这样做使儿童失去了自己完成任务时解决问题的机会，并且限制了儿童发展（和使用）准确的内在反馈"。

上下台阶练习

针对髋、膝和踝伸肌群进行协调性和向心、离心收缩训练以便能提高和降低身体重心（图 11.15）。上台阶时，踝背伸肌群和下肢伸肌群做向心收缩的运动，使重心越过放在台阶上的前足往前往上移动；然后下台阶时后腿再做肌肉伸长的离心收缩运动使重心降低。侧着上台阶时，如果髋保持在伸展位（如采用带子稍加固定），站立腿的外展肌群是髋外展 / 伸的原动肌。当直行上下台阶时，力量通常平均分布于三个关节，而侧着上台阶时，则更集中分布在膝关节（Agahari et al.，1996）。

此练习中的负荷为身体重量，通过升高台阶的高度可渐进增加所需肌力的量，或者给较大的婴幼儿穿口袋里装入小重物的马甲（Liao et al.，2007）。该运动也可通过吊带进行练习，在防止跌倒的情况下让婴幼儿自由移动（和蹒跚）。

运动表现会随着婴幼儿的生长和发育逐渐进步（图 11.15 B），直到他们能够整合动作进行跨越障碍物行走和登上楼梯（图 11.18 D，图 11.23 和图 11.24 B，C）。下台阶也要尽可能早地鼓励，该动作产生不同的生物力学和肌肉功能需求，并且对下楼梯来说必不可少（图11.18 D）。

锻炼：矢状面上下台阶

　　开始把一只脚放在小台阶上，或婴幼儿她自己把脚放在台阶上，给予鼓励和一点往前的小助力，婴幼儿上下台阶时，她的身体重心往前往上移动越过左脚，然后往后往下，如有可能往返几次（图11.15 A，B）。

执行

- 设计可为婴幼儿移动提供一些激励的环境
- 如需要可把脚放上台阶
- 确保向上运动前，膝盖移动至脚前方
- 如有需要，在行动期间轻柔地扶住膝盖保持它向前，以及稳定足在台阶上
- 使伸展的右膝/髋和地板上的脚保持生物力学对线，辅助往前往上运动
- 不要承担婴幼儿的所有体重，如有需要，在髋部使用轻柔的往前的助力

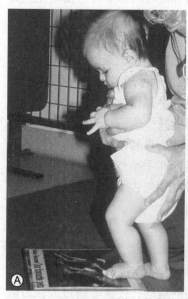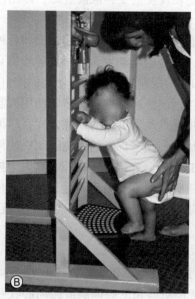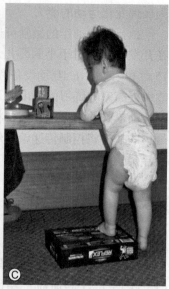

图 11.15　矢状面上下台阶锻炼（A）这名小婴儿需要辅助，但他明白要用一条腿上下台阶。（B）这名 13 月龄女孩上下台阶时自己扶着栏杆，治疗师/家长仅需要给予手指的帮忙以保持平衡。设置的环境为探索提供了许多可能，鼓励她上台阶以及玩耍放在更高栏杆的玩具，台阶的高度随着她的伸肌群力量的增加可渐进的增高。（C）额状面上下台阶，她练习侧着上台阶，并且也在学习通过各种不同的动作控制抬高和降低她的身体重心的能力 [（A）From Shepherd (1995) Physiotherapy in Paediatrics, with permission from Elsevier.]

锻炼：额状面上下台阶

把患侧腿的足放在小台阶上，或者让婴幼儿她自己把足放在台阶上，身体往侧方上下转移，或者必要时她扶着高台子上下台阶慢慢进步（图 11.15 C）。

执行

- 设计可为婴幼儿移动提供一些激励的环境
- 把脚放在台阶上，或必要时演示该动作
- 向上运动前，膝盖应该移动至脚前方
- 必要时，轻柔地扶住左膝保持它向前，以及稳定足在台阶上
- 不要抱起婴幼儿，使用手指进行控制，必要时可用握持带和吊带
- 婴幼儿也能扶住台子侧走，屈曲右髋、膝，用左脚下台阶

蹲伏 - 蹲

蹲伏（crouching）和蹲（squatting）是整个生活中的必需动作，如在站立时从地板上捡物品。婴幼儿通常可通过使用手支撑从坐在地上到站起，蹲也是在地板上玩的常见体位（附录 A 和图 A.9）。对于非常小的婴幼儿，这个动作需要辅助，但如果扶持恰当，婴幼儿能重复地做蹲至站的动作（图 11.16 和图 11.17）。如果婴幼儿在站立位腿部倾向于僵直，可练习小范围重复性蹲起和蹲下，并避免完全伸直，直到僵直缓解，治疗师也可把这个动作编成一个常唱的儿歌——上和下、下和上。刚开始时扶住小腿和稳定婴幼儿非常必要，但辅助应尽可能少。婴幼儿通过往下伸手捡（或触碰）物品来练习这个动作（图 11.18 A～C）。蹲的深度可以通过物品放在凳子上或地板上加以调整。婴幼儿可使用允许他蹲下和站起的吊带进行练习，直到获得平衡为止。由于涉及肌肉的离心收缩，刚开始对于婴幼儿屈曲髋、膝、踝和降低重心至蹲位更困难。在膝的前面或后面给予温和的助力可启动屈曲动作。

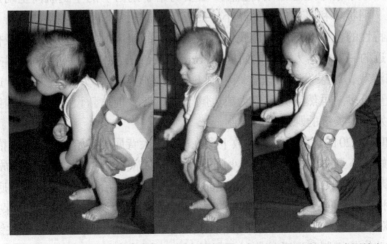

图 11.16 左侧偏瘫，这名 3 月龄婴儿正在练习扶持下的重复蹲－站，童谣或数数使这个训练变为游戏 [From Shepherd (1995) Physiotherapy in Paediatrics, with permission from Elsevier.]

如果牵伸小腿肌肉，必须注意足的位置。在锻炼中如果足不能平放在地面上，婴幼儿可能需要穿鞋并固定在一个足架子上以保持足能平放（图 A.3）。

锻炼：蹲 – 蹲伏

- 婴幼儿起始于蹲位

- 为从蹲位站起提供激励；设置可鼓励该动作的环境，如手放在桌子上或放在家长手里，并且往上牵拉至站位

- 通过让婴幼儿结合蹲至站、坐至站，增加他们训练的灵活性

- 在蹲位，设置环境以便婴幼儿在这个体位玩要，鼓励从坐位至蹲、站位的转移

- 婴幼儿需要得到运动的想法和玩要的可能性

负重下小腿肌肉锻炼

踝跖屈肌群是在足负重时所有动作的关键肌肉，但它们易于僵硬和挛缩，因此它们应在婴幼儿期间尽可能早地进行主动锻炼（Hampton et al.，2003；Olney et al.，1990）。腓肠肌，尤其是比目鱼肌的长度应该从最早期就成为防止挛缩的主要重点。小腿肌肉在步行站立期提供往前推进的动力和能量，尤其是在上斜坡时，并且能产生更快的步行速度（Olney et al.，1986；Winter，1989）。它们与足背屈肌群一起工作有助于站立时的踝稳定，并在站立时通过踝和髋部的运动辅助身体重心在支撑面上保持平衡。这里所描述的上下台阶、蹲下和坐至站锻炼，如果婴幼儿能够全部执行这些动作，会涉及小腿肌肉几乎全范围的主动拉长（图 11.17 和图 11.18）。双脚必须恰当地摆放使后跟落地。这些动作可能不得不先在小范围（限制）内执行，直到脚后跟能保持放置在地板上。如果不行，应采用一些方法（见图 A.3 和图 11.17）帮助双足平放在地板上，在后跟抬起、放下的下肢主动牵伸锻炼期间，可穿插腿负重时的被动牵伸（图 11.19）。

Zhao 等于 2011 年公布的研究证据显示：由伺服电动机（servomotor）驱动的可控的踝被动牵伸和可控的数字信号处理器结合抗阻（必要时给予助力）的小腿肌肉主动锻炼，可导致肌纤维的延长、羽状角和肌束僵硬的减小、短缩的肌腱长度和僵硬跟腱的改善。作者认为肌肉和肌腱机械特性的活体检测可增加我们对锻炼诱导的肌肉改变的理解，以及促进更有效治疗的发展。最近的一项机器人设备的研究（Forrester et al.，2011），研究对象主动踝背伸 - 跖屈以操控电脑游戏，结果发现可改善踝控制（更快更流畅的运动）、提高步行速度，并且瘫痪侧肢体的负重更多。虽然研究对象为成人脑卒中患者，但这款设备或许可辅助婴幼儿取得更好地对运动发育很关键的踝运动的控制。

图 11.19 和图 11.20 的**足后跟抬起和放下锻炼**从踝最大背屈时开始。在足后跟抬起的动作中，从踝背屈位开始抬高身体重心，可练习小腿肌肉向心收缩，当他们从踝跖屈位放下脚后跟时，可锻炼小腿肌肉的离心收缩。如果婴幼儿倾向脚趾行走，他们抬起脚后跟仅至足底水平位最好。当脚后跟放下和足背屈时，这个运动可主动牵伸离心收缩的小腿肌肉。因此，保持小腿肌肉长度很重要，这对于步态、许多负重动作包括坐至站中的蹬地动作（push-off）很关键。

由于这个动作的机制和运动控制过程极其复杂，因此有益于训练整个肢体的运动控制能力。在重心上升到脚趾站立之前，身体先向前移动。上身向前摆动和踝背屈，使身体重心移

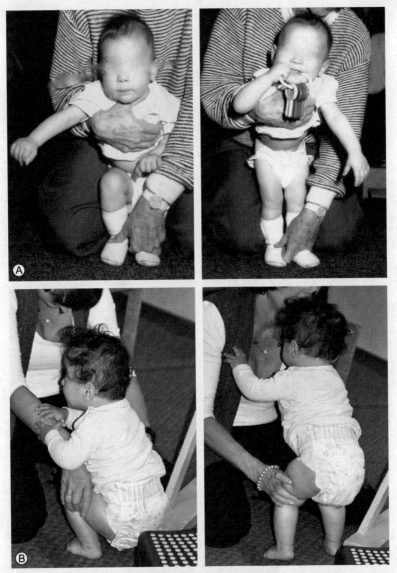

图 11.17　蹲－站－蹲（A）他蹲下捡钥匙，然后站起把钥匙放桌上。可辅助向下压住双脚促使他领会通过双脚往下蹬来弯屈和伸直腿的方法。（B）13 月龄，她仅需要少量沿腿向下的压力就可帮助她站起，并且在膝后面给予轻微推力就可帮助她启动屈曲下降至蹲 [(A) From Shepherd (1995) Physiotherapy in Paediatrics, with permission from Elsevier.]

至脚前方；股四头肌先于跖屈肌群收缩以对抗由于身体重量上抬致跨双关节的腓肠肌收缩引起膝屈曲的力量（Diener et al., 1992）。这个看似简单的动作可能在训练髋、膝和踝的节段间控制时有效。

　　往前下台阶的锻炼赋予支撑腿肌群以最大拉伸，并且训练那条支撑腿的伸肌群（尤其是股四头肌）的离心控制（图 11.18 D）。

　　这些动作对于婴幼儿很难训练，但应在有可能的情况下作为游戏的一部分去尝试，例如，对于非常小的婴幼儿，站在家长的膝盖上就相对简单些。足后跟抬起和放下可采用两条腿或一条腿来做，婴幼儿可处在扶站位（如通过握持带或扶衣服）。

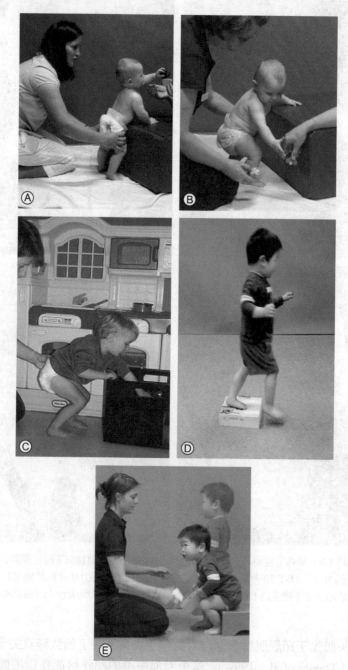

图 11.18　训练下肢控制的运动 / 游戏。（A）练习站立——"教练"给予他伸展髋的诱导，然后移开她的手，以便他自己启动往上伸手（伸髋）够玩具的必要运动。（B）蹲下去捡玩具；（C）蹲下从盒子里拿出玩具；（D）在障碍步行道上放置一本书，他通过迈上迈下这本书来练习屈曲 / 伸展；（E）坐－站－坐练习，左足放在更后面以"强迫"更无力的左腿负重 [(A, B, D, E) From www.physiotherapyexercise. com with permission.]

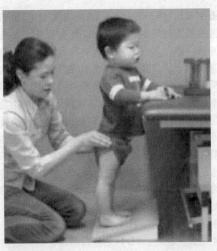

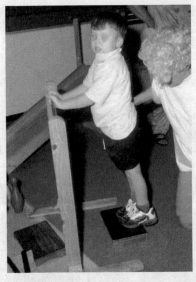

图 11.19　小腿肌肉锻炼：婴幼儿站在楔形垫上玩（小腿肌肉的被动牵伸＋下肢关节的协调），尽可能多的重复抬起和放下脚后跟（小腿肌肉的主动牵伸＋下肢关节的协调），以及练习足背屈肌群 [From www.physiotherapyexercise.com with permission.]

图 11.20　后跟抬起和放下锻炼：可作为循环训练课程中的一部分，男孩尽可能多的重复做放下后跟至地上，然后抬起后跟至足底水平位，目的是增强肌力、主动牵伸和训练小腿肌肉，尤其针对站立末期的推离（push-off）动作

锻炼：牵伸和增强小腿肌肉力量

后跟抬起和放下

- 前脚放在小台阶上，后跟着地，踝背屈
- 抬起脚后跟至足底水平位
- 髋、膝始终处于伸展位
- 用手指控制使髋保持向前（髋伸展）
- 站在家长腿上，足处于背屈位

往前下台阶

- 开始时双足在台阶上，婴幼儿往前下台阶，然后再回上台阶
- 包括在步行路线中的台阶（图 11.18 D）
- 需要时，使用握持带

站着玩

- 在桌上玩时，婴幼儿站在楔形垫上，足处于背屈位
- 婴幼儿移动时，同时产生被动和主动牵伸

站起与坐下

　　正常的生物力学为辨别脑瘫患儿站起与坐下出现异常表现的机制提供了理论基础。站起主要需要髋、膝和踝伸肌群发力，尤其是股四头肌，同时需要控制躯干在髋部前屈的两个角

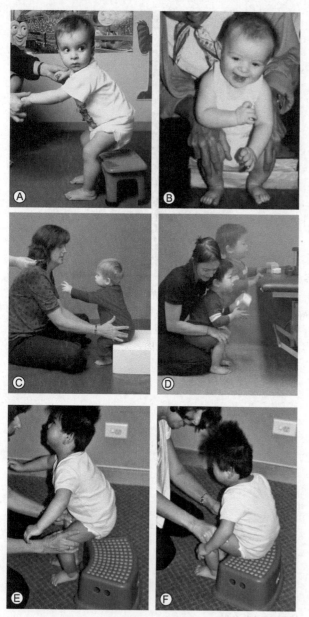

图 11.21　坐至站锻炼。（A）与图 11.8B 比较该名男孩试图站起的运动轨迹。他有双瘫，并且过早伸膝、髋，足没有放在适宜的位置，膝没有充分向前，上半身屈曲没有发生在髋部。由于这种异常的运动模式将来可能演变为固定模式，因此他不应该像这样练习。他应该在膝保持向前时重复练习起伏动作，直到他能够自己把重心向前转移至他的足部为止。然后逐渐进展训练，可在他坐下前，将一个玩具能放置在座位上，练习坐下时用他的臀部触碰玩具，然后站起，这可使他在最困难的位置努力练习。（B）4 月龄婴儿在膝部给予帮助下练习，注意足部放置在适宜的位置。（C）由于婴幼儿还没有能力平衡整个动作，治疗师应使他保持稳定。（D）治疗师移动婴幼儿的膝和重心往前以向他展示他须做什么。（E，F）这名小男孩在坐下时需要帮助以启动膝屈曲 [（A，B）from Shepherd (1995) Physiotherapy in Paedatrics, with permission from Elsevier. (C, D) From www. physiotherapyexercise.com with permission.]

度动量的能力，以及重心在水平和垂直方向的线性动量。当正常儿童具备了平衡和变化目标的能力时，他们就能够掌握这个动作了，此时多数儿童接近 2 岁。

　　一个动作，可以重复多次，作为增加肌肉力量和提高肢体控制能力的练习，在保持平衡的情况下，学习如何站起和坐下同样具有这样的效果（图 11.21，图 A.1）。如果肌肉无力，可增加座位的高度以减少肌力的需求。如果肌肉变得有力，可降低座位高度和增加重复次数以提高耐力（图 A.5 D）。偏瘫婴幼儿，在运动开始前，患肢的足部可通过放在健肢足部的后面以"强迫"负重，这时还需保证足跟着地（图 11.18 E）。如有需要，可通过膝部温和地向下和向后给予压力以保持足跟着地。偏瘫婴幼儿在试图站起前，会自发地后移较有力的足，如果这样，可使用一个物体，限制该足后移，强迫较无力的腿承担更多的重量。

双瘫或偏瘫患儿试图站起时存在的普遍问题有：①双足不能充分后移——图 11.21 A 显示当双足太靠前时髋膝、踝关节的位置变化；②膝、髋伸肌力量的峰值时间——该图的婴幼儿过早地伸髋和膝。

小腿肌肉挛缩会干扰足的位置，限止了胫骨在踝部的背屈，这种站起坐下练习也是一种保持小腿肌肉伸展性的方法。在坐下这个动作中，脑瘫婴幼儿可能很难启动伸肌群（尤其是股四头肌）的离心收缩，而一旦启动，控制重心下降和身体后移到座位上，就需要足够的背屈肌群力量和控制能力以稳定后移的身体（图 11.21 E,F）。

遵循类似成人脑卒中后训练指南的研究已显示有较好的疗效（Britten et al，2008；Cheng et al，2001；Dean et al，2000；Monger et al，2002）。两个针对年幼儿童的研究发现在依照这些指南训练后，儿童的坐至站的体位转换功能明显得到提高。Blundell 等（2003）在一个年龄 3～8 岁儿童的研究中发现 4 周的下肢循环训练（包括重复的坐至站练习）可明显提高下肢肌肉力量和坐至站的体位转换功能（图 A.3 和图 A.5）。

Liao 等（2007）遵循类似的力量训练指南和使用加重背心渐进地增加负荷的站起和坐下训练方法，结果发现对 5～12 岁儿童的坐 - 站功能有良好效果。6 周训练后儿童能够承受更多的负重进入站位和回到坐位，即动作的力量已有提高。生理成本指数[（运动心率 - 静息心率）/ 步行速度（m/min）]显示在步行测试时能量消耗减少，因此该运动或许还可增加耐力和心肺功能。但股四头肌等长收缩测试显示力量没有提高。目前不清楚测试时是什么角度，虽然 90° 是膝部产生力峰值时的角度，但鉴于力量增加事实上是具有所练习动作特异性的，因此不应该认为膝充分伸展时的等长测试能够反映在接近 90° 时的肌肉力量（Carr and Shepherd，2010）。另外，值得争议的是在大腿抬离支撑面时髋、膝伸肌群共同产生力峰值，因此，脱离髋伸肌群来单独测试股四头肌是不恰当的，该观点最近已被证实（Yoshioka et al.，2012）。

锻炼：站起、坐下

- 开始时足平放于地面上，设定适合于腿长的座位高度，踝关节角度约 75°，上半身竖直
- 尝试应用自然的速度（不要太慢）
- 提供婴幼儿站起、坐下的动力，如向上够玩具以鼓励站起，坐下放玩具在地上
- 如有需要，使用握持带以防止跌倒
- 坐位时，婴幼儿向前和远处伸手抓地板或桌子上的玩具（屈髋），这可以引发重量前移至足

步行

只有当婴幼儿有机会练习步行时，他们才能学会步行，这一点很重要。先前的章节描述了提高下肢肌肉力量和训练下肢协调性的练习，但围绕家具迈步、侧走和用足站立时身体平衡功能的早期练习，对于婴幼儿成为高效熟练的步行者很关键。自发的移动对于婴幼儿非常重要，因为它的组织过程会影响运动控制系统的发育（Berthenthall and Campos，1990；见第 10 章）。通过环境设计来鼓励较小婴幼儿踢腿对此也有帮助，因为所涉及的运动类似于步行（Thelen and Cooke，1987）。

侧走

当侧走时，膝关节通常保持伸展。因此，对于一些脑瘫婴幼儿，环绕的软夹板或许有必要用于防止膝部屈曲，从而使侧走变得可能，同时给予婴幼儿最佳移动的方法（图 A.10）。两足之间重心侧向转换是很重要的实践动作，因为它涉及外展 / 内收肌群作为首要的移动者，而髋屈 / 伸肌群必须协同工作以保证髋的侧向运动，即没有额外屈曲的腿部侧向移动（图 11.22）。

地面上步行

早期步行实践时，婴幼儿可推着小车练习步行（图 11.23 A）；当他放手步行时，家长可使用握持带或吊带给予稳定，防止跌倒。如有困难应予以关注，儿童常需要特别的练习以促进摆动期的髋屈曲（如通过踩踏圆点来抬高膝，图 11.23 B，C）和站立期的髋伸展。通过

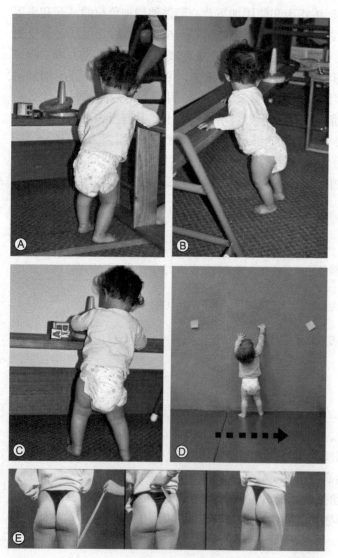

图 11.22（A~C）一系列独立侧走的练习图片，当她需要平衡时会用手支撑；（D）鼓励侧走的一个游戏；（E）通过系带限制髋内旋、内收以促进髋后伸、外展，注意拉力的方向 [(D) From www. physiotherapyexercise.com with permission. (E) With permission from J. McConnell.]

图 11.23（A）步行实践练习。婴幼儿推车可诱发行走，因此可在手推车里加些物品增加推行的难度，以便她能够锻炼上下肢肌肉；（B）通过跨障碍行走的课程和（C）踩气泡可增加髋屈曲；（D）通过在梯级横档之间的步行可发展有效的平衡。[B～D) From www.physiotherapyexercise.com with permission.]

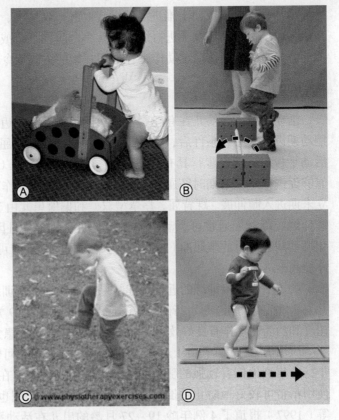

从大腿后外侧方向越过髋的系带，使髋屈曲和内旋的趋势最小化，以鼓励髋伸展和外旋（图11.22 E）。系带可刺激肌肉收缩更有力。当偏瘫婴幼儿行走在地上放置的小梯阶横档间或跨越小物体行走时（图11.23 D），这种限制可能会使步行更一致。在活动平板上均速步行可驱动更均匀的步幅，并且这种效应或许可转移到地面上步行，虽然这还没有得到证实。

步行上山（斜坡）（图11.24 A）需要更多肌肉力量输出，如果强化练习，可提高肌肉力量和心肺功能，并且该运动还尤其需要小腿肌肉和髋屈肌群的延展性。步行下山需要股四头肌、髋伸肌群的离心收缩，特别是髋屈肌群的延展性。

上/下楼梯：对于楼梯来说个子过小的婴幼儿可应用小台阶练习上下，以学习基本动作和平衡控制（图11.3 B、图11.15）。

上述的上下楼梯和足跟抬起放下运动旨在增强适当的肌肉力量以利步行，它可增加小腿肌肉在背屈位和髋伸展时发动强有力（推进性）向心收缩的能力，并且训练肢体从向心收缩转换到离心收缩的控制，以及保持肌肉长度。

本节所述的锻炼应尽可能多地基于目标和环境的重复和变化，以及具有持续的挑战性。当然，每个婴幼儿的重复次数都不一样，把这些锻炼融入玩乐当中、并保证足够的重复和强度对家长和治疗师而言都是一个挑战。改良环境和选择适宜的时机练习也是关键因素。通过放置物品来限定一个较窄或较宽的基底、增加髋屈曲或者一个特定的动作，都是婴幼儿移动模式的改良方法，这些可为婴幼儿的反馈增加额外的益处（无论他的动作成功与否），并且需要婴幼儿全神贯注地参与（图11.23）。

增加身体向前或向上推进力的游戏（跑、双足跳、单足跳）应尽可能早的开展。跳可以在吊带或扶手帮助情况下进行练习，从小台阶往下跳或在地上跳线可尽早练习，婴幼儿需要能够遵循指令或模仿演示动作，让他们开始的主要指令就是屈膝，然后往下跳。

活动平板步行

活动平板为婴幼儿在有趣、富挑战性条件下练习迈步及步行提供了机会，在为肢体进入摆动期设定好必要条件后，移动带可使髋伸展和踝背屈的程度最大化（图 11.10 和图 A.12）。活动平板和地面上步行具有相似的基本生物力学特征（Arsenault et al，1986），并且移动带能够促进如站立末期时跖屈（推离地面时）等关键动作的表现力。移动带可辅助站立腿在站立末期进入髋伸展、踝背屈，痉挛型双瘫和偏瘫患儿由于肌肉无力和挛缩，很难完成该运动。髋伸展、踝背屈通常可驱动身体在站立期向前，并且因为该运动可牵伸髋屈肌群，还可优化摆动期起始时的髋屈曲（抬腿）。这种方式的移动带可促使双下肢动作富节奏性、周期性，并提高推进力。

关于活动平板训练的近期综述结果提示活动平板训练对于不同年龄和功能能力的脑瘫患儿（不包括婴幼儿）是可行的（Willoughby et al., 2009），并指出活动平板训练在短距离步行速度和功能性动作有良好效果，特别是对于较严重的患儿。

应用吊带减重（图 1.1 A），通过减轻重力作用，可使肌肉无力和运动控制差的儿童实践步行，直到他们有较强的腿部肌力，不使用吊带也可在活动平板上步行为止。对于婴幼儿，使用吊带可较好地防止跌倒。在小活动平板上，家长也能够提供辅助（图 11.10）。Richards 等（1997）报道了 4 例年龄 19～27 月龄的患儿在活动平板上训练的研究，他们没有接受额外的步行训练，并且研究开始时均不能独立步行，随着患儿步行能力的改善，他们接受体重支持越来越少，并且移动带的速度也越来越快。

活动平板训练可增加腿部肌肉力量和加强下肢运动控制的假设是合理的。唐氏综合征患儿（入组时年龄小于 12 月龄）的随机对照研究报告在活动平板上练习步行的实验组患儿，与对照组比较，显示出更快的独立步行能力获取（Ulrich et al., 2001）。更早的一个研究发现 7～11 月龄的唐氏综合征患儿，在他们开始独立步行之前几个月，能够在活动平板上学会交替迈步（Ulrich et al., 1992）。独立步行需要具有平衡能力，活动平板可能对平衡的改善有限，除非让婴幼儿穿戴吊带，在不扶持的情况下行走。通过吊带、扶持带或家长扶持等辅助方法，使婴幼儿练习在地面上和活动平板上独立步行（图 11.10；图 A.10 B），可加速平衡的步行能力发育，对于年龄较大的儿童，吊带设备如 Litegait™（图 1.1 B）可用于练习地面步行。

活动平板步行训练也可作为腿部肌肉反射的重要调节器。Hodapp 等（2009）检测了一组可功能性步行的患儿，年龄 5～15 岁，粗大运动功能分级系统（GMFCS）1～3 级，患儿使用 TM 设备进行训练，每天 10 分钟，连续 10 天，在活动平板训练前、最后一次训练后检测比目鱼肌 H 反射，训练可导致速度的明显提高，在摆动期比目鱼肌反射像同龄正常儿童一样几乎全部被抑制，提示改善趋向于更具备功能有效的步行模式，并且作者认为这些生理改变或许可反映中枢神经系统的任务特定的可塑性。

低水平的有氧运动能力和身体素质差在脑瘫患儿中很常见，特别是对于通过助行器步行的患儿来说。活动平板步行可渐进地增加坡度和速度，如果按照方案进行足够的练习，能够

图 11.24 （A）斜坡上练习有助于保持踝跖屈肌群的伸展性，增强髋、膝和踝伸肌群的力量；（B）上下楼梯：经过一些练习后，当他知道如何做以后，应该尝试不要扶扶手；（C）楼梯相对她来说有点高，她现在需要每条腿向下蹬动得更快一些来爬上楼梯。这也将有助于提高她的平衡能力；（D）平衡训练：在维持蹲位时练习向远处伸手触拿玩具，并且在向上伸手触拿玩具时练习站起 [(C, D) From www.physiotherapyexercise.com with permission.]

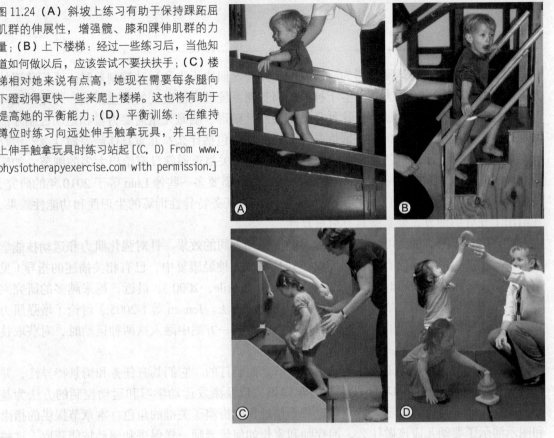

增强耐力、肌力和体质。常有报道显示患儿的心肺功能较差、步行能力较低和摄氧量较高。Rose 等（1990）发现 7～16 岁脑瘫患儿在设定的步行速度时的能量消耗（摄氧量、心率）是同龄正常儿童的 3 倍。1991 年他们又描述和使用了能量消耗指数（Energy Expenditure Index，EEI）去定量检测儿童的步行能量消耗水平（Rose et al., 1991）。随后 Norman 等（2012）采用能量消耗指数测试进行了调查，认为能量消耗指数对于采用自我节奏步行速度的痉挛型双瘫患儿来说，是一个有效的氧气消耗的临床指标。最近，Nsenga 等（2012）测试了另外一种判断摄氧量的方法（六分钟步行试验结合气体收集），这种方法易于在临床实践中应用，并且有较好的信度和效度。

　　活动平板和地面上步行的一个显著差异在于所提供的视觉输入。地面上步行通常部分通过光流控制：由于婴幼儿向前步行，视觉环境改变，相对于婴幼儿向后移动。这种输入在活动平板上没有，但可通过使用当前正在研究的虚拟现实系统实现这一点（Rahman et al., 2011）（见第 10、12 章）。

　　总的来说，为了学习运动控制要点，动作训练（如步行、站起）包括该动作本身的实践和练习，以及融合该动作相似动态特性的任务导向性的练习非常重要。运动动力学研究显示控制系统常应用简化策略以控制身体节段联动的固有的许多自由度（Zatsiorsky et al., 2000）。这个信息促使我们制定融合性的训练计划，即增加肌肉力量产生，并且将此转化成改善几个相似动作的表现，如对某一项需要学习的动作进行特异性训练。

小结

当脑瘫儿童的主要运动障碍为肌肉激活不充分、肌肉无力和运动控制差时，人们普遍认为运动训练是最好的干预方式。鉴于神经肌肉骨骼系统继发性改变的严重影响，特定的锻炼似乎有明显的潜能以减少或防止这种常见的继发性畸形。脑瘫儿童需要力量和运动控制才能实现高效的功能性活动，但这些锻炼是什么？训练中包括什么？儿童具体需要做什么？治疗师（或老师）扮演什么角色？研究运动训练疗效的相关报道通常没有给出太多的细节，如婴幼儿做了些什么，维持多长时间，强度多少等。我们需要多一些像 Liao 等于 2010 年的研究，他们针对一项功能性活动（坐至站）测试了负重结合任务特异性训练的生理性和功能性效果，并给出了充分的细节，使实验具有可重复性。

有许多不同种类的练习，不同的练习能够达到不同的效果。针对强化肌力和运动技能学习的特异性练习的研究已有较长的历史，并且在成人神经康复中，已有相关描述的指导（见第 1 章；Carr and Shepherd，2000，2003，2010；Gentile，2000）。最近，越来越多的研究兴趣集中于体育运动科学和物理治疗领域的不同运动方法。Jensen 等（2005）讨论了增强肌力和获取运动技能方面练习的特异性效果，并指出在同一方案中融入这两种运动时，对获取技能很有可能更具促进效果。

本章的练习方法是基于人体运动的科学信息而制订的。它们具有任务和情景特异性，并且以当前肌肉骨骼解剖和功能性生物力学知识，以及激发运动学习和运动控制的方法为基础。这些领域的研究在评定、计划制定和干预过程中扮演了关键的角色。本章节提供的指南和图示演示了婴幼儿应该做什么，治疗师和家长如何像老师一样促进和驱动技能获取。这些所描述的练习或许可增强肌肉的收缩性和力量，或保持肌肉长度，使畸形最小化，但这些假设还需要进一步验证。将来的研究还需要验证这些特异性练习或训练方案是否与脑部和神经改变相关，是否像成人脑卒中后患者所显示的一样（如 Enzingcr et al，2009；Acerra et a1，2011）。未来将包括发展技术性辅助以使小婴儿在刺激性环境中进行独立实践，以及向家长和兄弟姐妹提供持续性帮助，使他们在家庭中扮演挖掘婴儿潜能的重要角色。

（徐开寿 译）

参考文献

Acerra, N., Vidoni, E., Wessell, B., et al., 2011. Does task-specificity matter for motor sequence learning after stroke? Insights from fMRI. Physiother 97 (Suppl.), S1.

Agahari, I., Shepherd, R.B., Westwood, P.A., 1996. A comparative evaluation of lower limb forces in two variations of the step exercises in able-bodied subjects. In: Lee, M. Gilleard, W., Sinclair, P., et al. (Eds.), First Australasian Biomechanics Conference, Sydney, Australia p. 94–95.

Alhusaini, A.A.A., Crosbie, J., Shepherd, R.B., et al., 2010. Mechanical properties of the plantarflexor musculotendinous unit during passive dorsiflexion in children with cerebral palsy compared with typically developing children. Dev. Med. Child Neurol. 52, e101–e106.

Andriacchi, T.P., Andersson, G.B.J., Fermier, R.W., et al., 1980. A study of lower limb mechanics: a study of stair climbing. J. Bone Jt Surg. 62A, 749–757.

Angulo-Kinzler, R.M., Ulrich, B., Thelen, E., 2002. Three-month-old infants can select specific leg motor solutions.

Motor Control 6, 52–68.

Arnold, A.S., Delp, S.L., 2005. Computer modelling of gait abnormalities in cerebral palsy: application to treatment planning. Theor. Issues in Ergon. Sci 6, 305–312.

Arsenault, A.B., Winter, D.A., Martenuik, R.G., et al., 1986. Treadmill walking versus walkway locomotion in humans: an EMG study. Ergonomics 29, 665–676.

Belenkii, V.E., Gurfinkel, V.S., Paltsev, R.I., 1967. On the elements of voluntary movement control. Biofizika 12, 135.

Berger, S., Adolph, K.E., 2007. Learning and development in infant locomotion. In: von Hofsten, C., Rosander, K. (Eds.), From Action to Cognition Elsevier, Amsterdam, pp. 237–255.

Berger, W., Quintern, J., Dietz, V., 1982. Pathophysiology of gait in children with cerebral palsy. Electroencephalogr. Clin. Neurophysiol. 53, 38–41.

Berger, W., Horstman, G., Dietz, V., 1984. Tension development and muscle activation in the leg during gait in spastic hemiparesis: independence of muscle hypertonia and exaggerated stretch reflexes. J. Neurol. Neurosurg. Psychiatry 47, 1029–1033.

Berthenthal, B.I., Campos, J.J., 1990. A systems approach to the organising effects of self-produced locomotion during infancy In: Rovee-Collier, C. Lipsitt, C.L. (Eds.), Advances in Infancy Research, 6. Ablex, Norwood, NJ, pp. 1–60.

Blundell, S.W., Shepherd, R.B., Dean, C.M., et al., 2003. Functional strength training in cerebral palsy: a pilot study of a group circuit training class for children aged 4–8 years. Clin. Rehabil. 17, 48–57.

Bobath, B., 1971. Abnormal Postural Reflex Activity Caused by Brain Lesions. Heinemann, London.

Bouisset, S., Duchenne, J.-L., 1994. Is body balance more perturbed by respiration in seating than in standing posture? NeuroReport 5, 957–960.

Bower, E., 2009. Finnie's Handling the Young Child with Cerebral Palsy at Home, fourth ed. Elsevier, Oxford.

Bradley, N.S., Westcott, S.L., 2006. Developmental aspects of motor control in skill acquisition. In: Campbell, S. (Ed.), Physical Therapy for Children. A Comprehensive Reference for Pediatric Practice, third ed. WB Saunders, Philadelphia.

Britten, E., Harris, N., Turton, A., 2008. An exploratory randomised controlled trial of assisted practice for improving sit-to-stand in stroke patients in the hospital setting. Clin. Rehabil. 22, 458–468.

Brogren, E., Hadders-Algra, M., Forssberg, H., 1996. Postural control in children with spastic muscle activity during perturbations in sitting. Dev. Med. Child Neurol. 138, 379–388.

Butterworth, G., 1986. Some problems in explaining the origins in movement control. In: Wade, M.G., Whiting, H.T.A. (Eds.), Motor Development in Children. Problems of Coordination and Control Martinus Nijhoff, Dordrecht, pp. 23–32.

Butterworth, G., Hicks, L., 1977. Visual perception and postural stability in infancy: a developmental study. Perception 6, 255.

Cahill, B.M., Carr, J.R., Adams, R., 1999. Intersegmental co-ordination in sit-to-stand: an age cross-sectional study. Physiother. Res. Int. 4, 12–27.

Carr, J.H., Shepherd, R.B. (Eds.), 2000. Movement Science. Foundations for Physical Therapy in Rehabilitation, second ed. Aspen, Rockville MD.

Carr, J.H., Shepherd, R.B., 2003. Stroke Rehabilitation. Guidelines for Exercise and Training to Optimize Motor Skill. Butterworth- Heinemann, Oxford.

Carr, J.H., Shepherd, R.B., 2010. Neurological Rehabilitation: Optimizing Motor Performance, second ed. Butterworth- Heinemann, Oxford.

Carriero, A., Zavatsky, A., Stebbins, S., et al., 2009. Correlation between lower limb bone morphology and gait characteristics in children with spastic diplegic cerebral palsy. J. Pediatr. Orthop. 29, 73–79.

Chapman, D., 2002. Context effects on the spontaneous leg movements of infants with spina bifida. Pediatr. Phys. Ther. 14, 62–73.

Chen, Y.-P., Fetters, L., Holt, K.G., et al., 2002. Making the mobile move: constraining task and environment. Infant. Behav. Dev. 25, 195–220.

Cheng, P.-T., Wu, S.-H., Liaw, M.-Y., 2001. Symmetrical body-weight distribution training in stroke patients and its effect on fall prevention. Arch. Phys. Med. Rehabil. 82, 1650–1654.

Cordo, P.J., Nashner, L.M., 1982. Properties of postural adjustments associated with rapid arm movements. J. Neurophysiol. 47, 287–302.

Crenna, P., 1998. Spasticity and spastic gait in children with cerebral palsy. Neurosci. Biobehav. Rev. 22, 571–578.

Crenna, P., 1999. Pathophysiology of lengthening contractions in human spasticity: a study of the hamstring muscles during locomotion. Pathophysiology 5, 283–297.

Crosbie, J., Alhusaini, A.A., Dean, C.M., Shepherd, R.B., 2012. Plantarflexor muscle and spatiotemporal gait characteristics of children with hemiplegic cerebral palsy: an observational study. Dev. Neurorehabil. 15, 114–118.

da Costa, C.S.N., Savelsbergh, G., Rocha, N.A., 2010. Sit-to-stand movement in children: a review. J. Mot. Behav. 42, 127–134.

Damiano, D.L., 2006. Activity, activity, activity: rethinking our physical therapy approach to cerebral palsy. Phys. Ther. 86, 1534–1540.

Dean, C.M., Shepherd, R.B., 1997. Task-related training improves performance of seated reaching tasks after stroke:

a randomised controlled trial. Stroke. 28, 722–728.

Dean, C.M., Richards, C.L., Malouin, F., 2000. Task-related circuit training improves performance of locomotor tasks in chronic stroke: a randomised controlled pilot trial. Arch. Phys. Med. Rehabil. 81, 409–417.

de Graaf-Peters, V.B., Blauw-Hospers, C.H., Dirks, T., et al., 2007. Development of postural control in typically developing children and children with cerebral palsy: possibilities for intervention? Neurosc. Biobehav. Rev. 31, 1191–1200.

Delp, S.L., Hess, W.E., Hungerford, D.S., et al., 1999. Variation of rotational arms with hip flexion. J. Biomech. 23, 493–501.

De Vries, J.I.P., Visser, G.H.A., Prechtl, H.F.R., 1982. The emergence of fetal behavior: 1. Qualitative aspects. Early Human Dev. 7, 301–322.

Diener, H.-C., Dichgans, J., Guschlbauer, 1992. The coordination of posture and voluntary movement in patients with cerebellar dysfunction. Mov. Disord. 7, 14–22.

dos Santos, A.N., Pavao, S.L., Rocha, N.A.F., 2011. Sit-to-stand movement in children with cerebral palsy: a critical review. Res. Dev. Disabil. 32, 2243–2252.

Dusing, S.C., Harbourne, R.T., 2010. Variability in postural control during infancy: implications for development, assessment, and intervention. Phys. Ther. 90, 1838–1849.

Eng, J.J., Winter, D.A., Patla, A.E., et al., 1992. Role of the torque stabiliser in postural control during rapid voluntary arm movement. In: Woollacott, M., Horak, F. (Eds.), Posture and Gait: Control Mechanisms. University of Oregon Books, Portland, OR.

Enzinger, C., Dawes, H., Johansen- Berg, H., et al., 2009. Brain activity changes associated with treadmill training after stroke. Stroke 40, 2460–2467.

Fetters, L., 1991. Measurement and treatment in cerebral palsy: an argument for a new approach. Phys. Ther. 71, 244.

Fetters, L., Chen, Y.P., Jonsdottir, J., et al., 2004. Kicking coordination captures differences between fullterm and premature infants with white matter disorder. Hum. Move. Sci. 22, 729–748.

Forrester, L.W., Roy, A., Krebs, H.I., et al., 2011. Ankle training with a robotic device improves hemiparetic gait after a stroke. Neurorehabil. Neural Repair 25, 369–377.

Forssberg, H., 1982. Spinal locomotor functions and descending control. In: Sjolund, B., Bjorklund, A. (Eds.), Brain Stem Control of Spinal Mechanisms. Elsevier Biomedical Press, New York.

Forssberg, H., 1985. Ontogeny of human locomotor control 1: infant stepping, supported locomotion and transition to independent locomotion. Exp. Brain Res. 57, 480–493.

Forssberg, H., 1992. Evolution of plantigrade gait: is there a neuronal correlate? Dev. Med. Child Neurol. 34, 920–925.

Forssberg, H., Nashner, L.M., 1982. Ontogenetic development of posture control in man: adaptation to altered support and visual conditions during stance. J. Neurosci. 2, 545–552.

Freedland, R.L., Bertenthal, B.I., 1994. Developmental changes in interlimb coordination: transition to handsands-knees crawling. Psychol. Sci. 5, 26–32.

Gentile, A.M., 2000. Skill acquisition. Action, movement and neuromotor processes. In: Carr, J.H., Shepherd, R.B. (Eds.), Movement Science. Foundations for Physical Therapy in Rehabilitation, second ed. Aspen, Rockville, MD, pp. 111–180.

Ghez, C., 1991. Posture. In: Kandel, E.R., Schwartz, J.H., Jessell, T.M. (Eds.), Principles of Neural Science, third ed. Appleton & Lange, Norwalk, CT.

Groenen, A., Kruijsen, A.J.A., Mulvey, G.M., et al., 2010. Constraints on early movement: tykes, togs, and technology. Infant Behav. Dev., 16–22.

Hadders-Algra, M., 2002. Variability in infant motor behavior: a hallmark of the healthy nervous system. Infant Behav. Dev. 25, 433–451.

Hadders-Algra, M., Brogren, E., Forssberg, H., 1996. Training affects the development of postural adjustments in sitting infants. J. Physiol. 493, 289–298.

Hampton, D.A., Hollande, K.W., Engsberg, J.R., 2003. Equinus deformity as a compensatory mechanism for ankle plantarflexor weakness in cerebral palsy. J. Appl. Biomechan. 19, 325–339.

Hedberg, A., Carlberg, E., Forssberg, H., et al., 2005. Development of postural adjustments in sitting position during the first half year of life. Dev. Med. Child Neurol. 47, 312–320.

Hirschfeld, H., 1992. Postural control: acquisition and integration during development. In: Forssberg, H., Hirschfeld, H. (Eds.), Movement Disorders in Children. Karger, Basel, pp. 199–208.

Hodapp, M., Vry, J., Mall, V, et al., 2009. Changes in soleus H-reflex modulation after treadmill training in children with cerebral palsy. Brain 132 (Pt 1), 37–44.

Jeng, S.F., Chen, L.C., Yau, K.I., 2002. Kinematic analysis of kicking movements in preterm infants with very low birth weight and full-term infants. Phys. Ther. 82, 148–159.

Jensen, J.L., Ulrich, B.D., Thelen, E., et al., 1994. Adaptive dynamics of the leg movement patterns of human infants: 1. The effects of posture on spontaneous kicking. J. Mot. Behav. 26, 303–312.

Jensen, J.L., Marstrand, P.C.D., Nielsen, J.B., 2005. Motor skill training and strength training are associated with different plastic changes in the central nervous system. J. Appl. Physiol. 99, 1558–1568.

Khemlani, M., Carr, J.H., Crosbie, W.J., et al., 1998. Muscle synergies and joint linkages in sit-to-stand under two different initial foot positions. Clin. Biomech. 14, 236–246.

Kirker, S.G.B., Simpson, D.S., Jenner, J.R., et al., 2000. Stepping before standing: hip muscle function in stepping and standing balance after stroke. J. Neurol. Neurosurg. Psychiatry 68, 458–464.

Komi, P.V., 2000. Stretch–shortening cycle: a powerful model to study normal and fatigued muscle. J. Biomech. 33, 1197–1206.

Komi, P.V., 2003. Stretch-shortening cycle. In: Komi, P.V. (Ed.), Strength and Power in Sport, second ed. Blackwell Science, London, pp. 184–202.

Kuhtz-Buschbeck, J.P., Stolze, H., Boczek-Funcke, A., et al., 1998. Kinematic analysis of prehension movements in children. Behav Brain Res. 93, 131–141.

Kuo, A.D., Zajac, F.E., 1993. A biomechanical analysis of muscle strength as a limiting factor in standing posture. J. Biomech. 26, 137–150.

Lee, D.N., Aronson, E., 1974. Visual proprioceptive control of standing in human infants. Percept. Psychophys. 15, 529.

Leonard, C.T., Hirschfeld, H., Forssberg, H., 1991. The development of independent walking in children with cerebral palsy. Dev. Med. Child Neurol. 33, 567–577.

Liao, H.-F., Liu, Y.-C., Liu, W.-Y., et al., 2007. Effectiveness of loaded sitto- stand resistance exercise for children with mild spastic diplegia: a randomized clinical trial. Arch. Phys. Med. Rehabil. 88, 25–31.

Massion, J., Woollacott, M., 1996. Normal balance and postural control. In: Bronstein, A.M., Brandt, T., Woollacott, M. (Eds.), Clinical Aspects of Balance and Gait Disorders. Edward Arnold, London, pp. 1–18.

Mayer, M., 2002. Clinical neurokinesiology of spastic gait. Bratial. Lek. Listy 103 3-1.

Milani-Comparetti, A., 1980. Pattern analysis of normal and abnormal development: the fetus, the newborn, the child. In: Slaton, D.S. (Ed.), Development of Movement in Infancy. University of South Carolina Press, Chapel Hill, SC.

Monger, C., Carr, J.H., Fowler, V., 2002. Evaluation of a home-based exercise and training program to improve sit-to-stand in patients with chronic stroke. Clin. Rehabil. 16, 361–367.

Norman, J.F., Bossman, S., Gardner, P., et al., 2004. Comparison of the energy expenditure index and oxygen consumption index during self-paced walking in children with spastic diplegia cerebral palsy and children without physical disabilities. Pediatr. Phys. Ther. 16, 206–211.

Nsenga, A.L., Nsenga, A.L., Shephard, R.J., et al., 2012. The six-minute walk test in children with cerebral palsy GMFCS level I and II: validity, reproducibility and training effects. Arch. Phys. Med. Rehabil. in press.

Olney, S.J., Monger, T.N., Costigan, P.A., 1986. Mechanical energy of walking of stroke patients. Arch. Phys. Med.

Rehabil. 67, 92–98.

Olney, S.J., MacPhail, H.E.A., Hedden, D., et al., 1990. Work and power in hemiplegic cerebral palsy gait. Phys. Ther. 70, 431–438.

Pang, M.Y., Lam, T., Yang, J.F., 2003. Infants adapt their stepping to repeated trip-inducing stimuli. J. Neurophysiol. 90, 2731–2740.

Park, E.S., Park, C.I., Kim, D.Y., et al., 2003. The characteristics of sitto- stand transfer in young children with spastic cerebral palsy based on kinematic and kinetic data. Gait Posture 17, 43–49.

Piek, J., 2006. Infant Motor Development. Human Kinetics, New York.

Rahman, S.A., Rahman, A., Shaheen, A.A., 2011. Virtual reality use in motor rehabilitation of neurological disorders: a systematic review. Middle-East J. Sci. Res. 7, 63–70.

Richards, C.L., Malouin, F., Dumas, F., et al., 1997. Early and intensive treadmill locomotor training for young children with cerebral palsy: a feasibility study. Pediatr. Phys. Ther. 9, 158–165.

Roncesvalles, M.N.C., Woollacott, M.H., Jensen, J.L., 2001. Development of lower extremity kinetics for balance control in infants and young children. J. Mot. Behav 33, 180–192.

Rose, J., Gamble, J.G., Burgos, A., et al., 1990. Energy expenditure index of walking for normal children and for children with cerebral palsy. Dev. Med. Child Neurol. 32, 333–340.

Rose, J., Gamble, J.G., Lee, J., et al., 1991. The energy expenditure index: a method to quantitate and compare walking energy expenditure for children and adolescents. J. Pediatr. Orthop. 11, 571–578.

Shepherd, R.B., 1995. Physiotherapy in Paediatrics, third ed. Butterworth- Heinemann, Oxford.

Shepherd, R.B., Gentile, A.M., 1994. Sit-to-stand: functional relationships between upper body and lower limb segments. Hum. Move. Sci. 13, 817–840.

Shepherd, R.B., McDonald, C.M., 1995. A biomechanical analysis of sit-to-stand in children with diplegic cerebral palsy. In: Hakkinen, K. (Ed.), Abstracts of XVth Congress of International Society of Biomechanics. University of Jyvaskla, Jyvaskla, Finland.

Shumway-Cook, A., Woollacott, M., 1985. The growth of stability: postural control from a developmental perceptive. J. Mot. Behav. 17, 131.

Shumway-Cook, A., Hutchinson, S., Kartin, D., et al., 2003. Effect of balance training on recovery of stability in children with cerebral palsy. Dev. Med. Child Neurol. 45, 59i–602.

Smart, L.J., Mobley, B.S., Otten, E.W., et al., 2004. Not just standing there: the use of postural coordination to aid visual tasks. Hum. Mov. Sci. 22, 769–780.

Sutherland, D., 1997. Review paper. The development of mature gait. Gait Posture 6, 163–170. Sutherland, D.H., 2001. The evolution of clinical gait analysis part I: kinesiology EMG. Gait Posture 14, 61–70.

Sutherland, D.H., 2002. The evolution of clinical gait analysis part II: kinematics. Gait Posture 16, 159–179.

Sutherland, D.H., Olshen, R., Cooper, L., et al., 1980. The development of mature gait. J. Bone Jt Surg. 62A, 336–353.

Sveistrup, H., Woollacott, M.H., 1997. Practice modifies the developing automatic postural response. Exp. Brain Res. 114 (1), 33–43.

Tardieu, C., de l Tour, H., Bret, M.D., et al., 1982. Muscle hypoextensibility in children with cerebral palsy. 1. Clinical and experimental observations. Arch. Phys. Med. Rehabil. 63, 97–102.

Thelen, E., 1985. Developmental origins of motor coordination: leg movements in human infants. Dev. Psychobiol. 18, 1–22.

Thelen, E., 1986. Treadmill-elicited stepping in 7-month-old infants. Child Dev. 57, 1498–1506.

Thelen, E., 1994. Three-month-old infants can learn task-specific patterns of interlimb coordination. Psychol. Sci. 5, 280–285.

Thelen, E., Cooke, D.W., 1987. Relationship between newborn stepping and later walking: a new interpretation. Dev. Med. Child Neurol. 29, 380–393.

Thelen, E., Fisher, D.M., 1982. Newborn stepping: an explanation for a 'disappearing reflex'. Dev. Psychol. 18, 760–775.

Ulrich, B.D., 2010. Opportunities for early intervention based on theory, basic neuroscience, and clinical science. Phys. Ther. 90, 1868–1880.

Ulrich, B.D., Ulrich, D.A., Collier, D., 1992. Alternating stepping patterns: hidden abilities of 4-month-old infants with Down syndrome. Dev. Med. Child Neurol. 34, 233–239.

Ulrich, D.A., Ulrich, B.D., Angulo- Kinzler, R.M., et al.,

2001. Treadmill training of infants with Down syndrome: evidence-based development outcomes. Pediatrics 108, E84.

van der Krogt, M.M., Doorenbosch, C.A., Becher, J.G., Harlaar, J., 2010. Dynamic spasticity of plantar flexor muscles in cerebral palsy gait. J. Rehabil. Med. 42 (7), 656–663.

Whitall, J., Clark, J.E., Phillips, S.J., 1985. Interaction of postural and oscillatory mechanisms in the development of interlimb coordination of upright bipedal locomotion. Paper presented at North American Society for the Psychology of Sport and Physical Activity, Long Beach, Mississippi.

Willoughby, K.L., Dodd, K.J., Shields, N., 2009. A systematic review of the effectiveness of treadmill training for children with cerebral palsy. Disabil. Rehabil. 31, 1971–1979.

Winter, D.A., 1987. The Biomechanics and Motor Control of Human Gait. University of Waterloo Press, Waterloo Ont.

Winter, D.A., 1989. Coordination of motor tasks in human gait. In: Wallace, S.A. (Ed.), Perspectives on the Coordination of Movement. North Holland, New York, pp. 329–363.

Winter, D.A., 2009. Biomechanics and Motor Control of Human Movement, fourth ed. John Wiley & Sons, New York.

Wong, K., 2009. Crawling may be unnecessary for normal child development. Scient. Am. 30 June.

Yonetsu, R., Nitta, O., Surya, J., 2009. "Patternizing" standards of sit-tostand movements with support in cerebral palsy. NeuroRehabilitation 25, 289–296.

Yoshioka, S., Nagano, A., Hay, D.C., et al., 2012. The minimum required force for a sit-to-stand task. J. Biomech. 45, 699–705.

Zatsiorsky, V.M., Li, Z.M., Latash, M.L., 2000. Enslaving effects in multi-finger force production. Exper. Brain Res. 131, 187–195.

Zhao, H., Wu, Y-N., Hwang, M., et al., 2011. Changes of calf muscle– tendon biomechanical properties induced by passive stretching and active-movement training in children with cerebral palsy. J. Appl. Physiol. 11, 435–442.

附录 C　踢的开始：应用运动物体促进婴儿学习早期腿部动作的范例

Linda Fetters

本章内容

婴儿的动态变化

　　人类婴儿身体的所有系统在出生后的第一年经历了不间断的意义重大的变化。随着他们中枢和周围神经系统以及骨骼肌肉系统的动态发育，婴儿开始掌握与周围世界相关的身体总的控制能力。

发育过程需要探知

　　婴儿在动态发育中通过广泛的探知和发现获取动作控制能力（Adolph et al., 1993；Gibson，1988，1997；Gibson and Pick，2000）。动作的掌控是依赖于广泛的实践和实践中的变化性而形成。Adolph 等（2003）创造性的研究结果显示刚刚学步的孩子通过每天 6 小时以上的实践练习来探知他们自身平衡和移动能力的限度，相当于走了 29 个足球场。熟练的技能来源于为成功完成既定目标而犯的多少错误（Fetters，2010）。为了拿到一个玩具的过度伸手和伸手不足给孩子的反馈信息不仅仅是玩具的位置，还有为了成功抓到玩具需要使多大的力。

脑性瘫痪婴幼儿和儿童发育的改变

在脑性瘫痪（简称脑瘫）婴幼儿和儿童中，这些动态的发育过程发生了改变，并且这些改变对发育产生了一系列的后果。脑瘫儿童明显的探知局限性使得可得到的变化性减少，而这种变化性正是发现和控制运动的重要因素。这些变化性的限制会在所有的身体系统产生一系列的后果。脑瘫的孩子会比正常发育的孩子明显体态小而且体重轻（Campbell et al.，1989）。骨骼肌肉系统的组织发生改变，导致肌肉收缩能力下降，肌肉无力和潜在挛缩（Lieber and Bodine-Fowler，1993；Lieber and Friden，2002）（见第 6 章）。

脑瘫儿童受损系统也限制了空间的探知，会对本体感觉、社会和认知发育存在潜在的影响。Thelen 和 Smith（1994）这样描述意图和认知的发育：意图来源于活动，是通过活动并由表现 - 创造 - 实时性构成（p.323）。体验性心智（Johnson，1987；Thelen 2000）的发育在活动发育受限的孩子中确实有损伤，比如脑瘫的孩子。

早期干预的必要性

对于所有这些系统，最早期的干预有可能是提高发育轨迹变化的最好机会。早期干预不仅仅是促进腿活动的发育，还会促进这些活动的神经学基础发育。Eyre 等（2000，2001）（见第 2 章）已经证明维持腿部运动，极为重要的是保持皮质输入，促进脊髓回路发育。大脑和脊髓的损伤在胎儿和新生儿的发育中显著性的改变了感觉运动通路的形成及其功能。发育关键时期大脑和脊髓的损伤导致受损通路中细胞死亡程度增加，从而改变动态的竞争通路，使其停留在异常通路状态（Bayatti et al.，2008）。现有证据显示皮质脊髓系统在胎儿期的晚期已经活跃并形成脊髓环路，但是孩子出生前后时期的损伤会改变这些系统活动（Eyre et al.，2000）。促进运动的治疗性介入有可能在最活跃的重塑时期引导这些通路的形成。

我们正在研发在出生后的最初几周和几个月内促进腿部活动的干预手段。我们的研究力图理解腿部活动控制的发育，以便应用这些知识为有脑瘫风险的婴儿提供腿部活动尽可能早期的干预。针对足月婴儿和有脑瘫风险的早产婴儿的早期腿部活动，我们已经做了一系列的研究。早产并极低出生体重婴儿（very low birth weight，VLBW；出生体重小于 1500g 或 3磅），尤其是伴有白质异常的婴儿，其脑瘫风险会大大增高，特别是痉挛型双瘫和其他类型的脑瘫（Spittle et al.，2011）。患有痉挛型双瘫的婴儿和儿童其双下肢的活动减少，运动为异常模式，包括行走等的移动功能开始时间延迟。

尽管我们一般认为婴儿是通过手最先探知并感受世界，Thelen 和他的同事们提示实际上婴儿用脚探知世界早于用手探知世界（Galloway and Thelen，2001；Galloway et al.，2002；Heathcock and Galloway，2009）。下肢活动的质量和数量对移动的发育起着至关重要的作用。独立移动使蹒跚学步的孩子通过对环境的独立探知得到自我导向学习。在环境中移动被证明可以促进发育中婴幼儿的社会能力、本体感觉和认知能力，爬行和行走的范围使这些发育得到发展（Bertenthal et al.，1984；Herbert et al.，2007）。

腿活动发育的一个典型的现象是腿的节段选择性控制。我们已经证实这种选择性控制功能在伴有白质异常（white matter disorder，WMD）的早产极低体重儿（VLBW）中异常（Fetters et al.，2004），其他研究也证明在脑瘫的较大孩子中选择性控制功能对于独立移动的重要性（Fowler and Goldberg，2009）。我们和其他同行的工作支持这个观点：新生儿整个下肢屈曲和伸展的协同运动越多，节段选择性控制运动（例如髋关节伸展时膝关节屈曲）就被替代得越多（Fetters et al.，2004；Heriza，1988；Jeng et al.，2004；Vaal et al.，2000）。腹爬、爬行、转换至坐位或站立行走都需要节段分离并且有选择性控制功能出现。在婴儿期，这些关节的合作被描述为从新生儿的占主导的关节之间的同相连接转为关节间的异相连接（Heriza，1988；Thelen et al.，1983）。腿的一个同相活动特点为髋、膝、踝、所有关节共同屈曲，或者所有关节共同伸展。应用运动学和动力学对这些时相的转变进行研究，运动学的研究显示异相连接的出现是在 1~2 个月时始于髋 - 踝关节，随后的几个月中出现髋 - 膝关节和膝 - 踝关节的异相连接（Jeng et al.，2002；Piek，1996）。

通过偶然性事件学习进行早期干预

　　腿的选择性控制发生于婴儿发现他们的动作对环境有影响，即他们发现自己的动作和环境事件的关联。这种关联的学习就是偶然性事件的学习。偶然性事件的学习始于婴儿的很早期，婴儿会在他们的动作和动作对这个世界的结果之间的关联中学习（Goldfield et al.，1993；Milewski and Siqueland，1975；Siqueland and Delucia，1969），例如一名 1 个月大的婴儿显示有能力通过调整吸奶频率来使一张有颜色的图案持续出现在他的视线范围内（Milewski and Siqueland，1975），甚至可以应用吸奶来改变图片的亮度（Siqueland and Delucia，1969）。一项经典研究，Goldfield 等证明 8 个月大的婴儿在一个有弹性悬吊的婴儿吊床中可以学会以共振的频率弹动。经过一段时间的以高变化率为特点的探知，婴儿学会了如何随着弹动振幅的减低和间期的变化来引发一次持续时间更长的弹动。类似这些偶然性事件研究中探知能力评测，典型的是通过变异性测量而获取，比如标准差。动作表现和学习的进步特征表现为变异性的降低。

　　然而，关于在出生后第一个月的探知过程特点和偶然性事件学习的关系，我们所知并不多。探知是否是学习相关因素并不明确，如果相关，那么探知如何对学习产生实际的影响。以往的研究是针对婴儿学习之前即刻的行为。例如，我们发现在学习性实验的获得期，娴熟度减低的程度（通过吮吸来维持看到图像的持续能力缺乏），与新刺激介入后引发的相关反应的恢复程度之间有显著相关性（Milewski and Siqueland，1975）。最近，观察到婴儿的一条腿在以前学习期间的踢蹬经验会马上增加另一条腿学习成功率（Angulo-Kinzler，2001）。因此，学习中的表现也许会受以前经验的影响，但是，这几乎没告诉我们与学习相关的以往行为的特征及其相关性。特别说明的是，尽管婴儿学习中探知活动的重要性被很多的作者强调，而且记录下了一段时间的探知后变异性的降低，但是鲜有数据支持探知和学习获得之间的因果关系，或缺乏针对学会所需的足够探知行动的具体量和时间。

早产婴儿的偶然性事件学习

　　我们将偶然性事件学习的理念和过程与干预相结合，以促进婴儿早期踢腿异相性发育。像其他的研究组那样（Angulo-Kinzler，2001；Angulo-Kinzler et al.，2002；Chen et al.，2002），采用之前创建的系统，将 3～4 个月龄的婴儿和一个音乐运动物体相连，使婴儿学习踢腿和触发物体运动的偶然性事件，即通过腿部活动的增加来提高音乐运动物体的活跃性。在我们的实验中，创建的不是通过婴儿直接踹压力传感器触发音乐运动物体这样的方式，而是在实验中，将婴儿仰卧位于测试垫上，将一个塑料盘固定在压力传感器上，并将其置于每位仰卧位婴儿踢腿范围内。通过改变他们腿的位置（这与力盘相关），来调控婴儿腿部的选择性运动。婴儿处在这样的体位，为了接触到盘子，要求腿的活动包括髋关节的屈曲和膝关节的伸展，这是一种"异相"相关性运动。踢腿的模式从一种不太成熟的方式，即没有接触盘子时共同屈曲或共同伸展的"同相模式"运动，进阶到一种更加成熟的模式，即当婴儿接触盘子时，为了保持运动物体处于活跃状态，而呈现的结合了屈曲和伸展运动的"异相模式"。我们和其他同道（Fetters et al.，2004，2010；Vaal et al.，2002）以往证实不成熟的同相模式在极低体重和白质异常的早产儿与非白质异常的婴儿之间可以早在 1 月龄时出现差异。我们的工作证明婴儿可以增加腿运动的数量，更重要的是我们可以改变他们所展示的选择性控制运动的数量。

我们研究的下一步，是将腿的选择性运动发育的运动控制研究与早期偶然性事件学习进行整合，以发展一项新的学习干预方式。婴儿在探知直接环境中学习腿部运动的选择性控制，而不是通过连接他们的腿或者踢可触及的目标。我们的研究包括了足月儿和极低体重早产儿，实验中将他们的腿部运动和音乐运动物体的旋转相联系。我们希望结果不仅仅是两组婴儿腿部活动的频度有改变，而且希望选择性控制运动的数量也有改变。在我们的方法中，当婴儿移动他的脚超过一个特定的虚拟阈值时，音乐运动物体就会旋转，这样特定的腿部运动就得到了奖励。虚拟阈值是通过我们的运动分析协调系统创立的，每一位婴儿的阈值是根据他踢腿的矢量空间而独有的。在偶然性事件学习实验开始之前，我们确定踢腿的矢量空间：在基线设定中，我们判断每位婴儿典型踢腿的位置，然后取矢量空间的平均值设定为阈值。一旦阈值被确定（2 分钟的基线踢腿），接下来的方法是婴儿的任何一条腿每次踢到阈值之上，运动物体就会被激活 3 秒钟。为了保持运动物体旋转和音乐播放，婴儿必须要持续越过阈值（图 C.1）。阈值首先被只确定在垂直维度（z）。婴儿了解了阈值后，我们增加阈值中的水平成分，意味着婴儿为了激活运动物体，需要完成腿部伸展时屈曲（异相运动）。

理解动态变化

我们的研究也旨在理解运动物体偶然性事件学习中肌肉力量的控制。用脚探知和用腿踢动的动作控制不仅需要产生主缩肌的力量，而且还需要预先准备以及对重力作用和主缩肌力量发生时产生的反应性和被动性力量的控制（Jeng et al.，2002；Latash，1996；Schneider and Zernicke，1992）。我们开发了应用完全三维运动（包括所有关节的

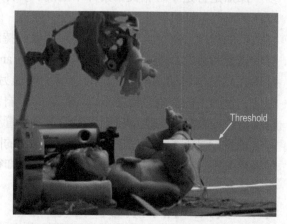

图 C.1　一位 3 月龄足月儿通过越过虚拟阈值触发音乐运动物体

活动）和人体测量数据来评测三维动力学方法。我们将这种方法用于研究婴儿踢腿的节段间动态作用和选择性控制的出现。

使用运动学分析，我们明白了踢腿动作是由腿部跨关节自然出现的各种力的组合来控制产生的。Schneider 和 Zernicke（1992）对婴儿肢体的动力学研究做出了重要贡献，但是他们的研究没有应用在肢体选择性控制的出现上。另外他们的研究分析的一个局限性是他们使用二维动力学分析，而三维动力学分析是让我们进一步了解婴儿期控制所必需的。更特殊的是，我们感兴趣的是进一步了解婴儿如何学会协调重力、肌力间相互作用和主缩肌肌力来产生腿的选择性运动。

基于偶然性事件学习的干预方案和未来研究

我们的目标是使有下肢运动失调风险的婴儿能够增加腿部踢动的频率和发展正确踢动模式的踢动数量。大量证据显示脑瘫孩子会有非典型的肌肉组织，潜在的挛缩可能和肌肉力量弱。我们不十分了解这种肌肉器质性改变的真正机理。我们所了解的是当中枢神经系统出现损伤时，脊髓开始快速改变，对肌肉输出异常信号。我们可以假定异常的神经输出信号会影响腿部肌肉和其他组织的完整性。我们提倡并鼓励早期并且尽可能多的出现典型的踢腿运动，应用全范围的肌肉向心和离心收缩活动，可以帮助维持健康肌肉组织，避免可能的肌肉挛缩和在生命的很早期促进肌肉力量强化（见第 11 章）。

一旦我们开发并证明这种干预方式可以有效的改变早产婴儿腿部活动的数量和质量，我们就会将这种方式应用到其他先天性发育异常的婴儿，如脊髓脊膜膨出、唐氏综合征。患有这两种疾病的婴儿出生时会有腿部运动减低，并且还会影响到以后包括走路的活动能力的减低（LIoyd et al.，2010；Schoenmakers et al.，2005）。将这种干预方法进行针对上肢活动的适当调整，我们相信同样可以将其应用于臂丛神经损伤和偏瘫型脑瘫的婴儿。

到目前为止，我们所有的研究都是在实验室中应用运动分析技术和精密仪器完成的。但是，要想为真正运动学习提供一种足够强度的干预手段，婴儿们需要大量的腿部运动的探知性和偶然性事件的实践。作为延续，我们正在研发一种新的以科技为基础的治疗方法，这种方法可以在家中实施，鼓励婴儿们每天频繁多次地用腿运动进行独立探知并且保持对该目标的兴趣。这项工作的一个关键新特点是研发了一种奖励导向性学习的计算机控制模式，以此让婴儿们学习偶然性踢腿任务，并应用这种模式发展自动的、个体化的、下肢踢腿模式最优化的干预方式。我们相信这种父母亲近的、基于家庭的、极早期的干预，可以使婴儿们获得必要的练习，并对其运动模式进行重要的修正，这对以后的运动十分重要。

（宋小燕　译）

参考文献

Adolph, K.E., Vereijken, B., Shrout, P., 2003. What changes in infant walking and why. Child Dev. 74, 475–497.

Aldoph, K.E., Eppler, M.A., Gibson, E.J., 1993. Crawling versus walking infants' perception of affordances for locomotion over sloping surfaces. Child Dev. 64, 1158–1174.

Angulo-Kinzler, R.M., 2001. Exploration and selection of intralimb coordination patterns in 3-month-old infants. J.

Mot. Behav. 33, 363–376.

Angulo-Kinzler, R.M., Ulrich, B., Thelen, E., 2002. Three-monthold infants can select specific leg motor solutions. Motor Control 6, 52–68.

Bayatti, N., Moss, J.A., Sun, L., et al., 2008. A molecular neuroanatomical study of the developing human neocortex from 8 to 17 postconceptional weeks revealing the early differentiation of the subplate and subventricular zone. Cereb. Cortex 18, 1536–1548.

Bertenthal, B.I., Campos, J.J., Barrett, K.C., 1984. Self-produced locomotion: an organizer of emotional, cognitive, and social development in infancy. In: Emde, R.N., Harmon, R.J. (Eds.), Continuities and Discontinuities in Development. Plenum, New York, pp. 175–210.

Campbell, S., Wilhelm, I., Slaton, D., 1989. Anthropometric characteristics of young children with cerebral palsy. Pediatr. Phys. Ther. 1, 105–108.

Chen, Y., Fetters, L., Holt, K.G., Saltzman, E., 2002. Making the mobile move: constraining task and environment. Infant Behav. Dev. 25, 195–220.

Eyre, J.A., Miller, S., Clowry, G.J., Conway, E.A., Watts, C., 2000. Functional corticospinal projections are established prenatally in the human foetus permitting involvement in the development of spinal motor centres. Brain 123, 51–64.

Eyre, J.A., Taylor, J.P., Villagra, F., Smith, M., Miller, S., 2001. Evidence of activity-dependent withdrawal of corticospinal projections during human development. Neurology 57, 1543–1554.

Fetters, L., 2010. Perspective on variability in the development of human action. Phys. Ther. 90, 1860–1867.

Fetters, L., Chen, Y.P., Jonsdottir, J., Tronick, E.Z., 2004. Kicking coordination captures differences between full-term and premature infants with white matter disorder. Hum. Mov. Sci. 22, 729–748.

Fetters, L.S.I., Chen, Y., Kubo, M., Tronick, E.Z., 2010. Spontaneous kicking in full-term and preterm infants with and without white matter disorder. Dev. Psychobiol. 52, 524–536.

Fowler, E.G., Goldberg, E.J., 2009. The effect of lower extremity selective voluntary motor control on interjoint coordination during gait in children with spastic diplegic cerebral palsy. Gait Posture 29, 102–107.

Galloway, J.C., Thelen, E., 2004. Feet first: object exploration in young infants. Infant Behav. Dev. 27, 107–112.

Galloway, J.C., Heathcock, J., Bhat, A., Lobo, M., 2002. Feet reaching: the interaction of experience and ability in full-term infants. J. Sport Exerc. Psychol. 24, 57.

Gibson, E.J., 1988. Exploratory behavior in the development of perceiving acting and the acquiring of knowledge. Annu. Rev. Psychol. 39, 1–41.

Gibson, E.J., 1997. An ecological psychologist's prolegomena for perceptual development: a functional approach. In: Goldring, Z. (Ed.), Evolving Explanations of Development: Ecological Approaches to Organism–Environment Systems. APA, Washington DC, pp. 23–45.

Gibson, E.J., Pick, A.D., 2000. An ecological approach to perceptual development An Ecological Approach to Perceptual Learning and Development. Oxford University Press, New York, pp. 14–25.

Goldfield, E.C., Kay, B.A., Warren, W.H., 1993. Infant bouncing: the assembly and tuning of action systems. Child Dev. 64, 1128–1142.

Heathcock, J.C., Galloway, J.C., 2009. Exploring objects with feet advances movement in infants born preterm: a randomized controlled trial. Phys. Ther. 89, 1027–1038.

Herbert, J., Gross, J., Hayne, H., 2007. Crawling is associated with more flexible memory retrieval by 9-month-old infants. Dev. Sci. 10, 183–189.

Heriza, C.B., 1988. Comparison of leg movements in preterm infants at term with healthy full-term infants. Phys. Ther. 68, 1687–1693.

Jeng, S.F., Chen, L.C., Yau, K.-I.T., 2002. Kinematic analysis of kicking movements in preterm infants with very low birth weight and full-term infants. Phys. Ther. 82, 148–159.

Jeng, S.-F., Chen, L.-C., Tsou, K.-I., Chen, W.J., Lou, H.-J., 2004. Relationship between spontaneous kicking and age of walking attainment in preterm infants with very low birth weight and full-term infants. Phys. Ther. 84, 159–172.

Johnson, M., 1987. The Body in the Mind: The Bodily Basis of Meaning, Imagination, and Reason. Chicago University Press, Chicago, IL.

Latash, M., 1996. The Bernstein problem: how does the central nervous system make its choices?. In: Latash, M., Turvey, M. (Eds.), Dexterity and Its Development. Lawrence Erlbaum Associates, Inc. Marwah, NJ, pp. 277–303.

Lieber, R.L., Bodine-Fowler, S.C., 1993. Skeletal muscle mechanics: implications for rehabilitation. Phys. Ther. 73, 844–856.

Lieber, R.L., Fridén, J., 2002. Spasticity causes a fundamental rearrangement of muscle–joint interaction. Muscle Nerve 25, 265–270.

Lloyd, M., Burghardt, A., Ulrich, D.A., Angulo-Barroso, R., 2010. Physical activity and walking onset in infants with Down syndrome. Adapt. Phys. Activ. Q. 27, 1–16.

Milewski, A.E., Siqueland, E.R., 1975. Discrimination of color and pattern novelty in one-month human infants. J. Exp. Child Psychol. 19, 122–136.

Piek, J., 1996. A quantitative analysis of spontaneous kicking in two-monthold infants. Hum. Mov. Sci. 15, 707–726.

Schneider, K., Zernicke, R.F., 1992. Mass, center of mass and moment of inertia estimates for infant limb segments. J. Biomech. 25, 145–148.

Schoenmakers, M.A., Uiterwaal, C.S., Gulmans, V.A., Gooskens, R.H., Helders, P.J., 2005. Determinants of functional independence and quality of life in children with spina bifida. Clin. Rehabil. 19, 677–685.

Siqueland, E.R., DeLucia, C.A., 1969. Visual reinforcement of nonnutritive sucking in human infants. Science 165, 1144–1146.

Spittle, A.J., Cheong, J., Doyle, L.W., et al., 2011. Neonatal white matter abnormality predicts childhood motor impairment in very preterm children. Dev. Med. Child Neurol. 53, 1000–1006.

Thelen, E., 2000. Grounded in the world: developmental origins of the embodied mind. Infancy 1, 3–28.

Thelen, E., Smith, L.A., 1994. Dynamic Systems Approach to the Development of Cognition and Action. Massachusettes Institute of Technology, Cambridge, MA.

Thelen, E., Ridley-Johson, R., Fisher, D.M., 1983. Shifting patterns of bilateral coordination and lateral dominance in the leg movements of young infants. Dev. Psychobiol. 16, 29–46.

Vaal, J., van Soest, A.J., Hopkins, B., Sie, L.T.L., van der Knaap, M.S., 2000. Development of spontaneous leg movements in infants with and without periventricular leukomalacia. Exp. Brain Res. 135, 94–105.

Vaal, J., Knoek van Soest, A., Hopkins, B., Sie, L.T.L., 2002. Spontaneous leg movements in infants with and without periventricular leukomalacia: effects of unilateral weighting. Behav. Brain Sci. 129, 83–92.

第 12 章

婴幼儿早期跑台训练：感觉和运动效果

Caroline Teulier，Marianne Barbu-Roth，David I. Anderson

本章内容

当新生婴儿在扶持下直立双足接触平坦表面时，他们会出现和大孩子或成人极为相似的协调踏步运动（Andre-Thomas and Autgaerden，1966；Peiper，1963；Zelazo，et al.，1972）。这种活动和独立行走成熟模式很相似，可以被作为研究直立体位运动的一个适合的起始点。这个起始点也可能更早，甚至在妊娠 13～14 周的胎儿，在母亲子宫中翻转时出现的交替踏步（de Vries et al.，1982）。这些看似早熟的踏步行为提示了在独立运动发展中的两个重要问题：①成熟运动是如何从早期踏步发展出来的？②早期踏步的保持和促进对提高以后运动发育有哪些重要性？

从临床角度来看，当疾病或创伤造成肌肉骨骼和神经系统完整性有损伤时，判断是否可以和如何使早期出现的踏步模式在被逐渐引导下变成功能性移动模式是具有挑战性的。尽管移动是运动发育中最广泛学习的技能之一（Bernstein，1967；Dominici et al.，2011；Forssberg，1985；McGraw，1940；Shirley，1931；Sutherland et al.，1980；Thelen and Smith，1994），但是直到现在才将婴儿踏步经验探索与临床实践结合，这多少有些令人意外（Teulier et at.，2009；Ulrich et al.，2001）。我们认为这些新的发现急需以更快的速度被应用，以使全球数百万各种形式的移动功能缺失儿童有可能获得独立移动功能的改善。

本章的目的是检测跑台诱导踏步是否可能被用来促进脑瘫婴幼儿的功能性移动。尽管目前没有证据支持脑瘫婴幼儿跑台踏步训练的功效，一项令人印象深刻的证据来自正常发育婴幼儿和其他神经功能失调婴幼儿的研究，显示跑台踏步训练可以加快独立步行的出现和提高步态质量。我们将对这些证据进行回顾并讨论研究者是如何在训练中通过增强和改变感觉信息来进一步促进跑台踏步方式的功效。这些方法的改良为越来越早期启动训练干预和更生态化设计提供了可能性。基于逐渐增加的对早期神经和行为系统可塑性科学的理解，我们认为早期干预可能成为脑瘫婴幼儿达到肌肉活动潜在能力的必要手段。

婴儿跑台踏步范例的出现

婴儿跑台踏步范例是在对新生儿踏步消失的最合适解释的理论争论背景下出现的。早期踏步最奇妙的特征之一是在 2～3 个月时消失，之后会在独立行走开始之前短暂重新出现（McGraw，1932，1940，1945）。踏步的个体发生特征是几种具有 U 形特点的发育现象的典型例子（Strauss，1982）。因为踏步模式被传统地看做是一种原始反射，由脑干和脊髓的简单回路控制，它的消失和重新出现被认为是脑皮质区域的成熟，这种成熟在自主控制下再现前暂时性抑制了反射（Fiorentino，1981；Forssberg，1985；McGraw，1945；Peiper，1963）。这个观点受到一项引人关注的发现的严重挑战，即踏步的练习不仅可以防止其消失，还可以提高踏步运动的质量，使独立行走早些出现（Andre-Thomas and Autgaerden，1966；Peiper，1963；Zelazo et al.，1972）。

Esther Thelen 和同事用一系列独特设计的实验最终揭穿了踏步消失现象归结于皮质成熟这一概念。这一系列的实验开始于一个简单的观察，即尽管仰卧位踢腿和踏步的运动学特点和肌肉激活模式非常相似，但仰卧位踢腿并不消失，而踏步却消失（Thelen et al.，1981）。假定踏步和踢腿是在不同姿势背景下的基本相同行为的表达，Thelen 考虑为什么大脑会在一种背景中抑制行为，而在另一种背景中不抑制。踏步消失时期，相对于肌肉而言腿部脂肪的快速堆积成为推翻皮质成熟假说的关键发现（Thelen and Fisher，1982）。显而易见，当婴儿被支撑在直立体位时，腿太重以至于难以抬起。支持这种说法的最强有力的证据是如果在婴儿的腿上加重量，踏步会停止，如果将踏步停止的婴儿的腿浮在一桶水中时，踏步重新开始（Thelen et al.，1984）。

跑台踏步范例源于以上所描述的实验背景。Thelen 和同事们发现将婴儿支撑在移动跑台的运动带上时也会诱发踏步重新出现（Thelen，1986；Thelen and Ulrich，1991；Thelen et al.，1987）。还有，对于临床人员很重要的是：正常发育婴儿在跑台上诱发出来的踏步比那些被支撑着、双脚踩在稳定表面的正常婴儿的踏步更成熟。尤其在跑台上观察到婴儿有更大的髋关节伸展角度，并且常常出现从足跟至足趾的成年人行走特点（Thelen and Smith，1994；Thelen and Ulrich，1991；Jensen et al.，1994）。这些发现都是源于 Thelen 为了解释踏步模式的消失而设计的实验。

踏步模式的可塑性和适应性

跑台踏步范例揭示了婴儿踏步模式具有高度适应性。当跑台机械性地带动腿的运动时，踏步出现了一定熟练度的和环境适应调整的能力，这推翻了以往僵化的脊髓反射学说，例如，即使双腿各自被放置在不同跑台，以不同速度跑动时，双腿之间仍能保持稳定时相（Thelen and Smith，1994；Thelen et al.，1987；Yang et al.，2005）。另外此模式还显示出对重复干扰的适应性（Pang et al.，2003）并且和跑台速度匹配（Lamb and Yang，2000）。更进一步，侧方踏步和倒退踏步都可引出并也与跑台速度匹配（Lamb and Yang，2000），当双腿在相反方向运动的跑台上时，每条腿可引发出向不同方向的踏步（Yang et al.，2004）。

踏步模式的可塑性特点为临床干预提供了踏步的理想目标。此外，踏步模式对不同跑台参数的反应程度，开启了使用跑台训练婴儿早期移动功能的新途径。

从踏步到行走的连续性

以上文章中所介绍的证据为踏步模式可塑性提供了一些观点。然而，可塑性最原始的证据来自让婴儿延长时间踏步练习的早期实践。这些实践明确证实踏步练习持续进行可以让踏步现象不消失，更为重要的是，持续踏步练习可诱导独立行走尽早出现（Andre-Thomas and Autgaerden，1966；Peiper，1963；Zelazo et al.，1972）。后面的发现为从最早期踏步运动和独立行走出现之间的移动发育衔接提供了强有力的支持。应用复杂的神经模型的研究者们所提供的更新的支持证据表明新生儿踏步中的腰骶运动神经元基本活动模式在成人行走中被保留，尽管新的模式很显著（Dominici et al.，2011）。虽然踏步和行走明显相似，但是这两者显而易见是非同型的运动。

迄今为止的研究强烈建议踏步是一个重要运动，而且可能是行走的必需前期阶段，但是要注意以下两个方面。第一，早期踏步比成熟行走具有更多样的潜在肌电活动模式和运动学变化。健康婴儿在跑台上踏步时表现出在肌肉激活的组合和时序方面的广泛多样性序，而且，共同收缩的降低提示肌肉协调活动随时间逐渐增加（Teulier et al.，2012）。这些发现启示最早期移动模式不是刻板的中枢模式发生器（central pattern generator，CPG）输出的简单反射。第二，行走的要求要远远高于踏步。例如，扶持下跑台踏步没有平衡和转向的要求，没有运动计划和启动的要求，没有监控外部环境的要求，只需要少量（可调整的）对肌力的要求。尽管如此，作为独立行走的前期阶段，踏步模式对于临床干预而言具有较高的使用价值。

为了了解跑台踏步干预的效果以及其局限性，需要更进一步研究独立行走的需求以及踏步和行走之间的不同。这些分析帮助明确促进运动发育的干预计划设计所需的变化范围。分析应始于 Newell 的行为限制模型的简要概述（Newell，1984，1986）。

行走发育中的限制因素

基于 Kugler 等（1980，1982）和 Higgins（1977）的工作，Newell 认为所有运动行为的出现源于三大方面限制因素间的交互作用：个体、个体参与的任务和环境。多样的限制因素引导运动动态变化并确定哪种信息来源对控制运动可能是最有用的。

个体限制因素

对于行走来说，尽管十分重要的是了解像行走这样的新技能会受很多因素的影响，如感知觉、情感、注意力、能动性、姿势、解剖和生理方面等因素在特殊背景环境中多样的相互作用的影响，但是，产生肢体交互运动的能力、支撑身体的足够肌力、足够的推动力以及平衡能力被认为是重要的个体限制因素（Thelen and Smith，1994；Thelen and Ulrich，1991）。

这些限制因素可以被看成是技能型行走的重要基础，如果某些方面出现减弱或消失，就可能成为促进步行功能的干预目标。尤其是足够的肌力和平衡被常常认定为独立行走的关键因素（Thelen and Smith，1994）。Adolph 等（1998）也发现肌力是手膝爬发育的重要因素。先有儿周的腹爬之后出现手膝爬的婴儿比跳过腹爬的婴儿手膝爬速度更快。腹爬可能提供了一些手膝爬所需的必要条件，比如肌力。

任务限制因素

任务和环境限制因素在行为组织中常常远不如个体限制因素受到关注。但是，它们非常重要。行走中的任务限制因素大都是和儿童自己设定的移动目标相关。当然随着儿童的行走能力增强，这些目标就会发生改变。随着行走技能的提高，去哪儿的选择将以指数方式随之增加。任务限制因素还与任务规则相关。小的儿童在开始学习走路时无须遵守正规的规则，但是大些的儿童需要遵守规则，尤其是在城市街道上行走时，会有很多的规则用于保护步行者交通安全。

环境限制因素

环境限制因素代表了行为实施前最终级别的限制。环境限制因素包括外部力量方面（比如重力），从中所有的运动得以实现；还包括社会和文化的力量，它们使我们选择参与的活动得以完善，正如我们表达选择的方式（Gentile 1987）。所有的运动都是代表着肌肉收缩产生的内部力量和围绕个体的外部力量的混合体。重力是最普遍的影响运动特性的外在力量，看看宇航员在月球表面"行走"时步态的戏剧性改变，各种惯性力量、摩擦力和各种反作用力都会很大程度上影响运动特性。最显著的环境限制因素包括环境的物理特点，因为运动的组织和这些物理特点相关。

Gentile（1987，2000）针对环境限制因素对运动动力学方面的影响做了一个特别明确的描述。她用一个词 **"可调整的条件"** 来描述环境的物理特性，运动必须适应这些特征才能成功。在行走中，重要的可调整条件包括行走地面的大小、斜坡、坚硬程度和质地。人们在光滑表面（如冰面）行走与在混凝土质地表面行走会非常不同。可调整条件中的任何变化都会迫使一定程度的适应性改变或运动模式的重组。这一点至关重要，因为条件的调整会有无限种变化的可能。所以，在行走这样的任务中，运动系统被持续挑战来适应变化的条件调整。此观点提示在功能性移动中感觉信息处理有多么重要。在本章后部，当我们讨论有效提高跑台训练方式时再讨论这一点。

这种限制因素的基本点是用来强化与学习和完成一个像行走这样表面上简单任务相关的复杂性。在促进独立行走的干预设计形成中，这种复杂性需要给予仔细考虑。从之前的讨论中就很清楚看到跑台踏步对传输带移动方式的变化具有显著的适应性，功能性移动的要求就更高了。此外，步态的适应需要持续监测环境以及个人与环境间的相关性，确保达到和有效地达到移动目标。正因如此，独立行走所需要的关注度要远远高于扶持踏步。完整考虑这些因素后，才有可能设计出使婴儿在逐步挑战中获取功能性移动所必需的技能和能力的干预方案。干预的初期目标应是发展独立移动的基础能力，并为将这些能力用于功能模式创造机会，然后系统化地将这些运动模式用于不同的背景环境中，以促进灵活的移动策略的形成。另外，如果可能，婴儿应接触各种在独立移动中可能会出现的感知信息。

何时开始干预？

建立了跑台训练干预的目标，现在我们的重要问题是干预何时应该开始。讨论开始运动技能学习的最佳时间历史上与关键期和准备就绪概念有关（Anderson et al.，2012）。关键期的说法源于胚胎学，胚胎的终末形态被认为对发育性分裂时期极其敏感（Spemann，1938；Stockard，1921）。现在关键期被公认为是胚胎发育中的现象，并且几乎每一位家长都熟悉它的概念，即致畸因子（外界因子）根据其暴露的时间会产生广泛的不同作用。一般认为最快速生长或者器官或系统分化的时期是最易感期（Moore and Persaud，1998）。

最广泛被证明的关于哺乳动物发育关键期的例子是关于视觉系统。Hubel 和 Wiesel（1970）证明在猫和猴子等种属中，在出生后短时间内用外科方式闭合一只眼睛，会造成该眼睛再次被打开时出现严重的视觉损伤。关键期还被证明在鼠的听觉发育、触觉发育、运动和神经肌肉发育中存在（Jamon and Serradj，2009）。**发育心理生物学**的一个特殊现象是认为人类感觉发育的关键期是广泛存在的（Maurer，2005）。

尽管人类发育的关键期经常被认为和神经发育相关，尤其是与感知觉系统有关时，一个由 Walton 等（1992）进行的实验显示关键期在其他生理系统同样存在。通过将老鼠尾部悬挂以造成肢体不负重，他们发现了鼠的移动发育的关键期，在该时期内非负重肢体会造成游泳和行走的永久性伤害。Jamon 和 Serradu（2009）回顾了低重力负荷和超重力负荷的暴露作用，并证实肌肉发育对出生后早期发育时期肢体在正常力量负荷时有无损伤高度敏感。例如，在超重力养育下的老鼠，其肌肉收缩和形态学特点出现显著变化。他们的回顾研究还证明在发育的关键期重力的改变对前庭系统发育有显著影响。独立移动集合了不同数量的成分，每个成分都有其自己的发育轨迹，像是表明在移动的发育中存在着多个关键期。

针对关键期的简短讨论，建议干预要尽可能早地介入，确保有残疾的婴儿可以获得他们潜在的移动能力。随着我们对早期神经系统可塑性的更多了解，早期介入甚至可以更加强制进行（Ulrich，2010）。在本章后面的内容中，我们将重点讲述跑台训练范例如何被应用于促进独立行走的发育。另外，我们将介绍近期的新进展，关于早期复杂的感知觉 - 运动耦合是如何被应用到促进跑台训练的有效性，由此可能促使干预的更早开始介入。

跑台干预可以促进临床患者独立行走吗？

在过去的 10 年，研究人员增加使用跑台干预手段（图 12.1）促进临床人群，尤其是唐氏综合征（Down syndrome，DS）的婴儿的移动功能。相比之下，这些干预手段没有被用于脑瘫婴幼儿或者脑瘫高风险婴儿的报道。大多数提高脑瘫儿童移动功能的研究设计是使用其他手段和（或）在婴儿期后开始干预（见 Damiano and Dejong，2009；Valentin-Gudiol et al.，2011）。在本章节，我们着重介绍三个方面：①介绍目前所了解的应用跑台训练非脑瘫婴儿的有益之处。②讨论这些发现与目前所了解的脑瘫婴儿运动发育之间的关系。③探索如何使早期跑台干预可能被用作促进脑瘫儿童独立移动功能的干预手段。

第一例跑台干预应用于临床人群是由 Ulrich 和他的同事在继 Thelen 的发现之后进行的，其文章发表在 2001 年，经过一个月的跑台训练，婴儿踏步反应的数量和质量（更多交替步态）均有提高（Vereijken and Thelen，1997）。在 Ulrich 等（2001）的研究中，32 名为唐氏综合征婴儿被分配到对照组和干预组。跑台借给孩子的父母，一般他们可以在家里进行干预。这个细节很重要，因为让家长参与运动发育干预可以加强亲子关系，同时也让物理治疗师更多地关注婴儿干预环境的特殊物理性需求。另外，婴儿可以得到更多的刺激和训练，有利于神经运动功能。Ulrich 的主要发现是干预组的婴儿较对照组的婴儿独立行走早出现 101 天，只是每天 8 分钟训练，每周 5 天，整个过程大概有 10 个月（干预在行走出现后停止）。有干预治疗的婴儿在大约 19.9 个月时能行走，比通常学会走路要在 24 个月的年龄提早很多。此结果同样使其他运动技能，如站立和辅助下行走，有更快的发育。

随后的研究显示对于唐氏综合征婴儿，如果增加训练时间和强度（增加跑台速度），并随着婴儿逐渐增加步数选择性地在婴儿脚踝上增加重量，可以使婴儿的行走更快出现（19.2 月龄）并且具有更多交替踏步（Ulrich et al.，2008；Wu et al.，2007）。接受高强度（high-intensity，HI）跑台训练的婴儿较低强度（lower-intensity，LI）训练的婴儿，在干预之外的时间能够接受更多高强度活动和更少低强度活动（Angulo-Barroso et al.，2008a）。能够进行更长时间的高水平身体活动是运动发育的一个评估标准，同时也有助于运动发育，因为它增加了经验依赖处理性活动的数量，这可以帮助进一步的发育改变。

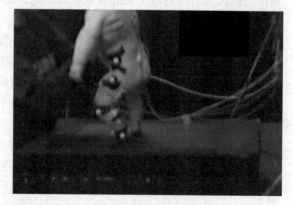

跑台干预具有持续效果

在 Wu 等（2007）人员研究中可以看到有益的效果在介入后 15 个月仍存在，表明

图 12.1　一位 9 个月婴儿在跑台上踏步

跑台干预可以在活动水平和神经运动发育方面有长时间持续效果。跑台干预之后不仅是行走出现早，身体活动水平提高，而且步态质量能保持在好的状态。质量标准是重要的，因为很多神经运动功能发育迟缓的人群其行走模式发育成为高耗能状态（Bell and Davis，2010），模式成为后期阻碍完成每日日常生活所需的独立移动的因素（Palisano et al.，2010）。经过三个月的行走训练，高强度（HI）组显示出步态整体参数的提高（如平均速度、步宽、跨步时间、支撑时间和基底动态变化等均提高），尤其是跨距较低强度（LI）组更大（Wu et al.，2007）。训练后 6 个月内，高强度组在跨越障碍时仍有较好的适应性踏步，这些婴幼儿可以快速调整他们的最后三步踏步，准备跨越障碍。而在低强度组，婴幼儿用了更长的时间学会踏步调整方式而不是爬的方式来跨越障碍。然而，两组在经过更多的移动练习后，都学会了使用合适的移动调整方式（Wu et al.，2008）。

　　以上的这些发现是重要的，因为用于提高跑台踏步功能的渐进挑战性（相对于稳定的挑战）干预设计，显示出向更多生态环境背景的转换。在这个案例中，这种转换发生在遇到跨越障碍时的快速和灵活的适应形式。由于跑台训练常常被看作是踏步和行走的特定任务练习，这些发现清楚的显示出，在一种背景环境下的强化踏步练习可以帮助儿童将其个体限制因素适应任务和环境限制因素（清除障碍）的能力提高。最终在 15 个月后，高强度干预组较低强度干预组的行走有更快的速度，更好的节律和更少的双侧支撑时间。尽管如此，两组儿童在第一年行走经历后，其步态都有提高，而且足的不对称旋转降低（Angulo-Barroso et al.，2008b）。尽管没有追踪超过干预治疗后 15 个月的文献发表，我们至少了解早期跑台训练的儿童，他们在身体活动能力、步态质量和、对环境特点的移动适应能力方面的获益可以持续到 3 岁左右。

脑性瘫痪婴幼儿可以从跑台训练中获益吗？

　　由于脑瘫婴幼儿或有神经运动发育迟缓（neuromotor delays，ND）风险的婴幼儿的早期干预的文章相对于较大脑瘫儿童干预文章少很多（Damiano and DeJong，2009；Valentin-Gudiol et al.，2011），很难评价跑台干预训练对这些婴儿在 1 岁以内可能产生的功效。

　　最近，Angulo-Barosso 等（2010）描述了 6 ~ 23 个月龄脑瘫婴幼儿踏步模式发育曲线。他们的研究显示，后来被诊断为脑瘫的婴幼儿在跑台上的踏步不如神经运动发育迟缓的婴幼儿（如更少的交替踏步，更多的足趾触地），并且身体活动能力更低。两组婴幼儿都出现开始行走的延迟。虽然样本数量不大，这项研究观察到了与脑瘫人群相关的特殊限制。此研究清楚的显示了正常发育儿童和最终被诊断为脑瘫儿童的踏步发育曲线形态很相似，但后者的踏步反应很低（图 12.2）。因此，研究显示脑瘫婴幼儿有产生交替踏步的能力，只是出现时间延迟。尽管图 12.2 中的三组数据取自不同的实验研究，在解释这些数据时需要谨慎，但从图中我们还是可以看到有神经运动发育迟缓（ND）风险的婴幼儿比正常发育的婴幼儿要发育落后些（Angulo-Barroso et al.，2010；Teulier et al.，2009；Thelen 和 Ulrich，1991）。

　　更早的研究数据显示早产低风险神经运动发育迟缓的婴幼儿在跑台上的反应和正常发育的婴幼儿有相似的表现（Davis et al.，1994）。总而言之，这些结果均与临床相关，而且支持早期干预可以用来提高像行走这种功能性运动能力的观点。最后，已有一种趋势报道：低水平身体活动中所花的时间长短与行走的开始时间相关。与之对应，在神经运动发育延迟和脑瘫婴幼儿中，高水平的身体活动与较早出现行走相关，这与我们观察到的唐氏综合征婴幼儿相似（McKay and Angulo-Barroso，2006），再次强调了早期干预的潜在价值。

脑性瘫痪风险婴儿早期跑台干预

Bodkin 等（2003）做的一个病例分析，建议对一位有神经运动发育迟缓风险的婴儿进行跑台干预可能会对其有效。与以前有神经运动发育迟缓风险的婴儿发育曲线研究所显示的相似，Bodkin 所治疗的婴儿在几个月的跑台踏步训练后提高了他的踏步反应，虽然是在 5～6 月龄时才被努力引发出踏步。这种现象并不奇怪，正常发育的婴儿是在 2～3 月龄时同样在努力下出现较多的交替踏步（图 12.2）。因此，在这一群体中出现的运动发育落后可能表现的是正常发育的小婴儿所呈现的反应减弱，那个时期他们的肌肉力量弱，不足以对抗下肢逐渐增加的重量。还需要更多的数据资料来验证这个结论，也需要证明是否存在一个跑台踏步干预介入的窗口期，以促进脑瘫儿童或有神经运动发育迟缓风险儿童的行走步态。

大龄脑性瘫痪儿童的跑台干预

Cherng 等（2007）和 Richards 等（1997）通过对 2～7 岁儿童（分别是 $n=8$ 和 $n=4$）研究工作，显示出与唐氏综合征婴幼儿相似的结果，即应用减重跑台训练可以提高儿童的步态特性（增加跨距和减少步态周期中双下肢支撑百分比）和提高其他方面的运动功能。同样的问题，样本数量小，且一个研究中的儿童已经学会了走动。然而这些发现说明在其他临床患者中跑台训练的一些有益之处也可以在脑瘫儿童中产生。显而易见，还需要更大的样本数量的更多的研究，以及对参与者的长时间随访，以了解他们是否最终被诊断为脑瘫。需要随机对照研究来确定早期减重跑台干预对脑瘫儿童的潜在益处。

跑台训练有负面影响吗？

还没有文献报道说早期跑台训练有负面效果（Damiano and DeJong，2009）。Ulrich 等（2001）报道在与只接受常规每周 2 次物理治疗的没有跑台训练的对照组比较下，接受每周 5 次，持续约 10 个月的跑台训练干预的唐氏综合征婴儿的人体测量数据没有变化（足跟顶端长度、大腿和小腿长度、大腿和小腿周径、足的长度和宽度、大腿小腿和脐部皮皱以及体重）。此研究提示跑台训练干预对婴儿的身体数据没有负面作用，这可能是因为婴儿在跑台上可以自己选择多少身体重量能够或愿意支撑。这一点是很重要需要了解的，因为研究者或物理治疗师需要教会家长如何在跑台上扶持住婴儿。因此，在专业人员适当指导下，家庭成员参与的治疗活动的收益是可以实现的。

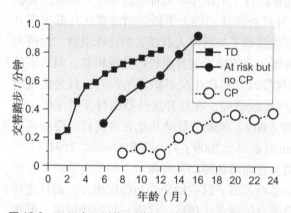

图 12.2　三组未经训练人群中交替踏步的发育：脑瘫婴幼儿（CP）；具有脑瘫风险但未诊断为脑瘫的婴幼儿（At risk but no CP）；正常发育的婴幼儿（TD）

决定使用跑台训练时的重要考量

为了使跑台训练效果最大化，要注意一些需要考虑的事项。第一个考虑事项是婴幼儿接受跑台干预的标准。进行跑台干预的唐氏综合征婴幼儿需要已经具备独坐或者可以在跑台上进行至少 6 次踏步（Ulrich et al., 2001, 2008），而对于有神经运动发育迟缓风险的婴儿来说，鉴于我们对他们头 6 个月内的踏步曲线所知甚少，我们需要思考他们最合适的准入标准是什么。第二个考虑事项是训练设计，包括的参数例如跑台速度和训练时间。同样因为缺乏数据而很难给出建议。Angulo-Barroso 等（2010）使用的传送带速度是 20cm/s，Bodkin 等（2003）使用 15cm/s 速度。文献建议婴幼儿们对不同速度有很好的适应能力，但高速度会出现费力，尤其是小婴儿（Thelen ~ Ulrich，1991）。随后，应该明智地随着时间逐渐增加速度。1 月龄婴儿从 4cm/s 的速度开始到 12 月龄以上婴幼儿达到 30cm/s 的速度已被证明是有效的（Teulier et al., 2009；Ulrich et al., 2008）。

随着婴幼儿对跑台反应能力的变化，训练时间也需要逐渐增加。通常来说，当婴幼儿达到每分钟有 10 次或以上踏步这个阈值时，可以增加训练时间（Ulrich et al., 2008）；这也被用作决定在干预过程中增加跑台速度的标准（Moerchen et al., 2011；Ulrich et al., 2008）。这里需要强调的重要一点是，跑台干预的目标不是诱发自主反应，而是通过发展神经和肌肉骨骼系统在行走中所需的潜能来让身体准备学习如何行走。创建一个以婴幼儿为中心的干预，需要调整个体的限制因素和进步速度，就像是在培育"良好的可变性"，使其在独立行走中能够灵活地适应环境限制因素。最后，通过创建不同背景环境来刺激独立行走中感知觉信息和经验的融入，能够进一步强化适应性。尽管这些建议还没有被广泛应用，我们相信它可以显著地促进跑台干预的有效性。

跑台训练中更多的生态学方法

对跑台训练的一种批评是说在跑台上进行行走训练和每天的移动功能是不同的。如以前所提到的，了解跑台踏步干预可以和不可以达到的能力，有助于检验与独立行走相关联的需求。当了解这些需求后，我们就明白了跑台干预应当试图模拟生态学环境背景，使在其中发生的移动行为与自然愈发接近。我们不可能让跑台移动和自然环境中行走完全一样，但是我们可以通过以下方式增加它们之间的相似性：①增加本体感受的反馈（触觉和视觉）；②通过改变表面特性，例如有无障碍物，来改变感知觉输入；③调整个体限制因素，比如腿或者脚的负重；④将婴幼儿置于一种具有快乐特性的刺激或者与通常的移动驱动目标相关联的刺激信号中。

自然移动中本体感觉的重要性

为了使移动模式适应不同的环境，移动的身体需要有持续的关于外部布局、自身活动和他们的活动和布局之间关系的信息流。前庭系统、体觉系统（如肌肉、关节和皮肤中的感受器）和视觉系统提供了大多数的信息。然而，一些信息的最重要的来源或者不存在，或者只能从跑台行走中部分获取。例如，跑台行走中，因为头和身体没有被调动成前移，因此与足底推动力相关的触觉反馈、前庭反馈以及视觉反馈与地面行走有非常不同的体验。这一点在缺乏视觉信息流（见第 10 章更多关于视觉流的讨论）的人在跑台行走体验时尤其明显。人在跑台行走时，除了跑台传送带窄小而缺少装饰外，体会不到视觉流。尽管有这些问题，研究人员还是研发了更聪明的方法来加强跑台行走时感知觉信息的提供。

婴儿何时会利用视觉信息来调节踏步？

　　研究者们曾经传统地认为新生儿出生时的视觉系统太不成熟以至于不能为活动控制提供有用的信息。近期发现表明，传统的推测是错误的。例如，在大多数的移动物种中视觉是调整运动的主要感知觉系统，Barbu-Roth 等（2009）将出生 3 天的婴儿置于陆地视觉流中（一种视觉跑台），观察其对新生儿踏步模式是否有影响。新生儿们被悬置在一个白色表面的上方，在白色表面上投射固定的黑白棋盘投影，旋转黑白投影的轴轮，或者说让黑白棋盘移向婴儿（图 12.3）。婴儿们被悬置在这个表面的上方，保证他们的腿可以自由活动，并去除了被认为激发踏步模式所必需的触觉反馈。明显可见，当棋盘向婴儿移动时，他们的踏步明显较其他情景下增多，且模拟向前运动。我们推断这些新生儿体验了一种自我运动的感觉，并为了匹配运动中的视觉和运动感觉而进行踏步。

　　视觉和踏步的耦合提示新生儿在出生时已经在生物学层面上准备好使用视觉来控制移动。该发现进一步加强了新生儿踏步和独立移动之间存在连续性的论据。另外，该发现提示新生儿踏步的控制或许在比脑干 / 脊髓更高的水平，所以可能对刺激会产生比以前想像的更广范围的反应。

　　我们近期做的一个初步研究提示视觉和踏步耦合也许十分复杂。当将 15 位新生儿置于视觉流中接受向前行进（Barbu-Roth et al.，2009）或向后行进的刺激时，他们出现了相似数目的空中踏步。但是，模拟向前行进的场景比模拟向后行进的场景诱发更多交替踏步（更成熟移动）（Barbu-Roth et al.，2008）。这些发现提示了在视觉和踏步耦合中出现的令人惊讶的早熟现象。

　　Barbu-Roth 等（2009）发现的和跑台训练范例相关的因素已经被研究。例如，Moerchen 和 Saeed（2009）在跑台踏步时，将小婴儿（2 ~ 5 月龄）和大婴儿（7 ~ 10 月龄）置于陆地视觉流中。视觉流是由画在跑台传送带上的棋盘图案产生，相比单纯黑色或白色的跑台传送

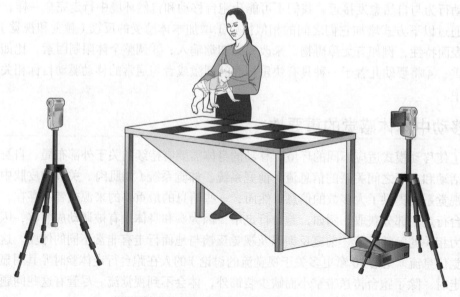

图 12.3　Barbu-Roth 等人设计的实验（2009）

带，婴儿对有图案的传送带表现出了更多的踏步，以及更多的交替踏步和更多次地注视跑台传送带。因此，不仅仅是有图案的跑台传送带吸引了儿童的注意力，而且还使踏步数量增多，以及双腿踏步时的协调质量提高。这些发现的重要性在于它们提供了首次的初步证据证明刺激婴儿视觉可以促进跑台踏步干预效果。

在临床上，最近视觉刺激被加入到对脊柱裂婴儿的跑台研究中。Ulrich 和他的同事们使用与 Moerchen 和 Saeed（2009）相同的棋盘图案跑台传送带，研究是否可以促进 2～10 月龄脊柱裂（在腰或骶水平的损伤）婴儿的踏步。作者们观察到了视觉刺激后的即刻效果，没有延伸至整个干预过程的作用。尽管如此，结果显示仅仅在 30 秒跑台实验中简单加入视觉流，婴儿们在跑台上的踏步数量增加，尤其是 7～10 月龄婴儿（Pantall et al., 2011）。此外，踏步的增加还伴随着某种肌肉活动特性增加，如激发频率（Pantall et al., 2012）。因此，这些结果高度支持在跑台干预中加入视觉刺激可以获得潜在的长期收益。

前面的研究可以得出两个主要结论。第一，单独视觉刺激可以诱发出生后踏步（即无需双脚接触支撑面的触觉信息）。这种视觉性的空中踏步方式对小婴儿们是非常合适用来刺激腿部活动。它对于刺激那些支撑自身重量有困难和（或）将其腿蹬离支撑面有困难的较大婴幼儿们出现交替踏步也是一个高度有效技术。空中踏步比在一个支撑面上的踏步更容易，因为婴儿的腿在空中不需要克服阻力。第二，视觉看起来对较大婴儿们的触觉踏步（跑台）有增强效果，当两种信息来源结合时会出现更多的踏步和高质量的踏步。这些发现鼓励我们去研究新生儿在两种信息来源结合时是否也出现更多的踏步和高质量的踏步。此外，我们正在探索当视觉和触觉反馈结合时，如何调整触觉反馈可以进一步促进新生儿们和较大婴儿们的反应。

触觉反馈调整：跑台的表面会影响踏步吗？

正如我们在前面介绍中所陈述的，跑台干预可以在非常早期开始，使新生儿们能在坚实表面踏步。一个有趣的问题，不同表面会诱发不同踏步速率和不同踏步形式吗？如果是这样，哪种表面最有效呢？直到现在，跑台传送带都是用同种具有一定阻力的橡胶制作。然而，这种表面不必要诱发出最具功能性的踏步类型。在最近的研究中，我们通过在跑台传送带中加入黏性材料以提高摩擦力来实验其有效性（Pantall et al., 2011，2012）。同样，这个研究仅仅观察婴儿们对改良的感觉刺激的即刻适应性，只针对 2～10 月龄脊柱裂婴儿。与常用的跑台传送带相比，摩擦力的增加可以显著增加婴儿们踏步的数量和质量，包括增加每一步的垂直移动并改良了腓肠肌的激活。

对较大婴儿们有作用的表面是否对小婴儿尤其新生儿有同样作用？这是个有趣的问题，因为新生儿是个特殊群体。在出生前，胎儿在母亲子宫内的黏性有弹力的环境中踏步。子宫壁与跑台的坚实表面截然不同。在跑台上不可能复制这样的环境，做到近似还是有可能。比如，在跑台传送带上安装硅胶可以提供一个比现有跑台传送带更接近子宫壁的表面。另外更有潜在价值的想法是变化不同种类的表面，开启婴儿们对不同支撑面踏步反应的适应进程，这将最终成为独立行走中的经验积累。

驱动性因素

人类被多种原因驱动去进行活动。然而，对于一个爬行和行走新手来说，最强的驱动原因之一是源于与其他人的互动和拿到更远物品的即时回馈。虽然跑台训练不允许婴儿在区域内自由活动，但用有趣物体或人来强化婴儿的踏步驱动的机会还是存在的。前面探讨过的诸多的研究已经做过这方面工作，如家长和研究者总是鼓励婴儿们在跑台上的踏步。尽管没有直接对鼓励的作用进行处理和测试，但我们推测它们一定在驱动婴儿们的跑台踏步方面起了某些作用。同样我们可以想象，如果在跑台前方出现可以去抓握的玩具也会增强婴儿踏步的动力。玩具的距离需要被调整到婴儿可以有抓到玩具的体验，这样玩具才能有效地成为驱动刺激物。当婴儿踏步变得更加协调并且有能力沿着跑台传送带移动时，婴儿和玩具的距离需要增加。

独立移动所带来的其他结果也会驱使婴儿们继续练习他们的技能。第十章已经阐述了因为婴儿们有了从一个地方移动到另一个地方的体验，他们的空间认知范围发生了变化。这些体验促使婴儿们继续探索他们的环境。虽然跑台踏步限制了这些体验的范围，但是在跑台上婴儿仍然可以被驱动去探索运动的可能性。Zelazo 等（1972）报道过新生儿们在坚硬表面踏步的每日训练具有如此的效果。他们写道："婴儿 4 周后显示学会了控制他的环境，行走活动引发了他的空间的、视觉的和运动 - 触觉的改变，这些以及伴随的感觉变化可能会成为内在的回报再进一步加强行走"（p.315）。在随后的文章中，Zelazo 指出了潜在驱动婴儿们继续踏步的两个特定支持因素：①维持越来越直立姿势的时间增多；②竖直位采集更多有趣视觉刺激，使头和眼活动的自由度增加（Zelazo，1983）。通过这些观察，尽管仍是推测，提示脑瘫婴幼儿或者有神经肌肉运动发育落后风险的婴儿，尤其是那些头控和保持直立姿势有困难的婴儿们，可以通过在跑台踏步中得到直立体位和有能力视觉扫描环境这样简单回馈来激励踏步。更重要的是，跑台干预可以使头和身体姿势出现重大进步。

结论

在本章中，我们描述了如何让新生儿踏步成为将来行走训练的开始点，尤其是针对临床人群。由于新生儿不会频繁踏步或者不具备通常的模式，跑台干预可以作为一个好的选择用来维持和逐渐增加移动能力，应用于从出生到独立行走的这段时间。促进功能性行走的关键是将运动输出最大化（不给婴儿过多负荷），通过刺激机械运动并通过不同的感觉输入，最大可能地建立适应性运动反应和策略。当然，可以使用一系列的方式来促进独立移动和整体运动发育，包括我们举例的应用视觉跑台的空中踏步。

总之，早熟的新生儿踏步行为似乎给发育过程提供了一个很好的证据，其中在技巧变成具有功能性之前，技巧活动的基本成分看上去是零碎的和不成熟的形式。很多的发育过程具有这样的特点：将这些零碎的成分组合、分化和内部协调成为整体功能性活动。发育研究者们面临的其中一个大挑战就是搞明白这些不成熟的行为模式如何转变为成熟型行为（Brumley and Robinson，2010）。跑台踏步范例将继续促进我们如何理解发育是如何发生的，从而帮助无数的残疾儿童们建立独立移动。临床人员和研究人员之间需要持续合作，使我们进一步了解发育的困惑并改进对残疾儿童的干预方式。

（宋小燕　译）

参考文献

Adolph, K.E., Vereijken, B., Denny, M.A., 1998. Learning to crawl. Child Dev. 69 (5), 1299–1312.

Anderson, D.I., Magill, R.A., Thouvarecq, R., 2012. Critical periods, sensitive periods, and readiness for motor skill learning. In: Williams, A.M., Hodges, N.J. (Eds.), Skill Acquisition in Sport, second ed. Taylor and Francis, London.

Andre-Thomas, Y., Autgaerden, S., 1966. Locomotion from Pre- to Post-Natal Life. Spastics Society and William Heinemann, London.

Angulo-Barroso, R., Burghardt, A.R., Lloyd, M., Ulrich, D.A., 2008a. Physical activity in infants with Down syndrome receiving a treadmill intervention. Infant Behav. Dev. 31 (2), 255–269.

Angulo-Barroso, R.M., Wu, J., Ulrich, D.A., 2008b. Long-term effect of different treadmill interventions on gait development in new walkers with Down syndrome. Gait Posture 27 (2), 231–238.

Angulo-Barroso, R.M., Tiernan, C.W., Chen, L.C., Ulrich, D., Neary, H., 2010 Spring. Treadmill responses and physical activity levels of infants at risk for neuromotor delay. Pediatr. Phys. Ther. 22 (1), 61–68.

Barbu-Roth, M., Anderson, D., Provasi, J., Desprès, A., Streeter, R., Schleihauf, R., 2008. Neonatal Stepping in relation to approaching and receding terrestrial optic flows. ISIS (International Society for Infant Studies), Vancouver, Canada.

Barbu-Roth, M., Anderson, D.I., Despres, A., Provasi, J., Cabrol, D., Campos, J.J., 2009. Neonatal stepping in relation to terrestrial optic flow. Child Dev. 80 (1), 8–14.

Bell, K.L., Davies, P.S., 2010. Energy expenditure and physical activity of ambulatory children with cerebral palsy and of typically developing children. Am. J. Clin. Nutr. 92 (2), 313–319.

Bernstein, N.A., 1967. The Co- Ordination and Regulation of Movements. Pergamon Press, Oxford. Bodkin, A.W., Baxter, R.S., Heriza, C.B., 2003. Treadmill training for an infant born preterm with a grade III intraventricular hemorrhage. Phys. Ther. 83 (12), 1107–1118.

Brumley, M.R., Robinson, S.R., 2010. Experience in the perinatal development of action systems. In: Blumberg, S., Freeman, J.H., Robinson, S.R. (Eds.), Oxford Handbook of Developmental Behavioural Neuroscience. Oxford University Press, New York.

Cherng, R.J., Liu, C.F., Lau, T.W., Hong, R.B., 2007. Effect of treadmill training with body weight support on gait and gross motor function in children with spastic cerebral palsy.

Am. J. Phys. Med. Rehabil. 86 (7), 548–555.

Damiano, D.L., DeJong, S.L., 2009. A systematic review of the effectiveness of treadmill training and body weight support in pediatric rehabilitation. J. Neurol. Phys. Ther. 33 (1), 27–44.

Davis, D.W., Thelen, E., Keck, J., 1994. Treadmill stepping in infants born prematurely. Early Hum. Dev. 39 (3), 211–223.

de Vries, J.I.P., Visser, G.H.A., Prechtl, H.F.R., 1982. The emergence of fetal behaviour. 1. Qualitative aspects. Early Hum. Dev. 7, 21.

Dominici, N., Ivanenko, Y.P., Cappellini, G., d'Avella, A., Mondi, V., Cicchese, M., et al., 2011. Locomotor primitives in newborn babies and their development. Science 334 (6058), 997–999.

Fiorentino, M.R., 1981. A Basis for Sensorimotor Development— Normal and Abnormal: The Influence of Primitive, Postural Reflexes on the Development and Distribution of Tone. Thomas, Springfield, IL.

Forssberg, H., 1985. Ontogeny of human locomotor control. I. Infant stepping, supported locomotion and transition to independent locomotion. Exp. Brain Res. 57 (3), 480–493.

Gentile, A.M., 1987. Skill acquisition: action, movement, and neuromotor processes. In: Carr, J.H., Shepherd, R.B. (Eds.), Movement Science: Foundations for Physical Therapy in Rehabilitation. Aspen, Rockville, MD, pp. 93–154.

Gentile, A.M., 2000. Skill acquisition: action, movement, and neuromotor processes. In: Carr, J.H., Shepherd, R.B. (Eds.), Movement Science: Foundations for Physical Therapy in Rehabilitation, second ed. Aspen, Rockville, MD, pp. 111–187.

Higgins, J.R., 1977. Human Movement: An Integrated Approach. C. V. Mosby, St. Louis, MI.

Hubel, D.H., Wiesel, T.N., 1970. The period of susceptibility to the physiological effects of unilateral eye closure in kittens. J. Physiol. 206 (17), 419.

Jamon, M., Serradj, N., 2009. Groundbased researches on the effects of altered gravity on mice development. Microgravity Sci. Technol. 21, 10.

Kugler, P.N., Kelso, J.A.S., Turvey, M.T., 1980. On the concept of coordinative strucutres as dissipative structures: I. Theoretical lines of convergence. In: Stelmach, G.E., Requin, J. (Eds.), Tutorials in Motor Behavior. North-Holland, Amsterdam, pp. 3–47.

Kugler, P.N., Kelso, J.A.S., Turvey, M.T., 1982. On the control and co-ordination of naturally developing systems. In: Clark, J.E., Kelso, J.A.S. (Eds.), The Development of Movement Control and Co-ordination. John Wiley & Sons,

Chichester, UK.

Jensen, J.L., Schneider, K., Ulrich, B.B., Zernicke, R.F., Thelen, E., 1994. Adaptive dynamics of the leg movement patterns of human infants: II. Treadmill stepping in infants and adults. J. Mot. Behav. 26, 313–324.

Lamb, T., Yang, J.F., 2000. Could different directions of infant stepping be controlled by the same locomotor central pattern generator? J. Neurophysiol. 83 (5), 2814–2824.

Maurer, D., 2005. Introduction to the special issue on critical periods reexamined: evidence from human sensory development. Dev. Psychobiol. 46, 163–183.

McGraw, M.B., 1932. From reflex to muscular control in the assumption of an erect posture and ambulation in the human infant. Child Dev. 3, 291–297.

McGraw, M.B., 1940. Neuromuscular development of the human infant as exemplified in the achievement of erect locomotion. J. Pediatr. 17, 21.

McGraw, M.B., 1945. The Neuromuscular Maturation of the Human Infant. Hafner, New York.

McKay, S.M., Angulo-Barroso, R.M., 2006. Longitudinal assessment of leg motor activity and sleep patterns in infants with and without Down syndrome. Infant Behav. Dev. 29 (2), 153–168.

Moerchen V.A., Saeed M., 2009. Patterned treadmill belt as optic flow: prelocomotor infants respond with organized stepping. Society for Research in Child Development biannual meeting, 2009; Denver, CO.

Moerchen, V.A., Habibi, M., Lynett, K.A., Konrad, J.D., Hoefakker, H.L., 2011 Spring. Treadmill training and overground gait: decision making for a toddler with spina bifida. Pediatr. Phys. Ther. 23 (1), 53–61.

Moore, K.L., Persaud, T.V.N., 1998. The Developing Human: Clinically Oriented Embryology, sixth ed. W.B. Saunders, Philadelphia, PA.

Newell, K.M., 1984. Physical constraints to the development of motor skills. In: Thomas, J.R. (Ed.), Motor Development during Preschool and Elementary Years. Burgess, Minneapolis, MN.

Newell, K.M., 1986. Constraints on the development of coordination. In: Wade, M.G., Whiting, H.T.A. (Eds.), Motor Development in Children: Aspects of Coordination and Control. Nijhoff, Dordrecht, pp. 341–360.

Palisano, R.J., Hanna, S.E., Rosenbaum, P.L., Tieman, B., 2010. Probability of walking, wheeled mobility, and assisted mobility in children and adolescents with cerebral palsy. Dev. Med. Child Neurol. 52 (1), 66–71.

Pang, M.Y.C., Lam, T., Yang, J.F., 2003. Infants adapt their stepping to repeated trip-inducing stimuli. J. Neurophysiol. 90, 9.

Pantall, A., Teulier, C., Smith, B.A., Moerchen, V., Ulrich, B.D., 2011. Impact of enhanced sensory input on treadmill step frequency: infants born with myelomeningocele. Pediatr Phys Ther 23 (1), 42–52.

Pantall, A., Teulier, C., Ulrich, B.D., 2012. Changes in muscle activation patterns in response to enhanced sensory input during treadmill stepping in infants born with myelomeningocele. Hum. Mov. Sci. 31 (6), 1670–1687.

Peiper, A., 1963. Cerebral Function in Infancy and Childhood. Consultants Bureau, New York.

Richards, C.L., Malouin, F., Dumas, F., Marcoux, S., Lepage, C., Menier, C., 1997. Early and intensive treadmill locomotor training for young children with cerebral palsy: a feasibility study. Pediatr. Phys. Ther. 9, 7.

Shirley, M.M., 1931. The first two years: a study of twenty-five babies Locomotor Development, vol. 1. The University of Minnesota Press, Minneapolis, MN.

Spemann, H., 1938. Embryonic Development and Induction. Yale University, New Haven, CT.

Stockard, C.R., 1921. Developmental rate and structural expression: an experimental study of twins, 'double monsters' and single deformities, and the interaction among embryonic organs during their origin and development. Am. J. Anat. 28, 160.

Strauss, S., 1982. U-Shaped Behavioural Growth. Academic Press, New York.

Sutherland, D.H., Olshen, R., Cooper, L., Woo, S.L.Y., 1980. The development of mature gait. J. Bone Joint Surg. 62, 17.

Teulier, C., Smith, B.A., Kubo, M., Chang, C.L., Moerchen, V., Murazko, K., et al., 2009. Stepping responses of infants with myelomeningocele when supported on a motorized treadmill. Phys. Ther. 89 (1), 60–72.

Teulier, C., Sansom, J.K., Muraszko, K., Ulrich, B.D., 2012. Longitudinal changes in muscle activity during infants' treadmill stepping. J. Neurophysiol. 108 (3), 853–862.

Thelen, E., 1986. Treadmill-elicited stepping in seven-month-old infants. Child Dev. 57 (6), 1498–1506.

Thelen, E., Fisher, D.M., 1982. Newborn stepping: an explanation for a 'disappearing reflex.' Dev. Psychol. 18, 15.

Thelen, E., Smith, L.B., 1994. A dynamic systems approach to the development of cognition and action. MIT Press, Cambridge, MA.

Thelen, E., Ulrich, B.D., 1991. Hidden skills: a dynamic systems analysis of treadmill stepping during the first year. Monogr. Soc. Res. Child Dev. 56 (1), 1–98. (discussion 99–104).

Thelen, E., Bradshaw, G., Ward, J.A., 1981. Spontaneous kicking in monthold infants: manifestation of a human central locomotor program. Behav. Neural Biol. 32, 8.

Thelen, E., Fisher, D.M., Ridley- Johnson, R., 1984. The relationship between physical growth and a newborn reflex. Infant Behav. Dev. 7, 479–493.

Thelen, E., Ulrich, B.D., Niles, D., 1987. Bilateral coordination in human infants: stepping on a splitbelt treadmill. J. Exp. Psychol. Hum. Percept. Perform. 13 (3), 405–410.

Ulrich, B.D., 2010. Opportunities for early intervention based on theory, basic neuroscience, and clinical science. Phys. Ther. 90 (12), 1868– 1880.

Ulrich, D., Ulrich, B.D., Angulo- Kinzler, R.M., Yun, J., 2001. Treadmill training of infants with Down syndrome: evidence-based developmental outcomes. Pediatrics 108 (5), 84–93.

Ulrich, D.A., Lloyd, M.C., Tiernan, C.W., Looper, J.E., Angulo-Barroso, R.M., 2008. Effects of intensity of treadmill training on developmental outcomes and stepping in infants with Down syndrome: a randomized trial. Physical. Therapy. 88 (1), 114–122.

Valentin-Gudiol, M., Mattern-Baxter, K., Girabent-Farres, M., Bagur- Calafat, C., Hadders-Algra, M., Angulo-Barroso, R.M., 2011. Treadmill interventions with partial body weight support in children under six years of age at risk of neuromotor delay. Cochrane Database Syst. Rev. (12), CD009242.

Vereijken, B., Thelen, E., 1997. Training infant treadmill stepping: the role of individual pattern stability. Dev. Psychobiol. 30 (2), 89–102.

Walton, K.D., Lieberman, D., Llinás, A., Begin, M., Llinás, R.R., 1992. Identification of a critical period for motor development in neonatal rats. Neuroscience 51, 4.

Wu, J., Looper, J., Ulrich, B.D., Ulrich, D.A., Angulo-Barroso, R.M., 2007. Exploring effects of different treadmill interventions on walking onset and gait patterns in infants with Down syndrome. Dev. Med. Child Neurol. 49 (11), 839–845.

Wu, J., Ulrich, D.A., Looper, J., Tiernan, C.W., Angulo-Barroso, R.M., 2008. Strategy adoption and locomotor adjustment in obstacle clearance of newly walking toddlers with Down syndrome after different treadmill interventions. Exp. Brain Res. 186 (2), 261–272.

Yang, J.F., Lam, T., Pang, M.Y., Lamont, E., Musselman, K., Seinen, E., 2004. Infant stepping: a window to the behaviour of the human pattern generator for walking. Can. J. Physiol. Pharmacol. 82 (8–9), 662–674.

Yang, J.F., Lamont, E.V., Pang, M.Y., 2005. Split-belt treadmill stepping in infants suggests autonomous pattern generators for the left and right leg in humans. J. Neurosci. 25 (29), 6869–6876.

Zelazo, P.R., 1983. The development of walking: new findings and old assumptions. J. Mot. Behav. 15 (2), 99–137.

Zelazo, P.R., Zelazo, N.A., Kolb, S., 1972. 'Walking' in the newborn. Science 176 (32), 314–315.

非对称性脑损伤婴幼儿上肢功能的超早期干预

Roslyn Bord，Micah Perez，and Andrea Guzzetta

本章内容

婴幼儿期的非对称性脑损伤可能发展成为偏瘫（单侧脑瘫）（unilateral cerebral palsy，UCP），针对性早期干预的关键在于，对脑损伤尽早并准确地发现，在发育的关键时期提供丰富的环境和训练，使上肢实现最大功能。临床及科研面对的最大挑战是，诊断和测量进展所需的量化工具有限，也缺乏超早期上肢康复治疗有效性的证据。本章将讨论：①早期上肢发育的关键期以及潜在神经系统相关性的新近知识；②概述近期治疗方法的有效性证据；③探索受损皮质早期刺激的新方法，以达到更加对称的上肢运动发育。我们运用从偏瘫学龄儿童使用强化上肢训练的临床研究中所掌握的经验，包括训练剂量、密集度以及训练内容对神经可塑性的影响，讨论针对2岁以内患有非对称性脑损伤低龄婴幼儿的应用。

问题

有早期非对称性脑损伤的婴幼儿极易发生先天性偏瘫，无论是产前、产中和产后（Cioni et al., 1999）。可能的损伤包括脑室周围白质受损（如脑室周围白质软化症或血管栓塞）、皮质或深层灰质损伤（如动脉缺血），以及发生率较低的一侧半球脑畸形（如局灶性皮质发育不良，或单侧脑裂）。先天性偏瘫是脑性瘫痪（简称脑瘫）最常见的类型，发病率约为存活婴儿的 1/1300（Wiklund and Uvebrant, 1991）。这些婴幼儿上肢运动功能受损，参与日常生活活动会遇到困难（如进食、游戏及自理）。一般来讲，非对称性脑损伤常常有早发和迟发两种临床表现。早发表现包括围生期出现的神经性症状、癫痫或出生后 24~48 小时内运动减少、颅脑超声和（或）磁共振成像（MRI）证实有单侧或非对称性脑损伤。早期诊断可能需要特异性成像技术，如弥散 MRI，精确发现在出生后数小时内或数天内的急性脑损伤（Huppi, 2002）。迟发表现的婴幼儿可能出生过程顺利，没有明显异常征象或非对称性脑损伤表现，直到出生后 3~7 个月时表现单侧肢体无力、过早出现优势手（Golomb et al., 2001；Lynch and Nelson 2001）。

偏瘫的诊断

目前最具预测功能的脑瘫早期诊断工具是结合足月时脑部 MRI 和全身运动（general movements，GMs）评估（Spittle et al., 2009）。具体来说，出生后 1 个月和 3 个月的全身运动评估结果与足月时 MRI 检查到的白质损伤高度相关（Spittle et al., 2009）。全身运动评估是信度和效度良好的诊断工具，其预测脑瘫的敏感度要高于其他婴儿运动评估工具（Noble and Boyd, 2011；Spittle et al., 2008）。正如运用 GMs 预测轻微运动困难（Hadders-Algra et al., 2004；Noble and Boyd, 2011）的效度一样，新生儿期使用的神经运动评估，对早产儿在矫正年龄 12 个月时进行标准参照性评估，发现脑瘫的效度非常高（如 Bayley 发育量表的 II 和 III），而进展评估的效度中等（运动损伤测试，Test of Motor Impairment，TIMP）。尽管不对称性尚不明显，但早期扭转性全身运动分类异常，出生后 12 周左右不安性全身运动不对称，可以是偏瘫的最早期临床指征（Cioni et al., 2000；Guzzetta, 2010；Guzzetta et al., 2003）。

早期发现偏瘫，常常需要对一些轻微指征进行系列评估，包括双侧肢体之间的差异、对被动活动的阻力、肌肉硬度、上肢伸展（自发的和有目的的）和握力（Heathcock et al., 2008）。4~6 个月时双手和单手伸展表现出明显的优势侧，是早期诊断偏瘫的重要指征（Golomb et al., 2001）。对有围生期脑受损的矫正年龄 4~7 个月的婴儿进行研究发现，在伸手抓握的动作出现之前，不对称性可能不明显，这使得偏瘫可能无法确定（Duff and Charles, 2004；Duff and Gordon, 2003）。

上肢正常运动发育的关键期

正常婴幼儿的上肢技能发展分几个阶段：①发现手；②看见手；③用视觉在空间搜寻物体；④朝物体挥动手；⑤触摸物体；⑥无效抓握物体；⑦发展适合抓握的运动，以更好地抓握物体（White and Held，1966）。这几个抓握的阶段并不一定是连贯的，常常重叠（表 13.1）。在伸手动作前，已经可以观察到婴儿出现抓握动作，这为她在所处环境中提供了有关其上肢功能的多种模式信息输入和感觉运动体验，为上肢控制提供早期运动计划（Eyre et al.，2001；Thelen and Smith，1994；von Hofsten and Ronnqvst，1993）。抓握包括按照预测的目标物体的大小、形状和质地，进行手指形状准备和动作协调，并旋转手腕（Jeannerod，1997）。

表 13.1　婴幼儿伸手够物、抓握和放开功能发育时间表

整体运动技能	具体上肢运动技能	推断时间点（生后月龄）
伸手够物	● 仔细注视物体，但是伸手够物不准确 ● 表现出手、手指及眼的调整，以较准确地接触目标物件 ● 以有控制的方式伸手够到目标物体	● 1~3 月 ● 4 个月 ● 6 个月
抓握	● 反射性抓握 ● 开始随意性的双侧手掌抓握 ● 开始用优势手抓握 ● 使用钳式抓握 ● 使用有控制的抓握	● 出生 ~4 个月 ● 3 个月 ● 5 个月 ● 9 个月 ● 14 个月
放开	● 具备把抓住的物件放开的基本能力 ● 表现出有控制的放开物件	● 12~14 个月 ● 18 个月
双手协调	● 表现出良好协调及控制的够物、抓握和放开	● 18 个月

来源：Gallahue and Ozmun（2002）；Thelen et al.（1993）；von Hofsten et al.（1998）。

　　早期大脑的损伤会影响到有关抓握功能的所有内容，包括视物、伸手够物、抓握、摆弄、拉、推及放开。正常发育婴幼儿的用手偏好初期很明显，但常常会改变（Corbetta and Thelen，1996；Fagard，1998）。在婴儿进行双手任务时可以观察到用手偏好（Fagard and Marks，2000）；6 个月前婴儿运动发育早期，摆弄物件时会交替改变用手偏好（Fagard and Lockman，2005）。有证据显示，精细运动的技巧，如伸手够物、抓握及放开的发育时间点通常是变化的，而且会重叠（表 13.1）。

　　正常儿童在 5 个月龄时，会根据玩具的位置、形状和大小，准备前臂旋转和手形，以完成成功抓握（von Hofsten et al.，1998）。非对称性脑损伤以及视觉障碍的婴幼儿，可以逐渐产生不良抓握技巧，如非对称性伸手、前臂过度旋前、手指伸展不良以及手与玩具的形状对应不良。这些不良抓握技巧最终会导致手的操作（接触玩具及抓住玩具）能力不良及难以放开物件。

早期脑损伤后皮质的功能重组——关键期

　　有证据显示，出生后第一年是早期脑损伤婴幼儿感觉运动发生重组的重要时期（Eyre et al.，2007）。早期大脑受损后，受损皮质的发育异常，连接受损皮质和对侧患侧上肢的皮质脊髓通路（contralateral corticospinal，CS）停止发育（Eyre et al.，2007）；原本应该由对侧

CS 通路占据的突触间隙被更加活跃的同侧 CS 通路所取代（它将未受损皮质与患侧上肢连接起来）（Eyre et al., 2007）。两侧 CS 通路竞相抢占突触间隙，结果是同侧的生长超过对侧。所以，早期非对称性脑损伤后的脑功能重组可能出现两种主要类型：一种是损伤同侧重组（即重组发生在受损半球的部分未受损皮质组织），使受损半球的运动皮质与脊髓重新建立联系，就是常见于成人脑卒中患者的重组；另一种是损伤对侧重组（即重组发生在未受损一侧的大脑皮质），其基础是已经存在的同侧运动投射保持完好，而没有在初生数月内回缩。

如果损伤发生在发育的早期，其中任意一种重组方式都有可能发生（Staudt et al., 2004），使未受损的皮质直接控制双侧上肢，通常有分别的感觉、运动通路（Guzzetta et al., 2009；Thickbroom et al., 2001），导致有限的上肢功能性活动（Staudt et al., 2004）。基于上述理解，非对称性脑损伤后的 3～6 个月应该是超早期干预的关键期，其目的可能是通过激活受损的感觉运动皮质，维持受损一侧的皮质运动控制（Eyre et al., 2007），进而加强其与健侧皮质的竞争能力，以发展本侧未受损感觉运动皮质，减少损伤对上肢运动的影响（Eyre et al., 2007）。影响功能重组类型的关键因素是 CS 束的受损程度；一侧半球 CS 束大量受损时，损伤周围的重组是不可能实现的。无论如何，只要有部分束留存，一些其他因素就会发挥作用，早期干预便有机会影响大脑皮质重组，从而改变最终的结局（图 13.1）。

新近有一个猫科动物模型研究的文献综述，支持在出生后 6 个月内开始早期抓握训练（Martin et al., 2011）；作者强调了皮质脊髓束活性和突触连接强度与脊髓运动回路之间的密切相关性，这也支持关于早期脑损伤后恶性循环的假说，即受损侧的皮质脊髓束在保持脊髓突触连接上处于竞争性劣势，使突触连接进一步减弱（Martin et al., 2011）。该组作者最近通过探索早期干预对猫初级运动皮质（primary motor cortex，M1）失活的影响，来验证一个后续的假说，即有目标地兴奋未受损 CS 束应该导致功能的改善（Friel et al., 2012）。实验分成三组：第一组，在运动皮质失活一个月内限制失活同侧肢体使用，强迫使用皮质失活对侧的患肢（早期限制，但对患肢没有训练）；第二组，限制健侧活动，同时每天对受损对侧的前肢进行伸手活动训练（早期限制＋训练）；第三组，限制健侧活动及训练患肢都延迟至

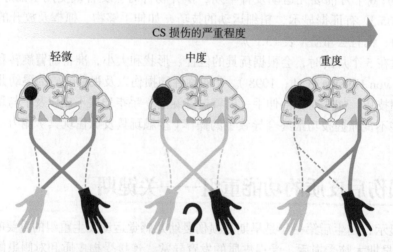

图 13.1　图示非对称性脑损伤后受损同侧和对侧重组及对上肢功能的影响。在轻微受损（左）或严重受损（右）案例，初级运动皮质（M1）受损的程度是重组类型最重要的预测因素，但受损程度为中度（中）时，运动功能重组的类型难以预测，而且可能会受到干预的显著影响

动物的少年期（延迟性限制活动 + 训练）。对结果进行三个层面的分析和测量：① CS 束的脊髓连接；② M1 的运动投射；③运动表现。有趣的是，单纯限制健侧活动，能够恢复 CS 连接，但无法影响 M1 运动投射或运动功能；而延迟性训练，对 CS 连接和运动投射都有影响（但是，未能导致显著的功能恢复）；只有早期限制结合训练的干预，对三个方面的结果都带来了影响。这些结果说明，为了达到显著的运动功能改善，需要重新建立具备整合功能的皮质脊髓束复杂网络体系，这需要将干预定位于多个层面。

近年来有关先天性偏瘫患者的研究，说明了皮质脊髓束系统重建中多层次网络的重要性。高级弥散成像的证据显示，对于先天性偏瘫儿童的单手活动和双手协调而言，开发丘脑皮质通路（连接初级运动皮质 M1 和运动丘脑）的连通性和对称性，与皮质脊髓束的对称性同样重要（Rose et al.，2011）。本章作者及研究团队对 16 名先天性偏瘫的儿童进行了研究，按 Krageloh-Mann 定性方法，其中 9 名诊断为脑室周围白质软化，7 名为明显深部灰质损伤（Krageloh-Mann and Horber，2007）；采用高角度弥散成像（high angular diffusion imaging，HARDI）模式的高级弥散成像技术来显示皮质脊髓束（运动）和丘脑皮质束（感觉运动）的对称性（图 13-2，表 13-2）。令人惊讶的是，感觉运动丘脑通路与瘫痪手的功能，比皮质脊髓束具有更显著的相关性。这些证据提示，功能性结局不只与皮质脊髓束（最终的输出）的完整性有关，还与更广泛的神经网络的完整性有关。这些证据也支持一个概念，即运动系统需要感觉系统的反馈，来决定运动皮质和运动输出通路的塑形（Eyre et al.，2007；Rose et al.，2011）。到目前为止，上肢康复干预的焦点主要还是促进运动通路的兴奋，很少关注向感觉通路输入信息的保护和平衡。

图 13.2　采用 HARDI 模式的高级弥散成像。左上图，运动皮质（中央前 + 中央后）通过内囊后肢至脑干；右上图，运动皮质（中央前 + 中央后）通过丘脑至脑干；右下和左下两图为以上传导束的横断面（内囊后肢 / 丘脑）

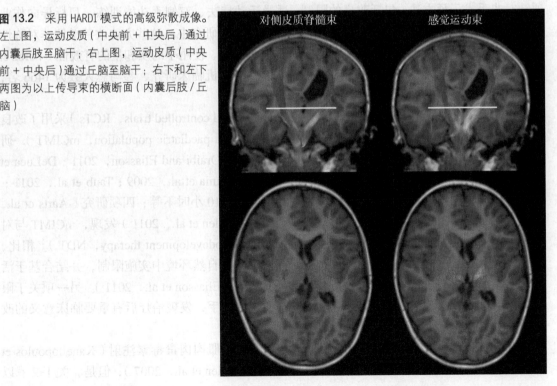

表 13.2　皮质丘脑束（CTT）通路与手功能的相关性高于皮质脊髓束（CST）通路

AI [（C-I）/（C+I）]	Jebsen	MUUL	AHA
CST	0.39	-0.23	-0.35
CTT	0.80*	-0.67*	-0.62*

CTT：皮质丘脑束；CST：皮质脊髓束；AI：非对称性指数；Jebsen：Jebsen-Taylor 手功能测试；MUUL：墨尔本单侧上肢评估；AHA：辅助手评估
* 显著性相关 $P<0.001$

婴幼儿期偏瘫上肢干预的最新证据

偏瘫学龄期儿童上肢干预的重点是，改善单手和双手功能来促进参与（World Health Organisation，2001）。近期关于所有非手术干预方法的荟萃分析（Sakzewski et al.，2009）显示，限制 - 诱导运动疗法（constraint-induced movement therapy，CIMT）（Hoare et al.，2010）、双侧强化训练法（bimanual intensive training）（Charles and Gordon，2006）、限制 - 诱导运动疗法结合双侧强化训练法（Aarts et al.，2011）和肉毒毒素（肉毒杆菌毒素）注射结合上肢训练（Hoare et al.，2010）等不同方法，均在一定程度上改善单手能力和双手协调性。

早期干预对发生先天性偏瘫高危婴幼儿的重要性已经得到认可，但实际情况却是康复一般不会在 6 个月之前开始（Eyre et al.，2007）；究其原因，可能是有些婴儿早期没有脑损伤的急性表现，致使诊断延迟，或者是因为对早期干预的安全性和有效性还缺乏共识，这些都导致早期干预未能被纳入服务计划。到目前为止，对于通过上肢干预来改善早期脑损伤婴儿和 3 岁以下儿童上肢运动发育的有效性、可行性、依从性和影响，都缺乏系统回顾。近期一项针对非手术干预方法（包括改良的限制 - 诱导运动疗法、双侧手功能训练、目标导向作业治疗和作业活动性治疗）的系统回顾，评估在随机临床研究中，这些方法改善单侧非对称性脑损伤婴儿至两岁半儿童的患侧单手能力、双手协调性、使用手的质和量的有效性（Perez et al.，数据尚未发表）；研究包括三个系统回顾和 17 个随机临床研究，参与总人数为 1466 名，其中只有 6% 为两岁半以下偏瘫型脑瘫儿童。

在这一系统回顾中，9 个随机对照研究（randomized controlled trials，RCTs）采用了改良（适合儿童群体）的限制 - 诱导运动疗法（modified for a paediatric population，mCIMT），研究对象包括婴儿至两岁半儿童（Aarts et al.，2010；Al-Oraibi and Eliasson，2011；DeLuca et al.，2006; Eliasson et al.，2011; Facchin et al.，2011；Smania et al.，2009；Taub et al.，2011；Wallen et al.，2011；Xu et al.，2011），总训练量 16~210 小时不等；四项研究（Aarts et al.，2010；Al-Oraibi et al.，2011；Eliasson et al.，2011；Wallen et al.，2011）发现，mCIMT 与对照组 [OT、PT（physiotherapy）、神经发育疗法（neurodevelopment therapy，NDT）] 相比，双手协调能力有轻微治疗效果。只有一项研究发现，在自然环境中实施限制，并结合基于活动的训练，mCIMT 的作用可以持续到治疗后的 17 周（Eliasson et al.，2011）。另一项关于限制 - 诱导运动疗法的研究，运用石膏限制健手而训练患手，发现治疗后有重要临床意义的改变是手使用的次数和运动质量（DeLuca et al.，2006）。

有 4 项 RCT 研究运用目标导向训练结合前臂痉挛肌肉肉毒毒素注射（Kanellopoulos et al.，2009；Lowe et al.，2007；Olesch et al.，2010；Wallen et al.，2007）；但是，关于 2 岁以

下先天性偏瘫婴幼儿使用肉毒毒素肌肉注射的安全性和有效性尚未确定，其潜在副作用（虽然药效短暂而且可逆）以及学龄期儿童肌无力和肌萎缩（Barber et al., 2011；Gough et al., 2005），都提示对 2 岁以下非对称性脑损伤婴幼儿使用神经肌肉阻滞剂抵抗过度活跃的肌肉时，需要谨慎。

在我们的系统回顾中，没有一项研究只针对 2 岁半以下的受试者（Perez et al., 数据尚未发表）；17 项 RCT 中 7 项报道有不良事件，其中有些被认为是与干预方法有关，包括对 CIMT 的耐受程度（Wallen et al., 2011）、可能与肉毒毒素注射或镇静有关的身体症状（Wallen et al., 2007）；因为无法将与 3 岁以下受试者有关的不良事件数量分开，这些治疗方法在这一年幼人群使用的可行性和依从性尚不清晰。现有的证据提示，限制 - 诱导运动疗法结合基于活动的训练，对改善单手能力和双手协调性有轻微治疗效果（Perez et al., 数据尚未发表）。

婴幼儿期非对称性脑损伤可能的早期干预方法

目前针对婴幼儿期非对称性脑损伤有几种具有良好前景的干预方法，包括：①刺激双手功能活动；②改良的限制 - 诱导运动疗法；③动作观察训练。但是，尚未见到公开发表的随机对照研究，来证实这些方法在婴幼儿使用的有效性和可行性。

早期双侧刺激——结合感觉、运动成分的伸手够物和抓握

传统的早期上肢训练，如 NDT，提供双侧感觉刺激（刷擦、触觉刺激），将玩具或同时提供给双手，或更多地给患手。很少研究确保以可控的方式对双侧进行同等刺激，注意对患侧提供额外的视觉、触觉和物件形状等刺激（AI-Whaibi and Eyre，2008）。正常儿童出生后 3 个月就开始双手抓握物件，而双手协调地操作物件要到出生后 18 个月；这一特点，使得向年长的先天性偏瘫儿童提供渐进性双手操作训练具有挑战性，如任务的特性和物件需要双手使用，并要求患手作为辅助手时有不同程度的使用（Charles and Gordon，2006；Gordon et al., 2005；Sakzewski et al., 2009）。婴幼儿期，给双侧手提供同等接触玩具的机会，以促进双手够取和抓握，被认为是发展早期大脑运动表象的重要成分，健侧手被认为是患侧手够物功能发展的样板（Utley and Sugden，1998）。问题是，给非对称性脑损伤婴幼儿进行双侧同等训练，健手过度代偿和运动皮质偏侧优势增加，可以导致异常的大脑重塑。如何在随意运动发生之前（出生后 3 个月之内）刺激受损的感觉运动皮层，保证双侧感觉、运动通路的均等发育，仍然是一项挑战性的工作。

改良的限制 - 诱导运动疗法

适合学龄及学龄前儿童（低至矫正年龄 18 个月）的各种 CIMT 改良模式，已经得到相当多的临床经验和研究结果证实（Eliasson et al., 2011；Hoare et al., 2009），其限制健手活动的方法各异，包括戴有硬质内衬的手套（Eliasson et al., 2011；Sakzewski et al., 2009）、悬吊带（Aarts et al., 2010；Charles and Gordon，2005，2006）、柔和手法限制（Naylor and Bower，2005）和硬质管状石膏（Tau et al., 2004；Wiis et al., 2002）。大范围荟萃分析的结果显示，24 小时石膏限制 21 天（Tau et al., 2004；Wiis et al., 2002）与较短时间戴手套限制（每天 6 小时，共 10 天）（Sakzewski et al., 2009）相比，结果没有明显区别。对 18 个月

以下的非对称性脑损伤的儿童，我们建议采用更适合孩子的连指手套，这样，在需要双手的活动时，戴手套的健手可以协助一些粗大活动，而健手操作性活动受到限制，使之仍然可以完成双手的活动（图 13.3 A）。

有关限制类型和剂量的争议很多，但是对成功而言，同时进行的患侧肢体训练的类型和强度似乎更为关键（Gordon et al., 2011）。在自然友好情形中，如学前班（Eliasson et al., 2011）和家庭（Wallen et al., 2011），进行基于活动的训练，或在日间强化训练营（Bonnier et al., 2006）训练，并配合兴趣主题（Boyd et al., 2010a），似乎是成功训练单手能力和提高限制依从性的主要成分（Gilmore et al., 2010）。在我们所做的研究中，在日间活动训练营期间，引进一个马戏团主题，尝试激励性活动，保证训练程度"略有挑战"，减少限制（手套）带来的挫败感（图 13.3 B），达到较持久的学习效果（Boyd et al, 2010b；Gilmore et al., 2010；Sakzewski et al., 2009）。

对目前将 CIMT 和双侧训练（bimanual therapy，BIM）方法用于 UCP，一个大的问题是干预剂量相差很大，60～120 小时不等（Boyd et al., 2010b；Taub et al., 2004）。最近，我们进行了二组单盲（研究者屏蔽）配对（按年龄、性别、偏瘫侧和单手能力将孩子配对）研究，随机分组，直接比较 mCIMT（手套限制结合强化活动训练）与等量双手训练（BIM）（所有活动都需要双手等量参与）（Boyd et al., 2010a）。此研究直接比较相同环境下同等剂量的 mCIMT 和 BIM，可以为鉴别单手能力训练和双手能力训练的作用提供证据（Sakzewski et al., 2011 a）；结果显示，二者在能力转移、增加目标活动参与和改善生活质量（Sakzewski et al., 2011 b，2012）、最佳反应的特征（Sakzewski et al., 2011 c）和 12 个月后训练效果长时间保留等方面，都有类似的效果（Sakzewski et al., 2011d）。

在一项相关研究中，我们的团队也回答了另外一个问题，即小剂量强化上肢训练是否可以达到足够的效果（训练总量 30～60 小时比较）（Boyd et al., 2010b）。在比较 mCIMT 和 BIM 的两种训练剂量对单手能力和个性化目标的作用时，我们假设如果一半的训练剂量能达到 75% 的效果，训练会更可行。这些对学龄脑瘫儿童的研究，提供了一个重要信息，"一半的剂量可能不够，而双倍的剂量或许太多"。对于非对称性脑损伤小婴儿，治疗剂量的大小非常关键。

两岁以下婴儿，建议将每天限制运动的时间减少到几小时（Eliasson et al., 2005），采

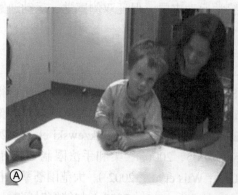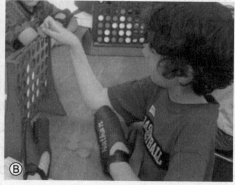

图 13.3　适合先天性偏瘫幼儿的改良限制 - 诱导运动疗法的两个例子：（A）健手戴软质连指手套限制其操作能力，将操作机会转移至患手；（B）用有硬质里衬的手套限制健手，同时进行小组活动训练

用几种不同的限制方法，可以包括温和的手法引导（Naylor and Bower，2005）或者棉手套（Eliasson et al.，2005），确定同时进行的训练是以活动为基础的（Eiasson et al.，2005），或是塑形的训练（Taub et al.，2004）。但是，近期的猫科动物实验提示，对健侧限制需要小心，要考虑它对皮质脊髓束投射发育带来的影响（Martin et al.，2011）。早期使用 CIMT，可能导致皮质脊髓束投射单侧优势增加，使对侧重组的机会变大（图 13.1）。婴幼儿期使用 CIMT 的局限性，包括健侧的感觉反馈减少，健手主动使用减少、无法作为患侧运动控制发育的模板，双手抓握的发展受限。可以考虑替代的方法，如在运动训练中使用温和手法限制健手活动（提供玩具的方式配合感觉刺激），或短时间使用软手套来减少健手操作能力（图 13.3），将 CIMT 改良成更适合儿童的形式。到目前为止，上述方法都没有经过充足的婴幼儿临床研究测试。另外，也需要考虑提供证据，确定早期改良限制方法对皮质脊髓束投射和脊髓丘脑束投射发育的影响。

早期动作观察训练

动作观察训练（Action Observation Therapy，AOT）是新近创立的干预方法；证据显示，它可以改善成人慢性偏瘫患者的上肢运动功能（Ertelt et al.，2007），它对学龄组单侧脑瘫儿童的运动功能也有研究（Sgandyrra et al.，2011）。这种干预方法以观察动作为基础，新的运动技能可以通过观察运动动作而学会。AOT 是一种将观察日常动作与训练观察到的动作相结合的康复方法，强化对运动区的激活（Ertelt et al.，2007）。例如，先观察一段日常生活活动中有目标的上肢动作视频，然后用患手反复练习观察到的动作（见 Sgandurra et al.，2011，一个先天性偏瘫学龄儿童的例子）。这个过程似乎由镜像神经元系统（Mirror Neuron System，MNS）所促成。有人认为，MNS 为运动动作执行进行编码，说明：①大脑皮质内预先存在着手运动的运动表象；②为了有效地抓到物体，手会做出适合该物体形状的运动，这种匹配能力是固有的（Murata et al.，1997；Rizzolatti and Luppino，2001；Rizzolatti et al.，1998）。

近期研究证据显示，该机制从婴儿出生时就存在，但是它对运动发育的影响作用尚不清楚（Lepage and Theoret，2007）。学龄期先天性偏瘫儿童（Sgandurra et al.，2011）和成人脑卒中后的偏瘫（Ertelt et al.，2007）应用 AOT，在单侧上肢能力恢复和大脑功能重组方面，提供了可喜的结果。作者及其团队已经完成了一个婴幼儿改良版本，名为上肢婴儿早期动作观察

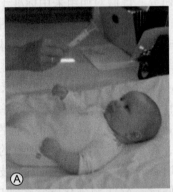

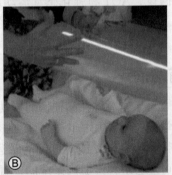

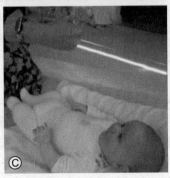

图 13.4 上肢婴儿早期动作观察训练（UP-BEAT）研究中的例子：（A）动作观察训练；（B，C）玩具观察训练（TOT）

训练（UP-BEAT，Upper limb Baby Early Action observation Training，澳大利亚国家研究基金 DP 110104292）；通过将非对称性脑损伤的婴儿与正常发育婴儿用虚假对照随机临床试验的方法，比较 AOT 的可行性、有效性及神经系统关联性（图 13.4）。

　　动物实验及关于成人的研究结果已经表明，AOT 可以有效提高感觉运动皮质的兴奋性。如果假设其对于小婴儿会产生相同作用，我们预测，动作观察训练（非常早期观察抓握的活动，图 13.4 A），配合手的真实活动（触摸到玩具，然后抓握和伸手够玩具），将提高感觉运动皮质的兴奋性，加速皮质脊髓束的成熟过程和脊髓运动回路的塑形。这有可能会导致各种抓握和伸手够物行为定量和定性测量工具的改良（如出现伸手够物的年龄、频率、对称性、运动性质和握力），包括健康的和有先天性脑损伤的婴幼儿。

　　出于伦理上的考虑，对高危人群必须采取干预措施，所以在 RCT 研究中采用了虚假对照研究；虚假对照组采用标准干预方法，但是不包括治疗组所采用的主动干预成分（给玩具之前不预先观察抓握的动作，图 13.4 B，C）。研究对象是通过新生儿超声或新生儿 MRI 确诊的非对称性脑损伤婴儿（如动脉出血、静脉栓塞、脑室内出血或脑室周围白质软化），主动训练或 AOT 组的家长用一组玩具反复让婴儿看抓握的动作，呈现玩具的顺序是随机的（图 13.4 A）；标准干预或 TOT 组家长用同样一组玩具、按随机顺序呈现给婴儿，但不展示抓握动作（图 13.4 B，C）。该研究将揭示 AOT 是否可以影响正常婴儿伸手够物和抓握的早期发育，以及是否可以改善非对称性脑损伤婴幼儿的上肢运动功能。一旦婴儿可以随意伸手够物，超早期干预还应该与现有的上肢训练方法（如单手和双手活动训练）相结合，以强化皮质通路的生长与连接，巩固上肢运动技能的学习效果。基于在婴幼儿可以产生同样兴奋作用的假设，AOT 将强化感觉运动皮质的兴奋性，加速皮质脊髓束的成熟和脊髓运动回路的塑形。AOT 训练对婴儿的影响仍在研究当中，希望它会提供一个在第一关键期（出生后前 4 个月）刺激受损运动皮质的机会，从而减少皮质脊髓束发育的不对称性。

辅助治疗

　　对于非对称性脑损伤的婴幼儿，目前缺乏关于辅助治疗安全性和有效性的研究，如在偏瘫学龄儿童使用的肉毒毒素肌肉注射、辅助支具、石膏牵伸挛缩肌肉、用橡胶拇指夹板或胶带固定来辅助或对过度活跃运动提供反馈（即拇指内收）。越来越多的证据显示，药物治疗可能会对神经肌肉系统的发育带来非常不利的影响，因此，应该对小婴儿肉毒毒素的应用进行特别谨慎的分析（Barber et al.，2011；Gough et al.，2005）。其他限制手和上肢活动的辅助治疗，减少感觉输入、限制主动活动练习和双手协调性活动，限制大脑皮质运动表象发育，也应该谨慎的分析。

训练转移

　　截止目前，针对学龄期单侧脑瘫儿童的 mCIMT 和 BIM 的临床研究中，几乎没有一个测量到随访 12 个月后仍然继续改善上肢功能（Sakzewski et al.，2011d）。我们的大样本单盲对照研究，直接对 mCIMT 结合活动训练与等量的强化双手训练（所有活动都需要双手协调）进行比较，结果显示对活动受限的改善明显（Sakzewski et al.，2011d）。在这个 RCT 研究中，两种方法都有效，但"训练什么收获什么"，二组得到的结果不一样：CIMT 在改善单侧活动能力方面有明显效果，而 BIM 可改善双手协调能力（Sakzewski et al.，2011d）；这些改善转移到减少参与限制，则仅仅局限于根据儿童自身情况所选定的目标方面（Sakzewski et al.，2011b）。这两种上肢强化训练方法都提供了一个证据，即强化活动训练可以产生比较全面的效果，为改善生活质量方面带来了希望（Sakzewski et al.，2012）。我们的"激励（INCITE）"研究也为 CIMT 在改善神经可塑性方面与 BIM 相比的显著效果提供了第一份证据，并得到了经颅磁刺激和功能性磁共振成像（fMRI）检查的证实（Boyd et al.，2012）。这一系列的研究均证实，mCIMT 在"转变运动皮质、改善单手能力"方面效果最佳；但是，随后应该采用 BIM，以巩固这些效果并转化成双手协调性的改善，因为至少 75% 的日常手部活动都是需要双手协调的。

　　下一个挑战是，如何提供能够转移到家庭、继续高强度训练的上肢训练方案。只有结合了以下要素，干预方法才能带来最佳的大脑重塑效果：①大量的、活动导向性重复；②逐渐增加难度、提供挑战；③给予动力或奖励（Nudo，1999；Nudo et al.，1996）。网络多程式训练方案（multimodel training），如"Mitii：动中求进"（move it to improve it），已经被证实，结合身体和认知上的挑战，能够改善学龄组单侧脑瘫儿童上肢功能（Bilde et al.，2011），本书第 15 章有介绍。诸如 Mitii 之类的训练方案，可以提供多程式、多系统逐步增高的挑战强度，可能会驱动神经重塑，并有持续作用。网络训练可以通过中央虚拟教练，提供专业指导，使家庭日常训练的难度逐渐增加。一种新型的带测量感应器并提供视、听、触觉刺激的情景训练垫和玩具正在开发之中，将它连接到网络照相机，就可以使家庭的训练得到外部专家的指导和监测。这些由互联网提供和监测的训练体系，难度逐渐增加，而且经常得到专业指导，为低龄婴儿家庭手功能强化训练提供了新的机遇。这些方法的有效性正在随机对照试验的研究之中。

未来方向

　　对于有偏瘫迹象的低龄婴儿，超早期手功能训练可能是有益的，因为它可以在习得性废用、骨骼肌肉改变或无效行为产生之前，利用神经可塑性和技能发展特点而发挥作用。值得重视的问题是，当检验一个新的干预方法是否有效时，要考虑手功能的改善是神经系统自身恢复的单一作用，还是特定的训练增加了神经系统的恢复。因此，带有虚假对照的随机临床试验是关键。我们通过单侧脑瘫学龄儿童的一系列研究得知，治疗的类型（模式）、强度、难度增进、激励性及训练与儿童生活的相关性，都需要进一步探索，以确定哪些成分会影响婴幼儿非对称性脑损伤的效果。

　　由于能够在极早期发现的婴儿数量少，特别需要进行广泛的、多中心研究，测试新型上肢训练模式对非对称性脑损伤小婴儿的效果。需要考虑的一个重要问题是，如何测量神经相关性，以确定伴随手功能发育变化而出现的是有利或不利的重塑。

（魏国荣　译）

参考文献

Aarts, P.B., Jongerius, P.H., Geerdink, Y.A., van Limbeek, J., Geurts, A.C., 2010. Effectiveness of modified constraint-induced movement therapy in children with unilateral spastic cerebral palsy: a randomized controlled trial. Neurorehabil. Neural. Repair 24, 509–518.

Aarts, P.B., Jongerius, P.H., Geerdink, Y.A., van Limbeek, J., Geurts, A.C., 2011. Modified constraint-induced movement therapy combined with bimanual training (mCIMT-BiT) in children with unilateral spastic CP: how are improvements in arm-hand use established? Res. Dev. Disabil. 32, 271–279.

Al-Oraibi, S., Eliasson, A.C., 2011. Implementation of constraintinduced movement therapy for young children with unilateral cerebral palsy in Jordan: a homebased model. Disabil. Rehabil. 33, 2006–2012.

Al-Whaibi, R., Eyre, J., 2008. Environmental cues influence hand movement from 1 month of age: implications for therapy following perinatal stroke. Dev. Med. Child Neurol. 50 (s114), 14.

Barber, L., Hastings-Ison, T., Baker, R., Barrett, R., Lichtwark, G., 2011. Medial gastrocnemius muscle volume and fascicle length in children aged 2 to 5 years with cerebral palsy. Dev. Med. Child Neurol. 53, 543–548.

Bilde, P., Kliim-Due, M., Rasmussen, B., Petersen, L.Z., Petersen, T.H., Nielsen, J.B., 2011. Individualized, home-based interactive training of cerebral palsy children delivered through the internet. BMC Neurol. 11, 1–9.

Bonnier, B., Eliasson, A.C., Krumlinde- Sundholm, L., 2006. Effects of constraint induced movement therapy in adolescents with hemiplegic cerebral palsy: a day camp model. Scand. J. Occup. Ther. 13, 13–22.

Boyd, R., Sakzewski, L., Ziviani, J., Abbott, D.F., Badawy, R., Gilmore, R., et al., 2010a. INCITE: a randomised trial comparing constraint induced movement therapy and bimanual training in children with congenital hemiplegia. BMC Neurol. 10, 1–15.

Boyd, R.N., Provan, K., Ziviani, J., Sakzewski, L., 2010b. Comparison of dosage of constraint induced movement therapy versus bimanual training for children with congenital hemiplegia—is half the dose enough? Dev. Med. Child Neurol. 52 (s5), 25.

Boyd, R.N., Sakzewski, L., Guzzetta, A., Rose, S., 2012. Relationship between structural brain connectivity and treatment response following intensive upper limb training in congenital hemiplegia. Dev. Med. Child Neurol. 53 (s5), 49.

Charles, J., Gordon, A.M., 2005. A critical review of constraint induced movement therapy and forced use in children with hemiplegia. Neural Plast. 12, 245–261.

Charles, J., Gordon, A.M., 2006. Development of hand-arm bimanual intensive training (HABIT) for improving bimanual coordination in children with hemiplegic cerebral palsy. Dev. Med. Child Neurol. 48, 931–936.

Cioni, G., Sales, B., Paolicelli, P.B., Petacchi, E., Scusa, M.F., Canapicchi, R., 1999. MRI and clinical characteristics of children with hemiplegic cerebral palsy. Neuropediatrics 30, 249–255.

Cioni, G., Bos, A.F., Einspieler, C., Ferrari, F., Martijn, A., Paolicelli, P.B., et al., 2000. Early neurological signs in preterm infants with unilateral intraparenchymal echodensity. Neuropediatrics 31, 240–251.

Corbetta, D., Thelen, E., 1996. The developmental origins of bimanual coordination: a dynamic perspective. J. Exp. Psychol. 22, 502–522.

DeLuca, S.C., Echols, K., Law, C.R., Ramey, S.L., 2006. Intensive pediatric constraint-induced therapy for children with cerebral palsy: randomized, controlled, crossover trial. J. Child Neurol. 21, 931–938.

Duff, S.V., Charles, J., 2004. Enhancing prehension in infants and children: fostering neuromotor strategies. Phys. Occup. Ther. Pediatr. 24, 129–172.

Duff, S.V., Gordon, A.M., 2003. Learning of grasp control in children with hemiplegic cerebral palsy. Dev. Med. Child Neurol. 45, 746–757.

Eliasson, A.-C., Krumlinde-Sundholm, L., Shaw, K., Wang, C., 2005. Effects of constraint-induced movement therapy in young children with hemiplegic cerebral palsy: an adapted model. Dev. Med. Child Neurol. 45, 357–359.

Eliasson, A.-C., Shaw, K., Berg, E., Krumlinde-Sundholm, L., 2011. An ecological approach of constraint induced movement therapy for 2–3-year-old children: a randomized control trial. Res. Dev. Disabil. 32, 2820–2828.

Ertelt, D., Small, S., Solodkin, A., Dettmers, C., McNamara, A., Binkofski, F., et al., 2007. Action observation has a positive impact on rehabilitation of motor deficits after stroke. Neuroimage 36, T164–T173.

Eyre, J., Taylor, J., Villagra, F., Smith, M., Miller, S., 2001. Evidence of activity-dependent withdrawal of corticospinal projections during human development. Neurology 57, 1543–1554.

Eyre, J., Smith, M., Dabydeen, L., Clowry, G.J., Petacchi, E., Battini, R., et al., 2007. Is hemiplegic cerebral palsy equivalent to amblyopia of the corticospinal system? Ann. Neurol. 62, 493–503.

Facchin, P., Rosa-Rizzotto, M., Visona Dalla Pozza, L., Turconi, A.C., Pagliano, E., Signorini, S., et al., 2011. Multisite trial comparing the efficacy of constraint-induced movement therapy with that of bimanual intensive training in children with hemiplegic cerebral palsy. Am. J. Phys. Med. Rehabil. 90, 539–553.

Fagard, J., 1998. Changes in grasping skills and the emergence of bimanual coordination during the first year of life. In: Connolly, K.J. (Ed.), The Psychobiology of the Hand. Mac Keith Press, London.

Fagard, J., Lockman, J.J., 2005. The effect of task constraints on infants' (bi)manual strategy for grasping and exploring objects. Infant. Behav. Dev. 28, 305–315.

Fagard, J., Marks, A., 2000. Unimanual and bimanual tasks and the assessment of handedness in toddlers. Dev. Sci. 3, 137–147.

Friel, K.M., Chakrbarty, S., Kuo, H.-C., Martin, J.H., 2012. Using motor behaviour during an early critical period to restore skilled movement after damage to the corticospinal motor system during development. J. Neurosci. 32, 9265–9276.

Gallahue, D.L., Ozmun, J.C., 2002. Understanding Motor Development: Infants, Children, Adolescents, Adults, fifth ed. McGraw-Hill, New York.

Gilmore, R., Ziviani, J., Sakzewski, L., Shields, N., Boyd, R., 2010. A balancing act: experience of modified constraint induced therapy for children with hemiplegia. Dev. Neurorehabil. 13, 88–94.

Golomb, M.R., MacGregor, D.L., Domi, T., et al., 2001. Presumed pre- or perinatal arterial ischemic stroke: risk factors and outcomes. Ann. Neurol. 50, 163–168.

Gordon, A.M., Charles, J., Wolf, S.L., 2005. Methods of constraint induced movement therapy for children with hemiplegic cerebral palsy: development of a child-friendly intervention for improving upper extremity function. Arch. Phys. Med. Rehabil. 86, 837–844.

Gordon, A.M., Hung, Y.C., Brandao, M., Ferre, C.L., Kuo, H.-C., Friel, K., et al., 2011. Bimanual training and constraint-induced movement therapy in children with hemiplegic cerebral palsy: a randomized trial. Neurorehabil. Neural Repair 25, 692–702.

Gough, M., Fairhurst, C., Shortland, A.P., 2005. Botulinum toxin and cerebral palsy: time for reflection? Dev. Med. Child Neurol. 47, 709–712.

Guzzetta, A., 2010. Mirror neurons and congenital cerebral lesions. In: Riva, D., Njiokiktjien, C. (Eds.), Localization of Brain Lesions and Developmental Functions. John Libbey Eurotext

Guzzetta, A., Mercuri, E., Rapisardi, G., et al., 2003. General movements detect early signs of hemiplegia in term infants with neonatal cerebral infarction. Neuropediatrics 34, 61–66.

Guzzetta, A., Pizzardi, A., D'Acunto, M.G., Belmonti, V., Romeo, D., Roversi, M.F., et al., 2009. Early development of hand motor function in infants with neonatal cerebral infarction. Dev. Med. Child Neurol. 51, 78.

Hadders-Algra, M., Mavinkurve- Groothuis, A.M.C., Groen, S.E., Stremmelaar, E.F., Martijn, A., Butcher, P.R., 2004. Quality of general movements and the development of minor neurological dysfunction at toddler and school age. Clin. Rehabil. 18, 287–299.

Heathcock, J.C., Lobo, M., Galloway, J.C., 2008. Movement training advances the emergence of reaching in infants born at less than 33 weeks of gestational age: a randomized clinical trial. Phys. Ther. 88, 310–322.

Hoare, B.J., Wasiak, J., Imms, C., Carey, L., 2009. Constraint-induced movement therapy in the treatment of the upper limb in children with hemiplegic cerebral palsy (review). Cochrane Database Syst. Rev.

Hoare, B.J., Wallen, M.A., Imms, C., Villanueva, E.B.R.H., Carey, L., 2010. Botulinum toxin A as an adjunct to treatment in the management of the upper limb in children with spastic cerebral palsy (UPDATE). Cochrane Database Syst. Rev. [Online].

Huppi, P., 2002. Advances in postnatal neuroimaging: relevance to pathogenesis and treatment of brain injury. Clin. Perinatol. 29, 827–856.

Jeannerod, M., 1997. Neural substrates for object-oriented actions. The Cognitive Neuroscience of Action. Blackwell Publishers Inc. Malden, MA.

Kanellopoulos, A.D., Mavrogenis, A.F., Mitsiokapa, E.A., Panagopoulos, D., Skouteli, H., Vrettos, S.G., et al., 2009. Long lasting benefits following the combination of static night upper extremity splinting with botulinum toxin A injections in cerebral palsy children. Eur. J. Phys. Rehabil. Med. 45, 501–506.

Krägeloh-Mann, I., Horber, V., 2007. The role of magnetic resonance imaging in elucidating the pathogenesis of cerebral palsy: a systematic review. Dev. Med. Child Neurol. 49 (2), 144–151.

Lepage, J.F., Theoret, H., 2007. The mirror neuron system: grasping others' actions from birth? Dev. Sci. 10, 513–523.

Lowe, K., Novak, I., Cusick, A., 2007. Repeat injection of botulinum toxin A is safe and effective for upper limb movement and function in children with cerebral palsy. Dev. Med. Child Neurol. 49, 823–829.

Lynch, J.K., Nelson, K.B., 2001. Epidemiology of perinatal stroke. Curr. Opin. Pediatr. 13, 499–505.

Martin, J.H., Chakrabarty, S., Friel, K.M., 2011. Harnessing activitydependent plasticity to repair the damaged corticospinal tract in an animal model of cerebral palsy. Dev. Med. Child Neurol. 53 (Suppl.), 9–11.

Murata, A., Fadiga, F., Fogassi, L., Gallese, V., Raos, V., Rizzolatti, G., 1997. Object representation in the ventral premotor cortiex (area F5) of the monkey. J. Neurophysiol. 78, 2226–2230.

Naylor, C.E., Bower, E., 2005. Modified constraint induced movement therapy for young children with hemiplegic cerebral palsy. Dev. Med. Child Neurol. 53, 365–369.

Noble, Y., Boyd, R., 2011. Neonatal assessments for the preterm infant up to 4 months corrected age: a systematic review. Dev. Med. Child Neurol. 54, 129–139.

Nudo, R., 1999. Recovery after damage to motor cortical areas. Curr. Opin. Neurobiol. 9, 740–747.

Nudo, R.J., Milliken, G.W., Jenkins, W.M., Merzenich, M.M., 1996. Usedependent alterations of movement representations in primary motor cortex of adult squirrel monkeys. J. Neurosci. 16, 785–807.

Olesch, C.A., Greaves, S., Imms, C., Reid, S.M., Graham, H.K., 2010. Repeat botulinum toxin-A injections in the upper limb of children with hemiplegia: a randomized controlled trial. Dev. Med. Child Neurol. 52, 79–86.

Rizzolatti, G., Luppino, G., 2001. The cortical motor system. Neuron 31, 889–901.

Rizzolatti, G., Camarda, R., Fogassi, M., Gentilucci, M., Luppino, G., Matelli, M., 1988. Functional organisation of inferior area 6 in the macaque monkey: II. Area F5 and the control of distal movements. Exp. Brain Res. 71, 491–507.

Rose, S., Guzzetta, A., Pannek, K., Boyd, R.N., 2011. MRI structural connectivity, disruption of primary sensorimotor pathways, and hand function in cerebral palsy. Brain Connectivity 1, 309–316.

Sakzewski, L., Ziviani, J., Boyd, R., 2009. Systematic review and metaanalysis of therapeutic management of upper-limb dysfunction in children with congenital hemiplegia. Pediatrics 123, e1111–e1122.

Sakzewski, L., Ziviani, J., Boyd, R.N., MacDonnell, R., Abbott, D., Jackson, G., 2011a. Randomized trial of constraint-induced movement therapy and bimanual training on activity outcomes for children with congenital hemiplegia. Dev. Med. Child Neurol. 53, 313–320.

Sakzewski, L., Ziviani, J., Abbott, D.F., MacDonnell, R.A., Jackson, G.A., Boyd, R.N., 2011b. Participation outcomes in a randomized trial of 2 models of upper-limb rehabilitation for children with congenital hemiplegia. Arch. Phys. Med. Rehabil. 92, 531–539.

Sakzewski, L., Ziviani, J., Abbott, D.F., MacDonnell, R.A., Jackson, G.A., Boyd, R.N., 2011c. Best responders after intensive upper limb training for children with unilateral cerebral palsy. Arch. Phys. Med. Rehabil. 92, 578–584.

Sakzewski, L., Ziviani, J., Abbott, D.F., MacDonnell, R.A.L., Jackson, G.D., Boyd, R.N., 2011d. Equivalent retention of gains at 1 year after training with constraint-induced or bimanual therapy in children with unilateral cerebral palsy. Neurorehabil. Neural Repair 25, 664–671.

Sakzewski, L., Carlon, S., Shields, N., Ziviani, J., Ware, R., Boyd, R.N., 2012. Impact of intensive upper limb rehabilitation on quality of life: in a randomised trial for children with unilateral cerebral palsy. Dev. Med. Child Neurol. 54, 415–423.

Sgandurra, G., Ferrari, A., Cossu, G., Guzzetta, A., Biagi, L., Tosetti, M., et al., 2011. Upper limb children action-observation training (UPCAT): a randomised controlled trial in hemiplegic cerebral palsy. Bio. Med. Central Neurol. 11, 1–19.

Smania, N., Aglioti, S.M., Cosentino, A., Camin, M., Gandolfi, M., Tinazzi, M., et al., 2009. A modified constraint-induced movement therapy (CIT) program improves paretic arm use and function in children with cerebral palsy. Eur. J. Phys. Rehabil. Med. 45, 493–500.

Spittle, A.J., Doyle, L.W., Boyd, R.N., 2008. A systematic review of the clinimetric properties of neuromotor assessments for preterm infants during the first year of life. Dev. Med. Child Neurol. 50, 254–266.

Spittle, A.J., Boyd, R.N., Inder, T.E., Doyle, L.W., 2009. Predicting motor development in very preterm infants at 12 months' corrected age: the role of qualitative magnetic resonance imaging and general movements assessments. Pediatrics 123, 512–517.

Staudt, M., Gerloff, C., Grodd, W., Holthausen, H., Niemann, G., Krägeloh-Mann, I., 2004. Reorganization in congenital hemiparesis acquired at different gestational ages. Ann. Neurol. 56, 854–863.

Taub, E., Ramey, S.L., DeLuca, S., Echols, K., 2004. Efficacy of constraint-induced movement therapy for children with cerebral palsy with asymmetric motor impairment. Pediatrics 113, 305–312.

Taub, E., Griffin, A., Uswatte, G., Gammons, K., Nick, J., Law, C.R., 2011. Treatment of congenital hemiparesis with pediatric constraint-induced movement therapy. J. Child Neurol. 26, 1163–1173.

Thelen, E., Smith, L.B. (Eds.), 1994. A Dynamic Systems Approach to the Development of Cognition and Action. MIT Press, Cambridge, MA.

Thelen, E., Corbetta, D., Kamm, K., Spencer, J., Schneider, K., Zernicke, R.F., 1993. The transition to reaching: mapping intention and intrinsic dynamics. Child Devel. 64, 1058–1098.

Thickbroom, G.W., Byrnes, M.L., Archer, S.A., Nagarajan, L., Mastaglia, F.L., 2001. Differences in sensory and motor cortical organisation following brain injury early in life. Ann. Neurol. 49, 320–327.

Utley, A., Sugden, D., 1998. Interlimb coupling in children with hemiplegic cerebral palsy during reaching and grasping speed. Dev. Med. Child Neurol. 40, 396–404.

von Hofsten, C., Ronnqvist, L., 1993. The structuring of neonatal arm movements. Child Dev. 64, 1046– 1057.

von Hofsten, C., Vishton, P., Spelke, E.S., Feng, Q., Rosander, K., 1998. Predictive action in infancy: tracking and reaching for moving objects. Cognition 67, 255–285.

Wallen, M., O'Flaherty, S.J., Waugh, M.A., 2007. Functional outcomes of intramuscular botulinum toxin type A and occupational therapy in the upper limbs of children with cerebral palsy: a randomized controlled trial. Arch. Phys. Med. Rehabil. 88, 1–10.

Wallen, M., Ziviani, J., Naylor, O., Evans, R., Novak, I., Herbert, R.D., 2011. Modified constraintinduced therapy for children with hemiplegic cerebral palsy: a randomized trial. Dev. Med. Child Neurol. 11, 1–9.

White, B.L., Held, R., 1966. Plasticity of sensorimotor development in the human infant. In: Rosenblith, J.F., Allinsmith, W. (Eds.), The Causes of Behavior: Readings in Child Development and Educational Psychology. Allyn and Bacon, Boston, MA.

Wiklund, L.M., Uvebrant, P., 1991. Hemiplegic cerebral palsy. Correlation between CT morphology and clinical findings. Dev. Med. Child Neurol. 33, 512–523.

Willis, J.K., Morello, A., Davie, A., Rice, J.C., Bennett, J.T., 2002. Forced use treatment of childhood hemiparesis. Pediatrics 110, 94–96.

World Health Organisation. 2001. International Classification of Functioning, Disability and Health. WHO, Geneva. Retrieved from: <http://www.who.int/classifications/ icf/ en/>.

Xu, K., Wang, L., Mai, J., He, L., 2011. Efficacy of constraint-induced movement therapy and electrical stimulation on hand function of children with hemiplegic cerebral palsy: a controlled clinical trial. Disabil. Rehabil. 34, 337–346.

偏瘫型脑性瘫痪儿童的限制－诱导运动疗法及双侧训练方法

Andrew M. Gordon

本章内容

　　偏瘫，运动损伤主要限于一侧肢体，是脑性瘫痪（脑瘫）最常见的类型之一，占新发脑瘫的 30% ~ 40%（Himmelman et al., 2005）。20 世纪末之前，脑瘫运动损伤，特别是上肢的损伤，恢复一直被认为是静止的，康复潜力甚微。因此，康复的注意力集中在使病损程度最小化（如缓解痉挛、预防挛缩畸形）。事实上，20 年前的研究已经提示，脑瘫患者可以通过视觉追踪和生物反馈技术减少不期望的运动或肌肉痉挛，但是他们没有能力学习有关技巧行为的适当掌控（Neilson et al., 1990；O'Dwyer and Neilson, 1988）。我们关于手功能力量控制的研究结果支持该观点，提示脑瘫儿童持续存留着婴儿型的协调策略（Eliasson et al.,

1991）。但是，后续的研究提供了两类证据，都证明脑瘫儿童的损伤并不是一成不变的。

首先，有关脑瘫儿童发育的研究提示，他们的运动功能的确有发展，如随着年龄的增长，脑瘫儿童的整体运动功能有改善（Rosenbaum et al.，2002），手功能也可见到发育。例如，新近完成的偏瘫型脑瘫儿童双手使用的长期随访研究中（Holmefur et al.，2010），用"辅助手评估"（Assisting Hand Assessment，AHA），随访脑瘫儿童 4 年以上。辅助手评估是一种以 Rasch 模型为基础的测量工具，描述患侧上肢作为辅助手在双手操作活动中的使用情况（Krumlinde-Sundholm and Eliasson，2003；Krumlinde-Sundholm et al.，2007）。结果发现，双手操作的有效性在发育过程中是不断改善的，但其发育的速率和发育平台出现的时间与18 个月时的功能水平有关，即婴幼儿早期具有较好双手功能的偏瘫型脑瘫儿童，与早期能力较差的儿童相比，他们双手功能发育更快、达到平台的时间也更早；有意思的是，这种双侧上肢使用的发育方式与下肢不同（Rosenbaum et al.，2002），在下肢发育中，损伤较轻者达到他们发育上限的时间比较晚。在另一项针对 6 ~ 8 岁、历时 13 年的脑瘫儿童随访研究中，也观察到手功能随年龄增长而改善（Eliasson et al.，2006）；13 年间，Jebsen-Taylor 手部功能测试（Jebsen-Taylor Test of Hand Function，JTTHF）（Jebsen et al.，1969）项目完成时间和操作物件时握力的协调性，所有儿童都有改善。所以，虽然上下肢的技能发育和达到高峰的时间不同，但是，脑瘫儿童上肢和下肢的运动功能的确是随时间发育的。

第二类说明脑瘫儿童运动功能并非一成不变的证据来自于有关延长练习的效果研究；结果显示，运动表现确实随练习的增多而改善（Jarus and Gutman，2001）。在一项研究中，脑瘫儿童被要求反复提起一个特定重量的物件 25 次（Gordon and Duff，1999）；虽然学习按照物件特性调整力量的速度比同龄正常儿童明显减慢，但是，通过该项练习后，其操作能力和力量调节方面的问题有部分改善。在图 14.1 中，用载荷 - 力量速率作为连续提起 200g 和 400g 重物练习的功能指标，比较第 5 次提举时力量增加的速率；结果发现，同龄正常儿童提举较重物件时的力量增加速率高于提起较轻物件的速率，而脑瘫儿童提起两种不同重量的速率相似；但是，延长练习（20 ~ 25 次）之后，提起较重物件的力量增加速率有提高。这一结果提示我们，脑瘫儿童功能受损，至少有部分是由于患肢缺乏使用，他们存在残余运动能力；之前报道的有关运动控制方面的很多障碍，事实上可能是因为没有给他们提供充足的练习机会（即研究者只关注了运动学习的初期阶段，而忽视了运动控制的过程）。同样，通过练习得到改善的结果也见于手内操作能力（Eliasson et al.，2003）和姿势控制能力（Shumway-Cook et al.，2003）。这些研究结果都提示，强化练习可能为功能改善提供了机会。越来越多的人认识到，单纯的缓解痉挛［如肉毒毒素（肉毒杆菌毒素）注射］不足以改善功能（Rameckers et al.，2009），而以运动学习为基础的治疗方法和足够强度的练习有可能改善脑瘫的运动功能（Ahl et al.，2005；Gorter et al.，2009，Ketelaar et al.，2001；Verschuren et al.，2009）。与成人相同（Wu et al.，2001），脑瘫儿童可能更受益于具体任务的练习（van der Weel et al.，1991）。对于脑瘫儿童，可以运用一件容易捡拾的物体提供具体的经验，即通过环境安排和合适的指令，提供具体的任务成分。在这样的练习中，既要通过治疗师的反馈和高水平认知策略，达到较好的运动表现，还要确保任务和物件都可以对表现的效果提供反馈，以此来强化运动学习（Gordon and Magill，2012；Thorpe and Valvano，2002）。

值得注意的是，有些提高学习效果的方法不一定适合那些有比较严重认知和本体感觉损伤的儿童。即使是正常发育的儿童，缓慢的反馈信息处理也会导致信息超负荷，从而干扰他们的学习；因此，人们会凭想象地认为，间断的反馈对他们有益。可是，通过相关儿童的研究发现，间断反馈比持续反馈的效果要差（Sullivan et al.，2008），尤其是对感觉信息处理障碍的儿童，可能需要增加反馈以更新内在表象；渐次减少反馈，可能对儿童的学习不利（Sullivan et al.，2008），因此，反馈撤退的速度要特别慢。

　　与传统认为脑瘫儿童运动损伤静止不变的假设不同，有关发育和运动学习的研究结果显

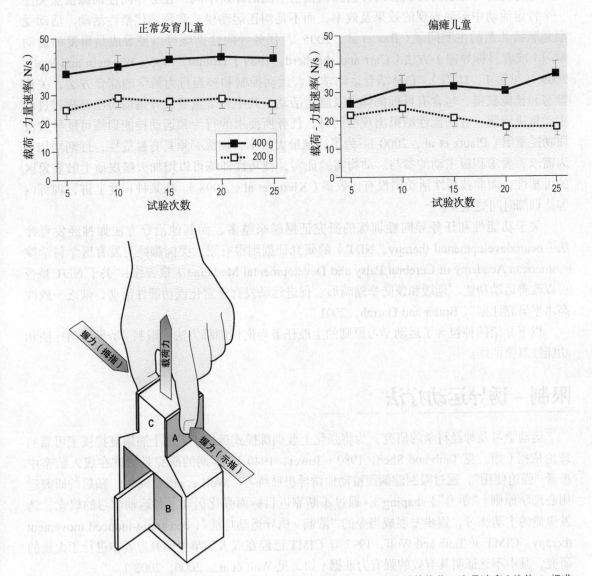

图 14.1　正常儿童（*n*=15）和偏瘫儿童（*n*=15）连续提举 200g 和 400g 物件时的载荷－力量速率（均值 ± 标准差）。注意：正常儿童二组提举的速率明显不同，偏瘫儿童初始差别不大，但随着抓取次数的增加而差别增大（A. 力量传感器；B . 可变式重量；C. 位置感受器）[Modified from Gordon AM, Duff SV. Fingertip forces during object manipulation in children with hemiplegic cerebral palsy. I: anticipatory scaling. Dev Med Child Neurol.1999;41(3):166-175, with permission from John Wiley and Sons.]

示，尽管运动学习的策略和发育能力可能不同，脑瘫儿童的上肢功能可以通过练习和发育进程而得到改善。更为重要的是，这些研究结果说明，手功能是可以治疗的，尤其受益于强化的练习。那么，提供强化练习的最佳模式是什么呢？

任务导向性训练

与传统的神经肌肉再训练的方法强调损伤层面的障碍不同，任务导向性训练重点关注一个特定活动中运动表现的效果及效率，而不是纠正运动模式和预防代偿性活动。活动受限是脑瘫儿童的主要问题（Bax et al.，2005）。任务导向性训练可以被看成是康复的运动学习（或者目标导向）方法（Carr and shepherd，1989；Trombly 1995；Winstein and Wolf，2009）（见第 1、11 章），它是结合运动学习、运动控制和神经行为科学的综合方法，关注参与和技能获得，包含有目标的体力及脑力活动。其中一个重要成分是前面已经描述过的主动解决问题，在功能性结果出现的同时，任务所要求的行为和运动技能训练可能导致皮质功能重组（Plautz et al.，2000）。为了达到最大效率，训练必须具有挑战性，逐渐增加行为需求，要求积极主动的参与。动物实验证实，技巧性训练可以增加大脑皮质上肢表象区的可塑性，而非技巧性活动则没有该效果（Kleim et al.，1998）。在某种程度上讲，训练内容比训练时间更重要。

关于功能性和任务导向性训练的研究证据越来越多，而其他治疗方法如神经发育疗法（neurodevelopmental therapy，NDT）的研究证据则很有限。美国脑瘫与发育医学科学院（American Academy of Cerebral Palsy and Developmental Medicine）报告称："关于 NDT 是否可以改善运动功能、延缓和预防挛缩畸形、促进运动发育正常化或功能性活动，缺乏一致性高水平研究证据"（Butler and Darrah，2001）。

以下介绍两种包含了运动学习原则的上肢任务导向性训练方法：限制 - 诱导运动疗法和功能性双侧训练。

限制 - 诱导运动疗法

运动学习及神经科学的研究，为将强化上肢训练模式运用于人类上肢康复提供了可靠的理论依据（如，见 Taub and Shee，1980；Tower，1940）。早期的研究是尝试在成人脑卒中患者"强迫使用"，通过限制健侧而被动地诱导患肢练习（Wolf et al.，1989）。随后的研究运用心理学原则［"塑形"（shaping），通过不断靠近目标而强化运动］和运动学习的概念，诱发患侧的主动练习，逐步发展成当今的"限制 - 诱导运动疗法"（constraint-induced movement therapy，CIMT）（Taub and Wolf，1997）。CIMT 已经在成人脑卒中偏瘫患者中进行了大量的研究，其中不乏证明其有效的强有力证据（如，见 Wolf et al.，2006，2008）。

限制 - 诱导运动疗法在偏瘫型脑性瘫痪儿童中的应用

CIMT 应用于儿科的研究没有成人偏瘫型脑瘫那么多。但是，从本章作者十多年前的初步案例研究（Charles et al.，2001）到 2012 年 4 月为止，已经有近 70 项关于 CIMT 的研究，包括 27 项随机临床对照研究，在所有上肢训练方法的研究中居首位。因为儿童不同于成人，难以按照成人的方式，主动完成日常生活活动或长时间练习，所以必须对 CIMT 进行全面改良，专注于年龄适当、能够保持长时间兴趣的活动。有人将健侧石膏固定、训练三周的成人方案用于儿童（Taub et al., 2004, 2007），并且认为，偏离此方案将会导致训练强度降低（Taub, 2007）。但是，各个研究采用的效果测量方法各异，而且没有一个测量具备用于儿童人群的效度；改良方式也缺乏严密的设计，包括限制的方式、限制的时间、治疗的时间、强度和限制的提供者，没有考虑相互之间的影响；研究设计、受试者的年龄、效果测量等，不同的研究也有很大差异。因此，尽管关于该方法有效性的证据越来越多（Gordon, 2011；Hoare et al., 2007；Huang et al., 2009；Sakzewski et al., 2009），由于研究方案的差异性，很难比较不同 CIMT 模式的效果，这极大程度地限制了临床工作者选择运用某一种模式，以适合具体环境和儿童及其家庭的需要。接下来的章节将对上述这些问题进行综述。

限制－诱导运动疗法使用者的年龄

了解 CIMT 的最佳使用年龄，对儿童、家人和服务提供者都是非常重要的。上述大多数研究中，儿童平均年龄在 2~7 岁；但是有的研究包括了 7 个月的婴儿（Taub et al., 2004）至青少年（Gordon et al., 2006；Sakzewski et al., 2011a）。如果脑瘫儿童的脑损伤发生在很早期阶段，人们会认为其恢复潜力巨大（Kennard, 1936），治疗"越早越好"。目前认为，导致良好结局的某种窗口期可能的确存在，但是大脑可塑性远非如此简单。其中，只有一项研究特别考虑了年龄影响（Gordon et al., 2006），对 4~8 岁组和 9~13 岁组进行比较没有发现差异，如图 14.2 示，两组儿童 Jebsen Taylor 手功能测试（JTTHF）的结果呈现相似改变。但是，有可能年龄大的儿童注意力和主动性比较好，通过更加努力的练习获得与小龄组同样的效果。在另外一项 CIMT 改良方案研究中，Eliasson 等（2005）发现，1.5~4 岁的儿童中，年龄大的比年龄小的效果更好。Sakzewski 等（2011a）研究 5~16 岁的儿童时，也发现类似结果；而另外几项研究的结果则相反（Eliasson et al., 2005；Hoare et al., 2013）。

尽管结论不同，发育期婴儿和猫科动物的神经解剖学数据表明，诱导患肢运动的治疗（如 CIMT）的最佳开始时间，可能比目前研究的要更早。单侧运动皮质的损伤，使受损侧的皮质脊髓束（corticospinal tract, CST）无法建立和维持其在脊髓中的正常终点（Eyre et al., 2007；Martin et al., 2011）。CST 在脊髓中的终点，需要双侧发育中的运动系统进行活动依赖性的竞争；在正常发育过程中，出生时 CST 从双侧大脑运动皮质投射，出生后几年内逐渐简化成对侧投射的成人模式（Eyre et al., 2001）。单侧运动

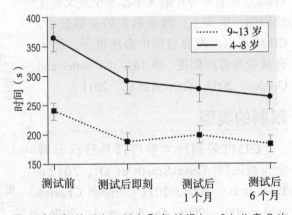

图 14.2 年幼组（*n*=12）和年长组（*n*=8）儿童几次测试中完成 Jebsen Taylor 手功能测试六项活动（书写除外）的时间（均值 ± 标准差）；时间越短，表现越好 [Modified from Gordon AM, Charles J, Wolf SL. Efficacy of constraint-induced movement therapy on involved-upper extremity use in children with hemiplegic cerebral palsy is not age-dependent. Pediatrics 2006;117:e363-373, with permission from the American Academy of Pediatrics.]

皮质的损伤，如偏瘫型脑瘫，会导致运动系统组织结构的畸变，受损侧无法建立正常 CST 连接。同时，未受损侧或损伤较轻的一侧，会保留双侧过度投射，侵占对侧脊髓的正常终点区域。经颅磁刺激（transcranial megnetic stimulation，TMS），作为非侵入性的大脑刺激技术，已经被用于研究偏瘫型脑瘫儿童 CST 的完整性（Eyre et al.，2001，2007；Staudt et al.，2004）（第 2、3 章）。在神经系统受损之初，受损半球的 CST 容易被 TMS 兴奋，这说明其与脊髓存在联系；受损 CST 的兴奋性减低是时间依赖性的，可以延长至损伤后的数年；同时，对侧半球兴奋性增强，具体表现为同侧刺激反应性增强，表明这些投射被强化。同侧 CST 连接的增强，被认为是双侧半球活动依赖性竞争的结果，活跃的一侧"战胜"不活跃（损伤）的一侧（Eyre et al.，2007；Martin et al.，2011）。

单侧脑损伤动物模型神经解剖和行为研究，得出了与上述 TMS 数据相一致的结果；它表明，单侧脑损伤出现的行为缺陷，是由于 CST 的异常组织所致，而且随发育成熟变得更加明显（Martin et al.，2011）。在单侧损伤之初，立即通过药物降低未受损侧的活性，平衡双侧半球活动，可以恢复运动功能，恢复 CST 正常解剖连接，恢复初级运动皮质的运动表象地图（Martin et al.，2011）。该研究指出了增加受损侧上肢活动的重要性，CIMT 和双侧训练方法都采用了这一原则（见下文）。这一原则鼓励受损侧上肢的超早期活动，在损伤较轻的一侧"战胜"受损侧 CST 而占据脊髓突触连接空间之前，平衡双侧活动；通过平衡双侧活动而恢复 CST 连接的时间窗可能非常短暂，而且发生在非常小的年龄。然而，也要看到事情的另外一面；长期限制受损较轻一侧的上肢活动，会干扰 CST 的正常发育，有可能导致健手功能受损。因此，对低龄儿童健侧限制的方案要调整，研究显示每天限制两小时即有效（Eliasson et al.，2005，2011；Wallen et al.，2011）。重要的是，不应该将 CIMT 看成是一次性机会，健侧活动限制越多越好（如用石膏），而且不分年龄大小都给予最大程度的限制。事实上，越来越多的证据显示，CIMT 可以在发育过程中多次进行，而不会减低改善的幅度（图 14.3）（Charles and Gordon，2007；Gordon et al.，2011）

限制的类型

CIMT 限制的类型可以是管状石膏全天候限制（Case-Smith et al.，2012；Taub et al.，2004，2011）、吊带（Charles et al.，2001，2006；Gordon et al.，2006，2011）、夹板（Brandao et al.，2010；Park et al.，2009）和手套（Eliasson et al.，2005，2011；Hoare et al.，2013；Sakzewski et al.，2011a）。管状石膏是限制所有的活动，而且使用者不能随意拆下。其他类型的限制允许被限制的上肢进行一定程度的活动（使用手套和夹板者，被限制侧可以作为辅

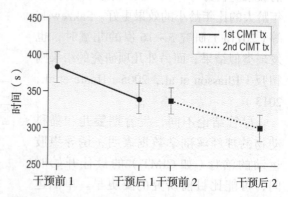

图 14.3　第一次干预前后（1st CIMT tx）（干预前 1 和干预后 1）和一年后第二次干预前后（2nd CIMT tx）（干预前 2 和干预后 2）完成 Jebsen Taylor 手功能测试六项活动（书写除外）的时间（均值 ± 标准差）；时间越短，表现越好。注意：第一次干预之效果保留到一年以后，第二次干预后继续提高 [Modified from Gordon AM, Schneider JA, Chinnan A, Charles JR. Efficacy of a hand-arm bimanual intensive therapy (HABIT) in children with hemiplegic cerebral palsy: a randomized control trial. Dev Med Child Neurol. 2007;49:830-838, with permission from John Wiley and Sons.]

助手），此类限制容易被不配合的儿童拆除，但是在研究报告中没有出现该现象。在我们进行的 80 例儿童吊带限制的研究中，只有一例（ 8 岁女孩，有行为障碍），拒绝穿戴。虽然限制类型多种多样，但没有研究进行直接比较，所以没有证据证明哪一类限制可以带来更好的患手功能效果。因此，舒适性及安全性应该是选择限制方式时考虑的主要因素。

限制 – 诱导运动疗法的内容

尽管研究众多，但是对 CIMT 练习的具体运动和活动描述却很少，很大程度上是发表此类研究的杂志篇幅所限。方法学方面的文章主要集中在 RCT 的设计和程序介绍（ Aarts et al., 2010 ; Boyd et al., 2010 ; Facchin et al., 2009 ），部分也提供治疗的详情。早期的 CIMT 方案（ Case-Smith et al., 2012 ; Taub et al., 2004 ）包括“塑形（ shaping ）”（在运动学习的文献中称之为“部分练习”），通过连续接近，逐步达成目标行为（任务）（ Skinner, 1968 ）；随着儿童能力的改善，任务难度逐步增加，与能力相匹配。其他方案则简单地让儿童参与到游戏和功能活动中（ Bonnier et al., 2006 ; Eliasson et al., 2005 ），不考虑塑形，很多研究都没有具体说明这点。没有一项研究测试了各种具体训练内容如“塑形”对脑瘫儿童的作用，但是几乎所有研究都提示限制 - 诱导运动疗法是有效的。由于所有 CIMT 的方案都包含了动作活动的练习，训练的强度有可能比训练的内容（如何训练）更加重要，至少 CIMT 通常都是提供高强度的训练。

选择什么活动使儿童非常投入地进行训练，这点很重要。为了让孩子参与到主动治疗，保持专注力并努力去做，我们建立了一套动作活动，包括一系列的功能和游戏性活动（ Gordon et al., 2005 ），以激发一般性运动行为；这些活动是依年龄设计，都可以单手完成。选择活动时，考虑到以下因素：①运动明显受限的关节；②治疗师认为该关节改善的可能性最大；③儿童喜欢且有较大可能改善受限关节的运动。治疗师通常以简单容易完成的活动开始，以此建立儿童的信心；随着儿童能力的改善，难度逐渐增加，包括提高速度或准确性、增加重复次数或根据表现情况进行调整。我们安排任务的限制，使其有成功机会，并确定根据能力改善情况而移除限制的具体指征；提供与年龄相适应的、结构化的反馈（告知结果），以提高儿童的主动性。然而，这种结构化的干预是否优于较少结构化的游戏和功能性训练，结果尚属未知。

表 14.1 展示了我们用于三岁半及以上儿童的活动，包括目标运动和如何通过分步限制而调整活动难度。活动共分 8 类，包括棋盘游戏（如糖果乐园、大富翁）、卡片游戏（如 Old Maid、Uno ）、手操作游戏（敲冰游戏、战船）、拼图、手工艺（如图、画）、功能性活动（如进食、穿脱衣服）、全上肢运动（如投大球、Scatch ）和虚拟场景游戏（ Gordon and Okita, 2010 ）。选择活动时，我们更重视它引出什么运动，而不是活动本身，如：棋盘游戏可以用来鼓励腕关节伸展和前臂旋后、精细抓握和抓握能力的保持；虚拟场景游戏的操纵臂可以用来诱导全上肢运动和挑战姿势控制（特别是当坐在健身球上训练时）。

限制 – 诱导运动疗法的疗程

CIMT 的使用疗程为 2 ~ 10 周不等，限制的时间范围在 40 小时（ Xu et al., 2012 ）至 1000 小时以上（ Sung et al., 2005 ），主动训练的时间从 0 小时（ Willis et al., 2002 ）到训练 126 小时（ Case-Smith et al., 2012 ; Taub et al., 2004 ）。强化“训练营模式”持续 2 ~ 3 周的

表 14.1　限制 - 诱导运动疗法采用的活动

活动分类	目标运动	分步限制
棋盘游戏	前臂旋后、腕关节背伸、精细抓握、保持抓握完成空间定位的改变	主动腕关节背伸——牌的位置引发腕背伸，通过调整牌的位置而调整难度
卡片游戏	前臂旋后、精细抓握	精细抓握——一副牌斜向展开时比较容易抓握，难度较低；牌不斜向展开则难度增加
功能性活动	腕关节背伸、前臂旋前和旋后	前臂旋前和旋后——在锁眼内旋动钥匙；改变开始位置，从只用旋后到旋前旋后二者均有
全上肢活动	肩关节屈曲、外展、外旋；腕关节背伸	肩关节屈曲——儿童体位从靠墙站到无依靠站立，后者需要更多的运动控制
手操作游戏	手指分别活动、精细抓握、腕关节背伸、根据不同物体的形状调整抓握	精细抓握——通过改变要操作的物件大小和复杂性来调整难度
拼图类	手内操作能力、精细抓握和准确放开	准确放开——有松手放开拼图块能力之后，通过选择更小块拼图提高难度
手工艺	前臂旋后、精细抓握、保持抓握完成空间定位的改变	保持抓握——从易到难，从手柄加粗的画笔，到去除协助，到使用小号画笔
虚拟场景游戏	腕旋后和背伸、肩屈曲、外展、外旋	用胶带固定控制器，坐在健身球上

时间（每天训练约 6 小时），主要应用于学龄儿童，可以在学校假期时实施（Charles et al.，2006；Gordon et al.，2011；Sakzewski et al.，2011a）。4 岁以下的儿童，有人采用比较分散的练习模式（每天约 2 小时），在儿童日常生活情形中进行，持续 6 ~ 8 周（Eliasson et al.，2005）。对低龄儿童采用分散练习模式是考虑其可行性，因为年幼儿童一天训练数小时是不现实的。需要指出的是，虽然训练强度与效果之间似乎并没有直接的关系，但如上所述，由于研究程序及结果测量方法不同，很难对不同研究进行横向比较。其中一项研究对每天训练 3 小时与 6 小时比较，其效果没有明显差异（Case-Smith. et al.，2012）；但是，其限制（石膏）时间是全天（每周 7 天，每天 24 小时），这种额外的"被动"练习或许已经冲淡了主动训练时间不同导致的差别。

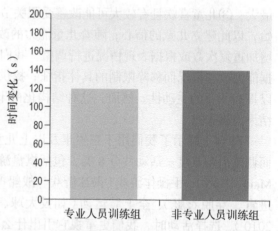

图 14.4　专业人员（物理治疗师 / 作业治疗师，n=8）与经过培训的照顾者（n=34）使用 CIMT/ 双侧训练的 Jebsen-Taylor 手功能测试结果比较（随机对照研究）[Data plotted from Gordon, AM, Hung, YC, Brandao, M, et al. Bimanual training and constraint-induced movement therapy in children with hemiplegic cerebral palsy: a randomized trial. Neurorehabilitation and Neural Repair 2011; 25: 692-702, with permission from Sage Publishers.]

限制 - 诱导运动疗法的提供者

在关于 CIMT 的研究报道中，治疗提供者背景各有不同，包括儿童家长和（或）教师（Eliasson et al.，2005，2011）、物理治疗师 / 作业治疗师（Aarts et al.，2010；Hoare et al.，2013；Sakzewski et al.，

2011a；Taub et al.，2004）以及在物理治疗师 / 作业治疗师培训和指导下的本科 / 硕士学生（Charles et al.，2006；Gordon et al.，2011）。有一项研究对接受由治疗师与非专业人员提供 CIMT 的受试对象进行特设分析（ad hoc analysis）（Gordon et al.，2011），发现其结果并没有明显差别（图 14.4）；但需要注意的是，非专业人员是在专业人员的培训和指导下进行的，专业人员必须遵从研究方案，不额外加入任何特别技能，这种设计或许减少了两组之间差别。无论如何，它提供了一种保证一对一治疗的经济实用模式。

结果评估

在有关 CIMT 的 70 项研究中，使用了 40 多种结果评估的方法（见综述，Klingels et al.，2010）。结果评估应该能够反应训练内容（单手灵活性）和与日常功能有关的内容（双手使用），若能包括真实情景的评估更为理想。单手灵活性评估最常用的工具之一是辅助手评估（Assisting Hand Assessment，AHA）（Arts et al.，2010；Charles et al.，2006；Eliasson et al.，2005，2011；Gordon et al.，2011；Hoare et al.，2013；Krumlinde-Sundholm et al.，2003，2007；Sakzewski et al.，2011a）；证据证明 AHA 适用于这一人群，我们认为，AHA 应该作为偏瘫型脑瘫儿童上肢治疗结果评估的金标准（Gordon，2007）。如果将它改良成为通用评估方法，将来就可以进行不同研究之间的互相比较。

限制 - 诱导运动疗法的局限性

尽管 CIMT 已经显示出较大的潜能（Gordon，2011；Hoare et al.，2007；Huang et al.，2009；Sakzewski et al.，2009），但将其应用于儿童还有多个概念性问题需要考虑。首先，CIMT 最初设计是用来克服成人脑卒中偏瘫"**习得性废用**"的，目的是促进患肢使用，而不强调技巧。丧失上肢功能的成人会有很强的欲望恢复原有功能，可以长时间配合枯燥的重复性活动。与此相反，儿童必须克服"**发育性废用**"，他们未曾学会如何正确使用瘫痪侧上肢，因此，治疗活动必须以发育为重点，必须考虑运动学习的重要性。

第二，对于年龄稍大的儿童，限制使用健侧（特别是用石膏）可能是伤害性的，因为是家长选择而不是他们自己决定要采用。活动的难度要仔细选择，以避免挫败感。成人模式（每周 7 天，每天 24 小时）不适合年幼或损伤比较严重的儿童。儿童的健侧仍然在发育中，如果在发育关键期限制一侧上肢使用，会减少限制使用侧皮质代表区的分布、分支密度和突触前发芽密度（Martin et al.，2011）。因此，婴幼儿使用限制-诱导运动疗法的方案要经过较大的改良。

最后，CIMT 只是关注单侧灵活性，它对偏瘫型脑瘫儿童的功能独立性和生活质量影响不大，因为他们用健手（优势手）单手完成日常活动（Skold et al.，2004）。CIMT 没有说明，当限制去除后患手如何使用，应该有特殊的训练，将其训练成有效的非优势手，在双手活动时起到有效的辅助作用。偏瘫型脑瘫儿童除了运动计划方面整体受损之外（Steenbergen et al.，2009），其双手的时间和空间协调性均受损（Gordon and Steenbergen，2008；Hung et al.，2004，2010；Utley and Steenbergn，2006），如果没有一个过渡方案（Taub et al.，2007），无法将训练泛化，限制治疗本身不能解决这些问题。此外，由于活动自由度有限，CIMT 使用时学习解决问题的机会有限。

偏瘫型脑性瘫痪儿童的双侧活动治疗

从功能角度考虑，针对性训练原则（Thorndike，1914）认为，改善双侧活动最好的方法就是直接进行双侧协调性练习，而不是依赖于潜在的能力转移。最近，一种适合儿童的任务导向性强化功能训练方法，即手 - 臂双侧强化训练（Hand-Arm Bimanual Intensive Therapy，HABIT），被开发出来（Charles and Gordon，2006），目的是提高在双侧活动中患肢使用的数量和质量。HABIT 基于：①脑瘫儿童手损伤机制的基础科学；②我们认为 CIMT 的关键成分是强化练习；③训练要有针对性。因此，HABIT 保留了 CIMT 的结构性强化训练，但是让孩子参与在双手活动中练习，而不是依靠限制健手而鼓励患手使用。一般情况下，它在日间训练营的环境下进行，每天 6 小时，10～15 天（共 60～90 小时），练习需要双侧上肢协调完成的活动。表 14.2 列出了我们所采用的活动，以及部分目标运动和如何调整限制程度而改变难度。在最近发表的一篇综述中，可以找到用于更小年龄儿童的其他活动（Greaves et al.，2012）。

表 14.2　HABIT 活动

活动分类	患手使用的类型	分步限制
操作性游戏和任务	固定、操作、主动 / 被动辅助、对称和非对称性运动	调整任务的空间和时间要求、对称性任务在单位时间内增加完成的频率
卡片游戏	固定、操作、主动 / 被动辅助、对称和非对称性运动	调整任务的空间和时间要求、对称性任务在单位时间内增加完成的频率
虚拟场景游戏	操作、主动协助、对称性运动	改变任务的空间和时间要求、坐在健身球上、胶带固定抓握
功能性任务	固定、操作、主动 / 被动辅助、对称和非对称性运动	固定、操作、主动 / 被动辅助、对称和非对称性运动
全上肢活动	固定、操作、主动 / 被动辅助、对称和非对称性运动	固定、操作、主动 / 被动辅助、对称和非对称性运动，使用健身球
手工艺	固定、操作、主动 / 被动辅助、对称和非对称性运动	固定、操作、主动 / 被动辅助、对称和非对称性运动，把物件放在防滑垫上，搭高物件并用胶带固定

值得注意的是，双侧训练是作业治疗师和物理治疗师应用的方法之一（Elliasson，2007；Hoare et al.，2010）。但是，HABIT 与通常的康复训练大不相同，其训练强度比大多数其他治疗方法都要大，并运用神经可塑性和运动学习原理，提供丰富的训练，通过增加活动复杂性和给予回馈，诱导神经可塑性改变的发生（Kleim et al.，2002；Nudo，2003）；它的结构性也比其他治疗方法更强，结合 CIMT 的成分（如塑形），活动选择及技能进展方面有清晰的规则，以下会有更多介绍。

到目前为止，关于 HABIT 的效果研究已经不少。其中一个小型随机对照试验，对 20 名年龄在三岁半至 14 岁的偏瘫型脑瘫儿童进行了研究（Gordon et al.，2007）；HABIT 治疗组与接受常规处理的对照组（延迟治疗）相比较，治疗组 AHA 的分数有提高，用加速度计测量的患手使用频率增加。有趣的是，患手使用数量的增加与 AHA 分数提高没有相关性，说明运动的质量和数量的改变（及维持）可能是互相独立的。

　　在后续的另一个小型准随机研究中，我们将 10 名接受 60 小时 HABIT 的儿童与另外一组接受 60 小时 CIMT 的儿童进行比较（Gordon et al.，2005，2008），结果发现，两组手灵活性（JTTHF）、双手运动质量（AHA）与运动量（加速度计）的结果总体相似（这是 CIMT 效果与训练强度有关的首个证据报道，因为与其他相等强度的治疗相比较时，它没有显示出特别的优势）。随后，我们对 HABIT 和 CIMT 进行了较大规模的随机临床试验（Gordon et al.，2011），42 名 3.5～10 岁的儿童随机分组（按手的功能程度和年龄分层），分别接受 90 小时的 HABIT 或 CIMT；研究的直接结果测量指标为患手灵活性（JTTHF）和双手使用质量（AHA）（同上），间接结果测量指标为目标达成量表（Goal Attainment Scale，GAS）（Kiresuk et al.，1994），用来对目标进展进行量化评估。目标是由照顾者和（或）患儿参与制定的一项功能性活动和一项游戏活动，由物理治疗师根据儿童的年龄和现有能力，确定目标是否合适并进行分级。目标确立后，每天要练习 30 分钟，但是，训练提供者要根据儿童的兴趣决定在 30 分钟内进行多少训练。CIMT 组无法练习双手操作的目标任务，而是练习目标任务包含的单手运动成分。

　　与之前的研究结果（Gordon et al.，2008）一致，两组 JTTHF 和 AHA 得分有类似的显著改变（图 14.5），此效果保留至随访 6 个月。因此，这些结果印证了训练强度是关键影响因素的观点，其他一些比较双侧训练与 CIMT 的大型随机对照研究也得出了类似结果（Facchin et al.，2011；Saklzewski et al.，2011a，2011b，2011c）。例如：在 Hoare（2013）等进行的另外一项随机对照研究中，对 34 名偏瘫型脑瘫儿童（18 个月～ 6 岁）用改良的 CIMT 结合肉毒毒素注射或双侧训练结合肉毒毒素注射；对照组（n=17）接受肉毒毒素注射加双手作业治

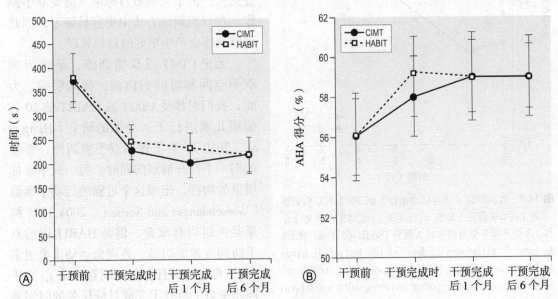

图 14.5　（A）Jebsen-Taylor 手功能测试 6 个计时项目（书写除外）的完成时间（均值 ± 标准差），时间越短，表现越好。（B）AHA 得分（均值 ± 标准差），分值越高，表现越好 [Modified from Gordon, AM, Hung, YC, Brandao, M, et al. Bimanual training and constraint-induced movement therapy in children with hemiplegic cerebral palsy: a randomized trial. Neurorehabilitation and Neural Repair 2011; 25: 692–702, with permission from the American Academy of Pediatrics.]

疗（BOT）。所有儿童接受为期 8 周、每周 2 次、每次 45～60 分钟的个别训练；CIMT 组需要每天完成 3 小时的家庭训练，双侧训练组鼓励进行同样的活动。经过 AHA（图 14.6）、上肢技能质量测试、儿童能力评估（paediatric evaluation disability inventory，PEDI）、加拿大作业表现量表（Canadian occupational performance measure，COPM）或 GAS 评估，改良 CIMT 或双侧训练的疗效没有显著差异（图 14.6）。研究者的结论是，经过肉毒毒素注射缓解痉挛后，CIMT 与双侧训练相比较，在改善上肢残损和活动水平方面，没有明显优势。

　　但是，目标达成的结果方面，研究结果显示了治疗的针对性（Gordon et al., 2011）。研究的大多数目标是双手操作（其余目标：患侧单手操作），强调双侧操作技能的重要性（图 14.7A）。CIMT 和 HABIT 两组均达到和超过预期目标，但是 HABIT 组的目标进展比 CIMT 更大。由于儿童兴趣的改变，两组均有约 20% 的目标活动没有练习，有趣的是，这些没有练习的目标活动也有改善，HABIT 组改善更明显（图 14.7 B）。该结果提示，通过 HABIT 获得的技能，使儿童将具体任务训练转移到没有练习的类似任务，更快地学习并改善技能。在另一项研究中，用加拿大作业表现量表（COPM）评定目标达成（Carswell et al., 2004；Law et al., 1990），用儿童能力评估（PEDI）评定自理能力（Haley et al., 1992），脑瘫儿童分别接受 HABIT 或 CIMT（Brandao et al., 2012）。两组在自理（PEDI 功能性技巧与独立性）和目标进展（COPM 满意度和表现）都显示出明显改善，但是 HABIT 组的照顾者感觉目标活动改善程度更大。由于大多数目标活动需要双手操作，在双侧训练方法中更容易练习，因此双侧训练会产生更好的目标表现。

　　无论 CIMT 或双侧训练，是否影响双手空间和时间的协调，尚未明确。为此，我们对接受 CIMT 或 HABIT 的 20 名偏瘫儿童进行了运动学的研究（Hung et al., 2010）。为了评估双手协调性，要求他们一手打开抽屉的同时，另一只手拿抽屉里的物件，记录这个过程的运动学参数（Wiesendanger and Serrien , 2004）；结果是两组均有改善，但是 HABIT 组的双手协调改善更明显，表现为运动重叠更多（双手都参与该任务的时间百分比），双手同步更好（两只手完成目标任务的时间差减低）（图 14.8）。这些结果提示，双侧训练可以改善双手的时间及空间控制，也符合训练针对性的原则。

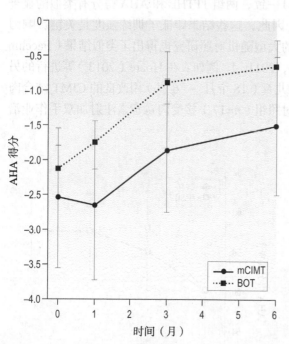

图 14.6　改良限制－诱导运动治疗（mCIMT）和双侧训练（BOT）的 AHA 得分（均值 ± 标准差）：训练前、训练 1 个月、3 个月和 6 个月的 A H A 得分 [Modified from Hoare B, Imms C, Villanueva E, Rawicki HB, Matyas T, Carey L. Intensive therapy following upper limb botulinum toxin A injection in young children with unilateral cerebral palsy: a randomized trial. Dev Med Child Neurol. 2013;55:238-247, with permission from John Wiley and Sons.]

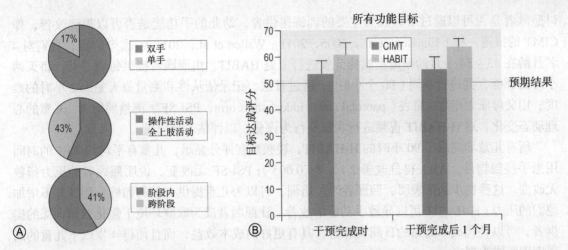

图 14.7 （A）由偏瘫型脑瘫儿童自己或照顾者选择的目标；（B）目标达成量表得分（GAS），50 分代表目标达成，50 分以上代表超过预期目标 [Data plotted from Gordon, AM, Hung, YC, Brandao, M, et al. Bimanual training and constraint-induced movement therapy in children with hemiplegic cerebral palsy: a randomized trial. Neurorehabilitation and Neural Repair 2011; 25: 692-702.].

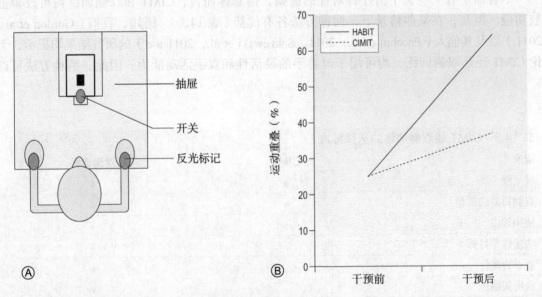

图 14.8 双手开抽屉任务中双手之间的协调 [Modified from Hung YC, Charles J, Gordon AM. Influence of accuracy constraints on bimanual coordination during a goal-directed task in children with hemiplegic cerebral palsy. Exp Brain Res 2010; 201: 421-428, from Springer Science + Business Media.].

提供训练的不同模式

　　为期 15 天、90 小时的日间训练营模式费用昂贵，参加训练营可能成为照顾者的负担（如交通）；而且，如前所述，对于幼儿，每天 6 小时的训练难以实现。所以，我们开发了 HABIT 的家庭训练版（Home-based HABIT，H-HABIT）（Ferre et al.，未出版资料），以探讨照顾者是否可以通过培训成为主要的训练提供者，幼儿的手功能是否可以得到改善，像 CIMT 的报道一样（Eliasson et al., 2005, 2011；Wallen et al., 2011）。迄今为止，我们对 4 名月龄在 33～54 个月的偏瘫型脑瘫儿童进行家庭 HABIT，由照顾者提供每周 5 天，每天两小时的训练，共进行 9 周（90 个小时）；通过日志，记录依从性和测量每天完成 2 小时的难度；用父母压力指数 - 简表（parental stress index–short orm，PSI-SF）测量照顾者 - 儿童的心理动态变化；对 H-HABIT 视频进行观察及行为评分，以评估干预质量。

　　所有儿童均完成了 90 小时的 H-HABIT，视频观察评分显示，儿童有平均约 40% 的时间用患手接触物件，AHA 得分改善 2.1（$P < 0.005$）；PSI-SF 无改变，说明照顾者的压力指数无改变。这些初步结果表明，照顾者经过培训，可以为儿童提供有效的训练，而且并不增加他们的压力；H-HABIT 可以导致手功能的改善。让照顾者成为家庭环境下强化双侧训练的提供者，可以替代成本高昂的日间训练营，具有更好的成本效益，而且使得 4 岁以下儿童的高强度训练成为现实。

限制 - 诱导运动疗法或双侧训练的时机

　　尽管似乎有一些关于治疗针对性的证据，但总体而言，CIMT 和双侧训练均可改善上肢功能。但是，在某些情景下，两种方法各有优势（表 14.3）。例如，我们（Gordon et al., 2011）以及其他人（Facchin et al., 2011，Sakzewski et al., 2011 a-c）的研究结果均提示，无论 CIMT 还是双侧训练，均可用于改善手的灵活性和双手活动能力；因此，两种方法可以

表 14.3　CIMT 或双侧训练的选择标准

标准	CIMT	双侧训练
灵活性	+	+
双侧协助的质量	+	+
使用频率	+	+
功能性（目标）		+
双手协调性		+
轻度偏瘫		+
重度偏瘫		+
减轻残损	+	
行为问题	?	
限制的耐受性问题		+
低智商	?	
活动多样性		+
疗程时间短	?	
人手不够（低于 1∶1）	+	
易实施	+	

替换使用。双侧训练似乎更有利于达到双手活动的目标（Gordon et al., 2011；Brandao et al., 2012）和改善双手协调性（Hung et al., 2010）。但是，另外一个事实也不可否认，CIMT 可以改善单手使用的目标，减少单手的运动残损（如腕关节的背伸），因为它对患手使用有更多控制。可以假设，双侧训练可能更适合损伤较轻的儿童（即已经掌握良好的操作能力，但在双侧活动时有发育性废用的表现）；双侧训练也适合抓握能力差的儿童（此类病例用 CIMT 时选择活动的范围很有限），它将活动分级，患手可以从被动辅助开始（如写字时，患手放在桌子上按住纸）。双侧训练也可以作为一种切实可行的替代方法，用于不能忍受限制的儿童。相反，对于人手不足的情况（治疗师与儿童之比低于 1∶1），CIMT 的限制会减少健侧代偿的机会，易于实施。双侧训练提供更多样化的活动，可能比 CIMT 伤害性较小。不过，双侧训练对于干预者来说更加困难，因为他们必须不断预期儿童可能采用的代偿方式，并随之调整环境（即，始终先于儿童一步）。但是，依我们的经验，双手活动总体上更具激励性，可以通过选择不同类型的活动使儿童的兴趣最大化（如：虚拟场景游戏）。这种训练的激励性和社会方面，是在设计干预方案之时需要考虑的重要因素（Ochsner and Lieberman，2001）。

CIMT 与 HABIT 相互不排斥，可以互为补充，以达到足够强度（Aarts et al., 2010）。值得注意的是，我们 RCT 研究（Gordon et al., 2011）所发现的 HABIT 优势，可能正是因为治疗环境得到了严格控制，得以确保其治疗的准确性。CIMT 之后紧接着使用双侧训练的混合方法（Aarts et al., 2010；Case-Smith et al., 2012；Taub et al., 2007），可能会消弱双侧训练独立使用时的优势。而 Cohen-Holzer 等（2011），曾经试验每天 1 小时 CIMT，接着进行 5 小时的双侧训练，共 10 天；结果发现，AHA、JTTHF、PEDI 和握力均有明显的改善。是否这些方法结合使用优于独立使用（Gordon，2011），尚有待进一步研究。

结论

将 CIMT 方法及其相关研究引入儿童康复领域，改变了儿童上肢康复的视野，使大家开始思考训练强度的重要性。大量的研究结果都证明，脑瘫儿童会受益于 CIMT 和高强度双侧训练。虽然在这些方法中，真正起效的具体成分或有效剂量还不清楚，但是训练强度似乎是一个重要的成分，即训练越多，效果越好。最新的研究指出，首先要确定训练目标；然后，选择合适的方案去达到这些目标。关于 CIMT 的疗效，已有很多研究证据予以证明，这里，我们提供了一些证据，说明双侧训练可以改善双手功能技巧。我们认为，根据儿童的需要和长期治疗目标，CIMT 和双侧训练可以相互替代使用。通过这些强化的训练，情况可以有明显的改善，但是脑瘫儿童的感觉及运动损伤仍然存在，所以，这些治疗方法不应该取代，而是要结合到其他长期儿童照护及治疗方法中。

不幸的是，很多有关此类治疗的研究没有新意。为推动知识的更新，应该使用一致的标准化结果评估，精心设计研究方案，仔细逐个观察每一个变量。需要研究的关键问题包括：对儿童产生作用的最佳治疗剂量和实施方案、限制方式（如果用的话）是否有影响、训练环境的影响、CIMT 与双侧训练结合还是分别使用、什么时候重复治疗和重复多少次。或许更重要的是，将这些治疗方法进行调整，以适合那些发生偏瘫的高危婴儿，这可能是减少发育过程中神经肌肉异常改变、促进患肢使用的关键因素（Gordon，2010）。

致谢

此项工作由 Thrasher 研究基金资助。

（魏国荣　译）

参考文献

Aarts, P.B., Jongerius, P.H., Geerdink, Y.A., van Limbeek, J., Geurts, A.C., 2010. Effectiveness of modified constraint-induced movement therapy in children with unilateral spastic cerebral palsy: a randomized controlled trial. Neurorehab. Neural Repair 24, 509–518.

Ahl, L.E., Johansson, E., Granat, T., Carlberg, E.B., 2005. Functional therapy for children with cerebral palsy: an ecological approach. Dev. Med. Child Neurol. 47, 613–619.

Bax, M., Goldstein, M., Rosenbaum, P., Leviton, A., Paneth, N., Dan, B., et al., 2005. Executive Committee for the Definition of Cerebral Palsy, Proposed definition and classification of cerebral palsy, April 2005. Dev. Med. Child Neurol. 47, 571–576.

Bonnier, B., Eliasson, A.C., Krumlinde- Sundholm, L., 2006. Effects of constraint-induced movement therapy in adolescents with hemiplegic cerebral palsy: a day camp model. Scand. J. Occup. Ther. 13, 13–22.

Boyd, R., Sakzewski, L., Ziviani, J., Abbott, D.F., Badawy, R., Gilmore, R., et al., 2010. INCITE: a randomised trial comparing constraint induced movement therapy and bimanual training in children with congenital hemiplegia. BMC Neurol. 10, 4.

Brandão, M., Mancini, M.C., Vaz, D.V., Pereira de Melo, A.P., Fonseca, S.T., 2010. Adapted version of constraintinduced movement therapy promotes functioning in children with cerebral palsy: a randomized controlled trial. Clin. Rehabil. 24, 639–647.

Brandão, M.B., Gordon, A.M., Mancini, M.C., 2012. Functional impact of constraint-therapy and bimanual training in children with cerebral palsy. Am. J. Occup. Ther. 66 (6), 672–681.

Butler, C., Darrah, J., 2001. Effects of neurodevelopmental treatment (NDT) for cerebral palsy: an AACPDM evidence report. Dev. Med. Child Neurol. 43, 778–790.

Carr, J., Shephert, R.B., 1989. A motor learning model for stroke rehabilitation. Physiotherapy 75, 372–380.

Carswell, A., McColl, M.A., Baptiste, S., Law, M., Polatajko, H., Pollock, N., 2004. The Canadian occupational performance measure: a research and clinical literature review. Can. J. Occup. Ther. 71, 210–222.

Case-Smith, J., DeLuca, S.C., Stevenson, R., Ramey, S.L., 2012. Multicenter randomized controlled trial of pediatric constraint-induced movement therapy: 6-month followup. Am. J. Occup. Ther. 66, 15–23.

Charles, J., Gordon, A.M., 2006. Development of hand–arm bimanual intensive training (HABIT) for improving bimanual coordination in children with hemiplegic cerebral palsy. Dev. Med. Child Neurol. 48, 931–936.

Charles, J., Lavinder, G., Gordon, A.M., 2001. The effects of constraint induced therapy on hand function in children with hemiplegic cerebral palsy. Ped. Phys. Ther. 13, 68–76.

Charles, J.R., Gordon, A.M., 2007. A repeated course of constraintinduced movement therapy results in further improvement. Dev. Med. Child Neurol. 49, 770–773.

Charles, J.R., Wolf, S.L., Schneider, J.A., Gordon, A.M., 2006. Efficacy of a child-friendly form of constraint-induced movement therapy in hemiplegic cerebral palsy: a randomized control trial. Dev. Med. Child Neurol. 48, 635–642.

Cohen-Holzer, M., Katz-Leurer, M., Reinstein, R., Rotem, H., Meyer, S., 2011. The effect of combining daily restraint with bimanual intensive therapy in children with hemiparetic cerebral palsy: a self-control study. NeuroRehabilitation 29, 29–36.

Eliasson, A.C., 2007. Bimanual training for children with unilateral CP—is this something new? Dev. Med. Child Neurol. 49, 806.

Eliasson, A.C., Gordon, A.M., Forssberg, H., 1991. Basic coordination of manipulative forces of children with cerebral palsy. Dev. Med. Child Neurol. 33, 659–668.

Eliasson, A.C., Bonnier, B., Krumlinde- Sundholm, L., 2003. Clinical experience of constraint induced movement therapy in adolescents with hemiplegic cerebral palsy—a day camp model. Dev. Med. Child Neurol. 45, 357–359.

Eliasson, A.C., Krumlinde-Sundholm, L., Shaw, K., Wang, C., 2005. Effects of constraint-induced movement therapy in young children with hemiplegic cerebral palsy: an adapted model. Dev. Med. Child Neurol. 47, 266–275.

Eliasson, A.C., Forssberg, H., Hung, Y.C., Gordon, A.M., 2006. Development of hand function and precision grip control in individuals with cerebral palsy: a 13-year followup study. Pediatrics 118, 1226–1236.

Eliasson, A.C., Shaw, K., Berg, E., Krumlinde-Sundholm, L., 2011. An ecological approach of constraint induced movement therapy for 2–3-year-old children: a randomized control trial. Res. Dev. Disabil. 32, 2820–2828.

Eyre, J.A., Taylor, J.P., Villagra, F., Smith, M., Miller, S., 2001. Evidence of activity-dependent withdrawal of corticospinal projections during human development. Neurology 57, 1543–1554.

Eyre, J.A., Smith, M., Dabydeen, L., et al., 2007. Is hemiplegic cerebral palsy equivalent to amblyopia of the corticospinal system? Ann. Neurol. 62, 493–503.

Facchin, P., Rosa-Rizzotto, M., Turconi, A.C., Pagliano, E., Fazzi, E., Stortini, M., GIPCI Study Group, 2009. Multisite trial on efficacy of constraint-induced movement therapy in children with hemiplegia: study design and methodology. Am. J. Phys. Med. Rehabil. 88, 216–230.

Facchin, P., Rosa-Rizzotto, M., Visonà Dalla Pozza, L., Turconi, A.C., Pagliano, E., Signorini, S., GIPCI Study Group, 2011. Multisite trial comparing the efficacy of constraintinduced movement therapy with that of bimanual intensive training in children with hemiplegic cerebral palsy: postintervention results. Am. J. Phys. Med. Rehabil. 90, 539–553.

Gordon, A.M., 2007. Invited commentary, measuring 'activity limitation' in individuals with unilateral upper extremity impairment. Dev. Med. Child Neurol. 49, 245.

Gordon, A.M., 2010. Two hands are better than one: bimanual skill development in children with hemiplegic cerebral palsy. Dev. Med. Child Neurol. 52, 315–316.

Gordon, A.M., 2011. To constrain or not to constrain, and other stories of intensive upper extremity training for children with unilateral cerebral palsy. Dev. Med. Child Neurol. 53 (S4), 56–61.

Gordon, A.M., Duff, S.V., 1999. Fingertip forces during object manipulation in children with hemiplegic cerebral palsy. I: anticipatory scaling. Dev. Med. Child Neurol. 41 (3), 166–175.

Gordon, A.M., Magill, R.A., 2012. Motor learning: application of principles to pediatric rehabilitation. In: Campbell, S., Linden, V., Palisano, R. (Eds.), Physical Therapy for Children. Elsevier, Saunders, Philadelphia, PA.

Gordon, A.M., Okita, S.Y., 2010. Augmenting pediatric constraintinduced movement therapy and bimanual training with video gaming. Technol. Disabil. 22, 179–191.

Gordon, A.M., Steenbergen, B., 2008. Bimanual coordination in children with cerebral palsy. In: Eliasson, A.C., Burtner, P. (Eds.), Improving Hand Function in Children with Cerebral Palsy: Theory, Evidence, and Intervention. Mac Keith Press, London, pp. 160–175.

Gordon, A.M., Charles, J., Wolf, S.L., 2005. Methods of constraint-induced movement therapy for children with hemiplegic cerebral palsy: development of a child-friendly intervention for improving upperextremity function. Arch. Phys. Med. Rehabil. 86, 837–844.

Gordon, A.M., Charles, J., Wolf, S.L., 2006. Efficacy of constraint-induced movement therapy on involvedupper extremity use in children with hemiplegic cerebral palsy is not age-dependent. Pediatrics 117, e363–e373.

Gordon, A.M., Schneider, J.A., Chinnan, A., Charles, J.R., 2007. Efficacy of a hand–arm bimanual intensive therapy (HABIT) in children with hemiplegic cerebral palsy: a randomized control trial. Dev. Med. Child Neurol. 49, 830–838.

Gordon, A.M., Chinnan, A., Gill, S., Petra, E., Hung, Y.C., Charles, J., 2008. Both constraint-induced movement therapy and bimanual training lead to improved performance of upper extremity function in children with hemiplegia. Dev. Med. Child Neurol. 50, 957–958.

Gordon, A.M., Hung, Y.C., Brandao, M., Ferre, C.L., Kuo, H.-C., Friel, K., et al., 2011. Bimanual training and constraint-induced movement therapy in children with hemiplegic cerebral palsy: a randomized trial. Neurorehabil. Neural Repair 25, 692–702.

Gorter, H., Holty, L., Rameckers, E.E., Elvers, H.J., Oostendorp, R.A., 2009. Changes in endurance and walking ability through functional physical training in children with cerebral palsy. Pediatr. Phys. Ther. 21, 31–37.

Greaves, S., Imms, C., Krumlinde- Sundholm, L., Dodd, K., Eliasson, A.C., 2012. Bimanual behaviours in children aged 8–18 months: a literature review to select toys that elicit the use of two hands. Res. Dev. Disabil. 33, 240–250.

Haley, S.M., Coster, W.J., Ludlow, L.H., et al., 1992. Pediatric Evaluation of Disability Inventory (PEDI). New England Medical Center Hospitals, Boston, MA.

Himmelmann, K., Hagberg, G., Beckung, E., Hagberg, B., Uvebrant, P., 2005. The changing panorama of cerebral palsy in Sweden. IX. Prevalence and origin in the birthyear period 1995–1998. Acta Paediatr. 94, 287–294.

Hoare, B., Imms, C., Carey, L., Wasiak, J., 2007. Constraint-induced movement therapy in the treatment of the upper limb in children with hemiplegic cerebral palsy: a Cochrane Systematic Review. Clin. Rehabil. 21, 675–685.

Hoare, B.J., Imms, C., Rawicki, H.B., Carey, L., 2010. Modified constraintinduced movement therapy or bimanual occupational therapy following injection of Botulinum toxin-A to improve bimanual performance in young children with hemiplegic cerebral palsy: a randomised controlled trial methods paper. BMC Neurol. 10, 58.

Hoare, B., Imms, C., Villanueva, E., Rawicki, H.B., Matyas, T., Carey, L., 2013. Intensive therapy following upper limb botulinum toxin A injection in young children with unilateral cerebral palsy: a randomized trial. Dev. Med. Child Neurol. 55, 238–247.

Holmefur, M., Krumlinde-Sundholm, L., Bergstrom, J., Eliasson, A.C., 2010. Longitudinal development of hand function in children with unilateral cerebral palsy. Dev. Med. Child Neurol. 52, 352–357.

Huang, H.H., Fetters, L., Hale, J., McBride, A., 2009. Bound for success: a systematic review of constraint-induced movement therapy in children with cerebral palsy supports improved arm and hand use. Phys. Ther. 89, 1126–1141.

Hung, Y.C., Charles, J., Gordon, A.M., 2004. Bimanual coordination during a goal-directed task in children with hemiplegic cerebral palsy. Dev. Med. Child Neurol. 46, 746–753.

Hung, Y.C., Charles, J., Gordon, A.M., 2010. Influence of accuracy constraints on bimanual coordination during a goal-directed task in children with hemiplegic cerebral palsy. Exp. Brain Res. 201, 421–428.

Jarus, T., Gutman, T., 2001. Effects of cognitive processes and task complexity on acquisition, retention, and transfer of motor skills. Can. J. Occup. Ther. 68, 280–289.

Jebsen, R.H., Taylor, N., Trieschmann, R.B., Trotter, M.J., Howard, L.A., 1969. An objective and standardized test of hand function. Arch. Phys. Med. Rehabil. 50, 311–319.

Kennard, M.A., 1936. Age and other factors in motor recovery from precentral lesions in monkeys. Am. J. Physiol. 115, 138–146.

Ketelaar, M., Vermeer, A., Hart, H., van Petegem-van Beek, E., Helders, P.J., 2001. Effects of a functional therapy program on motor abilities of children with cerebral palsy. Phys. Ther. 81, 1534–1545.

Kiresuk, T.J., Smith, A., Cardillo, J.E., 1994. Goal Attainment Scaling: Applications, Theory, and Measurement. Lawrence Erlbaum Associates, Hillsdale, NJ.

Kleim, J.A., Barbay, S., Nudo, R.J., 1998. Functional reorganization of the rat motor cortex following motor skill learning. J. Neurophysiol. 80, 3321–3325.

Kleim, J.A., Barbay, S., Cooper, N.R., Hogg, T.M., Reidel, C.N., Remple, M.S., et al., 2002. Motor learningdependent synaptogenesis is localized to functionally reorganized motor cortex. Neurobiol. Learn. Mem. 77, 63–77.

Klingels, K., Jaspers, E., Van de Winckel, A., De Cock, P., Molenaers, G., Feys, H., 2010. A systematic review of arm activity measures for children with hemiplegic cerebral palsy. Clin. Rehabil. 24, 887–900.

Krumlinde-Sundholm, L., Eliasson, A.C., 2003. Development of the assisting hand assessment: a Rasch-built measure intended for children with unilateral upper limb

impairments. Scand. J. Occup. Ther. 10, 16–26.

Krumlinde-Sundholm, L., Holmefur, M., Kottorp, A., Eliasson, A.C., 2007. The assisting hand assessment: current evidence of validity, reliability, and responsiveness to change. Dev. Med. Child Neurol. 49, 259–264.

Law, M., Baptiste, S., McColl, M., Opzoomer, A., Polatajko, H., Pollock, N., 1990. The Canadian occupational performance measure: an outcome measure for occupational therapy. Can. J. Occup. Ther. 57, 82–87.

Martin, J.H., Chakrabarty, S., Friel, K.M., 2011. Harnessing activitydependent plasticity to repair the damaged corticospinal tract in an animal model of cerebral palsy. Dev. Med. Child Neurol. 53 (Suppl. 4), 9–13.

Neilson, P.D., O'Dwyer, N.J., Nash, J., 1990. Control of isometric muscle activity in cerebral palsy. Dev. Med. Child Neurol. 32, 778–788.

Nudo, R.J., 2003. Functional and structural plasticity in motor cortex: implications for stroke recovery. Phys. Med. Rehabil. Clin. N. Am. 14 (Suppl.), S57–S76.

Ochsner, K.N., Lieberman, M.D., 2001. The emergence of social cognitive neuroscience. Am. Psychol. 56, 717–734.

O'Dwyer, N.J., Neilson, P.D., 1988. Voluntary muscle control in normal and athetoid dysarthric speakers. Brain 111, 877–899.

Park, E.S., Rha, D.W., Lee, J.D., Yoo, J.K., Chang, W.H., 2009. The short-term effects of combined modified constraint-induced movement therapy and botulinum toxin injection for children with spastic hemiplegic cerebral palsy. Neuropediatrics 40, 269–274.

Plautz, E.J., Milliken, G.W., Nudo, R.J., 2000. Effects of repetitive motor training on movement representations in adult squirrel monkeys: role of use versus learning. Neurobiol. Learn. Mem. 74, 27–55.

Rameckers, E.A., Speth, L.A., Duysens, J., Vles, J.S., Smits-Engelsman, B.C., 2009. Botulinum toxin-A in children with congenital spastic hemiplegia does not improve upper extremity motor-related function over rehabilitation alone: a randomized controlled trial. Neurorehabil. Neural Repair 23, 218–225.

Rosenbaum, P.L., Walter, S.D., Hanna, S.E., Palisano, R.J., Russell, D.J., Raina, P., et al., 2002. Prognosis for gross motor function in cerebral palsy: creation of motor development curves. JAMA 288, 1357–1363.

Sakzewski, L., Ziviani, J., Boyd, R., 2009. Systematic review and metaanalysis of therapeutic management of upper-limb dysfunction in children with congenital hemiplegia. Pediatrics 123, 1111–1122.

Sakzewski, L., Ziviani, J., Abbott, D.F., Macdonell, R.A., Jackson, G.D., Boyd, R.N., 2011a. Randomized trial of constraint-induced movement therapy and bimanual training on activity outcomes for children with congenital hemiplegia. Dev. Med. Child Neurol. 53, 313–320.

Sakzewski, L., Ziviani, J., Abbott, D.F., Macdonell, R.A., Jackson, G.D., Boyd, R.N., 2011b. Participation outcomes in a randomized trial of two models of upper-limb rehabilitation for children with congenital hemiplegia. Arch. Phys. Med. Rehabil. 92, 531–539.

Sakzewski, L., Ziviani, J., Boyd, R.N., 2011c. Best responders after intensive upper-limb training for children with unilateral cerebral palsy. Arch. Phys. Med. Rehabil. 92, 578–584.

Shumway-Cook, A., Hutchinson, S., Kartin, D., Price, R., Woollacott, M., 2003. Effect of balance training on recovery of stability in children with cerebral palsy. Dev. Med. Child Neurol. 45, 591–602.

Skinner, B., 1968. The Technology of Teaching. Appleton-Century-Crofts, New York.

Sköld, A., Josephsson, S., Eliasson, A.C., 2004. Performing bimanual activities: the experiences of young persons with hemiplegic cerebral palsy. Am. J. Occup. Ther. 58, 416–425.

Staudt, M., Gerloff, C., Grodd, W., Holthausen, H., Niemann, G., Krageloh-Mann, I., 2004. Reorganization in congenital hemiparesis acquired at different gestational ages. Ann. Neurol. 56, 854–863.

Steenbergen, B., Crajé, C., Nilsen, D.M., Gordon., A.M., 2009. Motor imagery training in hemiplegic cerebral palsy: a potentially useful therapeutic tool for rehabilitation. Dev. Med. Child Neurol. 51, 690–696.

Sullivan, K.J., Kantak, S.S., Burtner, P.A., 2008. Motor learning in children: feedback effects on skill acquisition. Phys. Ther. 88, 720–732.

Sung, I.Y., Ryu, J.S., Pyun, S.B., Yoo, S.D., Song, W.H., Park, M.J., 2005. Efficacy of forced-use therapy in hemiplegic cerebral palsy. Arch. Phys. Med. Rehabil. 86, 2195–2198.

Taub, E., Shee, L.P., 1980. Somatosensory deafferentation research with monkeys: implications for rehabilitation medicine. In: Ince, L.P. (Ed.), Behavioral Psychology in Rehabilitation Medicine: Clinical Applications. Williams and Wilkins, Baltimore and London, pp. 371–401.

Taub, E., Wolf, S.L., 1997. Constraintinduced (CI) movement techniques to facilitate upper extremity use in stroke patients. Top. Stroke Rehabil. 3, 38–61.

Taub, E., Ramey, S.L., DeLuca, S., Echols, K., 2004. Efficacy of constraint-induced movement therapy for children with cerebral palsy with asymmetric motor impairment. Pediatrics 113, 305–312.

Taub, E., Griffin, A., Nick, J., Gammons, K., Uswatte, G., Law, C.R., 2007. Pediatric CI therapy for stroke-induced hemiparesis in young children. Dev. Neurorehabil. 10 (1), 3–18.

Taub, E., Griffin, A., Uswatte, G., Gammons, K., Nick, J.,

Law, C.R., 2011. Treatment of congenital hemiparesis with pediatric constraint-induced movement therapy. J. Child Neurol. 26, 1163–1173.

Thorndike, E.L., 1914. Educational Psychology: Briefer Course. Columbia University Press, New York.

Thorpe, D.E., Valvano, J., 2002. The effects of knowledge of performance and cognitive strategies on motor skill learning in children with cerebral palsy. Pediatr. Phys. Ther. 14, 2–15.

Tower, S.S., 1940. Pyramidal lesion in the monkey. Brain (Lond) 63, 36–90.

Trombly, C., 1995. Clinical practice guidelines for post-stroke rehabilitation and occupational therapy practice. Am. J. Occup. Ther. 49, 711–714.

Utley, A., Steenbergen, B., 2006. Discrete bimanual co-ordination in children and young adolescents with hemiparetic cerebral palsy: recent findings, implications and future research directions. Pediatr. Rehabil. 9, 127–136.

van der Weel, F.R., van der Meer, A.L., Lee, D.N., 1991. Effect of task on movement control in cerebral palsy: implications for assessment and therapy. Dev. Med. Child Neurol. 33, 419–426.

Verschuren, O., Ketelaar, M., Gorter, J.W., Helders, P.J., Takken, T., 2009. Relation between physical fitness and gross motor capacity in children and adolescents with cerebral palsy. Dev. Med. Child Neurol. 51, 866–871.

Wallen, M., Ziviani, J., Naylor, O., Evans, R., Novak, I., Herbert, R.D., 2011. Modified constraint-induced therapy for children with hemiplegic cerebral palsy: a randomized trial. Dev. Med. Child Neurol. 53, 1091–1099.

Wiesendanger, M., Serrien, D.J., 2004. The quest to understand bimanual coordination. Prog. Brain Res. 143, 491–505.

Willis, J.K., Morello, A., Davie, A., Rice, J.C., Bennett, J.T., 2002. Forced use treatment of childhood hemiparesis. Pediatrics 110, 94–96.

Winstein, C.J., Wolf, S.L., 2009. Taskoriented training to promote upper extremity recovery. In: Stein, J., Harvey, R., Macko, R., Winstein, C.J., Zorowitz, R. (Eds.), Stroke Recovery and Rehabilitation. Demos Medical Publishing, New York.

Wolf, S.L., Lecraw, D.E., Barton, L.A., Jann, B.B., 1989. Forced use of hemiplegic upper extremities to reverse the effect of learned nonuse among chronic stroke and headinjured patients. Exp. Neurol. 104, 125–132.

Wolf, S.L., Winstein, C.J., Miller, J.P., et al., 2006. Effect of constraintinduced movement therapy on upper extremity function 3 to 9 months after stroke: the EXCITE randomized clinical trial. JAMA 296, 2095–2104.

Wolf, S.L., Winstein, C.J., Miller, J.P., Thompson, P.A., Taub, E., Uswatte, G., et al., 2008. Retention of upper limb function in stroke survivors who have received constraint-induced movement therapy: the EXCITE randomised trial. Lancet Neurol. 7, 33–40.

Wu, C., Trombly, C.A., Lin, K., Tickle- Degnen, L., 2000. A kinematic study of contextual effects on reaching performance in persons with and without stroke: influences of object availability. Arch. Phys. Med. Rehabil. 81, 95–

101.

Xu, K., Wang, L., Mai, J., He, L., 2012. Efficacy of constraint-induced movement therapy and electrical stimulation on hand function of children with hemiplegic cerebral palsy: a controlled clinical trial. Disabil. Rehabil. 34, 337–346.

第
15
章

婴幼儿脑性瘫痪诊断和治疗中的互联技术

Jens Bo Nielsen

本章内容

儿童脑瘫的早期诊断和强化长期训练的必要性在本书某些章节已提出理由，我的观点也是不容置疑。但是，"天下没有免费的午餐"，早期诊断和早期治疗是需要费用的。随着诊断和治疗的每个新的进展，健康福利的费用在全世界都在增长，这就迫使医生和政治家们做出关于哪些诊断和治疗是需要的这种不愉快的决定，除非我们找到更廉价的诊断和治疗方法。同时我们不得不面对这样的事实：真正昂贵的费用是人力。正是人力资源的因素使早期诊断和早期治疗受到限制。我们也许会争论说如果脑瘫的孩子可以早几年诊断和强化治疗，会有如何不同的结果。但是如果我们不将人力资源的需求最小化，我们就会碰到行政管理者、保险公司和政治家们找不到资金支持的问题，我们所有美好的想法也许就无法实现。我认为，毫无疑问的是我们需要找到应用科技技术手段来补充诊断和治疗中人力资源不足的状况。我相信，在以往一定存在巨大的没有被充分发掘的潜在机会。一方面，伴随着健康费用的升高带来的经济压力，让这些潜在机会越来越难以被忽略。另一方面，计算机、网络和智能手机技术爆炸性发展提供了智能并且廉价的解决方法。我认为在以后的5~10年毫无疑问会看到智能互联技术在诊断和治疗的爆炸性发展，不仅仅局限于神经学科，而是遍及整个健康业。在这一章中，我会重点提到几种可能性，这些可能性已经或即将被测试，会对确保脑瘫早期诊断和治疗的效益和降低费用产生直接影响。

早期诊断：技术的作用？

　　脑瘫相当少见，即使在早产婴儿中也同样，在开始任何治疗前作出特异的诊断是必要的。影像技术，比如连续的经颅超声和磁共振成像检查无疑为早产儿脑部损伤提供了有效的筛查手段（DeVries et al.，2011；Milligan 2010），但是对于足月婴儿的大的群体就会负担不了或不可行，尽管这是发现最多脑瘫患儿的群体（Krageloh-Mann and Cans，2009）。脑部影像结果和个体婴儿的临床表现异常之间的关联是有局限的，出现大量的假阳性（早期病变区域被后期可塑性改变代偿）和假阴性（尤其是缺氧造成的多发的小病变）（Bax et al.，2006；Korzeniewski et al.，2008）。尽管婴儿出生后早期相对少的严重脑部病变经常会被发现，但是更多的小病变会造成不明显的认知降低和感觉运动缺陷，这些小的病变常常在孩子几岁的时候才被发现。这就意味着经年累月的没有得到适当的治疗。我们如何能够改善这种状况？一种方式是基于 Prechtl 及其同事介绍的全身运动评估系统实施早期诊断（Einspieler et al.，1997；Prechtl et al.，1993）（见第 8 章）。一些研究证明此评估有很高的预测价值，可用于 3 个月大的婴儿。（Cioni et al.，1997；Einspieler et al.，1997；Guzzetta et al.，2003；Hadders-Algra，2004）。然而，一个操作性的问题是这项评估需要一位训练有素的有经验的临床人员或者治疗师，对孩子在真实生活环境中的活动或者在一个标准环境中的活动录像进行一定时间的观察。这让此评估系统成为大规模婴儿筛查的障碍。

　　一个解决方法可能是应用目前很有力的计算机计算程序，分析孩子录像记录，发现可能的运动模式的异常。这样可以节约临床人员或治疗师用于观察健康孩子的时间，让他们集中观察被计算机计算程序发现的有运动减低或者异常的婴儿，同样可以保证一定水平的诊断质量和可重复性。这种计算机自动化诊断系统已经开发和测试（Adde et al.，2009，2010；Karch et al.，2010，2012）。此系统确实显示出一定的可靠性，但仍然有技术问题需要解决。一个问题是理想的运动轨迹需要 3D 动作分析，3D 动作分析直到目前仍是十分昂贵并且操作复杂，尤其是需要在婴儿身上放置标记物和校准系统。近期随着互动游戏技术的进展（kinect from Microsoft and Similar），3D 照相机和动作分析软件不需要放置标记物了，这使它变得很便宜。使大规模自动筛查系统成为可能，可在家中录下婴儿的活动，通过互联网传至医学健康中心，自动计算机分析系统可以给出诊断。让这成为现实的比赛已经开始。

早期治疗：互联技术的作用？

　　脑瘫患儿开始早期治疗的一个挑战是需要保证足够强度的训练和足够长的训练时间。公共卫生系统通过治疗师提供的治疗是不足以产生神经重塑改变（Lang et al.，2009）和显著的功能提高，所以不得不依赖在家中由家庭成员给予的高强度高质量的训练（Katz-Leurer et al.，2009；Lang et al.，2009），并由训练有素的临床人员和治疗师进行指导。但是如果没有训练有素的治疗师进行监督，我们如何能够保证训练的质量？如何保证当婴儿逐渐成熟并掌握更多功能时训练能够逐渐增加挑战性？还有，也许是最重要的，我们如何保证孩子和家庭能够保持热情并坚持高强度的长期训练？

　　这些问题的一个答案也许是发展互联技术，用来监督在家中的训练（Bilde et al.，2011；

Napolitano et al., 2003；van den Berg et al., 2006）。一个这样的系统（Move it to improve it；Mitii）已经在丹麦哥本哈根的 Helene Elsass 中心出现，目前在丹麦和澳大利亚进行随机对照试验研究。一项 9 名 6～12 岁孩子的可行性和证据原理研究结果已于近期发布（Bilde et al., 2011）。训练系统是根据个体互动计算机训练模式通过互联网直接传到孩子的家中（图 15.1）（Bdde et al., 2011）。

　　为了激励孩子，训练模块包含小的计算机互动游戏，孩子必须解决认知问题或解码视觉信息，然后做出合适的动作，动作由网络计算机捕捉并用作"游戏"的控制器，对孩子成功做出的行为会提供即时的反馈（图 15.1）。同时，网络照相机的信息可能被治疗师用来检测

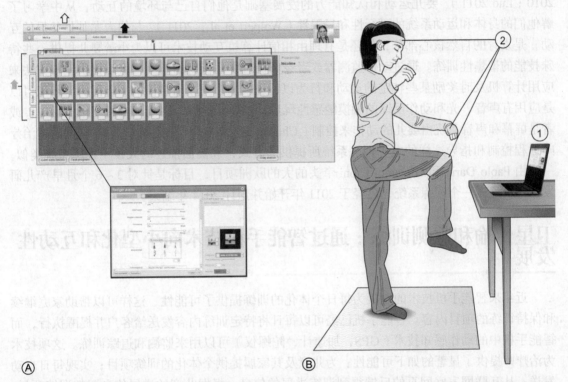

Ⓐ　　　　　　　　　　　　　　　　　　Ⓑ

图 15　1MiTii 训练系统。（A）MiTii 的屏幕截图示例。可在编辑窗口进行个体化设置并逐渐调整设置。编辑的第一步是选择患者组（白色箭头），第二步是选择客户的个人详细资料（实心黑色箭头）。每个人的训练程序由一系列的运动练习组成。不同的图标代表不同的运动练习，可以自由移动前后位置以达到最佳个体化运动顺序。整个过程需要 30～45 分钟（星号）。编辑界面的下方有患者的可视化反馈信息，可以显示训练前一天、一周、一个月或者整个训练过程的强度和训练时间。这些反馈数据可以在线自动获取。一个基本的个人记录系统可以存储患者的个人信息（灰色箭头）。双击任何一个图标可以打开一个新的窗口（为重叠在屏幕上的窗口），在这个新的窗口可以设定个人运动训练的参数范围，包括速度、重复次数、击中目标次数、屏幕上运行面积、抓获物体和反应时间等。使用一个特殊的数据库可以改变运动练习的图像，使锻炼变得更加容易，比如可以将患者日常生活的图片上传至数据库。训练的图像显示一般每周调整一次，这样可以非常好地激励患者。需要的话，治疗师可以将患者需要做的训练练习的视频上传，练习前视频自动播放。其他需要调整的参数包括扰动，比如出现生动的动画来干扰训练者的注意力，出现时间炸弹给训练者在预订时间内完成任务的压力。（B）在家庭环境中进行 MiTii 训练，硬件需要包含：①带有网络摄影和连接至互联网的计算机；②可以按照治疗师要求缠绕在头部、手腕、膝部、肘部或身体其他部位的弹力带。弹力带的颜色控制 MiTii，这样治疗师可以决定身体的哪部分作为靶点与网络摄影对应。这些设置可以在每天训练程序中的不同游戏中调整改变，或者随着训练进程调整改变 [Reprinted with kind permission of the Helene Elsass Center.]

训练进展并且相应地做出调整。这也会帮助治疗师发现什么时候孩子对训练没有兴趣了，然后与家长联系以便鼓励和激励孩子继续训练。应用这个方式，可能达到对脑瘫孩子每天训练30~45 分钟，持续 20 周，而且，不要惊奇，这会让孩子运动和认知能力同时受益（Bilde et al.，2011）。后续的随机对照研究可能会证实应用这个方式传输和监督家庭训练的可行性，由此可以促进这种引导和激励自我训练的方式更为广泛地应用。

通过互联网在家中进行互联计算机游戏类训练模式可能会对可以和计算机互动的孩子作用较好，但是小婴儿和新生儿呢？尽管婴儿可能会对外界刺激和信息的感知有限，有很多的研究显示婴儿对学习互动和控制环境包括计算机有着令人吃惊的能力（Cuevas and Bell，2010；Luo 2011）。婴儿运动和认知能力的发展基础是他们自己与环境的互动，从中学习了解他们的身体和运动系统的可行性和局限性（Wolpert et al.，2011）。与他人尤其是父母的互动，是发育的自然核心部分，但还是有理由相信计算机互动技术可以为小龄婴儿提供一些特殊技能的聚焦性训练。通过动作监测器或者录像机对婴儿行为的监测，可以提供一些方法来应用计算机及时奖励某些特定的运动和行为以促进发展。一个有刺激的（丰富的）环境可以是应用有声音、光和动作反馈的触摸敏感性玩具，当婴儿抓握、踢玩具时可以作出反应，或者是屏幕和声音系统由婴儿的动作来控制（Chen et al.，2002）（见附录 C）。互联网通过治疗师远程控制和指导这样的电子训练系统所提供的方式，和前面描述的大孩子训练系统类似。一项由 Paolo Dario 和 Giovanni Cioni 牵头的大的欧洲项目，目标是针对 3~6 个月早产儿研发并评价这样一个训练系统，已经于 2011 年开始并预计 2014 年结束。

卫星传输和监测训练：通过智能手机技术向小型化和互动性发展

近年来智能手机技术的发展为每日个体化的训练提供了可能性，这样可以帮助家庭继续和保持训练的项目内容。智能手机已经可以每日将特定训练内容发送给客户并提醒执行，而智能手机中的动作感知技术（GPS，加速计，陀螺仪）可以用来监测和追踪训练。这项技术为治疗师提供了显著的如下可能性：为儿童及其家属提供个体化的训练项目；实现每日自动发送；从互联网家庭网页的反馈得到训练进展的信息；根据儿童的进展信息调整训练项目。尽管此系统可能会比目前家庭接受训练方案的常用方式，如写在纸上或口头交流，有明显的优势，但此项智能手机的配置系统目前还未能使用。然而，依据目前新智能手机软件的推出速度，毫无疑问这只是时间问题，前景是乐观的，正确应用的技术会成为我们解决儿童高效训练问题的好助手。

致谢

非常感谢 Ludvig 和 Sara elsass 基金会的资金支持。

（宋小燕　译）

参考文献

Adde, L., Helbostad, J.L., Jensenius, A.R., Taraldsen, G., Støen, R., 2009. Using computer-based video analysis in the study of fidgety movements. Early Hum. Dev. 85 (9), 541–547.

Adde, L., Helbostad, J.L., Jensenius, A.R., Taraldsen, G., Grunewaldt, K.H., Støen, R., 2010. Early prediction of cerebral palsy by computer-based video analysis of general movements: a feasibility study. Dev. Med. Child Neurol. 52 (8), 773–778.

Bax, M, Tydeman, C, Flodmark, O., 2006. Clinical and MRI correlates of cerebral palsy: the European Cerebral Palsy Study. JAMA 296 (13), 1602–1608.

Bilde, P.E., Kliim-Due, M., Rasmussen, B., Petersen, L.Z., Petersen, T.H., Nielsen, J.B., 2011. Individualized, homebased interactive training of cerebral palsy children delivered through the Internet. BMC Neurol. 11, 32.

Chen, Y.-P., Fetters, L., Holt, K.G., Saltzman, E., 2002. Making the mobile move: constraining task and environment. Infant Behav. Dev. 25 (2), 195–220.

Cioni, G., Ferrari, F., Einspieler, C., Paolicelli, P.B., Barbani, M.T., Prechtl, H.F., 1997. Comparison between observation of spontaneous movements and neurologic examination in preterm infants. J. Pediatr. 130 (5), 704–711.

Cuevas, K., Bell, M.A., 2010. Developmental progression of looking and reaching performance on the A-not-B task. Dev. Psychol. 46 (5), 1363–1371.

deVries, L.S., van Haastert, I.C., Benders, M.J., Groenendaal, F., 2011. Myth: cerebral palsy cannot be predicted by neonatal brain imaging. Semin. Fetal Neonatal Med. 16 (5), 279–287.

Einspieler, C., Prechtl, H.F., Ferrari, F., Cioni, G., Bos, A.F., 1997. The qualitative assessment of general movements in preterm, term and young infants—review of the methodology. Early Hum. Dev. 50 (1), 47–60.

Guzzetta, A., Mercuri, E., Rapisardi, G., Ferrari, F., Roversi, M.F., Cowan, F., et al., 2003. General movements detect early signs of hemiplegia in term infants with neonatal cerebral infarction. Neuropediatrics 34 (2), 61–66.

Hadders-Algra, M., 2004. General movements: a window for early identification of children at high risk for developmental disorders. J. Pediatr. 145 (2 Suppl.), S12–S18.

Johnson, M.H., 1994. Visual attention and the control of eye movements in early infancy. Atten. Perform. 15, 291–310.

Karch, D., Wochner, K., Kim, K., Philippi, H., Hadders-Algra, M., Pietz, J., et al., 2010. Quantitative score for the evaluation of kinematic recordings in neuropediatric diagnostics. Detection of complex patterns in spontaneous limb movements. Methods Inf. Med. 49 (5), 526–530.

Karch, D., Kang, K.S., Wochner, K., Philippi, H., Hadders-Algra, M., Pietz, J., et al., 2012. Kinematic assessment of stereotypy in spontaneous movements in infants. Gait Posture 36 (2), 307–311. (Epub 2012 Apr 13).

Katz-Leurer, M., Rotem, H., Keren, O., Meyer, S., 2009. The effects of a 'home-based' task-oriented exercise programme on motor and balance performance in children with spastic cerebral palsy and severe traumatic brain injury. Clin. Rehabil. 23, 714–724.

Korzeniewski, S.J., Birbeck, G., DeLano, M.C., Potchen, M.J., Paneth, N., 2008. A systematic review of neuroimaging for cerebral palsy. J. Child Neurol. 23 (2), 216–227.

Krägeloh-Mann, I., Cans, C., 2009. Cerebral palsy update. Brain Dev. 31 (7), 537–544.

Lang, C.E., Macdonald, J.R., Reisman, D.S., Boyd, L., Jacobson Kimberley, T., Schindler-Ivens, S.M., et al., 2009. Observation of amounts of movement practice provided during stroke rehabilitation. Arch. Phys. Med. Rehabil. 90, 1692–1698.

Luo, Y., 2011. Three-month-old infants attribute goals to a non-human agent. Dev. Sci. 14 (2), 453–460.

Milligan, D.W., 2010. Outcomes of children born very preterm in Europe. Arch. Dis. Child. Fetal Neonatal Ed. 95 (4), F234–F240.

Napolitano, M.A., Fotheringham, M., Tate, D., Sciamanna, C., Leslie, E., Owen, N., et al., 2003. Evaluation of an internet-based physical activity intervention: a preliminary investigation. Ann. Behav. Med. 25, 92–99.

Prechtl, H.F., Ferrari, F., Cioni, G., 1993. Predictive value of general movements in asphyxiated fullterm infants. Early Hum. Dev. 35 (2), 91–120.

van den Berg, M.H., Ronday, H.K., Peeters, A.J., le Cessie, S., van der Giesen, F.J., Breedveld, F.C., et al., 2006. Using internet technology to deliver a home-based physical activity intervention for patients with rheumatoid arthritis: a randomized controlled trial. Arthritis Rheum. 55, 935–945.

Wolpert, D.M., Diedrichsen, J., Flanagan, J.R., 2011. Principles of sensorimotor learning. Nat. Rev. Neurosci. 12 (12), 739–751.

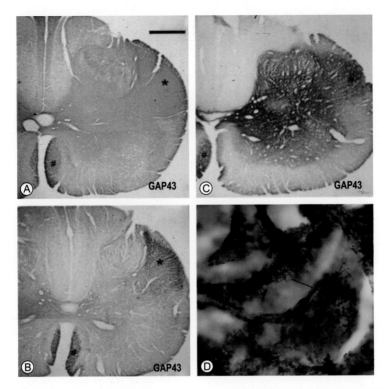

图2.2 人类颈髓5-6(C_5-C_6)的横切面。(**A**)24孕周，GAP43免疫反应广泛存在于白质和灰质中。(**B**) 27 孕周，皮质脊髓束是表达 GAP43 的唯一轴突束，其免疫反应较弱并延伸到灰质中间。(**C**) 31 孕周，免疫反应在中央灰质仍然较强，并在运动神经元池和脊髓背角开始出现。(**D**) 35 孕周，用甲酚紫染色的横切面。# 表示尼氏染色的运动神经元细胞胞体；箭头为表达 GAP43 的弯曲轴突。运动神经元细胞胞体与具有 GAP43 免疫反应的弯曲轴突紧邻。(A~C)，比例尺：500μm。星号标注皮质脊髓束侧束和前束。(D)比例尺：20μm[From Eyre J, Miller S, Clowry G, Conway E, Watts C. Functional corticospinal projections are established prenatally in the human foetus permitting involvement in the development of spinal motor centres. Brain 2000;123:51-64, reprinted by permission of Oxford University Press.]

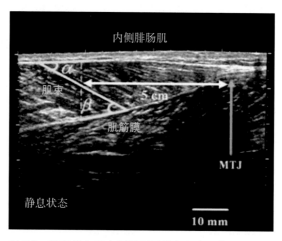

图 6.9 静息状态下内侧腓肠肌纵向超声图像。图像顶部为皮肤，图像左侧对应身体近端。垂直箭头所示为肌肉肌腱结合处（MTJ）。α 和 β 分别是后羽状角、前羽状角

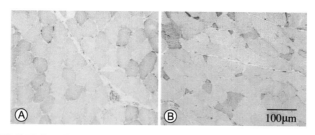

图 6.12 痉挛肌肉肌纤维的异常形态。一名19岁偏瘫男孩肌肉的光学显微镜图。（A）无痉挛的桡侧腕短伸肌，NADH 氧化酶组织化学染色处理后，Ⅰ型和ⅡA型纤维显示颜色较深，ⅡB型纤维则显示颜色较淡；（B）痉挛的尺侧腕屈肌，痉挛性肌肉具有较大的纤维大小变异度 [Micrographs courtesy of Dr Eva Pontén, Karolinska Institute, Stockholm, Sweden.]

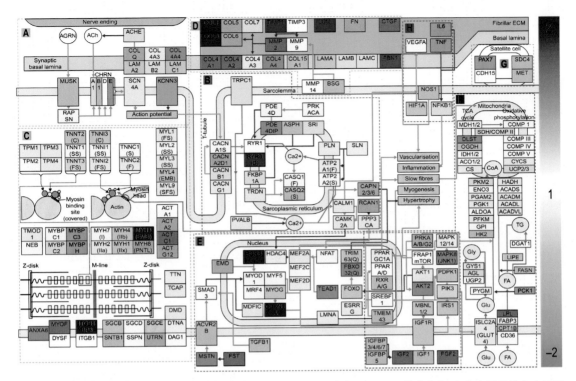

图 6.14 功能性肌肉基因网络连接图。颜色由表达率而定 [脑性瘫痪（CP）/ 正常发育]。灰色表示芯片上未显示或低于下限。绿色连线表示激活，红色连线表示抑制，箭头表示作用方向。通路代表意义如下：A 神经肌肉接头；B 兴奋收缩偶联；C 肌肉收缩；D 细胞外基质；E 肌肉信号；F 炎症；G 能量代谢；H 卫星细胞